国家出版基金项目
NATIONAL PUBLICATION FOUNDATION

"十四五"国家重点出版物出版规划项目
中核集团核科学与技术研究生规划教材
黑龙江省精品工程专项资金资助出版

先进核科学与技术应用和探索丛书
核与辐射安全系列

高等电离辐射防护

许振华　林　辉◎编　著

哈爾濱工程大學出版社
Harbin Engineering University Press

内容简介

本书结合我国辐射防护需求及国际辐射防护领域最新进展编撰而成，主要内容包括辐射防护体系和常用物理量及单位，电离辐射与物质的相互作用，电离辐射生物效应，外照射、内照射及辐射监测，核设施相关的实用辐射防护，核设施退役与放射性废物管理，核与辐射应急，辐射防护进展与趋势等。

本书可作为核能与核技术应用相关专业研究生和高年级本科生的教材，也可作为政府机构和核设施管理部门核安全与辐射防护培训教材，还可作为科研人员的参考用书。

图书在版编目(CIP)数据

高等电离辐射防护 / 许振华，林辉编著. -- 哈尔滨：哈尔滨工程大学出版社，2025. 6. -- ISBN 978-7-5661-4746-2

Ⅰ. R14

中国国家版本馆 CIP 数据核字第 2025VD1338 号

高等电离辐射防护

GAODENG DIANLI FUSHE FANGHU

选题策划 石 岭
责任编辑 石 岭 张 昕
封面设计 李海波

出版发行 哈尔滨工程大学出版社
社 址 哈尔滨市南岗区南通大街 145 号
邮政编码 150001
电 话 0451-82519989
经 销 新华书店
印 刷 哈尔滨午阳印刷有限公司
开 本 787 mm×1 092 mm 1/16
印 张 22.75
字 数 539 千字
版 次 2025 年 6 月第 1 版
印 次 2025 年 6 月第 1 次印刷
书 号 ISBN 978-7-5661-4746-2
定 价 78.00 元
http://www.hrbeupress.com
E-mail:heupress@hrbeu.edu.cn

丛 书 序

核电在我国是战略性高技术产业，是构建清洁低碳、安全高效的现代能源体系的重要组成部分。经过多年的努力，我国核电从无到有，从小到大，取得了举世瞩目的成就。我国核科学与技术的快速发展，推动了整个科学技术领域和国民经济的发展，大大增强了我国的综合国力，提高了我国的国际地位。习近平总书记对我国核工业取得的成就给予了充分肯定，指出核工业要坚持安全发展、创新发展，坚持和平利用核能，全面提升核工业的核心竞争力，续写我国核工业新的辉煌篇章。

核行业的迅猛发展必然对核安全与辐射防护问题提出更多、更高的要求，核安全与辐射防护等工作对核工业健康可持续发展，发挥着重要的支撑作用。我们应居安思危，坚持不懈地推进核安全研究，减小核设施发生事故的概率，并尽可能减轻核事故后果的影响。辐射防护可有效保护人类和环境免受辐射照射产生的有害效应，而又不过于限制辐射照射在有益于人类健康和有利于工业、农业及其他行业领域的应用。因此，核与辐射安全对促进核科学与技术的发展起着越来越重要的作用，对保护人体健康和人类生存环境具有重要意义。

“先进核科学与技术应用和探索丛书——核与辐射安全系列”作为“先进核科学与技术应用和探索丛书”的第一辑，是国内首套系统讲解核科学与技术中的核安全与辐射防护问题的书籍，围绕核科学与技术应用中的辐射及其安全问题，从大气环境、核电厂等对人体可能造成的外照射和内照射等多个维度，讲解电离辐射的类型和来源，电离辐射监测、剂量评定与防护，以及辐射在工业、农业和医学等领域中的应用和安全问题。本丛书紧密贴合我国核技术发展实际，并在各自专题领域具有一定的先进性。

本丛书的出版将是核科学与技术领域关于核与辐射安全问题的一次系统性梳理与提高，将促进相关领域的理论研究和经验反馈，促进核行业稳步、健康与可持续发展，并为高校和科研单位提供知识参考，助力提高人才培养水平，为国家核行业发展储备技术骨干。

中国工程院院士 [signature]

序

核能与核技术的广泛利用和迅速发展，给全球人类经济和社会发展带来了巨大的利益，特别是在提供绿色能源、应对气候变化、实现“双碳”目标等方面，核能与核技术利用必将发挥越来越大的作用。核能与核技术在我国的快速发展和利用，推动了整个科学技术领域和国民经济的健康发展，大大增强了我国的综合国力，提升了我国的国际地位。但核能与核技术利用过程中伴随产生的电离辐射，如果防护不当，也可能会给人员健康带来一定程度的损伤。

辐射防护是一个不断发展和演化的应用学科，随着科学技术的发展，辐射防护相关的概念和术语以及有关的防护量和实用量等都会逐渐变化；与此同时，当前国际社会通用的辐射防护体系和原则也将随着科学技术的发展而逐渐改变。

本书内容以电离辐射防护基本理论和原理为基础，结合我国辐射防护工作实践和近年来国际辐射防护领域取得的最新进展，并参考和借鉴了国际放射防护委员会（ICRP）、国际辐射单位与测量委员会（ICRU）、联合国原子辐射效应科学委员会（UNSCEAR）以及国际原子能机构（IAEA）等有关国际组织近年来发布的辐射防护相关建议、报告和技术标准。

本书向读者展示了辐射防护总体概貌，介绍了辐射防护有关概念、原则、措施和方法等。本书既包括基础性理论内容，又包括辐射防护良好实践和最新进展，对高校和科研机构的相关人员具有重要的参考价值。

中国工程院院士

2025 年 2 月

前　言

从 1895 年伦琴发现 X 射线、1896 年贝可勒尔发现放射性、1898 年居里夫人发现镭开始，在短时间内，X 射线和镭成为医学实践中的有用工具。在随后的实践中，人们逐渐认识到，如果防护不当，电离辐射可能会对人体造成损伤，因此逐步重视对电离辐射的防护。1928 年 7 月国际放射学大会第二届会议建立了国际 X 射线与镭防护委员会[1950 年更名为国际放射防护委员会(ICRP)]，并通过了国际社会第一个辐射防护方面的建议书“国际 X 射线和镭防护建议”，用英、德、法三种语言发布；1931、1934 和 1937 年又发布了“国际 X 射线和镭防护建议”更新版。1950 年改用 ICRP 名称后，ICRP 于 1950、1954、1958、1962 和 1965 年陆续发布了建议书，1977 年发布的 ICRP 第 26 号出版物，奠定了当前的辐射防护体系：如果引入某种实践，该实践必须产生正的净效益；所有照射应保持在可合理达到的尽可能低的水平，并考虑到经济和社会因素；个人剂量当量不得超过 ICRP 建议的限值(在适当情况下)。ICRP 于 1990 年和 2007 年又先后发布了第 60 号出版物和第 103 号出版物。

多年来，辐射防护在支持核科学技术研究、核能与核技术广泛利用，促进整个核行业的安全、高效和可持续发展，保证工作人员、公众和环境免受不当的辐射危害等方面，起到了重要作用。辐射防护的理念、原则、相关术语、标准以及辐射防护体系等，也在不断演变，有些变化起到了积极和促进作用，促进核行业健康可持续发展；而有些变化则偏向表面化、概念化，过于烦琐。ICRP 第 103 号出版物自发布以来，包括中国在内的一些核大国，仍然没有完全认可并等效采用 ICRP 第 103 号出版物和国际原子能机构基本安全标准(IAEA GSR Part 3)。

辐射防护涉及的辐射监测、剂量测定、辐射健康效应等，需要物理学、电子学、数学和医学等学科的有力支持，只有这些相关学科取得新的进展，辐射防护技术才会有实质性进步，辐射防护体系、人员剂量限值才会有据可依。实践证明，在核科学技术研究、核技术利用以及核能安全、高效可持续发展等方面，辐射防护必不可少，辐射防护所发挥的作用主要是支持性和保障性的。

我国自 1955 年开始发展核工业，至今已整整 70 周年。“两弹一艇”为加强我国国防力量、提升国际地位发挥了至关重要的作用；核电与核技术利用的快速发展，对促进和提升我国经济实力、综合国力意义重大。面对我国对辐射防护技术骨干的需求数量和素质要求不断增加的迫切形势，本书编著者在多年辐射防护实践和教学经验的基础上，集思广议，撰写了本书。其中第 1 章、第 11 章由林辉和李金凤撰写，第 2 章由安海霞和宋英明撰写，第 3 章、第 4 章、第 7 章和第 8 章由韩永超撰写，第 10 章由熊小伟撰写，第 5 章、第 6 章、第 9 章、第 12 章和第 13 章由许振华撰写。全书由许振华和林辉统稿与校核。本书以电离辐射防护基本理论和原理为基础，结合近年来国际辐射防护领域的进展，并参考和借鉴了国际有关组织近年来发布的辐射防护相关建议、报告和技术标准。

辐射防护涉及的学科领域相当广泛，辐射防护是一个不断发展和演化的应用学科。随着科学技术的进步，人们认识水平的提高和经验反馈的积累，辐射防护相关的概念和术语、防护量和实用量、不同类型电离辐射的转换系数和剂量系数，以及剂量限值等，都将会发生变化。与此同时，当前国际社会通用的辐射防护体系和原则，也将随着科学技术的发展而逐渐改变。因此，即使是新出版的书籍，或者正在采用的法规标准，有些内容过几年就可能不再适用。

本书力求向读者展示辐射防护整体概貌和当前现状，既包括基础性理论内容，又包括辐射防护相关实践和最新进展。本书的新颖之处有：第 5 章电离辐射生物效应，参考和借鉴了联合国环境署（UNEP）和联合国原子辐射效应科学委员会（UNSCEAR）有关报告中介绍的最新研究进展，而没有采用其他类似书籍中普遍描述的电离辐射生物效应；第 9 章辐射监测，增加了辐射防护用仪器设备的内容；第 12 章核与辐射应急，增加了日本福岛核事故应急响应经验教训的内容。

本书内容对高校和科研机构的相关人员具有重要参考价值，可作为辐射防护相关专业教学参考书。虽经多次校核，书中仍难免有疏漏之处，恳请不吝指正。

编著者

2024 年 11 月

目　录

第 1 章　绪论 …… 1

1.1　辐射防护起源 …… 1

1.2　辐射防护体系 …… 1

1.3　有关说明 …… 6

参考文献 …… 6

第 2 章　原子核物理学基础 …… 8

2.1　原子核基本性质 …… 8

2.2　放射性与核衰变 …… 22

2.3　原子核反应 …… 37

2.4　电离辐射来源及其类型 …… 51

参考文献 …… 59

第 3 章　电离辐射与物质相互作用 …… 60

3.1　带电粒子与物质相互作用 …… 60

3.2　γ 射线与物质相互作用 …… 69

3.3　中子与物质相互作用 …… 75

参考文献 …… 78

第 4 章　辐射防护领域中常用量与单位 …… 79

4.1　电离辐射量与单位 …… 79

4.2　辐射防护量与单位 …… 86

4.3　辐射量与单位小结 …… 91

参考文献 …… 92

第 5 章　电离辐射生物效应 …… 93

5.1　电离辐射对人类的影响 …… 93

5.2　电离辐射对动物与植物的影响 …… 99

5.3　电离辐射剂量与生物效应对比关系 …… 100

5.4　UNSCEAR 报告(2020/2021)主要内容 …… 102

5.5　美国低剂量辐射健康效应研究进展 …… 107

参考文献 …… 108

第6章 外照射剂量计算及其防护 …… 109
6.1 γ剂量率计算 …… 109
6.2 γ射线与X射线在物质中的减弱规律 …… 117
6.3 γ射线与X射线屏蔽计算 …… 122
6.4 带电粒子外照射剂量计算及其防护 …… 125
6.5 辐射平衡与互易定理 …… 132
6.6 外照射防护一般方法 …… 135
6.7 ICRU第95号报告最新外照射转换系数 …… 136
参考文献 …… 137
第7章 内照射剂量计算及其防护 …… 138
7.1 内照射辐射危害特点 …… 138
7.2 内照射剂量计算及其防护常用量 …… 139
7.3 内照射剂量测定用生物动力学模型 …… 140
7.4 内照射剂量监测计划 …… 148
7.5 内照射监测方法 …… 152
7.6 内照射剂量估算 …… 155
7.7 内照射防护 …… 162
参考文献 …… 163
第8章 中子剂量计算及其防护 …… 164
8.1 中子源 …… 164
8.2 中子剂量计算 …… 165
8.3 中子防护 …… 167
参考文献 …… 169
第9章 辐射监测 …… 170
9.1 辐射监测目的与分类 …… 170
9.2 辐射监测实用量 …… 171
9.3 个人剂量监测 …… 172
9.4 工作场所监测 …… 172
9.5 环境辐射监测 …… 173
9.6 环境样品采集与管理 …… 183
9.7 监测人员素质要求 …… 186
9.8 辐射照射评价 …… 186
9.9 辐射防护用仪器设备简介 …… 188

9.10 概率统计在放射性测量中的应用…… 193

参考文献 …… 207

第 10 章 实用辐射防护 …… 208

10.1 核动力厂辐射防护…… 208

10.2 研究堆与临界装置辐射防护…… 217

10.3 核燃料循环设施辐射防护…… 225

10.4 核技术利用(放射性同位素与射线装置)辐射防护 …… 240

10.5 放射性物品运输过程中辐射防护…… 255

参考文献 …… 258

第 11 章 核设施退役与放射性废物管理 …… 260

11.1 核设施退役过程中辐射防护…… 260

11.2 放射性废物管理过程中辐射防护…… 284

11.3 核设施退役与放射性废物管理安全全过程系统分析…… 290

参考文献 …… 292

第 12 章 核与辐射应急 …… 295

12.1 概述…… 295

12.2 应急计划制定…… 296

12.3 应急响应计划与程序…… 299

12.4 核应急基础设施…… 301

12.5 现行国家标准关于核应急规定…… 302

12.6 照射途径与防护措施…… 306

12.7 应急干预与应急人员防护…… 307

12.8 日本福岛核事故应急响应经验教训…… 309

参考文献 …… 312

第 13 章 辐射防护发展 …… 313

13.1 辐射防护作用与地位…… 313

13.2 空间辐射防护…… 313

13.3 辐射防护动态…… 326

参考文献 …… 326

附录 A ICRU 第 95 号报告几种注量与个人和眼晶体剂量转换系数 …… 327

第1章　绪　　论

1.1　辐射防护起源

1895年11月,德国科学家伦琴(Wilhelm Conrad Röntgen)发现了X射线。X射线可以穿透物质并使胶片感光成像,因此可用于医学诊断,用于表征照射量大小的物理量也沿用了药剂学的"剂量"(dose)。科学家们发现,皮肤受照部位会出现红肿热痛等症状,严重者将伴有皮肤永久性溃疡或坏死,因此在20世纪初诞生了辐射防护的概念。

国际放射防护委员会(ICRP)于1928年7月在第二届国际放射学大会上成立,以回应医学界对电离辐射效应的日益关切,当时它被称为"国际X射线和镭防护委员会"(IXRPC),考虑到医疗领域以外的辐射应用,后来该委员会进行了重组,于1950年更名为现在的名称。第二届国际放射学大会通过了国际社会第一个辐射防护方面的建议书:"国际X射线和镭防护建议"。建议书中提到需要防范的已知的辐射效应包括:浅表组织损伤;内脏紊乱和血液变化。具体建议内容主要包括(但不限于):每天工作时间不超过7 h,每周工作不超过5 d;工作人员每年休假时间不少于1个月;不工作时尽可能待在室外。所有工作房间不得安排在地下室,工作房间换气率不少于每小时10次。此外还规定了不同工作电压下X射线所需的铅屏蔽厚度等其他防护措施。

辐射防护(radiation protection),又称为放射防护(radiological protection),是指保护人员免受电离辐射照射的影响和实现这种保护的方法。本书中"辐射"仅指电离辐射(ionizing radiation,如α射线、β射线、γ射线、X射线、中子等),不包括非电离辐射(如紫外线、红外线、微波等)。国际原子能机构(IAEA)与联合国原子辐射效应科学委员会(UNSCEAR)等国际组织使用"辐射防护",国际放射防护委员会等部分国际社团使用"放射防护",有些国家还曾使用"保健物理"(health physics,美国等国家)、"放射卫生"(radiation hygiene 或 radiological health,俄罗斯等东欧国家)等不同的名称。

1.2　辐射防护体系

1.2.1　国际辐射防护体系

ICRP向监管机构和咨询机构提供建议,并向负责辐射防护的管理人员和专业人员提供建议。大多数国家的法规和标准基本上都等效采用ICRP的建议,国际原子能机构《国际辐射防护和辐射源安全基本标准》也主要基于ICRP的建议。在编制建议书时,ICRP考虑了辐射防护的基本原则和定量基础,有关机构据此制定适当的辐射防护措施。截至目前,ICRP已经出版了100多种关于辐射防护各个方面的出版物,大多数涉及辐射防护的特定领域,少数出版物,即所谓的基本建议,描述了辐射防护的整体体系。

辐射防护体系是基于目前对辐射照射和效应的科学理解以及价值判断,这些价值判断考虑了社会期望、道德和体系应用中获得的经验。随着科学和社会期望随时间的推移而发展,辐射防护体系也随之发展。此外,这些建议书考虑到辐射在医学和其他领域的新用途,以确保在任何情况下都有足够的安全水平。

ICRP自从1929年发布第一个辐射防护建议书,随后又相继于1931年、1934年、1937年、1950年、1954年、1956年、1958年、1962年、1965年发布了详略程度不等的辐射防护建议书,辐射防护概念、术语和剂量限值等逐渐成熟和优化,直到1977年发布了第26号出版物,形成了相对比较完整的辐射防护体系。1990年ICRP第60号出版物对过去的辐射防护体系进行了梳理,建立了更加详细的辐射防护体系,引入了“源相关”和“个体相关”的剂量评价概念,描述了职业照射、医疗照射和公众照射三种照射类别的基本防护体系,将引起辐射照射的“实践”和降低辐射照射的“干预”两类活动区别开来。2007年ICRP第103号出版物继续采用了职业照射、医疗照射和公众照射三种照射类别,但同时也提出了计划照射、应急照射和现存照射三种辐射照射情况。

(1)计划照射情况

这是指涉及计划初次使用和操作各类辐射源的情况,这类照射情况包括以前被归类为“实践”的情况。

(2)应急照射情况

这是指意外情况,如在计划照射情况运行期间可能发生的意外情况,或者由恶意行为引起的意外情况,需要进行应急响应。

(3)现存照射情况

这是指在必须做出控制决策之前就已经存在的照射情况,如天然本底辐射引起的照射情况。

1.2.2 辐射防护基本原则

ICRP 1977年发布的第26号出版物提出了辐射防护基本原则雏形,即实践的正当性、辐射防护最优化和剂量限值的应用。1990年发布的第60号出版物进一步充实和完善了辐射防护三原则构成的辐射防护体系。2007年发布的第103号出版物仍然保持了这项基本原则,要求三原则的应用必须针对计划照射、应急照射、现存照射这三种辐射照射情况采取相应的辐射防护措施,还必须考虑不同照射对象(职业、公众、医疗)的相互交错。辐射防护三原则简述如下:

(1)正当性原则

正当性原则是指任何改变照射情况的决定都应当利大于弊。这意味着通过引入新的辐射源,减少现存照射,或降低潜在照射的危险,人们能够取得足够的个人或社会利益以弥补其引起的损害。所考虑的后果应不限于辐射危害,还应包括其他危险、代价和利益,辐射危害有时只是全部危害的一小部分，因此正当性原则常常超出了辐射防护的范围，此时要选出最佳方案，通常超出了辐射防护部门的职责范围。

(2)辐射防护最优化原则

最优化原则是一种源相关的过程，在考虑了经济和社会利益因素后，要使遭受照射的可能性、受照人数以及个人所受剂量大小均保持在可合理达到的尽可能低的水平(ALARA)。这意味着在主要情况下防护水平应当是最佳的，取利弊之差的最大值。为了避免这种优化过程的严重不公平的结果，应当对个人受到特定源的剂量或危险，采用剂量或危险约束，以及参考水平来加以限制。计划照射情况称作剂量和危险约束，应急照射和现存照射情况称作参考水平。

(3)剂量限值的应用

剂量限值仅适用于计划照射情况(不包括患者的医疗照射)，它不适用于应急照射情况。

1.2.3 辐射防护相关法规

我国核安全与辐射防护法规标准体系主要由国家法律、国务院条例(行政法规)、各部委部门规章和国家(强制性和推荐性)标准、核安全导则和行业(强制性和推荐性)标准等多个层级组成。

第一层级为国家法律，由全国人大常委会批准、国家主席令发布，是法规体系中的最高层级。与辐射防护相关的国家法律包括《中华人民共和国放射性污染防治法》(2003 年 10 月 1 日起施行)和《中华人民共和国核安全法》(2018 年 1 月 1 日起施行)。

第二层级为国务院条例，由国务院常务会议批准、国务院令发布，即通常所说的行政法规，是国家法律在某一方的进一步细化的法规要求。与辐射防护相关的国务院条例主要有《放射性同位素与射线装置安全和防护条例》(2005 年 12 月 1 日起施行)等。

第三层级为各部委部门规章以及强制性和推荐性国家标准。部门规章由国务院各部门批准发布，主要包括国务院条例实施细则等。我国辐射防护领域强制性的国家基本标准是《电离辐射防护与辐射源安全基本标准》(GB 18871—2002)(2002 年 4 月 1 日起施行)，该标准是辐射防护与安全领域最高层级的标准，为其他标准的制定提供依据。其他国家标准包括铀矿冶领域《铀矿地质勘查辐射防护和环境保护规定》(GB 15848—2009)、《铀矿冶辐射防护和辐射环境保护规定》(GB 23727—2020)；核设施领域《核动力厂环境辐射防护规定》(GB 6249—2011)等。

第四层级是行业标准，由行业主管部门如生态环境部(HJ)、国家能源局(NB)和国家国防科技工业局(EJ)等制定，例如《反应堆放射性流出物常规排放所致公众剂量的估算方法》(NB/T 20186—2012)等。国家核安全局还发布了相关的技术文件和安全导则，在实际工作中可参照执行。

1.2.4 辐射防护基本安全标准

我国核安全与辐射防护领域现行的国家基本标准，是 2002 年发布的《电离辐射防护与辐射源安全基本标准》(GB 18871—2002)，该标准的正式发布，开启了我国在辐射防护领域实施统一国家标准的时期。该标准等效采用了 ICRP 第 60 号出版物中的内容和体系，并借鉴了 IAEA 等六个国际组织于 1996 年联合发布的以 ICRP 第 60 号出版物为基础的《国际辐射防护和辐射源安全基本标准》，同时考虑了我国实施辐射防护基本标准的经验和实际情况。

该标准所规定的要求分为四个层次：

①一般要求，覆盖标准的整体适用范围；

②主要要求，针对实践（包括实践中的源）和干预两种情况；

③详细要求，针对各主要具体的适用对象；

④附录，规定了有关限值和参考或指导水平，以及术语的定义。

2014 年 IAEA 等八个国际组织联合发布了新版一般安全要求《国际辐射防护和辐射源安全基本标准》（GSR Part 3），此标准以 2007 年发布的 ICRP 第 103 号出版物为基础。新版的标准主要对下列问题提出了一些新的要求：医疗照射的正当性判定，室内氡、眼晶状体的新剂量限值、剂量约束和最优化，以及天然存在的放射性物质（NORM）的工业防护。

1.2.5 天然辐射

NORM 主要是指能自发放射出 α、β 或 γ 射线的天然存在的某些物质。地壳中广泛存在着 U 系、Th 系、^{40}K 等天然放射性核素。人类的工业活动有可能导致天然放射性核素富集，造成辐射水平升高，这已成为导致公众照射和职业照射增加的一个重要原因，NORM 引起的职业照射集体剂量比核燃料循环和核技术应用高 2～3 个数量级。钢铁冶炼、稀土加工、煤矿开采、燃煤发电、磷化工、化肥生产、石油和天然气等工业活动都可能向大气和水体排放放射性物质，引起环境中放射性水平升高。

我国环境保护部分别于 2006 年、2016 年组织了第一次、第二次全国放射性污染源普查，对稀土、铌/钽、锆石和氧化锆、锡、铅/锌矿、铜、铁、磷酸盐、煤（包括煤矸石）、铝和钒、钼、金、锗/钛、镍等矿产资源企业的原矿、中间产品与固体废物中的^{238}U、^{232}Th、^{226}Ra 放射性核素的活度浓度进行了调查。依据调查结果，2013 年环境保护部发布了《矿产资源开发利用辐射环境监督管理名录（第一批）》，2020 年生态环境部发布了《矿产资源开发利用辐射环境监督管理名录》（表 1.1），规定已纳入名录且原矿、中间产品、尾矿、尾矿渣或其他残留物中铀（钍）系单个核素活度浓度超过 1 Bq/g 的建设项目应编制辐射环境影响评价专篇，并配套建设必要的辐射环境保护设施，且进行验收。除了《稀土工业污染物排放标准》（GB 26451—2011）中规定了放射性核素排放限值外，其他伴生放射性矿开发利用行业尚未制定放射性核素排放标准，因此需要进一步完善相关标准。

《国际辐射防护和辐射源安全基本标准》（GSR Part 3）对天然铀和钍衰变链中每种放射性核素规定的清洁解控水平为 1 Bq/g，^{40}K 的清洁解控水平为 10 Bq/g。解控的条件是在合理可预见的情况下预计任何个人在一年内因被解控的物质所受到的有效剂量在 10 μSv 量级或更小。考虑到低概率假想情形，可使用不同的准则，即预计任何个人在一年内因这类低概率假想情形所受到的有效剂量不超过 1 mSv。我国《电离辐射防护与辐射源安全基本标准》（GB 18871—2002）规定，被豁免的实践或源使任何公众成员在一年内所受的有效剂量预计为 10 μSv 量级或更小，实施该实践一年内引起的集体有效剂量不大于约 1 人 · Sv，或防护的最优化评价表明豁免是最优选择。

表 1.1　矿产资源开发利用辐射环境监督管理名录

序号	矿产类别	工业活动
1	稀土	各类稀土矿(包括氟碳铈矿、磷钇矿和离子型稀土矿)的开采、选矿和冶炼;独居石的选矿和冶炼
2	锆及氧化锆、铌/钽、锡、铝、铅/锌、铜、铁、钒、钼、镍、锗、钛、金	开采、选矿和冶炼
3	磷酸盐	开采、选矿和直接以磷酸盐矿为原料的加工活动
4	煤	开采、选矿

欧盟于 1996 年 5 月出台了关于 NORM 的欧洲基本安全标准,将 NORM 废物分为废石、飞灰、砂砾、炉渣、油气工业的泥浆等,分别给出了清洁解控水平,例如飞灰中^{210}Pb和^{210}Po的清洁解控水平分别为 17 Bq/g 和 9.6 Bq/g。欧盟还给出了使用含有天然放射性核素物质的清洁解控水平,即^{238}U和^{232}Th达到长期平衡时的比活度为 0.5 Bq/g,是 IAEA 标准规定值(1 Bq/g)的一半。

根据潘自强院士 2010 年编著的《中国辐射水平》一书可知,我国成人所受天然辐射年有效剂量为 3.1 mSv,其中氡及其短寿命子体所致剂量为 1.56 mSv,占总剂量的 50%,贡献最大。我国《电离辐射防护与辐射源安全基本标准》(GB 18871—2002)明确规定了室内氡浓度的行动水平,待建住宅为 200 Bq/m^3,已建住宅为 400 Bq/m^3。ICRP 2014 年第 126 号出版物《氡照射的放射防护》建议室内氡浓度导出参考水平的最高值为 300 Bq/m^3(年平均浓度)。我国《室内空气质量标准》(GB/T 18883—2022)将室内氡浓度的行动水平从 2002 年标准的 400 Bq/m^3 降至 300 Bq/m^3。当室内氡浓度超过 300 Bq/m^3 时,宜采取行动降低室内氡浓度;当室内氡浓度低于该参考水平时,也可以采取防护措施降低室内氡浓度,体现了辐射防护最优化原则。《室内氡及其子体控制要求》(GB/T 16146—2015)对室内氡浓度和降氡措施的规定如表 1.2 所示。

表 1.2　《室内氡及其子体控制要求》(GB/T 16146—2015)建议采取的降氡措施与实施时间

室内氡浓度/(Bq/m^3)	降氡措施①	实施时间②
100~300	加强自然通风、屏蔽氡源等简单的降氡措施	12 个月内
300~1 000	加强自然通风或增加机械通风、屏蔽氡源、净化除氡等	6 个月内
>1 000	采取上述简单降氡措施不能达到要求的话,可采取永久性的降氡措施,如阻断或去除氡源、进行地基改造等	3 个月内

注:①具体措施建议向专业人士咨询;

②指从收到检测结果到采取降氡措施的时间。

1.3 有关说明

本书内容以现行有效的法规、标准和辐射防护实践为基础,为了保持一定的前瞻性,书中有关章节适当介绍辐射防护领域国内外最新进展,并简要介绍有关国际机构新近发布的建议、报告和标准等主要内容,同时还关注到ICRP和国际社会正在检视现有辐射防护体系(ICRP第103号出版物)的适用性,正在酝酿提出新的建议书,更新现有辐射防护体系,更新有关的实用量和剂量限值。本书特别关注到国际辐射单位与测量委员会(ICRU)第95号报告(2020年11月)关于外照射辐射防护实用量有关概念的变化以及各类电离辐射外照射剂量转换系数的变化,以便读者及时了解和掌握。ICRU第95号报告中提出的相关变化迟早会被纳入新的法规和标准,读者通过本书可提前了解和掌握有关情况,以便在工作实践中正确应用。

本书力求向读者展示辐射防护体系的整体概貌,使读者了解和掌握辐射防护有关概念和原则、法规标准和要求、辐射防护相关措施和方法。本书既包括基础性内容,又包括辐射防护领域的最新进展。

辐射防护是一个不断演化的应用学科,随着科学技术的进步、人们认识水平的提高与经验反馈,辐射防护相关的概念和术语、防护量和实用量、不同类型电离辐射的转换系数和剂量系数,以及剂量限值等,都将会发生变化。希望读者以发展的眼光学习和掌握辐射防护学科相关知识。

参考文献

[1] UNSCEAR. Sources and effects of ionizing radiation: UNSCEAR 1996 report to the general assembly with scientific amex[M]. New York: United Nations Oxford, 1996.

[2] ICRP. 1990 Recommendations of the International Commission on Radiological Protection (ICRP Publication 60)[J]. Ann. ICRP, 1991, 21(1-3).

[3] ICRP. The 2007 Recommendations of the International Commission on Radiological Protection: (ICRP Publication 103)[J]. Ann. ICRP, 2007, 37(2-4).

[4] ICRP. Recommendations of the ICRP(ICRP Publication 26)[J]. Ann. ICRP, 1977, 1(3).

[5] 中华人民共和国国家质量监督检验检疫总局. 电离辐射防护与辐射源安全基本标准: GB18871—2002[S]. 北京: 中国标准出版社, 2002.

[6] 国际原子能机构. 国际辐射防护和辐射源安全基本标准 一般安全要求 第三部分: GSR Part 3[S]. 维也纳: 国际原子能机构, 2014.

[7] 潘自强, 刘森林. 中国辐射水平[M]. 北京: 原子能出版社, 2010.

[8] 刘华, 罗建军, 马成辉. 第一次全国污染源普查伴生放射性污染源普查及结果初步

分析[J]. 辐射防护，2011，31(6)：334-341.

[9] 中华人民共和国生态环境部，国家统计局，中华人民共和国农业农村部. 第二次全国污染源普查公报[J]. 环境保护，2020，48(18)：8-10.

[10] 生态环境部. 关于发布《矿产资源开发利用辐射环境监督管理名录》的公告：生态环境部[2020] 54 号[A/OL]. (2020-11-25)[2024-11-06]. https：//www.mee.gov.cn/xxgk2018/xxgk/xxgk01/202011/t20201127_810163.html.

[11] EC. Practical use of the concepts of clearance and exemption：Pat Ⅱ Application of the concepts of exemption and clearance to natural radiation sources：Radiation protection 122 [R]. Luxembourg：European Commission，2002.

[12] 国家市场监督管理总局，国家标准化管理委员会. 室内空气质量标准：GB/T 18883—2022[S]. 北京：中国标准出版社，2022.

[13] 中华人民共和国国家质量监督检验检疫总局，中国国家标准化管理委员会. 室内氡及其子体控制要求：GB/T 16146—2015[S]. 北京：中国标准出版社，2015.

第 2 章 原子核物理学基础

“天地玄黄,宇宙洪荒。日月盈昃,辰宿列张。寒来暑往,秋收冬藏。闰余成岁,律吕调阳……”,这 32 个字出自古人于 1 500 年前编纂的《千字文》,短短几句话不仅以超然的视角描绘了宇宙的形成和演化,而且以恢宏之势环顾地球上的四季更迭、万物生长。本章主要基于原子核微观理论,简要介绍原子核物理学基础知识,旨在奠定辐射防护大厦之基。

2.1 原子核基本性质

20 世纪 50 年代,科学界逐步形成了研究物质结构的三个分支学科,即原子物理、原子核物理和粒子物理,它们各自拥有独立的研究对象和领域,但三者又有着紧密的关联。现代物理学认为原子核是由中子和质子组成的,中子不带电,质子带有一个正电荷。后来,随着理论和实验研究的不断进步,现代物理学进一步认为质子与中子是核子的两种状态,可统称为核子,而且质子与中子都是由三个夸克组成的,夸克之间的强相互作用使得三个夸克被禁闭在核子中,而核子之间的强相互作用——核力又产生了丰富多样的原子核结构、核反应,以及放射性的各种现象和规律。

可见,把原子核看作由质子和中子组成,仅是在低能原子核物理研究中的一个很好的近似。也就是说,在低能原子核物理实验中,只需要考虑核子自由度便能解决问题,其他更微观的自由度可以认为都冻结了。但是在高能原子核物理实验中,冻结的介子自由度和夸克自由度逐渐解冻了,因此它们的影响必须予以考虑。

然而,原子核物理研究的核心是强相互作用制约下的量子复杂多体系统。相对于弱相互作用,人们对于强相互作用的了解尚处于初级阶段。若从能量和物质构成的层次来看,原子核物理一般分成原子核层次(核子层次)、强子层次和夸克-胶子层次。原子核物理的研究通常是在极端条件下进行的,被研究的核与粒子尺寸小到 $10^{-17}\sim10^{-15}$ m,其运动速度接近光速。原子核层次的研究主体是核结构与动力学,强子层次和夸克-胶子层次的研究主体则是强子物理与高能原子核物理。在现代原子核物理研究中,这些层次密切关联,并且与粒子物理和核天体物理有着广泛的交叉。微观世界中的原子核及基本粒子的物理规律与宏观宇宙的起源、演化密切相关,这些微观世界的物理规律也是研究原子、分子、大分子体系及生命科学的基础,并不断地产生新的交叉。

原子核物理作为研究原子核性质与运动规律的一门学科,既具有基础性,又具有广泛的应用性。相比其他学科,它有两个显著的特点:其一,原子核物理具有大科学性质,即原子核物理的发展与世界范围内大型核科学装置的建造、运行是密切相关和相互促进的;其二,原子核物理与国家重大需求密切相关,特别是与国家安全、能源需求、生命健康等有密切关联。这两个特点决定了原子核物理的重要地位与作用。辐射防护学本质上就是原子核物理与其他学科在解决现实问题的基础上相互交叉与融合而产生的学科。

2.1.1 原子的核式结构

1. 原子核模型的演化

我们知道世界上所有物质都是由分子或原子构成的,而原子由带正电的原子核和带负电的核外电子构成。原子的绝大部分质量集中在原子核上,电子的质量通常可忽略不计。原子核由带正电荷的质子和不带电荷的中子构成。原子中的质子数与电子数相等,由于正、负电荷抵消,所以原子呈现电中性。事实上,这些结论性的认知是科学家们多年不懈研究的成果。

原子作为物质结构的一个层次,人们主要研究它的组成、组成物的运动规律及其相互作用的规律,其表征量为物质的物理性质、化学性质和光谱特性。原子非常小,其大小是由核外运动的电子所占的空间范围来表征的,半径大约为 10^{-10} m。各种原子的半径略有不同,但基本都具有相同的数量级。

20 世纪初,实验已证明电子是原子的组成部分。1897 年汤姆逊(J. J. Thomson)从放电管中的阴极射线发现了带负电的电子,并测定了荷质比 e/m。1910 年密立根从油滴实验中发现了电子的电量 $e = 1.602 \times 10^{-19}$ C,从而计算出电子质量 $m_e = 9.109 \times 10^{-31}$ kg $=$ $0.511\ \mathrm{MeV}/c^2$(c 为光速),约为氢原子质量的 1/2 000,即电子的质量比整个原子的质量小得多。这些实验结果和当时的经典理论构成了后来科学家们研究原子结构模型的基础。

汤姆逊最早提出了一个"葡萄干镶面包"的原子结构模型,也称为"西瓜"模型,他设想原子的带正电部分是一个原子般大小的、具有弹性的冻胶状的球。正电荷在球中处于均匀分布状态,电子嵌在这个球内或球面上,这些电子在各自的平衡位置附近做简谐振动。观察到的原子所发射光谱的各种频率就相当于这些振动的频率。汤姆逊的原子模型似乎能把当时已知的实验结果和理论都归纳进去。

德国科学家莱纳德(P. von Lenard)在做电子在金属膜上的散射实验时发现汤姆逊模型存在一定的缺陷。他发现较高速度的电子很容易穿透原子,原子并不像是具有 10^{-10} m 那样半径的实体球。长冈半太郎(H. Nagaoka)曾提出原子的土星模型,他认为原子内的正电荷集中于原子的中心,电子均匀地分布在绕正电荷旋转的圆环上。但是后来他没有按照这个思路深入研究,现在看来,他似乎错失了一次重大的科学发现的机会。

1909 年,卢瑟福(E. Rutherford)的学生盖革(H. Geiger)和马斯顿(E. Marsden)在用 α 粒子轰击铂箔的实验中观察到一个重要现象,即 α 粒子在轰击铂箔时,绝大多数 α 粒子平均只有 2° ~ 3°的偏转,大约 1/8 000 的 α 粒子偏转角大于 90°,其中有的 α 粒子偏转接近 180°。

经过对 α 粒子散射实验结果的计算和分析,卢瑟福于 1911 年提出了原子的核式结构模型,1914 年,他的散射理论和原子的核式结构终于得到了公认。卢瑟福散射不仅对原子物理的发展发挥了重要作用,而且在近代物理的发展中也起着重要的作用,它是研究物质微观结构的重要方法之一。

原子的核式结构模型是：原子中存在一个带正电的核心，称为原子核，它的直径是 10^{-12} cm 数量级，只有原子大小的万分之一，但其质量却占整个原子质量的 99.9%以上。由于原子是电中性的，因而原子核带的电量必定等于在核外绕其运动的电子的总电量，但两者符号相反。任何原子的核外电子数就是该原子的原子序数 Z，因此原子序数为 Z 的原子核的电量是 Ze（e 是元电荷，即一个电子电量的绝对值）。当用 e 作电荷单位时，原子核的电荷是 Ze，所以 Z 也叫作原子核的电荷数。

研究原子核除了回答原子核是由什么组成的外，还要回答原子核的组成体在原子核内是如何运动的，这个问题至今仍没有完全解决。原子核中主要的相互作用是核力，它的性质还不是十分清楚。另一个困难是多体问题，由于核内的核子数很多，不可能像两体问题那样精确求解；但核子数又不是很多，无法采用统计的方法，所以只能提出各种原子核的结构模型对核内的运动情况作近似地唯象描述。然而，一个模型往往只能反映某一方面的特性，1932 年以来人们已提出了不少原子核结构的模型，主要有液滴模型、壳层模型、核的集体模型等。

2. 核素和核素图

（1）核素

原子核的质量数 A 代表构成这个原子的质子数和中子数的总和。任何一个原子核都可用符号 ${}_{Z}^{A}X_{N}$ 表示，其中 Z 表示质子数（即原子序数），N 表示中子数，X 表示与 Z 相联系的元素符号，A 表示核子数，$A=Z+N$，又称质量数。

元素仅取决于原子序数 Z，核素则同时取决于 Z 和 N。把具有相同质子数 Z 和相同中子数 N 的一类原子核称为一种核素。事实上，${}^{A}X$ 足以代表一种特定的核素。Z 相同 N 不同的核素被称为同位素（isotope），N 相同 Z 不同的核素被称为同中子异荷素（isotone），A 相同 Z 不同的核素被称为同量异位素（isobar）。两个原子核的质子数、中子数均相同，但原子核处于不同的能量状态，这样的核素叫作同质异能素，用 ${}^{Am}X$ 表示。

例如，天然氧中含有 ${}_{8}^{16}O$、${}_{8}^{17}O$、${}_{8}^{18}O$ 这三种氧的同位素，它们的 $Z=8$，而 N 分别为 8、9、10，所以是三种不同的核素。每种同位素在元素周期表中的位置相同，其化学性质就基本相同。再如 ${}_{92}^{235}U$、${}_{92}^{238}U$ 是同位素，具有相同的化学性质，但它们的 N 不同，所以它们是两种完全不同的核素。

（2）核素图

正如在原子核物理学中把元素按原子序数 Z 排成元素周期表一样，可以把核素排在一张核素图上。若以原子核的中子数为横坐标、质子数为纵坐标对核素作图，则可得到如图 2.1 所示的核素图示意图。

目前，已知的核素种类已超过 4 000 种，在核素图上除了天然存在的 300 多种核素（其中 280 多种是稳定的核素，60 多种是寿命很长的放射性核素）外，其他核素都是通过核反应堆和加速器等方法人工制造的。在图 2.1 中，黑色圆点代表稳定核素，它们不会或者不容易自发地进行放射性衰变。

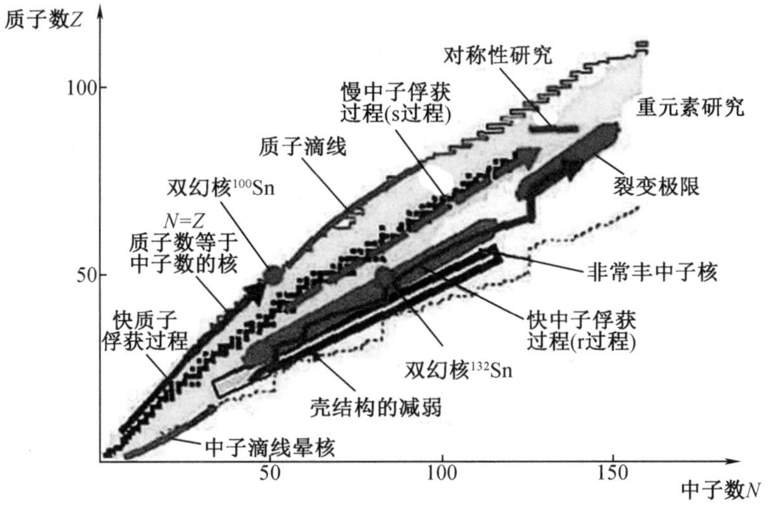

图 2.1　核素图示意图

由核素图可知,稳定核素几乎全部落在一条光滑曲线(称为 β 稳定线)上或紧靠该曲线的两侧,这个区域称为核素的稳定区。对于轻核,这条曲线与直线 $N=Z$ 相重合,当 N、Z 增大到一定数值之后,稳定线逐渐向 $N>Z$ 的方向偏离,位于稳定线上侧的属缺中子核区,下侧的属丰中子核区。中子数或质子数过多或偏少的核素都是不稳定的。β 稳定线有如下经验规律:

$$Z=\frac{A}{2.0+0.0155A^{2/3}}$$

由于轻核区的库仑相互作用影响不大,加之中子和质子都是费米子,根据泡利不相容原理,每个能态只允许存在两个中子和两个质子,但不能同时放置四个中子或质子。若有四个中子或质子,那么其中两个中子或质子必须处于高能态。因此,只有当 $N=Z$ 时,体系的能量最低,核素比较稳定。

但是,当原子核的质子数 Z 增大到一定数值时,上述稳定条件就发生了变化。这是因为库仑相互作用是长程相互作用,作用于原子核内的所有质子,正比于 $A(A-1)$。而核子间的作用力即核力是短程力,只作用于相邻的核子,正比于 A。随着原子核的质子数 Z 的增大,库仑相互作用的影响增长得比核力快,原子核为了保持稳定,必须靠中子数的较大增长来抵消质子间库仑斥力对核的破坏作用。因此,随着质子数 Z 的增大,稳定核素的中子数比质子数越来越多。不过,当 Z 增大到一定程度时,稳定核素将不复存在,再大到一定程度,连长寿命放射性核素也将无法存在。

3. 原子核的质量与半径分布

由于中子和质子除有微小质量差以及电荷差之外,其余性质十分相似,如两者的自旋均为 1/2,因此,海森伯统称它们为核子,即把中子和质子看作是核子的两种不同状态。

原子核是由核子组成的,原子核本身也是一个微观粒子,它有大小、有质量,并且带有电荷。一般来讲,我们会说原子核所带的正电荷量为 e 的整数倍,习惯上用 Ze 表示,Z 称为核电荷数,Z 可用特征 X 射线方法测定(莫塞莱定律)。以上表达其实是为了解决宏观问题的微观描述,对于需要进行更深入研究的科研人员来说还不够。

(1)原子核的质量

不同的原子核由不同数目的中子和质子所组成。中子与质子的质量分别是

$$m_n = 1.008\ 665\ \text{u} = 939.565\ 3\ \text{MeV}/c^2$$

$$m_p = 1.007\ 277\ \text{u} = 938.272\ \text{MeV}/c^2$$

u 是原子质量单位,即碳单位,定义如下:

$$1\ \text{u} = {}^{12}\text{C 原子质量} \times 1/12$$

根据定义,u 与 g 两单位间的换算关系如下:

$$1\ \text{u} = \frac{12}{N_A} \cdot \frac{1}{12} = \frac{1}{6.022\ 142 \times 10^{23}}\ \text{g} = 1.660\ 538\ 7 \times 10^{-24}\ \text{g}$$

可见,阿伏伽德罗常数 N_A 本质上是宏观质量单位 g 与微观质量单位 u 的比值。

原子核的质量 m 可以表示为

$$m = M - Zm_e + \sum_{n=1}^{Z} \frac{\varepsilon_n}{c^2}$$

式中,ε_n 为第 n 个电子的结合能;M 为中性原子的质量。

若忽略电子的结合能,则原子核的质量为

$$m = M - Zm_e$$

实验上,由于原子核的质量不便于直接测量,所以通常通过测定原子质量(实际上测量的是离子质量)来推知原子核的质量。事实上,在理论计算中一般不必推算原子核的质量,只需利用原子质量。这是因为对于原子核的变化过程,变化前后的电子数目不变,电子质量可以自动抵消。但是,对于有些核变化过程,必须考虑核外电子结合能对整个过程的影响。

实验上测量原子质量常用的仪器是质谱仪。它的基本原理是:首先让原子电离,然后将其置于电场中加速,使其获得一定动能,离子在磁场中偏转,最后由偏转曲率半径的大小求得离子的质量。

实验发现原子质量都接近于一个整数,可以把此整数叫作原子核的质量数 A。又由于质子和中子的质量都十分接近于 1,而原子核是由质子和中子组成的,所以原子核的质量数 A 也就是核内质子数 Z 和中子数 N 之和,即质量数等于核子数。

(2)原子核的半径分布

与原子中核外电子的分布类似,原子核内质子和中子的分布也没有一个尖锐、明确的边界,而是一个弥散分布的边界,那么如何来测量并表示原子核的大小呢?

原子核半径若用宏观尺度来衡量的话是很小的量,为 $10^{-13} \sim 10^{-12}$cm 数量级,实验上无法直接测量,但是可以通过原子核与其他粒子相互作用来间接测得它的大小。根据这种相互作用的不同,原子核半径一般有如下两种定义:

核力作用半径 由 α 粒子散射实验发现:当 α 粒子的能量足够高,且与原子核的距离很近时,它与原子核的相互作用不仅有库仑斥力作用,而且还有很强的吸引力作用,这种作用力叫作核力。核力是短程力,有一定的作用半径,在半径之外,核力为零。这样定义的核

半径就是核力作用半径。

实验上，通过中子、质子或其他原子核与核的作用所测得的核半径就是核力作用半径。实验表明：核力作用半径与质量数 A 有关。它们之间的关系可近似用以下经验公式表示：

$$R \approx r_0 A^{\frac{1}{3}} \tag{2.1}$$

式中，$r_0 = 1.4 \sim 1.5$ fm。

电荷分布半径 核内电荷分布半径就是质子分布的半径。利用高能电子对原子核的弹性散射实验，可以研究原子核内部的电荷分布情况，电子与原子核的作用实际上就是电子与质子的作用。电荷分布可近似用二参量费米分布函数描述，用这种方法测得的电荷分布半径可简写为

$$R \approx r_{e0} A^{\frac{1}{3}} \tag{2.2}$$

式中，$r_{e0} \approx 1.2$ fm。实际上，从重核到轻核的 r_{e0} 不完全是常量，而是系统地逐渐增大。电荷密度在原子核中心部分接近常量，在边界附近逐渐下降。通常把电荷密度从 90%下降到 10%所对应的厚度称为边界厚度。

比较式(2.1)和(2.2)可知，原子核的电荷分布半径比核力分布半径小一些，但重要的结论是原子核的半径近似地正比于 $A^{\frac{1}{3}}$，也就是说原子核的体积近似地与 A 成正比。若假设原子核近似为球形，则原子核的体积为

$$V = \frac{4}{3}\pi R^3 \approx \frac{4}{3}\pi r_0^3 A \propto A$$

上式表明，每个核子所占的体积近似为一个常量，即各种核的核子密度 n（单位体积内的核子数）大致相同，则核物质的密度为

$$\rho = n m_N = \frac{A}{V} m_N = \frac{3}{4} \frac{m_N}{\pi r_0^3} \approx 1.66 \times 10^{14}\ \mathrm{g \cdot cm^{-3}}$$

式中，m_N 为一个核子的质量，按 1.66×10^{-24} g 计算。可见核物质的平均密度非常高，约比水大 10^{14} 倍。

我们可以思考为什么核力作用半径比电荷分布半径大一些。由于核物质主要由质子和中子组成，质子带正电，中子不带电，所以可以设想核力作用半径可能会不同于电荷分布半径。如为了满足能量最低原理，中子一般会被排斥到原子核的外围，这样中子比质子可能有一个更为弥散的分布。实验表明，对于具有较大中质比（中子数与质子数之比）的原子核，其中子分布半径要略大于质子分布半径，即存在所谓的“中子皮”，其厚度一般为 0.2 fm 左右；而对于中质比很大的一些不稳定原子核可以出现很厚的中子皮，甚至出现所谓“中子晕”。如 ^{6}He 和 ^{8}Be 的中质比分别为 2.3 和 2.7，^{6}He 和 ^{8}Be 的中子皮厚达 0.9 fm 左右。中子晕是指远离核芯的外围中子形成的晕，这种核称为中子晕核，其中子分布半径比中子皮核的中子分布半径还要大。^{11}Li 是人们研究最多的中子晕核，其晕厚达 1.7 fm 左右。事实上，中子皮核和中子晕核很难严格划分，一般将中子密度分布“尾巴”拖得很长的划为中子晕核。

4. 原子核的角动量、磁矩、电四极矩

(1) 原子核的角动量（自旋）

原子核的角动量通常称为核的自旋，是原子核的最重要的特征之一。事实上，由于原

子核由质子和中子组成，质子和中子均是具有自旋为 1/2 的粒子，它们除了具有自旋外，还在核内作复杂的相对运动，因而具有相应的轨道角动量。所以，原子核的角动量就是核内所有质子和中子的自旋角动量和轨道角动量的矢量和。核自旋是原子核的内部运动所固有的，与整个原子核的外部运动无关。钠光谱中黄色 D_3 线的超精细结构的发现是原子核存在角动量的最早的实验证据。

根据量子力学，原子核角动量 $\boldsymbol{P}_I$ 的大小是

$$P_I=\sqrt{I(I+1)}\,\hbar$$

式中，I 是原子核的自旋量子数，可取整数或半整数。$\boldsymbol{P}_I$ 在空间给定 z 方向的投影为

$$P_{Iz}=m_I\hbar$$

式中，m_I 是原子核的核磁量子数，可取 $2I+1$ 个值：

$$m_I=I, I-1, \cdots, -I+1, -I$$

事实上，自旋量子数 I 是 $\boldsymbol{P}_I$ 在 z 方向上投影的最大值（以 $\hbar$ 为单位），通常用这个投影的最大值，即自旋量子数 I 来表示原子核自旋的大小，如 ^{14}N 的自旋为 1，是指它的 $I=1$；^{9}Be 的自旋为 2/3，是指它的 $I=2/3$。一般文献数据表中给出的原子核角动量便是 I 值。需要指出的是，原子核在基态和激发态时的角动量通常是不同的，文献中给出的角动量一般是基态时的 I 值。

原子的总角动量 $\boldsymbol{P}_F$ 等于电子的角动量 $\boldsymbol{P}_j$ 与原子核的角动量 $\boldsymbol{P}_I$ 的矢量和：

$$\boldsymbol{P}_F=\boldsymbol{P}_j+\boldsymbol{P}_I$$

$\boldsymbol{P}_F$ 的数值也是量子化的，其值为

$$P_F=\sqrt{F(F+1)}\,\hbar$$

其中，F 可取下列数值：

$$F=I+j, I+j-1, \cdots, |I-j|$$

如果 $j>I$，则 F 有 $2I+1$ 个值；如果 $j<I$，则 F 有 $2j+1$ 个值。处于不同 F 状态的原子具有不同的能量，于是原来没有考虑核自旋的原子的能级（即 F 为定值的能级）又分裂成（$2I+1$）或（$2j+1$）个子能级，称为原子能级的超精细结构。因此原子核的核自旋 I 可以通过原子光谱的超精细结构来测量。

（2）原子核的磁矩和电四极矩

原子核是一个带电系统，而且具有自旋，所以可以推断原子核应该具有磁矩，实验证实确实如此。如同核外电子的情况，与原子核自旋 P_I 相联系，原子核具有磁矩 μ_I：

$$\mu_I=g_I\frac{e}{2m_p}P_I=g_I\sqrt{I(I+1)}\,\mu_N$$

式中，μ_N 称为核磁子，$\mu_N=\dfrac{\hbar e}{2m_p}$；$m_p$ 是质子质量；g_I 是原子核的 g 因数，其数值不能通过公式计算，只能通过实验测量。由于 m_p 比电子质量大 1 836 倍，所以核磁子 μ_N 只有玻尔磁子 μ_B 的 1/1 836。这就是超精细结构谱线的间距比精细结构谱线的间距小得多的原因。

一般认为原子核接近于球形，但是实验表明大多数原子核的形状是偏离于球形不大的轴对称椭球。原子核的电荷分布不是完全球形对称的，而非球形对称分布的电荷所产生的

电势一般为

$$\varphi=a_1R^{-1}+a_2R^{-2}+a_3R^{-3}$$

式中，a_1R^{-1}为点电荷的电势；a_2R^{-2}为电偶极子的电势；a_3R^{-3}为电四极子的电势。即非球形对称分布的电荷对外的效果相当于电多极子效果的叠加。原子核四极子以上的效应非常小，如果原子核电荷做旋转椭球形式的分布，在其对称轴上有

$$\varphi(r)=\frac{1}{4\pi\varepsilon_0}\left[\frac{Ze}{r}+\frac{Qe}{2r^3}\right]$$

式中，Q 为电四极矩，可证明

$$Q=\frac{2}{5}Z(c^2-a^2)$$

式中，c 为沿对称轴的半径；a 为垂直于对称轴的最大截面半径。球形核的 $Q=0$；长椭球形的核 $Q>0$；扁椭球形的核 $Q<0$。所以原子核的电四极矩是原子核偏离球形程度的量度，Q 可由实验测定。

原子核的电四极矩的存在将破坏原子光谱超精细结构的间距法则。通过实验分析这种偏离间距法则的程度，可以求得电四极矩。核的电四极矩还可以通过测量电四极矩共振吸收来获得。这两种方法都是利用核的电四极矩与核外电子的相互作用。此外，与核外电子无关，利用原子核本身能级间的跃迁也能测出电四极矩。实验表明，电四极矩有正有负，且多数是正值，这说明大多数原子核的形状是长椭球形。

5. 原子核的宇称与统计性

(1)原子核的宇称

原子核的宇称是原子核一个十分重要的特性。宇称是微观物理领域中特有的概念，它描述了微观体系状态波函数的一种空间反演性质。设某一体系状态的波函数为 $\psi(r)$，r 代表该体系所有粒子的坐标。当它作 $r\to -r$ 的空间反演时，可引入空间反演算符来表示这种运算，即

$$\hat{P}\psi(r)=\psi(-r) \tag{2.3}$$

式中，$\hat{P}$ 为宇称算符。对某些波函数存在以下关系：

$$\hat{P}\psi(r)=K\psi(r) \tag{2.4}$$

这表明波函数 $\psi(r)$ 是宇称算符 $\hat{P}$的本征态，K 是本征值。将算符 $\hat{P}$作用于式(2.4)：

$$\hat{P}^2\psi(r)=K^2\psi(r) \tag{2.5}$$

由于 $\hat{P}^2\psi(r)=\hat{P}\psi(-r)=\psi(r)$，可知式(2.5)中 $K^2=1$，所以 $K=\pm1$。这说明宇称算符的本征值只有±1 这两个值。由式(2.3)和式(2.4)可知：

当 $K=1$ 时，$\psi(-r)=\psi(r)$，我们称这个波函数具有正的宇称(也称为偶宇称)，此时表明该体系的宇称为正。

当 $K=-1$ 时，$\psi(-r)=-\psi(r)$，我们称这个波函数具有负的宇称(也称为奇宇称)，此时表明该体系的宇称为负。

我们称这两种波函数都是具有确定宇称的。根据量子力学中哈密尔顿算符在空间反演下保持不变的性质，可以推出宇称算符的本征值 K 是好量子数，它的值不随时间改变。

此处 K 值不随时间改变具有重要的物理意义：如果微观物理规律在空间反演下不变，则此微观体系的宇称将保持不变。当微观体系内部变化时，变化前的宇称等于变化后的宇称，这就是宇称守恒定律。

原子核是由中子和质子组成的微观体系。当考虑原子核中的诸核子在某种有心场中独立运动时，则各核子波函数的宇称由其轨道量子数 l 决定。如上所述，原子核波函数可近似地等于各核子波函数的乘积。因此，原子核的宇称 π_N 可看作各核子的轨道宇称之积：

$$\pi_N = \prod_{i=1}^{A} (-1)^{l_i} \tag{2.6}$$

由量子力学可知，有心场中轨道量子数 l 是好量子数，所以根据式(2.6)，一定的原子核状态具有确定不变的宇称。只有当原子核的状态改变时，即核内中子和质子状态改变时，原子核的宇称才会发生变化。因此，由对原子核宇称的测定可以推知原子核内核子的运动规律，这是研究原子核结构的重要手段之一。同时，若逆向来看，对原子核宇称的测定只有当原子核状态发生变化时才有可能实现，实验上就是通过核衰变或核反应使原子核状态发生变化来获得原子核的宇称知识的。

一般来讲，原子核态的宇称是用加在自旋数值右上角的“+”或“-”号来表示的。例如 ^{40}K 基态的自旋为 4，宇称为负，则表示为 4^-；^4He 基态的自旋为零，宇称为正，则表示为 0^+。

人们在很长一段时间内认为一切微观过程中宇称都是守恒的，即体系变化前后的宇称保持不变。1956 年，李政道和杨振宁提出了在弱相互作用情形下宇称不守恒的假设，如 β 衰变过程。该弱相互作用下宇称不守恒的假设，后由吴健雄等人从实验方面予以证实。这是近代物理学发展中的一项重大突破。

(2)原子核的统计性

原子核的统计性，也是波函数的一种对称性(交换对称性)，也就是考虑两个相同的粒子对换时对系统波函数的影响。原子核的统计性在实验上可由双原子分子转动光谱的研究得到证明。

实验和理论分析表明，微观粒子的自旋量子数要么是整数，要么是半整数。由量子力学可知，两类不同的粒子各自组成的体系具有不同的统计性质：由自旋为半整数的两个或两个以上的粒子组成的全同粒子系统，遵循费米-狄拉克(Fermi-Dirac)统计，所以自旋为半整数的粒子也称为费米子；由自旋为整数的两个或两个以上的粒子组成的全同粒子系统，遵循玻色-爱因斯坦(Bose-Einstein)统计，所以自旋为整数的粒子也称为玻色子。

费米子包括质子、中子、电子、中微子、μ 介子及质量数 A 为奇数的原子核等自旋为半整数的粒子。玻色子包括光子、α 粒子、π 介子及质量数 A 为偶数的原子核等自旋为整数的粒子。

服从费米-狄拉克统计的费米子在同一量子状态中，只允许有一个，遵从泡利不相容原理；服从玻色-爱因斯坦统计的玻色子在同一量子状态中，允许有两个或两个以上。这两种粒子的区别决定了描述它们的波函数的性质也是不同的。

对于服从费米-狄拉克统计的一组全同粒子：

$$\psi(x_1, \cdots, x_i, \cdots, x_j, \cdots, x_n) = -\psi(x_1, \cdots, x_j, \cdots, x_i, \cdots, x_n)$$

式中，x_i代表每一个粒子的坐标和自旋。上式表明，对换两粒子的空间坐标和自旋状态，波函数会改变符号，称波函数具有交换反对称性。

对于服从玻色-爱因斯坦统计的一组全同粒子：

$$\psi(x_1,\cdots,x_i,\cdots,x_j,\cdots,x_n)=\psi(x_1,\cdots,x_j,\cdots,x_i,\cdots,x_n)$$

即对换两粒子的空间坐标和自旋状态，波函数不会改变符号，称波函数具有交换对称性。

因为两个相同的原子核对换，相当于原子核中的核子一一对换，而核子是费米子，每换一次波函数改变符号一次，共改变$(-1)^A$次，所以当A为偶数时，原子核的波函数有交换对称性，是玻色子；当A为奇数时，原子核的波函数有交换反对称性，是费米子。

2.1.2 质量亏损和结合能

实验发现，原子核的质量总是小于组成它的核子的质量和。例如，氘核由一个中子和一个质子组成，核内中子和质子质量之和为

$$m_n+m_p=2.015\ 942\ \text{u}$$

氘核的质量为$m_d=2.013\ 552\ \text{u}$，两者之差是个正值：

$$\Delta m=m_n+m_p-m_d=0.002\ 390\ \text{u}=2.224\ \text{MeV}/c^2$$

组成某一原子核的核子质量和与该原子核质量之差称为原子核的质量亏损，而且实验发现，所有的原子核都有正的质量亏损。根据电荷守恒，在忽略电子结合能时，定义质量亏损ΔM为

$$\Delta M(Z,\ A)=ZM(^1\text{H})+(A-Z)m_n-M(Z,\ A)>0$$

式中，M表示核素的原子质量；m_n表示中子的质量。

根据相对论质能关系式$E=mc^2$，上述推算表明由自由核子结合而成原子核的时候会有能量释放出来。这种由自由核子组成原子核所释放的能量称为原子核的结合能。核素的结合能用$B(Z,\ A)$表示。根据相对论质能关系，它与核素的质量亏损$\Delta M(Z,\ A)$的关系是

$$B(Z,\ A)=\Delta M(Z,\ A)c^2$$

因此对于上述氘核，相当于当一个质子和一个中子结合成一个氘核时，要放出2.224 MeV的能量。若反向思考，为了克服核子之间的作用力，需要用能量为2.224 MeV的光子照射氘核，氘核将可能一分为二放出质子和中子。

根据结合能的定义，可以由核素的原子质量来计算原子核^A_ZX的结合能：

$$B(Z,\ A)=[ZM(^1\text{H})+(A-Z)m_n-M(Z,\ A)]c^2$$

表2.1列出了一些核素的结合能和比结合能。

表2.1 一些核素的结合能和比结合能

核素	结合能 B/MeV	比结合能 ε/MeV	核素	结合能 B/MeV	比结合能 ε/MeV
^{2}H	2.224	1.112	^{17}F	128.22	7.54
^{3}He	7.718	2.573	^{19}F	147.80	7.78

表 2.1(续)

核素	结合能 B/MeV	比结合能 ε/MeV	核素	结合能 B/MeV	比结合能 ε/MeV
^{4}He	28.30	7.07	^{40}Ca	342.05	8.55
^{6}Li	31.99	5.33	^{56}Fe	492.3	8.79
^{7}Li	39.24	5.61	^{107}Ag	915.2	8.55
^{12}C	92.16	7.68	^{129}Xe	1 087.6	8.43
^{14}N	104.66	7.48	^{131}Xe	1 103.5	8.42
^{15}N	115.49	7.70	^{132}Xe	1 112.4	8.43
^{15}O	111.95	7.46	^{208}Pb	1 636.4	7.87
^{16}O	127.61	7.98	^{235}U	1 783.8	7.59
^{17}O	131.76	7.75	^{238}U	1 801.6	7.57

从该表可知,不同核素的结合能差别较大。一般地说,质量数 A 大的原子核结合能 B 也大。原子核平均每个核子的结合能又称为比结合能,用 ε 表示:

$$\varepsilon = B/A$$

比结合能的物理意义是:若把原子核拆成自由核子,平均对每个核子所要做的功。比结合能 ε 的大小是原子核结合松紧程度的标志。ε 越大的原子核结合得越紧,ε 越小的原子核结合得越松。

20 世纪 30 年代,尼尔斯·玻尔等人提出把原子核比作一个荷电液滴来描述原子核的性质,这种研究方法是一种近似的、唯象的模型法,称为“液滴模型”。该模型的理论和实验基础是前面介绍的原子核的密度近似为常量,以及除轻核外比结合能随质量数 A 变化不大,约等于一个常量,事实上,这些特征似乎说明原子核具有类似水滴的性质。

1935 年,魏茨泽克(C. F. von Weizsacker)根据液滴模型给出了一个结合能半经验公式:

$$B = B_V + B_S + B_C + B_{sy} + B_P \tag{2.7}$$

式中,第一项 B_V 代表体积能,它是结合能中贡献最大的项,由于结合能近似与 A 成正比,所以

$$B_V = a_V A \tag{2.8}$$

式中,a_V 是一个比例常量,在理论拟合实验数据时,它可作为一个可调参量。

式(2.7)中第二项 B_S 代表表面能,原子核的体积不是无穷大,它是有表面存在的,而它表面上的核子与体内的核子不同,表面上的核子没有受到四周核子的包围,相比之下结合能会弱一点。因此,B_S 正比于表面积:

$$B_S = -a_S A^{2/3} \tag{2.9}$$

式中,a_S 也是一个可调整的比例常量。

式(2.7)中第三项 B_C 代表库仑能,该项也是负项。因为在核内有 Z 个质子,它们之间存在库仑斥力,该斥力是导致原子核不稳定的因素,是使结合能变小的项。若假设原子核

是个球体,它所带的电荷是均匀分布的,则有

$$B_C=-a_C\frac{3}{5}\frac{Z(Z-1)}{A^{1/3}} \tag{2.10}$$

式(2.7)中第四项 B_{sy} 代表对称能:

$$B_{sy}=-a_{sy}\frac{(N-Z)^2}{A} \tag{2.11}$$

当 $N=Z$ 时,$B_{sy}=0$;否则,由于泡利不相容原理,当核内质子数与中子数不相等时就会使结合能减小。由于计算得到的 a_{sy} 不精确,实际应用常根据实验确定。

式(2.7)中第五项 B_P 代表对能,且有:

$$B_P=\begin{cases} a_P/A^{1/2} & \text{偶偶核} \\ 0 & \text{奇}A\text{核} \\ -a_P/A^{1/2} & \text{奇奇核} \end{cases} \tag{2.12}$$

其中常量 a_P 也由实验确定。对能项表明:偶偶核(中子数和质子数都是偶数的原子核)最稳定,奇奇核(中子和质子数都是奇数的原子核)最不稳定,这与实际情况相符。自然界存在的280多种稳定核素中,偶偶核占166种,奇奇核只有9种。这种偶偶核特别稳定,奇奇核特别不稳定的效应称为对能效应(或奇偶效应)。由上述讨论可知,结合能经验公式中前三项可从经典的荷电液滴来理解,而后两项则来自量子效应。

将式(2.8)~(2.12)代入式(2.7)可得结合能半经验公式,以及相应的原子核质量半经验公式。

目前,科学家们通过对大量已知核素相应的原子质量拟合,可定出式(2.8)~(2.12)中的五个可调参量,一般由拟合参量计算的理论值与实验值的偏差小于1%。事实上,在魏茨泽克提出结合能半经验公式以后的几十年中,科学家们提出的半经验公式不下数十个。此外,一些科学家在对上述经验公式研究的基础上,引入了宏观修正项和微观修正项,如考虑到实际的原子核可能是变形核,所以对表面能项做修正;实际电荷分布表面是弥散的,所以对库仑能项做弥散分布修正、对库仑能交换项做修正以及对对称能项做修正等。

此外,尼克斯等人的理论计算也预言了 $Z=114$、$N=184$ 附近的核区为稳定核素区(称为超重岛),但目前发现的β稳定线还未到达此超重岛。随着新核素被发现与被创造,辐射防护学也将随之进入新的阶段。

2.1.3 核力的主要性质与相关理论

1. 核力的主要性质

由比结合能曲线可知,原子核内核子的平均结合能可达8 MeV,这说明核子之间的作用力是相当强的,核子在这样强的作用力下才结合得如此紧密。但在人们认识原子核之前,认为自然界中有两种作用力:一种是万有引力,另一种是电磁相互作用力。万有引力在原子核内可以忽略,而电磁力对核内的质子只能起到排斥的作用,那么是什么样的力使中子与质子如此紧密地结合在一起,并形成密度高达 10^{17} kg/m^3 的原子核呢?这就是核力。目前,人们对核力的认知,除了从结合能分析得到核力的若干性质外,主要是通过对氘核的性

质以及由对核子-核子散射实验的分析得到的，核力具有以下一般性质。

(1)核力是强相互作用力

在原子核内，尽管带正电荷的质子之间存在着库仑斥力，但质子和中子仍能牢固地构成原子核，这一事实表明核力是一种很强的引力，只有这样，才能克服库仑斥力而组成原子核。如果把它的作用强度设为1，则电磁力作用的强度为10^{-2}量级，万有引力作用的强度为10^{-38}量级，所以核力是一种强相互作用力。

(2)核力的短程性和饱和性

原子核的结合能近似与A成正比，说明了核力是短程力。如果核力是库仑力那样的长程力，那么任何一个核子就能与核内除自己之外的每一个核子发生作用，那么原子核的结合能将正比于核子的成对数$A(A-1)$，这与结合能正比于A的实验事实不符，所以核力是短程力。实验上给出核力的力程是fm量级，比原子核的线度还要小。因此可以说核力实际上与液体中分子间的作用力相类似，其只作用于相邻核子，又由于相邻核子数目是非常有限的，所以核力具有非常明显的饱和性。

(3)核力的电荷无关性与同位旋

海森伯于1932年提出假设：若把质子间库仑斥力作用的影响扣除，那么质子与质子之间的核力F_{pp}、中子与中子之间的核力F_{nn}以及质子与中子之间的核力F_{pn}都相等。F_{pp}等于F_{nn}，称为核力的电荷对称性；F_{pp}等于F_{nn}又等于F_{pn}，则称为核力的电荷无关性。该假设在1937年被实验初步证明，后又被更精确的低能粒子散射实验所证明，$F_{pp}=F_{nn}$的可信度在99%以上；$F_{pp}=F_{nn}=F_{pn}$的可信度大于98%。根据核力的电荷无关性以及鉴于中子质量与质子质量非常接近，两者质量相差0.13%，它们的自旋都是1/2，所以海森伯建议把中子和质子看成是一种粒子（即核子）的两种不同电荷态：中子不带电、质子带电；形式上可与电子具有两种自旋态（$s_z=\pm 1/2$）相类比，引进一个抽象的同位旋空间，赋予核子以同位旋$t=1/2$，并把质子和中子看成是相应不同的同位旋第三分量。一般地，$t_3=1/2$表示质子态，$t_3=-1/2$表示中子态。

(4)核力与自旋有关

该认知来自对氘核基态性质的分析：氘核是由一个中子和一个质子组成的最简单的核子束缚态，它是研究核子-核子作用的理想体系。氘核基态的可能状态包括自旋三重态和自旋单态，但是自然界不存在自旋单态的氘核，这表明核力与自旋有关，即核力作用将使中子和质子倾向于处在自旋平行态。

(5)核力含有非中心力成分

由氘核的电四极矩Q不等于零可以说明氘核的电荷分布不完全是球对称的，即氘核不是在纯S态，而是混有少量的D态。假若核力仅含中心力，那么轨道角动量l应该是保持不变的运动常量，因此不会出现混合态。而混合态只有在非中心力作用下才会出现，所以可以判断核力含有非中心力的成分。由于S态占的比例很大，所以可认为核力是以中心力为主，并混有少量非中心力。

(6)自旋-轨道耦合力成分

在高能核子-核子散射实验中，如n-p散射实验，经过散射后，出射中子出现部分极化的现象。所谓极化就是出射核子的自旋取向不是完全杂乱无章的,如果全部向上或全部向下,则称为完全极化,如果不是全部朝向一个方向,则称为部分极化。非中心力成分与自旋取向有关,可以引起极化。计算表明,仅非中心力作用无法给出与实验相符的极化度,因此只有引入自旋-轨道耦合力才能解释实验结果。

(7)核力在极短程内存在斥力芯

在高能 p-p 散射实验中,科学家发现:当两核子之间的距离为 0.8~2.0 fm 时,核力表现为吸引力;当距离小于 0.8 fm 时,存在较强的排斥力;当距离大于 10 fm 时,核力几乎完全消失了。目前,科学家对距离大于 2.0 fm 的核力性质已认知得比较清楚,对距离为 0.8~2.0 fm 的核力性质只有一定的认知,对距离小于 0.8 fm 的核力性质还不是很清楚。因此,核子之间不能无限靠近,它们之间除了存在引力外,还存在斥力。

2. 核力的介子理论

目前,人们认为电磁相互作用不是超距的,它是带电粒子之间交换“虚光子”而产生的交换力。1935 年日本物理学家汤川秀树把核力和电磁力类比,提出核力的介子理论。他认为核力也是一种交换力,核子间通过交换某种介质粒子而发生相互作用。他根据核力的力程估算了该介质粒子的质量约为电子静止质量的 200 倍。由于该质量介于质子质量和电子质量之间,所以被命名为介子。汤川秀树提出介子理论后,实验物理学家在两年内找到了 μ 子,其质量为电子的 207 倍,正好满足质量要求,但很快发现它与核子作用极弱,即它不可能参与强相互作用,因此它不可能是汤川秀树所预言的介子。直到 1947 年,科学家才真正找到参与强相互作用的 π 介子,它可分为 π^+、π^-、π^0,其中 π^+ 和 π^- 的质量都是电子质量的 273.3 倍,π^0 的质量是电子质量的 264 倍。可见,理论物理学家与实验物理学家又进行了一次长达十多年的合作,并取得了丰硕的成果。

3. 核力的夸克模型

虽然汤川秀树的介子理论在核力的长程范围内取得了很大成功,但是科学家们在进一步推广这种理论时发现这种理论在核力的短程范围内应用会出现严重的困难。可能的原因是两核子在相距很近甚至相互重叠时,核子内部的夸克结构的影响就比较显著了。在夸克结构被基本确立后,科学家们试图从夸克层次来研究核力,他们认为核力本质上来源于夸克之间的强相互作用,而夸克之间相互作用的传播子是胶子。描述夸克之间强相互作用的基本理论是量子色动力学(QCD)。目前,从夸克层次研究核力的本质是现代原子核物理的重要研究方向之一,仍处于探索和发展阶段。科学家们当前认为夸克和胶子是构成原子核的基本存在,但是随着科学技术的进步和理论研究的深入,该模型是否会有更进一步的拓展?原子核的神秘面纱也许会被缓缓揭开。

2.2 放射性与核衰变

截至目前,人们发现的核素绝大多数都是不稳定的,它们会自发地蜕变为另一种核素,同时发射射线。原子核自发地发射各种射线的现象称为放射性,能自发地发射各种射线的核素称为放射性核素,或者不稳定核素。实验表明,对放射性核素加温、加压或加磁场均不能够抑制或激励其发射射线,这是因为放射现象是由原子核的变化引起的,与核外电子的状态改变关系较小。

放射现象的重要性不仅在于其是科学家研究原子核的重要手段,其在工农医等领域中亦发挥着重要作用,由于射线具有利与弊的统一性,所以这些应用领域也是辐射防护学研究所面向的重要方面。如何基于辐射防护原则做到“趋利避害”,保护人类和环境,是辐射防护学研究的关键所在。

放射性的发现、研究及其应用经过了一个多世纪的历程,在这期间科学家们在收获喜悦成果的同时也付出了沉重的代价。本节在简要回顾放射性发现历程的基础上,介绍放射性衰变的基本规律与基本类型。

2.2.1 放射性的发现历程

1895 年末,德国物理学家伦琴研究高压放电现象,当阴极电子束流轰击玻璃管壁时,他观察到了荧光以及 X 射线。当时的物理学家曾经错误地认为 X 射线是由荧光所引起的。

贝可勒尔(H. Becquerel)在这一重大发现之后,将几种矿物标本放置在用黑厚纸包严的照相底片上,然后置于阳光下暴晒。按贝可勒尔的设想,经阳光暴晒的矿物,凡是能发出荧光的,也一定能同时发出 X 射线,X 射线可穿过黑纸使底片感光。但是他研究发现,只有一种铀盐-硫酸铀酰钾复盐能使底片感光。1896 年 2 月,由于天气的因素,贝可勒尔将包有黑纸的照相底片连同铀矿物一同放到了抽屉中。两天后他突然发现这块与荧光无关的铀矿物却能发射射线,进而致使照相底片感光,而且其感光强度强于在阳光下被暴晒数个小时的强度。贝可勒尔认为他的发现非常重要,而且超出了想象中各种现象的范围。此后,他发现其他铀化合物也能发射这种射线。1896 年 5 月,他证明了纯金属铀的放射性大于铀化合物的放射性。贝可勒尔发现铀的放射现象标志着人类认识原子核的开始,目前放射性活度的国际单位采用贝可勒尔(Bq),便是为了纪念他。

居里(M. Curie)夫人对贝可勒尔的发现十分关注,她检验了许多元素及其化合物,发现除了铀和铀的化合物外,钍和钍的化合物也有类似的放射现象。由此她得出了放射现象是一种特有的原子现象的重要概念,其理由是铀和钍发射射线只取决于原子的性质,而与其化合物的组成无关。居里在发现钋和镭元素后将这一现象称为放射性。

1903 年诺贝尔物理学奖授予贝可勒尔和居里夫妇,奖励贝可勒尔发现自发的放射性和居里夫妇在发现放射现象中的贡献。1911 年,居里夫人因发现钋和镭并研究了它们的性质再次获得诺贝尔化学奖。1919 年,卢瑟福利用^{212}Po为 α 放射源射击氮气,实验发现有五万分之一的概率发生了 $\alpha+^{14}N \longrightarrow p+^{18}O$ 反应,放出质子,首次实现人工核反应,这相当于人类历史上第一次人工实现“点金术”。

1932 年,查德威克宣布发现中子,这是核物理发展史上的一个重大转折点,为核结构和核反应的研究开辟了崭新的道路,查德威克荣获了 1935 年诺贝尔物理学奖。

1934 年,居里夫妇用天然钋为 α 放射源辐照铝箔,利用 $\alpha+^{27}Al \longrightarrow n+^{30}P$ 核反应第一次成功制备出人工放射性核素 ^{30}P,开启了人类人工制备放射性元素的时代,他们因此贡献再次获 1935 年诺贝尔化学奖。

1939 年,哈恩(O. Hahn)和施特拉斯曼(F. W. Strassmann)发现了核裂变现象;1942 年,费米建成了世界上第一个链式裂变反应堆。这两项重大突破构成了人类利用核能的开端。

事实上,核物理及放射性的发展不仅为更大规模的核能利用奠定了基础,而且在其整个发展历程中,基于放射性原理的核技术在工农业、材料、医疗、生物、航天等领域的应用已显示出巨大的社会效益和经济效益,其在促进科学技术进步和社会生产发展中拥有重大潜力。核技术的普遍应用在一定程度上是科学技术现代化的重要标志之一。

2.2.2 放射性衰变的基本规律

天然或人工放射性核素都可以自发地放射各种射线而变成另一种原子核或能态,如放射出 α 射线、β 射线、γ 射线、质子、中子等。我们知道原子核是一个量子体系,不稳定原子核衰变的本质是原子核自发产生了变化,这种变化是一个量子跃迁的过程,所以不稳定原子核的衰变服从量子力学统计规律,任何一个不稳定原子核的精准衰变时刻都是不能确定的。但是对于由足够多的不稳定原子核组成的放射性物质的集合,其作为一个整体的衰变规律是确定的。

实验发现,这种衰变服从指数衰减规律。以 $^{222}_{86}Rn$ 的 α 衰变为例,实验发现,把一定数量的氡单独存放大约 4 d 之后,氡的数量减少了一半,经过 8 d 后减少到原来的四分之一,经过 12 d 后减少到原来的八分之一,一个月后就不到原来的百分之一了。设 N_0 是 $t=0$ 时的氡的量,则有

$$\ln N=\ln N_0-\lambda t$$

式中,N 是 t 时刻的氡的量;λ 是衰变常数。将上式转化为指数形式:

$$N=N_0 e^{-\lambda t} \tag{2.13}$$

实验表明,任何放射性物质在单独存在时都服从这一规律。

1. 衰变常数、半衰期与平均寿命

若对式(2.13)进行微分运算,则有

$$-dN=\lambda N dt \tag{2.14}$$

假设在 dt 时间内发生的原子核衰变数为 $-dN$,由式(2.14)可知,该衰变数正比于当时存在的原子核数 N,也显然正比于时间 dt 和衰变常数 λ。由式(2.14)可知

$$\lambda=\frac{dN/N}{dt}$$

可见 λ 表示一个原子核在单位时间内衰变的概率,其单位是 1/s。λ 的大小可表征原

子核衰变的快慢,它是放射性原子核的特征量。从放射性核素的原子核数随时间按指数衰减这一基本规律可知,含有放射性核素的物质并不是整个物质一下子全部发生衰变,而是在某一瞬间,衰变的原子核数和已有的放射性原子核数成正比。也就是说,只有一定数量的原子核参与衰变,其他原子核随后继续衰变。

通常还用半衰期 $T_{1/2}$ 和平均寿命 τ 来表征不稳定原子核衰变的快慢。半衰期 $T_{1/2}$ 是指放射性原子核衰减到原来数目的一半所需要的时间,根据半衰期的定义可知

$$N=\frac{1}{2}N_0=N_0\mathrm{e}^{-\lambda T_{1/2}}$$

$$T_{1/2}=\frac{\ln 2}{\lambda}=\frac{0.693}{\lambda}$$

平均寿命 τ 是指放射性原子核衰变到其初始数目的 1/e 所需要的时间的期望值,根据该定义可知

$$\tau=\frac{1}{N_0}\int_0^\infty tN\lambda\,\mathrm{d}t$$

将式(2.13)代入可得

$$\tau=\int_0^\infty t\lambda\mathrm{e}^{-\lambda t}\mathrm{d}t=\frac{1}{\lambda}$$

可见,衰变常数 λ、半衰期 $T_{1/2}$ 和平均寿命 τ 这三个量都可以表征放射性原子核衰变的快慢,只要知道其中一个量,即可求得其他两个。而且,每一个放射性核素都有它特有的 λ、$T_{1/2}$ 和 τ,这三个量相当于是放射性核素的“指纹”。在实际工作中,可以根据测量的 λ 值判断它属于哪种核素,例如在中子活化分析中,可利用这种判断方法来分析材料中某核素的含量。

2. 放射性活度

在实际应用中,人们更关心在单位时间内有多少不稳定原子核发生了衰变,因此定义放射性物质在单位时间内发生衰变的原子核数为该物质的放射性强度,又称为放射性活度(radioactivity),简称活度,常用 A 表示。根据衰变常数 λ 的物理意义可知

$$A=-\frac{\mathrm{d}N}{\mathrm{d}t}=\lambda N \tag{2.15}$$

将 $N=N_0\mathrm{e}^{-\lambda t}$ 代入式(2.15)右边,记 $t=0$ 时的放射性活度为 A_0,可得到

$$A=\lambda N_0\mathrm{e}^{-\lambda t}=A_0\mathrm{e}^{-\lambda t} \tag{2.16}$$

式中,记 $\lambda N_0=A_0$,可见放射性活度随时间的衰减同样服从指数规律。放射性活度的 SI 单位为贝可勒尔,简称贝可,用 Bq 表示,1 Bq 表示每秒发生一次衰变:

$$1\ \mathrm{Bq}=1\ \mathrm{s}^{-1}$$

历史上最早以 1 g ^{226}Ra(不包括它的子体)的活度为放射性活度单位,称为居里(Curie),记为 Ci:

$$1\ \mathrm{Ci}=3.7\times10^{10}\ \mathrm{Bq}$$

一种放射性核素可以有两种或多种不同的衰变类型,不同类型的衰变按一定比例进

行,每一种类型的衰变称为分支衰变。由衰变常数的物理意义可知,当放射性核素具有多种分支衰变时,总衰变常数 λ 是各种衰变类型的部分衰变常数 λ_i 之和,即

$$\lambda = \sum_i \lambda_i = \frac{\ln 2}{T_{1/2}}$$

总放射性活度 A 是所有分支衰变的部分放射性活度之和,即

$$A = \sum_i A_i = \sum_i \lambda_i N = \lambda N_0 e^{-\lambda t}$$

可见部分放射性活度在任何时候均与总放射性活度成正比,而且部分放射性活度随时间是按照 $e^{-\lambda t}$ 规律衰减而不是按 $e^{-\lambda_i t}$ 规律衰减的。这是因为任何放射性活度随时间的衰减都是由于原子核数 N 减少,而 N 减少是所有分支衰变的共同结果。

把各分支衰变的比例称为衰变分支比,即第 i 种分支衰变的部分放射性活度与总放射性活度之比,用 R_i 表示:

$$R_i = \frac{A_i}{A} = \frac{\lambda_i}{\lambda}$$

分支比 R_i 满足 $\sum_i R_i = 1$。因此,若已知半衰期 $T_{1/2}$ 和分支比 R_i,便可求得分支衰变常数 λ_i。

3. 级联衰变与放射性平衡

一般情况下,放射性核素不是一次直接衰变到稳定的状态(即稳定核素),而是经过多次衰变才变为稳定核素。如果将原初存在的放射性核素作为母体核素,由它衰变产生的核素则称为子体核素。设放射性核素 A 经过放射衰变生成核素 B,而核素 B 仍具有放射性,其衰变生成核素 C,依次下去,直到一种稳定的核素,这样便构成一个放射系,这种衰变称为级联衰变。在级联衰变中,任何一种放射性物质被分离出来单独存放时,它的衰变均满足上述指数衰减规律。但是母体与各级子体混在一起时的衰变便复杂了很多,因为各级子体核素均有自己的衰变常数,即它们以一定速率从各自的母体中产生,同时又按照自己的半衰期进行衰变。本节分别讨论母体与子体之间暂时平衡(transient equilibrium)、长期平衡和不成平衡的三类情况。

(1)暂时平衡

为了讨论方便,我们先假定衰变链为

$$A \xrightarrow{\lambda_1} B \xrightarrow{\lambda_2} C$$

设 C 为稳定核素。若以 N_1 和 N_2 分别代表在 t 时刻母体核素 A 和子体核素 B 的原子核数,λ_1 和 λ_2 代表各自的衰变常数,则核素 A 和 B 的衰变情况可以分别表示为

$$N_1 = N_1^0 e^{-\lambda_1 t} \tag{2.17}$$

$$\frac{dN_2}{dt} = \lambda_1 N_1 - \lambda_2 N_2 \tag{2.18}$$

将式(2.17)代入式(2.18),可得

$$\frac{dN_2}{dt} = \lambda_1 N_1^0 e^{-\lambda_1 t} - \lambda_2 N_2 \tag{2.19}$$

如果满足条件 $t=0$ 时，$N_2=0$，则上式可以简化为

$$N_2=\frac{\lambda_1 N_1^0}{\lambda_2-\lambda_1}(e^{-\lambda_1 t}-e^{-\lambda_2 t}) \tag{2.20}$$

由此可以看出，子体核素 N_2 不仅和自己的衰变常数 λ_2 有关，同时也和母体核素原始原子核数 N_1 以及母体核素衰变常数 λ_1 有关。当母体核素 A 的半衰期比子体核素 B 的半衰期长时，即 $\lambda_1<\lambda_2$，经过足够长的时间（一般为子体核素的 5~6 个半衰期）后，$e^{-\lambda_2 t}$ 与 $e^{-\lambda_1 t}$ 比较可以忽略不计，故上式可以简化为

$$N_2=\frac{\lambda_1 N_1^0 e^{-\lambda_1 t}}{\lambda_2-\lambda_1}=\frac{N_1\lambda_1}{\lambda_2-\lambda_1} \tag{2.21}$$

或表示为

$$\frac{N_2}{N_1}=\frac{\lambda_1}{\lambda_2-\lambda_1} \tag{2.22}$$

这样就达到了 N_2/N_1 的比值保持不变的状态，称为暂时平衡。

（2）长期平衡

当母体核素的寿命与子体核素相比非常长时，即 $\lambda_1 \ll \lambda_2$，可以认为 $\lambda_2-\lambda_1=\lambda_2$，于是式（2.20）可表示为

$$N_2=\frac{\lambda_1 N_1^0}{\lambda_2}(e^{\lambda_1 t}-e^{-\lambda_2 t}) \tag{2.23}$$

经过足够长的时间后，$e^{-\lambda_2 t}\approx 0$，式（2.23）可以简化为

$$N_2=\frac{\lambda_1}{\lambda_2}N_1^0 e^{-\lambda_1 t} \tag{2.24}$$

如果母体核素的半衰期非常长，则可近似有 $\lambda_1\approx 0$，$e^{-\lambda_1 t}\approx 1$，这时 $N_1\approx N_1^0$，所以可得出

$$N_2=\frac{\lambda_1}{\lambda_2}N_1^0 \tag{2.25}$$

上式表明，当母体核素的寿命非常长时，经过足够长的时间之后，子体核素原子核数 N_2 与母体核素原子核数 N_1^0 之比为一常数，其值为 λ_1/λ_2。这种状态表明，子体核素原子核数 N_2 由于母体核素的衰变不断增加，但经过足够长的时间之后，N_2 达到一饱和值，如式（2.25）所示。从此，子体核素的生长率与衰减率相等，它的原子核数 N_2 不再变化，通常把这种状态称为长期平衡。

将式（2.25）推广到整个级联衰变链上的核素可知

$$\lambda_1 N_1^0=\lambda_2 N_2=\lambda_3 N_3=\cdots \tag{2.26}$$

根据式（2.15），可得

$$A_1=A_2=A_3=\cdots \tag{2.27}$$

由式（2.27）可知，对于多代子体核素的级联衰变，只要母体核素的半衰期很长，在观察时间内母体核素活度的变化不明显，而且各代子体核素的半衰期都比母体核素的半衰期短许多，则无论各代子体核素的半衰期相差多大，在放置足够长时间之后，整个衰变系列必然会达到长期平衡，即各个放射体的活度彼此相等。可以思考在一个级联衰变体系中，根据

式(2.26)是否可以求出寿命很长的放射性核素的半衰期。

也可以据此知道,对于任何连续衰变系列,无论各放射性核素的衰变常数的相互关系如何,其中寿命最长的核素对放射性活度影响最大,当时间足够长时,总的衰变系只剩下这种核素以及其后的放射性核素,它们将按最长寿命核素的衰变规律衰减。

人工放射性核素的生产过程类似于长期平衡的过程。一般而言,人工放射性核素是在反应堆或加速器上通过发生核反应来制备的,由式(2.26)可知,相当于级联衰变中 $\lambda_1 N_1^0 = \lambda_X N_X = p$,$p$ 是常数,λ_X 是待生产的放射性核素 X 的衰变常数,综合式(2.18)可知

$$\frac{dN_X}{dt} = p - \lambda_X N_X$$

式中,p 相当于核素 X 的"产生率",在特定的核反应条件下它是一个常量;N_X 是 t 时刻核素 X 的数目,显然对于待生产的人工放射性核素,$t=0$ 时,$N_X=0$,则有

$$N_X = \frac{p}{\lambda_X}(1 - e^{-\lambda_X t})$$

待生产的人工放射性核素 X 的放射性活度 A_X 为

$$A_X = \lambda_X N_X = p(1 - e^{-t/T_X})$$

若 $t=3T_X$,则 $A_X=0.875p$,经过 $5T_X$ 后,$A_X=0.969p$。可见,在利用反应堆或加速器制备人工放射性核素时,大约照射 5 个半衰期时,便可认为该人工核素的放射性活度达到了饱和。

(3)不成平衡

当母体核素的半衰期小于子体核素的半衰期,即 $\lambda_1 > \lambda_2$ 时,意味着母体核素按指数规律较快地衰减,子体核素的原子核数 $N_2(0)=0$,$N_2(t)$ 随时间 t 逐步增长,在超过极大值后开始较慢地衰减,当时间足够长时,子体核素将按照自己的半衰期衰减。因此在 $\lambda_1 > \lambda_2$ 的情况下,当时间足够长时,母体核素将几乎全部转变为子体核素,不可能出现母体核素与子体核素的任何平衡状态。

4. 放射系

地壳中存在的一些较重的天然放射性核素形成了三个天然级联衰变系,也叫作放射系,每个系都由一个半衰期最长的母体核素开始,其半衰期与地球的年龄约 10^9 年相近或更长,经过级联衰变,最后达到不同的、稳定的铅同位素。这些级联衰变大部分发射 α 粒子,少部分发射 β^- 粒子,一般伴随有 γ 射线发射,但是没有一个不稳定核素经过 β^+ 衰变或轨道电子俘获(EC)衰变。三个放射系情况如下:

铀系(铀-镭系):铀系从 ^{238}U 开始,中间经过 8 次 α 衰变和 6 次 β^- 衰变,最后生成稳定的 ^{206}Pb。由于 ^{238}U 的各代子体的质量数均为 $4n+2$,所以又称 $4n+2$ 系。母体 ^{238}U 的半衰期是 4.468×10^9 a。

锕系:锕系从 ^{235}U 开始,中间经过 7 次 α 衰变和 4 次 β^- 衰变,最后生成稳定的 ^{207}Pb。由于 ^{235}U 的各代子体核素的质量数均为 $4n+3$,又称 $4n+3$ 系。母体 ^{235}U 的半衰期为 7.038×10^8 a。

钍系:钍系从 ^{232}Th 开始,中间经过 6 次 α 衰变和 4 次 β^- 衰变,最后生成稳定的 ^{208}Pb,各

代子体核素的质量数均为 $4n$ 又称 $4n$ 系。母体 ^{232}Th 的半衰期为 1.405×10^{10} a。

除了上述三个放射系外,科学家们终于在 1941 年用人工的方法合成了 $4n+1$ 系: ^{238}U 在反应堆中连续俘获三个中子变成 ^{241}U, ^{241}U 经过两次 β^- 衰变生成具有较长半衰期的 ^{241}Pu, ^{241}Pu 继续进行级联衰变形成 $4n+1$ 系。由于该衰变系中 ^{237}Np($T_{1/2}=2.14\times10^6$ a)的半衰期最长,所以该人工放射系以镎命名,称为镎系。自然界没有发现该系是由于镎的半衰期与地球年龄相比小很多,地壳中原有的 ^{237}Np 早已衰变成了 ^{209}Bi。镎系从 ^{241}Pu 开始,中间经过 8 次 α 衰变和 4 次 β^- 衰变,最后生成稳定的 ^{209}Bi。

比较上述 4 个放射系可知:它们都是经过多次衰变才生成稳定的核素,最终产物分别是 ^{206}Pb、^{207}Pb、^{208}Pb、^{209}Bi,这 4 个系都在 $Z=84$ 处分支,然后在 $Z=82$ 处归并,前三个系中都有气体核素 ^{222}Rn、^{219}Rn、^{220}Rn,而镎系没有。

2.2.3 放射性衰变的基本类型

放射性现象被发现后,1897 年卢瑟福证明铀矿物放射的射线由两种穿透能力不同的射线组成,其中很容易被薄层物质吸收的软组分为 α 射线,不易被物质吸收的硬组分为 β 射线;1899 年贝可勒尔用磁场偏转法证明 α 射线带有正电荷,β 射线带有负电荷;1900 年法国科学家维拉尔(P. Villard)从放射性物质发射的射线中分辨出 γ 射线,发现其穿透力特别强,且不受磁场偏转,类似于 X 射线;在放射性衰变理论的基础上,1913 年索迪等阐明了位移定律,莫塞莱(H. G. J. Moseley)测定了元素的原子序数,进一步明确了放射性原子核衰变前后的化学性质与发射粒子之间的联系。此后,人工诱发放射现象的发现,以及大量人工放射性核素的出现,更加丰富了放射性衰变的类型。

放射性衰变过程中放出的 α、β、γ 等射线与物质相互作用具有不同的特点与规律,也正因为这些特点和规律,放射性在工农业、医学、材料和生物等方面有着极其广泛的应用。本节主要介绍 α、β、γ、质子以及重离子等衰变的基本类型。

1. α 衰变

从放射性核素中放射出 α 粒子的现象称为 α 衰变。α 衰变的半衰期随核素的不同差距很大,一般在 10^{16} s~10^{-7} a 范围内,天然 α 放射性核素的 α 粒子能量在 1.83(^{144}Nd)~11.65(^{212m}Po)MeV 之间。

(1)α 衰变的条件

实验表明,并非所有的原子核都能发射 α 粒子。对于天然的不稳定核素,α 衰变主要发生在重核,一般质量数 $A>140$ 的原子核才能发生 α 衰变,主要原因是原子核自动发射 α 粒子的必要条件是衰变能大于零。

α 粒子,即氦的原子核 ^4_2He,发生 α 衰变的同位素在衰变后质量数减少 4,原子序数减少了 2,可用以下公式表示:

$$^A_ZX \longrightarrow {}^{A-4}_{Z-2}Y+\alpha+Q$$

式中,Q 为衰变过程中释放的能量,称为衰变能。衰变能以子体(子核)和 α 粒子的动能形式呈现出来。根据能量守恒定律,核衰变前后体系的总能量不变,可以得出如下公式:

$$Q=(m_X-m_Y-m_\alpha)c^2$$

式中，m_X、m_Y、m_α 分别代表母核、子核和氦原子核的静止质量，由于核素表中给出的质量一般为原子质量，将上述原子核的质量转化为相应中性原子质量：

$$m_X = M_X - Zm_e$$

$$m_Y = M_Y - (Z-2)m_e$$

$$m_\alpha = M_\alpha - 2m_e$$

在忽略电子与原子核的结合能贡献时，可以得到

$$Q = (M_X - M_Y - M_\alpha)c^2$$

式中，M 为相应中性原子质量；m_e 为电子的静止质量。母核如果可以自发地进行 α 衰变，衰变能 Q 必须大于零，所以 α 衰变的条件为

$$M_X > M_Y + M_\alpha$$

只有当母核原子的静止质量大于子核原子和氦原子的静止质量之和时，α 衰变才能发生。利用质量亏损和原子核结合能半经验公式可详细推导出衰变能的公式，Q 是靶核质量数与质子数的函数。理论计算表明，$A \geqslant 150$ 的原子核的衰变能 Q 才大于零；实验表明，$A \geqslant 140$ 的原子核都有可能发生 α 衰变。理论与实验结论存在差异的主要原因是：理论曲线是根据比较粗糙的原子核结合能半经验公式计算的，而半经验公式是基于原子核的液滴模型计算的，液滴模型只反映了核结构的一个方面。

(2)α 衰变能与衰变常数的关系

科学家们针对天然核的 α 衰变进行了大量的实验工作，对不同不稳定原子核发射出来的 α 粒子的能量和半衰期进行了测量，发现衰变能和衰变常数之间存在一定关联。表 2.2 列出了部分天然 α 放射性原子核的数据。由该表可知，衰变能越大，衰变常数也越大。随着科学技术的进步，科学家们进一步发现衰变常数不仅与衰变能有关，而且与原子序数也有关。他们给出了半衰期和衰变能关系的经验公式：

$$\lg T_{1/2} = bQ^{-1/2} - a$$

$$\lg \lambda = A - BQ^{-1/2}$$

式中，a、b 或 A、B 对于同一个元素是常量，对不同的元素，其取值不同。

表 2.2 部分天然 α 放射性原子核的数据

α 放射性原子核	Q/MeV	$T_{1/2}$	λ/s^{-1}
^{238}U	4.27	4.468×10^9 a	4.9×10^{-18}
^{226}Ra	4.86	1.60×10^3 a	1.4×10^{-11}
^{210}Po	5.40	1.384×10^2 d	5.8×10^{-8}
^{222}Rn	5.58	3.824 d	2.1×10^{-6}
^{214}Po	7.83	1.64×10^{-4} s	4.2×10^3
^{212}Po	8.95	3.0×10^{-7} s	2.3×10^6

(3)α 粒子能量与 α 衰变能的关系

设靶核静止,其速度为 0,根据动量守恒和能量守恒:

$$m_Y v_Y = m_\alpha v_\alpha \tag{2.28}$$

$$Q = E_\alpha + E_Y \tag{2.29}$$

式中,v_Y、v_α 分别为子核和氦原子核的速度;E_Y、E_α 分别为子核和氦原子核的动能。将式(2.28)与式(2.29)联立,利用$\frac{m_\alpha}{m_Y}\approx\frac{4}{A-4}$可得氦原子核与子核的动能分别为

$$E_\alpha = \frac{A-4}{A}Q \tag{2.30}$$

$$E_Y = Q - E_\alpha = \frac{4}{A-4}E_\alpha = \frac{4}{A}Q \tag{2.31}$$

由于发生 α 衰变的原子核的质量数大多在 200 以上,根据式(2.31)可知,子核的反冲动能接近衰变能的 2%,剩余约 98% 的衰变能均转化为出射的氦原子核的动能了。例如,^{210}Po 的衰变能为 5.408 MeV,子核 ^{206}Pb 的反冲动能仅为 0.103 MeV,α 粒子的动能为 5.305 MeV。

(4)α 能谱的精细结构

用高分辨率 α 能谱仪测定各种核素发射的 α 粒子的能量,发现有的核素发射单一的 α 粒子,有的核素发射几种能量不同的 α 粒子。例如,^{226}Th 的 α 衰变过程可以发射能量为 6.330 MeV(79%)、6.220 MeV(19%)、6.095 MeV(1.7%)和 6.020 MeV(0.6%)的四组 α 粒子。α 粒子能谱的这种复杂组成称为 α 能谱的精细结构。

当母核直接跃迁至子核的基态时,发射能量最高的那组 α 粒子;而母核跃迁到子核的各激发态时,发射能量较低的各对应组的 α 粒子;子核由激发态跃迁至基态时发射 γ 光子。因此,发射复杂能谱的 α 衰变必然伴随 γ 射线发射。

(5)α 衰变的量子理论

α 粒子是带电粒子,其从核内到核外需要穿越一个势能很高的区域,该区域称为库仑势垒区。势能来自原子核的库仑场,势能最大值称为势垒高度。

^{210}Po 发射动能为 5.305 MeV 的 α 粒子,此时的势垒高度约为 22 MeV。按照经典物理学,能量远低于库仑势垒的 α 粒子是不可能穿透势垒出射的,但是按照量子力学,则有一定的概率穿透势垒。在量子力学中,由于 α 粒子具有波粒二象性,由量子力学的薛定谔方程可证明,能量小于势垒高度的 α 粒子的波函数在势垒内外均不为零,这说明 α 粒子跑出核外的概率不为零,也就是说能量小于势垒高度的 α 粒子也有机会射出核外,尽管这个机会很小。这种现象称为量子力学中的"隧道效应",形象地说,粒子不是从势垒顶上飞过去的,而是从隧道钻过去的。

2. β 衰变

β 粒子是电子和正电子的统称,β 衰变可看作是原子核内核子之间相互转化的过程,原子核核电荷数改变而质量数不变。β 衰变包括 β^- 衰变、β^+ 衰变及轨道电子俘获衰变三种方式。相对于 β 稳定线,中子过剩的核素发生 β^- 衰变,质子过剩的核素发生 β^+ 衰变或轨道电

子俘获衰变，所以能发生 β 衰变的核素遍布核素图。β 衰变半衰期一般为 10^{-2} s～10^{18} a 范围内，衰变能在小于或等于 MeV 量级。

(1) β^-衰变

原子核自发发射一个 β^-粒子即电子，生成质量数不变、质子数加 1 的子核，称为 β^-衰变，相当于核内一个中子转变为质子，可用如下通式表示：

$$ {}_{Z}^{A}\mathrm{X} \longrightarrow {}_{Z+1}^{A}\mathrm{Y}+\beta^-+\bar{\nu}+Q $$

式中，$\bar{\nu}$为反中微子；Q 为衰变过程中释放的衰变能。在忽略电子结合能的情况下，母核如果可以自发地进行 β^-衰变，衰变能 Q 必须大于零，所以 β^-衰变的条件为

$$ M_{\mathrm{X}}>M_{\mathrm{Y}} $$

$$ Q=(M_{\mathrm{X}}-M_{\mathrm{Y}})c^2 $$

即只有当母核原子的静止质量大于子核原子的静止质量时，β^-衰变才会发生。

一般情况下，β^-放射性核素是丰中子核素，分布于 β 稳定线的右下方。前述 4 个放射系中重核经过几次 α 衰变后，核内中子数 N 与质子数 Z 之比提高了很多，因而相继出现几次 β^-衰变。重核的 N 与 Z 之比很高，当它裂变成中等核时，这些核的 N 与 Z 之比相对于稳定核要高得多，所以重核的裂变产物大多是 β 放射性核素。

(2) β^+衰变

中子不足的原子核自发发射一个 β^+粒子即正电子，生成质量数不变、原子序数减 1 的子核，称为 β^+衰变，相当于核内一个质子转变为中子，可用如下通式表示：

$$ {}_{Z}^{A}\mathrm{X} \longrightarrow {}_{Z-1}^{A}\mathrm{Y}+\beta^++\nu+Q $$

式中，ν 为中微子；Q 为衰变过程中释放的衰变能。在忽略电子结合能的情况下，母核如果可以自发地进行 β^+衰变，衰变能 Q 必须大于零，所以 β^+衰变的条件为

$$ M_{\mathrm{X}}>M_{\mathrm{Y}}+2m_{\mathrm{e}} $$

$$ Q=(M_{\mathrm{X}}-M_{\mathrm{Y}}-2m_{\mathrm{e}})c^2 $$

即只有当母核原子的静止质量与子核原子的静止质量之差大于两倍电子的静止质量时，β^+衰变才会发生。

(3) 轨道电子俘获衰变

原子核俘获一个核外层电子的核转变过程，称为轨道电子俘获，常用 EC 表示，可用如下通式表示：

$$ {}_{Z}^{A}\mathrm{X}+\mathrm{e}^- \longrightarrow {}_{Z-1}^{A}\mathrm{Y}+\nu+Q $$

即相当于核内一个质子与核外一个电子转变为中子和中微子：

$$ \mathrm{p}+\mathrm{e} \longrightarrow \mathrm{n}+\nu $$

由于中微子的静止质量为零，根据能量守恒定律，EC 衰变释放的能量为

$$ Q=(M_{\mathrm{X}}-M_{\mathrm{Y}})c^2-W_i $$

式中，W_i 为第 i 壳层电子在原子中的结合能。因此发生 EC 衰变的条件是

$$ M_{\mathrm{X}}-M_{\mathrm{Y}}\geqslant W_i/c^2 $$

通过比较 β^-、β^+、EC 衰变条件可知，由于 $2m_{\mathrm{e}}c^2$ 远远大于电子的结合能，理论而言，发

生 β^+ 衰变的原子核总可以发生 EC 衰变，两种衰变的形式各占一定的分支比。在满足 β^+ 衰变的条件下，随着原子序数的增加，在 β^+ 衰变中 EC 的分支比将增大。例如，对 ^{18}F：$\lambda_K/\lambda_{\beta^+}=0.03$；$^{52}Mn$：$\lambda_K/\lambda_{\beta^+}=1.81$；$^{107}Cd$，$\lambda_K/\lambda_{\beta^+}=320$。

原子核内 K 层电子在原子核附近出现的概率较大，所以其被俘获的概率最大，把 K 层电子被俘获的过程叫作 K 俘获。理论计算表明，K 俘获概率 λ_K 与 Z^3 成正比，同理可定义 L 俘获、M 俘获等。

第 i 层电子被俘获后将留下一个空位，外壳层电子将填充该空位，同时辐射出的能量等于两个能级差 ΔE 的 X 射线，即特征 X 射线；也可能不辐射 X 射线，而用这些能量将一个壳层电子发射而出，称为俄歇（Auger）电子。俄歇电子的能量等于 $\Delta E-W_i$，可见该能级也是分立的。俄歇电子被发射出来后，在它原来所在的壳层也留下一个空位，同样可以通过发射 X 射线或发射俄歇电子退激。如果是后者，则称发生了俄歇串级（cascade）。这种情况也将导致空穴越来越多，因此也称为空穴串级。俄歇串级导致原子高度电离。激发原子发射俄歇电子的概率称为俄歇产额，它随原子序数的增加而减小。

（4）β 能谱与中微子假说

α 粒子能谱的分立性反映了原子核能级的量子特性，表明原子核的能量状态是分立的。但是大量实验表明：β 粒子的能谱与 α 粒子不同，β 粒子的能谱不是分立的而是连续的，也就是说，β 衰变时放射出来的 β 射线强度随能量的变化是连续的。一种核素发射的 β 射线的最大能量 $E_{\beta,\max}$ 是确定的，且近似等于 β 衰变能；β 粒子的平均能量为最大能量 $E_{\beta,\max}$ 的 1/3～1/2，此处 β 粒子的强度最大。

3. γ 衰变

α 衰变、β 衰变所生成的子核大都处于激发态，处于激发态的原子核不稳定，通过发射 γ 光子跃迁到基态或其他低能态，把这种处于激发态的原子核向低能态跃迁时发出 γ 光子的现象称为 γ 衰变。γ 光子也叫作 γ 射线，放射性核素的原子序数在 γ 衰变的过程中是不变的。γ 射线与 X 射线本质上相同，都是电磁波。X 射线是原子的壳层电子由外层向内层空穴跃迁时发射的，能量一般在几电子伏特到几十千电子伏特之间；而 γ 射线是来自原子核内，是激发态原子核退激到基态或其他低能态时发射的，此时 γ 光子能量一般在几十千电子伏特到十几兆电子伏特之间。

按照量子电磁辐射理论，γ 跃迁是处于激发态的核子与周围电磁场的相互作用，通过发射光子，回到低激发态或基态的过程，其中包括电多极辐射和磁多极辐射两类。电跃迁主要来自原子核中电荷分布的贡献，磁跃迁来自原子核中电荷运动造成的电流以及核子的磁矩的贡献。

（1）原子核的多级辐射

原子核 γ 跃迁时所产生的多级辐射是微观体系的特点之一。在微观体系中，能量和角动量都是量子化的，它们不能取任意值，只能取某些分立的值。例如，用来表示原子核能量状态的能级是分立的；原子核的角动量大小在空间某方向的投影只能是 $\hbar$ 的整数倍或半奇数倍；原子核的状态具有确定的宇称。这些体现了微观体系与宏观体系的不同。

两个分立能级间的 γ 跃迁所放出的 γ 光子具有单一的能量，根据能量守恒定律，γ 光

子能量的大小等于能级的差,假设由能量为 E_i 的能级跃迁到能量为 E_f 的能级,γ 光子的能量为

$$E_\gamma = E_i - E_f$$

根据跃迁前后体系角动量守恒,假设原子核跃迁前的角动量为$\boldsymbol{I}_i$,跃迁后的角动量为$\boldsymbol{I}_f$,则释放的 γ 光子的角动量 $\boldsymbol{L}$ 为

$$\boldsymbol{L} = \boldsymbol{I}_i - \boldsymbol{I}_f$$

L 可取以下整数值:

$$L = |I_i - I_f|, |I_i - I_f| + 1, \cdots, I_i + I_f \tag{2.32}$$

L 越大,γ 跃迁的概率越小。因此,一般都取 L 的最小值,其他 L 值的跃迁概率可以忽略不计。

考虑到 γ 光子的自旋为 1,且是纵向极化的,所以在 γ 跃迁中被光子带走的角动量不可能为 0,至少应为 1。因此,由 $I_i = 0$ 到 $I_f = 0$ 的跃迁不可能通过发射 γ 光子来实现。此外,根据式(2.32),L 的最小值可以取为 0,但实际上对于 γ 辐射 L 的最小值应该取 1。

根据被 γ 光子带走的角动量的不同,可以把 γ 辐射分为不同的极次:$L=1$ 的叫作偶极辐射,$L=2$ 的叫作四极辐射,$L=3$ 的叫作八极辐射,等等,即角动量为 L 的 γ 辐射,它的极次为 2^L。

γ 跃迁是一种电磁相互作用,在电磁相互作用中宇称是守恒的,也就是说, γ 跃迁遵守宇称守恒定律。假设原子核在跃迁前的宇称为 π_i,跃迁后的宇称为 π_f,则 γ 辐射的宇称 π_γ 为

$$\pi_\gamma = \frac{\pi_i}{\pi_f} \tag{2.33}$$

由式(2.33)可知,跃迁前后原子核的宇称相同时,γ 辐射具有偶宇称,跃迁前后原子核的宇称相反时,γ 辐射具有奇宇称。

综上,根据 γ 辐射的宇称的奇偶性和 L 的奇偶性,可将 γ 辐射分为两类:一类叫作电多极辐射,另一类叫作磁多极辐射。宇称和 L 的奇偶性相同的为电多极辐射,相反的为磁多极辐射。即电多极辐射的宇称 $\pi_\gamma = (-1)^L$,磁多极辐射的宇称 $\pi_\gamma = (-1)^{L+1}$。

因此,γ 辐射的多极性是指辐射的电磁性质和极次。通常,由角动量和宇称即可定出辐射的多极性,电 2^L 极辐射用符号 EL 表示,例如,$E1$ 为电偶极辐射,$E2$ 为电四极辐射,$E3$ 为电八极辐射……磁 2^L 极辐射用符号 ML 表示,例如,$M1$ 为磁偶极辐射,$M2$ 为磁四极辐射,$M3$ 为磁八极辐射……

γ 跃迁与 α 衰变、β 衰变一样,都遵循指数衰减规律,其衰变常数也称为跃迁概率。由量子电动力学可以得出 γ 跃迁概率公式,本节仅对各种跃迁概率的数量级进行比较。例如,对于较重的原子核,若光子能量为 1 MeV,则有

$$\frac{\lambda_{\mathrm{E}}(L+1)}{\lambda_{\mathrm{E}}(L)} \approx 2.5 \times 10^{-3}$$

$$\frac{\lambda_{\mathrm{M}}(L+1)}{\lambda_{\mathrm{M}}(L)} \approx 2.5 \times 10^{-3}$$

可见,对于电多极辐射或磁多极辐射,跃迁概率都随着 L 的增加迅速减小,如四极辐射的概率比偶极辐射的概率约小三个数量级。相同极次的电辐射与磁辐射有如下关系:

$$\frac{\lambda_{\mathrm{M}}(L)}{\lambda_{\mathrm{E}}(L)} \approx 4.0\times10^{-3}$$

可见相同极次的电辐射概率比磁辐射概率约大三个数量级,综合上述公式可知,$\lambda_{\mathrm{M}}(L)$ 与 $\lambda_{\mathrm{E}}(L+1)$ 有相同的数量级,如电四极辐射与磁偶极辐射可能同时发生。

(2)跃迁选择定则

由式(2.32)和式(2.33)以及电多极辐射与磁多极辐射跃迁概率数量级的比较可知 γ 跃迁的选择定则,从初始态(I_i,π_i)至末态(I_f,π_f)的选择定则列于表 2.3。表中 ΔI 和 $\Delta\pi$ 分别表示始末态角动量和宇称的变化,括号内的跃迁类型表示有可能与括号前的跃迁同时出现。

表 2.3　γ 跃迁的选择定则

$\Delta\pi$	ΔI				
	0 或 1	2	3	4	5
+	$M1(E2)$	$E2$	$M3(E4)$	$E4$	$M5(E6)$
−	$E1$	$M2(E3)$	$E3$	$M4(E5)$	$E5$

由选择定则可知,发生 γ 跃迁是有一定条件的。选择定则在理论与实验分析核谱等方面具有非常重要的作用。

(3)同质异能跃迁

在绝大多数情况下,原子核处于激发态的平均寿命都相当短暂,一般为 $10^{-17}\sim10^{-14}$ s,但也有一些原子核可停留在激发态较长的时间,这样的激发态为亚稳态,寿命较长。通常又把这种寿命比较长的激发态称为同质异能态,目前还没有关于“寿命”的精确定义,一般要求长于 0.1 s。处于同质异能态的核素叫作同质异能素,用在核素符号左上角数字旁加字母 m 来表示,同质异能素实际上是处于不同激发态的同一种原子核,它们有相同的质量数 A 和电荷数 Z,但有明显不同的半衰期,即不同的寿命。同质异能态发生的跃迁叫作同质异能跃迁(isomeric transition,IT),如$^{99\mathrm{m}}$Tc,它实际上是^{99}Mo 经过 β^-衰变转变而成的,整个过程可以用如下方程表示:

$${}^{99}_{42}\mathrm{Mo} \xrightarrow{\beta^-} {}^{99\mathrm{m}}_{43}\mathrm{Tc} \xrightarrow{\gamma} + {}^{99}_{43}\mathrm{Tc}$$

设原子核从能量为 E_i的能级向能量为 E_f的能级跃迁,则衰变能为

$$Q=E_i-E_f=E_\gamma+E_{\mathrm{R}}$$

根据能量守恒,以及 γ 光子的静止质量为零,则衰变能在 γ 光子和子核间分配,即

$$Q=E_\gamma+E_{\mathrm{R}}$$

式中,E_γ是 γ 光子的能量;E_{R}是子核的动能(即反冲能)。根据动量守恒,释放光子后的原子核的动量 $m_{\mathrm{n}}V_{\mathrm{n}}$ 应等于放出的 γ 光子的动量,即

$$P_n = m_n V_n = \frac{E_\gamma}{c}$$

靶核的反冲能 E_R 为

$$E_R = \frac{P_N^2}{2m_N} = \frac{E_\gamma^2}{2m_N c^2} \ll E_\gamma$$

因此可知

$$Q = E_\gamma + E_R \approx E_\gamma$$

衰变能的绝大部分被 γ 光子带走,只有很小一部分转化为子核的反冲能,因此在原子核物理的研究中往往忽略子核的反冲能。由于不同的原子核具有不同的激发能级,因而不同的原子核在发生 γ 跃迁时会放出不同能量的 γ 射线,所以通过对 γ 射线能谱的测定,可以对放射性核素的种类进行鉴定,这种方法称为能谱分析。

对稳定的、不具有放射性的核素,可以选择某种合适的核反应,使之具有 γ 放射性,然后通过测定其 γ 能谱,从而鉴定样品中所含核素的种类及其数量,这种方法称为活化分析。

当 γ 衰变释放的能量大于正、负电子的静止质量能之和 $2m_e c^2$ 时,激发态原子核除发射 γ 射线外,还可能发射正负电子对,它们的动能为

$$T_{e^+} + T_{e^-} = Q - 2m_e c^2$$

这种衰变方式的概率很小,一般低于发射 γ 光子概率的千分之一。

(4)内转换电子

原子核从激发态跃迁到基态或其他低能态时,除了放射出光子、电子对外,还有另外一种释放能量的途径,就是直接把激发态的能量交给它核外的某一个电子,使它成为自由电子,把这个过程称为内转换现象,把该电子称作内转换电子,该过程是原子核的电磁场与壳层电子相互作用的结果。内转换电子放出后,原子中发射内转换电子的壳层会出现空位,当较外层的电子向这个空位跃迁时,多余的能量或以 X 射线的形式放出,或用于放出俄歇电子。因此,内转换过程伴有特征 X 射线或俄歇电子发射,内转换过程中发射特征 X 射线或俄歇电子的过程与电子俘获相同,不同的是多发射一个内转换电子。内转换电子的能谱是分立的,它与 β 衰变时电子的连续能谱截然不同。

原子核的能级之间发生跃迁时,发射出光子的概率与产生内转换电子的概率,完全由核能级的特性所决定。一般来说,重核低激发态发生跃迁时,发生内转换现象的概率比较大,通常定义内转换系数 α,用于表示发生内转换和 γ 跃迁相对概率的大小,即

$$\alpha = \frac{N_e}{N_\gamma}$$

式中,N_e是内转换电子数;N_γ是光子数。理论计算表明,内转换系数 $\alpha \propto \frac{Z^3}{n^3}$,其中 Z 是核电荷数,n 是内转换电子所在壳层的量子数,因此重核的 α 大,K 层($n=1$)的 α_K 大。这是因为 K 层电子离核近,所以受核影响大,又因为 Z 越大,则 K 层电子离核越近,所以 Z 大 α 大。许多实验也指出 α_K/α_L 在 3~6 之间,比理论估算值(约为 8)小些。

注意不可以把内转换过程理解为:处于激发态的原子核往低能级跃迁时,先放出光子,

这个光子再把核外电子打出去,这种类比光电效应的看法是错误的。从理论上可以计算出先产生 γ 光子再发生光电效应的概率是很小的,而内转换概率可以非常大。此外,理论与实验都证明,当两能级的自旋和宇称都是 0^+时,它们之间的 γ 跃迁是绝不可能发生的,但却可以放出内转换电子。事实上,发现 0^+激发态的实验方法之一就是观察到了内转换电子。

4. 其他的放射性衰变类型

(1)中子放射性

按照能量守恒定律,原子核不但可能自发地放射出 α 粒子、β 粒子等,而且也有可能自发地放射出中子、质子或其他核子集团。事实上,对于丰中子核,当它的中质比远大于稳定核的中质比时,最后一个中子的结合能可能成为负值,于是该原子核可能自发地放射出中子,这是一种瞬发发射中子的过程。一般把处于激发态的原子核发射的中子称为缓发中子,该激发态是某母核 β^-衰变所形成的,所以缓发中子的半衰期实际上就是母核 β^-衰变的半衰期。

(2)质子放射性

同理,对于丰质子核,当它的中质比远小于稳定核的中质比时,最后一个质子的结合能有可能出现负值,因而可以自发地放射出质子。但是由于库仑势垒的阻挡,瞬发质子的发射与缓发中子的发射不同,前者类似于 α 粒子衰变,具有一定的半衰期。

与缓发中子类似,也存在缓发质子的现象。质子从 β^+衰变或轨道电子俘获所形成的子核激发态上发射,它的半衰期首先取决于母核 β^+衰变或轨道电子俘获的半衰期,同时也与质子穿透势垒所需的时间有关。自 20 世纪 60 年代末实验发现质子放射性以来,随着科学装置与放射性束流的不断改进,已经观测到质量数 A 在 110~185 之间、对应的质子数在 51~83 之间的不少比较重的核素的质子放射性,它们的半衰期集中在几微秒到几毫秒之间。而且质子数小于或等于 50 的较轻核素也具有质子放射性,但是由于衰变能的限制,它们的半衰期很短,以至于难以被准确地测量。

(3)重离子放射性

从 1896 年贝可勒尔发现放射性直至 1984 年,人们一直仅掌握 α、β、γ 和质子放射性,那么原子核是否有可能自发地放射出比 α 粒子更重的重粒子呢?1984 年英国牛津大学的研究组用强度为 3.3 μCi 的^{223}Ra 在 189 天内记录到 11 个发射^{14}C 的事例。数月后,法国和美国的一些研究组证实了他们的实验结果,并在镭的其他同位素中也观察到发射^{14}C 的事例,称为^{14}C 衰变方式;此后,科学家们又陆续发现了^{235}U 自发发射^{14}Ne 的事例,以及^{232}U 自发发射^{24}Mg、^{28}Mg 和^{241}Am 自发发射^{28}Si 的事例,分别称为^{14}Ne、^{24}Mg、^{28}Mg、^{28}Si 衰变方式。

目前,科学家们已发现近 20 种核具有重离子放射性,发现的重离子还有^{20}O、^{23}F、^{22}Ne、^{24}Ne、^{30}Mg 和^{32}Si 等,半衰期范围为 10^{11}~10^{27} s,而且相对于 α 衰变的分支比很小,一般在 10^{-17}~10^{-10} 范围内。

实验上不容易观察到重离子放射性的原因可能是重离子穿透势垒的概率一般比 α 粒子要小,更重要的原因是原子核中不大可能有重离子集团结构。如果重离子被原子核发射出来,很可能是在衰变过程中形成的。而重离子的形成概率应该比 α 粒子小很多。此外,随着粒子甄别技术的发展,尤其是选择合适的固体径迹探测器对重离子放射性的实验探索成为可能,重离子放射性的相关研究也进入了新的阶段。

(4)自发裂变

自发裂变(SF)指原子核自发裂变为两个或几个质量相近的原子核,实验发现,自发裂变只在原子序数比钍高的元素中被发现过,一般情况下,它是一个十分缓慢的过程。此外,由于 α 衰变与自发裂变相竞争,所以自发裂变往往不是原子核的主要衰变方式。直到 1940 年,科学家们才首次发现铀核的自发裂变过程,如^{235}U 的 α 衰变半衰期为 7.0×10^{8} a,而自发裂变半衰期为 1.8×10^{17} a。但是,一些人工制备的放射性核素的自发裂变半衰期较短,且自发裂变是主要衰变方式,如^{254}Cf 的自发裂变占 99.69%,α 衰变只占 0.31%,自发裂变半衰期为 60.5 d。

2.3 原子核反应

核衰变是不稳定原子核在没有外界影响下自发地转变,核反应则是指在具有一定能量的粒子轰击下原子核的转变。两个原子核或一个原子核和一个粒子(中子、质子、γ 光子等)之间的距离处于 10^{-15} m 量级(即核力作用范围内)时,由两者之间的相互作用所引起的各种变化过程叫作核反应。研究核反应现象的主要目的是通过核反应来了解原子核的基本性质、结构特征和核反应机制,揭示核反应过程的物理规律、发生核反应的概率及产物运动学与状态参数等。实验核物理研究是核理论建立与不断发展的基础,实验观察的核反应现象往往又要通过理论分析才能获得关于核结构或核反应机制方面的深入知识与量化信息,因此核反应的理论研究具有特别重要的意义。

核反应实际上研究两类问题:核反应运动学,研究在能量、动量等守恒的前提下,核反应服从的一般规律;核反应动力学,研究参加反应的各粒子间的相互作用机制,研究核反应发生的概率及描述不同反应机制的模型理论等。

2.3.1 核反应概述

入射粒子 a 与靶核 A 碰撞,产生出射粒子 b 和剩余核 B 的核反应可写为

$$a+A \longrightarrow b+B \text{ 或 } A(a,\ b)B$$

这类反应叫作二体反应,当入射粒子的能量较高时,反应中可同时产生三个或多个粒子,这种反应称为三体或多体散裂反应。如果入射粒子的速度接近光速(即高能核反应),则必须考虑相对论效应。

1. 核反应的分类

(1)按入射粒子能量划分

核反应所涉及的能量变化比一般的核衰变大得多,由于核反应是在人们控制条件下所进行的预期的原子核变化,因此入射粒子的能量可以低到小于 1 eV,也可以高到几百吉电子伏特。一般情况下,入射粒子能量在 100 MeV 以下的,称为低能核反应;100 MeV~1 GeV 的称为中能核反应;1 GeV 以上的称为高能核反应。事实上,该能量划分界限并不严格,也

有人将 140 MeV(π 介子产生阈)以下的称为低能核反应。

(2)按出射粒子变化划分

按照出射粒子的不同,可将核反应划分为核散射与核转变。

核散射是指反应前后入射粒子与出射粒子相同的核反应,核散射又可以分为弹性散射和非弹性散射。弹性散射过程中的反应物和生成物相同,散射前后体系的总动能不变,只是动能分配发生变化,原子核内部能量不变,如弹性散射 $a+A \longrightarrow A+a$;非弹性散射过程中的反应物和生成物也相同,但散射前后体系的总动能不守恒,原子核内部能量发生了变化,通常是剩余核处于激发态,如非弹性散射 $a+A \longrightarrow A'+a'$。

核转变是指出射粒子与入射粒子不同的核反应,如 $a+A \longrightarrow b+B$。

(3)按照入射粒子的种类划分

中子入射诱发的核反应称为中子核反应,如中子弹性散射(n, n)、中子非弹性散射(n, n′)、中子辐射俘获(n, γ)等;带电粒子入射诱发的核反应称为带电粒子核反应,如由质子引起的核反应(p, p)、(p, 2n)、(p, α)等,由氘核引起的核反应(d, n)、(d, 2p)、(d, α)等,由 α 粒子引起的核反应(α, n)、(α, p)等,由比 α 粒子重的重离子引起的核反应,如(^{12}C, 4n)等;由 γ 光子引起的核反应称为光核反应,如(γ, n)、(γ, p)等;电子也可以引起核反应,其特点和光核反应类似。

2. 反应道

一个入射粒子与一个原子核的核反应方式往往不止一种,而且随着入射粒子能量的增加,反应方式也随之增多。把每一种反应过程(方式)称为一个反应道。反应前的过程叫作入射道,反应后的过程叫作出射道。例如:

$$^{63}\mathrm{Cu}+{}^{2}\mathrm{H} \longrightarrow \begin{cases} ^{65}\mathrm{Zn}+\gamma \\ ^{64}\mathrm{Zn}+\mathrm{n} \\ ^{64}\mathrm{Cu}+\mathrm{p} \\ ^{63}\mathrm{Cu}+{}^{2}\mathrm{H} \\ ^{62}\mathrm{Cu}+{}^{3}\mathrm{H} \\ ^{61}\mathrm{Ni}+{}^{4}\mathrm{He} \end{cases}$$

对应于同一个入射道可以有多个出射道。反之,多个入射道也可对应于同一个出射道。例如:

$$\left.\begin{array}{l} ^{6}\mathrm{Li}+\mathrm{d} \\ ^{7}\mathrm{Li}+\mathrm{p} \\ ^{7}\mathrm{Be}+\mathrm{n} \end{array}\right\} \longrightarrow {}^{4}\mathrm{He}+\alpha$$

原子核的碰撞或核反应是一个复杂的过程,由于核子间的强烈作用在碰撞的时候已不能区分入射粒子和靶核,也不能区分发射粒子和剩余核,而必须把它们看成一个系统。但是由于核力是短程力,碰撞前后粒子和原子核处在没有核力(可能有库仑力)的自由运动状态。如不计质心的运动,则只需考虑它们之间的相对运动状态。因此可以说原子核的碰撞或核反应就是由初始的这样一种相对运动状态向碰撞后的那样一种相对运动状态变化的过程。这类问题的严格计算非常有限,原子核反应的相关理论基本是对这种散射问题的近似描述。

2.3.2 核反应中的能量

1. 反应能 Q

核反应过程放出的能量称为反应能,通常用 Q 表示,亦称核反应的 Q 值,显然反应能应等于生成物的动能减去反应物的动能,注明反应能的核反应表示式为

$$\mathrm{A+a \longrightarrow B+b}+Q$$

$Q>0$ 的核反应称为放能反应,此过程中反应物的一部分静止质量转换为生成物的动能。$Q<0$ 的核反应称为吸能反应,此过程中反应物一部分的动能转换为生成物的静止质量。$Q=0$ 的核反应称为弹性散射。根据反应能的定义,有

$$Q=E_{\mathrm{B}}+E_{\mathrm{b}}-E_{\mathrm{A}}-E_{\mathrm{a}} \tag{2.34}$$

根据核反应前后能量守恒定律知

$$E_{\mathrm{a}}+m_{\mathrm{a}}c^2+E_{\mathrm{A}}+m_{\mathrm{A}}c^2=E_{\mathrm{b}}+m_{\mathrm{b}}c^2+E_{\mathrm{B}}+m_{\mathrm{B}}c^2$$

式中,m_{X} 为原子核 X 的质量;c 为光速。由以上两式可得

$$Q=(m_{\mathrm{A}}+m_{\mathrm{a}}-m_{\mathrm{B}}-m_{\mathrm{b}})c^2 \tag{2.35}$$

由于核反应过程中电荷守恒,所以反应前后的电子总数不变,电子结合能的改变与 Q 相比可以忽略,因此上式的原子核质量可以用原子质量 M 代替。于是有

$$Q=(M_{\mathrm{A}}+M_{\mathrm{a}}-M_{\mathrm{B}}-M_{\mathrm{b}})c^2 \tag{2.36}$$

可见,既可以通过实验测量核反应前后各粒子的动能求得 Q 值,也可以由已知的各粒子的原子质量算出 Q 值。

上述讨论是假设核反应后的粒子均处于基态,但是如果剩余核处于激发态,激发态能量为 E_{B}^*,则反应前后动能的增加要减去 E_{B}^*,此时的反应能为

$$Q'=Q-E_{\mathrm{B}}^* \tag{2.37}$$

一般也将 Q' 定义为实验 Q 值。这表明,由实验测得 Q' 后,即可求得剩余核的激发能,这是一种通过核反应获得原子核激发能数据的重要方法。

2. Q 方程

实验中靶核通常处于静止状态,即 $E_{\mathrm{A}}=0$,根据式(2.34),有

$$Q=E_{\mathrm{B}}+E_{\mathrm{b}}-E_{\mathrm{a}} \tag{2.38}$$

结合反应前后动量守恒

$$P_{\mathrm{a}}=P_{\mathrm{B}}+P_{\mathrm{b}} \tag{2.39}$$

若以 θ 表示出射粒子 b 的出射角,即出射粒子与入射粒子方向间的夹角,联立式(2.38)和式(2.39),利用 $p^2=2mE$ 将 E_{B} 消掉,并以质量数 A 代替质量 m,可得 Q 方程:

$$Q=\left(\frac{A_{\mathrm{a}}}{A_{\mathrm{B}}}-1\right)E_{\mathrm{a}}+\left(\frac{A_{\mathrm{b}}}{A_{\mathrm{B}}}+1\right)E_{\mathrm{b}}-\frac{2(A_{\mathrm{a}}A_{\mathrm{b}}E_{\mathrm{a}}E_{\mathrm{b}})^{1/2}\cos\theta}{A_{\mathrm{B}}} \tag{2.40}$$

由上式可知,由于实验中入射粒子能量 E_{a} 一般是已知的,只要测得 θ 角方向的出射粒子的动能 E_{b},即可求得 Q 值。通常把出射粒子能量与角度的关系称为能量角分布,用 $E_{\mathrm{b}}(\theta)$ 表示,在实际应用中,该分布通常由上述 Q 方程求解得出:

$$E_b(\theta)=\left(\frac{(A_aA_bE_a)^{1/2}}{A_B+A_b}\cos\theta\pm\left\{\left[\frac{A_B-A_a}{A_B+A_b}+\frac{A_aA_b}{(A_B+A_b)^2}\cos^2\theta\right]E_a+\frac{A_B}{A_B+A_b}Q\right\}^{1/2}\right)^2 \quad (2.41)$$

对于某个确定的核反应过程,其 Q 值可由原子质量求得,如式(2.36);对于某一确定入射能量 E_a,可由式(2.41)求得 $E_b(\theta)$,这种能量角度分布对于在实验中识别靶核与粒子,以及在不同出射角选择一定能量的出射粒子具有重要意义。此外,实验中也常用 Q 方程来确定剩余核的激发能。

3. 反应的阈能

对于吸能反应,入射粒子的动能只有大于某一值时才能发生,把能诱发核反应的入射粒子的最低动能称为该反应的阈能,用 E_{th} 表示。为了讨论方便,理论研究常采用质心坐标系(C 系),该坐标系以入射粒子与靶核的质心为坐标原点;实验研究常采用实验室坐标系(L 系),该坐标系以核反应实验中固定的靶核为坐标原点。记 v_c 为质心速度,经推导知

$$v_c=\frac{m_a}{m_A+m_a}v_a$$

L 系中入射粒子 a 以 v_a 向靶核 A 运动,质心则以 v_c 向靶核 A 运动;C 系中粒子 a 相对质心的速度 $v'_a=v_a-v_c$,靶核 A 相对于质心的速度 $v'_A=v_c$,则粒子 a 与靶核 A 在 C 系中的动能之和 E' 为

$$E'=\frac{1}{2}m_av'^2_a+\frac{1}{2}m_Av'^2_A=\frac{1}{2}\mu v_a^2$$

式中,μ 称为折合质量或约化质量,$\mu=\frac{m_am_A}{m_A+m_a}$。根据 $v_a=\sqrt{2E_a/m_a}$,有

$$E'=\frac{m_A}{m_A+m_a}E_a$$

根据 L 系中反应前后动量守恒与能量守恒,为了使吸能反应发生,入射粒子的动能 E_a 除了要供给体系吸收的能量 $|Q|$ 外,还要供给反应产物以必要的动能来保证动能守恒。在 C 系中,反应前后体系的动量均等于零,所以 C 系中的反应产物不一定要具有动能,因此,反应前体系在 C 系中的动能可以至少等于 $|Q|$,即

$$E'=|Q|=\frac{m_A}{m_A+m_a}E_a$$

则在 L 系中,使吸能反应发生的入射粒子的最低动能,即阈能为

$$E_{th}=E_a=\frac{m_A+m_a}{m_A}|Q|$$

利用上式可算得反应

$$^7Li+p\longrightarrow{}^7Be+n-1.644\ MeV$$

的阈能为

$$E_{th}=-\frac{1+7}{7}\times(-1.644)=1.879\ MeV$$

对于放能反应,由于不需要供给体系能量,原则上入射粒子动能为零时也能诱发核反

应。然而对于带电粒子诱发的核反应,其进入靶核前要受到靶核库仑势垒的阻挡,因此仅当入射粒子的动能超过库仑势垒时,发生核反应的概率才比较大。

核电荷为 $Z_a e$ 的入射粒子从无穷远处接近核电荷为 $Z_A e$ 的靶核时,势能从零升高到

$$V_C(r)=\frac{Z_a Z_A e^2}{4\pi\varepsilon_0 r}$$

式中,r 为入射粒子与靶核间的距离。当 r 等于入射粒子和靶核的半径之和(称为道半径 R,即 $R=r_a+r_A$)时,势能达到极大值:

$$V_C(r)=\frac{Z_a Z_A e^2}{4\pi\varepsilon_0 R} \tag{2.42}$$

当 $r<R$ 时,核力开始起作用,势能急剧下降。由此可见,带电粒子进入或飞出原子核均需穿过原子核附近的高势能区,这一势能来源于入射粒子的核电荷和靶核的核电荷间的库仑相互作用,或出射粒子的核电荷和剩余核的核电荷间的库仑相互作用。由于该势能对带电粒子进入或飞出原子核起阻挡作用,所以称之为库仑势垒。势垒区的最高点对应的能量 V_C 称为势垒高度。能量低于势垒高度的粒子仍有很小的穿透概率(隧道效应)。式(2.42)表明,由于道半径随入射粒子与靶核的核电荷的增加变化缓慢,因此库仑势垒近似地与入射粒子和靶核的核电荷的乘积成正比。

2.3.3 核反应截面与产额

满足一系列守恒律的核反应并不一定必然发生,所有核反应都只能以一定的概率发生,为了描述核反应概率的大小,引入反应截面的概念。

反应截面是入射粒子与一个原子核发生核反应的概率。设靶子内每个原子核均占有一个有效截面 σ,假设靶核中各原子核之间互相不遮蔽,那么在厚度为 t、面积为 A 的薄靶内总的有效反应截面为 σNAt,其中 N 为单位体积靶子内原子核数。因此,一束单能粒子入射到面积为 A 的靶子上发生核反应的概率为 $\frac{\sigma NAt}{A}$。设 n_i、n_r 分别为入射粒子数与出射粒子数,则有

$$\frac{\sigma NAt}{A}=\frac{n_r}{n_i}$$

若记单位面积上的靶核数 $N_S=Nt$,则入射粒子与一个原子核发生核反应的概率为

$$\sigma=\frac{n_r}{n_i N_S}=\frac{\text{出射粒子数}}{\text{入射粒子数}\times\text{单位面积的靶核数}}$$

σ 称为反应截面或有效截面,其表示入射粒子与靶上一个靶核发生核反应的概率,其数值可以大于也可以小于原子核的几何截面。σ 具有面积的量纲,常用单位是靶恩,计作 b,$1\ \text{b}=10^{-28}\ \text{m}^2$。一个典型原子核的半径为 6 fm,它的经典截面就是 $\pi R^2=1.1\ \text{b}$,可见反应截面的单位与原子核的"几何大小"是同数量级的。

1. 微分截面、分截面与总截面

在核反应中,出射粒子通常可以向各个不同的方向出射,并且各个不同方向的出射粒

子数不一定相同,也就是说出射粒子具有角分布,这种现象说明出射粒子飞向不同方向的核反应概率不一定相等。若定义一个粒子入射到单位面积靶上,与其中一个靶核发生作用,对于A(a, b)B反应,在(θ,φ)方向单位立体角内产生出射粒子的概率为微分截面$\sigma_{ab}(\theta,\varphi)$,则

$$\sigma_{ab}(\theta,\varphi)=\frac{\sigma_{ab}}{d\Omega}=\frac{dn_r}{n_i N_S d\Omega} \tag{2.43}$$

式中,dn_r为在(θ,φ)方向单位立体角出射粒子数。微分截面的单位是靶恩/球面度(b/sr)。

若将式(2.43)对$d\Omega$积分,可得到某反应道的积分截面,也称为分截面,如A(a, b)B道的分截面:

$$\sigma(a,b)=\sigma_{ab}(\theta,\varphi)d\Omega=\int_0^{\pi}\sin\theta d\theta\int_0^{2\pi}\sigma_{ab}(\theta,\varphi)d\varphi$$

通常情况下,$\sigma_{ab}(\theta,\varphi)$对$\varphi$是各向同性的,可记为$\sigma_{ab}(\theta)$,由于此时微分截面仅是$\theta$的函数,所以把$\sigma_{ab}(\theta)$随$\theta$的变化曲线称为角分布,分截面变为

$$\sigma(a,b)=2\pi\int_0^{\pi}\sigma_{ab}(\theta)\sin\theta d\theta$$

各分截面之和称为总截面σ_t:

$$\sigma_t=\sum_b\sigma(a,b)$$

由上式知,对于确定入射道(入射粒子为a)的总截面,是其所有出射道(所有出射粒子b)的分截面的和。例如,一束中子轰击某靶体时,除散射之外,可能同时有(n, γ)、(n, p)、(n, α)等反应道,总截面代表各个可能反应道的总概率。

事实上,微分截面更细致地反映了核反应的特征,对了解核反应机制有重大意义。在实际测量中经常测微分截面,如果需要了解束流通过靶子的衰减情况,例如想要了解材料的屏蔽效果,就需要测量总截面。

2. 核反应产额

入射粒子在靶中引起的反应数与入射粒子数之比,称为核反应的产额。它表示一个入射粒子在靶中引起核反应的概率。显然,核反应产额与反应截面有关。对确定的入射粒子与靶物质,反应截面越大,则核反应产额也越大。但是实验发现,与反应截面仅取决于反应过程不同,产额还与靶的厚度、纯度以及靶材料的物理状态等有关。因此,在放射性核素的生产和射线剂量的计算等工作中都需要用到核反应产额的概念。

根据定义可知核反应产额Y:

$$Y=\frac{n_r}{n_i}=\frac{\text{出射粒子数}}{\text{入射粒子数}}$$

如果靶子是薄靶,则由前述$\sigma=\frac{n_r}{n_i N_S}$可得

$$Y=\sigma N_S$$

对于厚靶,核反应产额的计算相对复杂一些。为简单起见,本节以中子为例讨论。由

于中子是电中性的，其在靶子中除了与原子核作用发生核反应外，几乎不与核外电子作用，不损失能量。因此，可认为靶子中各处的中子反应截面 σ 相同。

设入射中子强度为 n_0，在靶深 x 处的 $\mathrm{d}x$ 薄层内由核反应引起的中子的强度减少为 $-\mathrm{d}n(x)$，则

$$-\mathrm{d}n(x)=n(x)N(x)\mathrm{d}x\cdot\sigma \tag{2.44}$$

$n(0)=n_0$，对式(2.44)积分可得

$$n(x)=n_0\exp\left[-\int_0^x N(x)\mathrm{d}x\cdot\sigma\right] \tag{2.45}$$

设靶密度均匀，$N(x)=N$，中子在通过厚度为 t 的靶子时，中子强度变为

$$n_t=n_0\mathrm{e}^{-Nt\sigma} \tag{2.46}$$

因此，中子在靶子中的核反应数 n_r 为

$$n_\mathrm{r}=n_0-n_t=n_0(1-\mathrm{e}^{-Nt\sigma}) \tag{2.47}$$

此时，核反应产额为

$$Y=1-\mathrm{e}^{-Nt\sigma}=1-\mathrm{e}^{-N_\mathrm{S}\sigma} \tag{2.48}$$

可见，当 $N_\mathrm{S}\sigma\ll1$ 时，$\sigma\ll1/N_\mathrm{S}$，σ 比靶中单核子所占的面积小得多，所以 $Y=N_\mathrm{S}\sigma$，对应于薄靶；当 $N_\mathrm{S}\gg1$ 时，σ 比靶中单核子所占的面积大得多，必然发生反应，所以 $Y\approx1$，对应于厚靶。

通过靶子的中子数与入射的中子数之比称为透射率 T，根据式(2.46)可知

$$T=\frac{n_t}{n_0}=\mathrm{e}^{-Nt\sigma} \tag{2.49}$$

通过实验可直接测量透射率，根据式(2.49)可求得核反应截面。这种方法求得的截面是中子总截面，它是各反应道的分截面之和。此外，由于实验不需要测量中子的绝对强度，只需测量中子强度之比，因而所测的总截面具有较高的精度。

带电粒子入射时，与中子入射不同，当带电粒子通过靶子时，它会与核外电子发生作用，其能量会因此损失，即其在不同靶深处的能量不相等，而且由于反应截面是能量的函数，因而不同靶深处的截面也是不同的。感兴趣的读者可参阅相关书籍。

2.3.4 核反应阶段

入射粒子撞击在靶核上发生散射或核反应的过程，总体上可分为三个阶段，独立粒子阶段、复合系统阶段和最后阶段。为了解决不同核反应阶段的相关问题，科学家们根据实验事实曾先后提出几种核反应理论和模型。

1. 独立粒子阶段

入射粒子投射到靶核的势场范围内，这时可发生两种情况：第一种情况是入射粒子被靶核吸收，对应于吸收截面；第二种情况是入射粒子可能被靶核势场散射而离开靶核，也称为形状弹性散射，对应于形弹截面。概言之，此阶段粒子在靶核势场中运动时，保持着相对的独立性，所以称为独立粒子阶段。

在此阶段，入射粒子在靶核附近的作用过程与光波照射到一个半透明的玻璃球表面相

似，一部分被吸收，一部分被散射，根据这一思想提出的核反应模型称为光学模型。该模型引入一个入射粒子与靶核相互作用的复势阱，将该复势阱代入薛定谔方程中求解，即可解出散射截面和吸收截面。

2. 复合系统阶段

入射粒子被靶核吸收后形成一个复合系统，在这个阶段，入射粒子和靶核交换能量，其交换形式有以下几种。

直接反应 粒子把能量交给靶核的表面或体内的一个或几个核子，对应着表面直接作用和体内直接作用，将核反应直接推向第三阶段。这一过程所经历的时间非常短，大约与入射粒子穿越靶核所需的时间相近，约为 10^{-22} s 量级。

多次碰撞 入射粒子在靶核内经多次碰撞之后，又发射出来，称为多次碰撞。

集体激发 入射粒子把部分能量交给靶核后飞出，靶核集体激发，引起核集体振动和转动，称为集体激发。

形成复合核 入射粒子与靶核经多次碰撞后，不断损失能量，最后停留在原子核内，两者融为一个整体而形成复合核，该复合核相当于一个中间过程的原子核。复合核的显著特点是它的寿命与它形成的时间相比非常长，因此它对于自己的形成方式失去"记忆"，即复合核随后的衰变方式与其形成方式无关，仅取决于其本身的性质，如与激发能、角动量的大小有关。

直接反应过程与复合核反应过程是核反应的两个极端过程，在两者之间存在预平衡发射过程，即从复合状态向复合核过渡的过程中，仍然存在着发射粒子的可能性。这种达到统计平衡前发射粒子的现象，称为预平衡发射，反应的时间尺度为 $10^{-18}\sim10^{-17}$ s。

一般来说，当入射粒子能量比较低时，复合核反应占主要地位，当入射粒子能量较高时，直接反应和预平衡发射的贡献愈来愈大，即复合核反应、直接反应和预平衡发射这三种反应机制同时存在。在高能反应区，亦有散裂反应、碎裂反应和多重碎裂反应等反应形式。核反应过程的不同阶段具有不同的特点，需要用不同的模型机制来描写。

3. 最后阶段

复合系统分解为出射粒子和剩余核，如果分解出来的粒子与原入射粒子相同，而剩余核又处于基态，则称为复合核弹性散射。

2.3.5 原子核的裂变

1. 裂变现象

裂变现象也是核转换的一种方式，前述讨论过的自发裂变是原子核在没有外来粒子轰击的情形下自行发生的核裂变；重原子核在外来粒子轰击下也可能会发生裂变，通常把这种裂变称为诱发裂变，该过程也可以视作核反应的一个反应道。我们将重核分裂为两个碎片的情形称为二分裂变，分裂成三块、四块碎片的情形分别称为三分裂变和四分裂变。1947 年，我国核物理学家钱三强、何泽慧等用 Be 靶发出的慢中子轰击铀，让裂片在乳胶内留下痕迹，他们对大量核乳胶进行了系统观测，发现了裂变的三分裂甚至四分裂现象。三分裂变通常是核分裂为两个大些的碎片和一个 α 粒子，该 α 粒子有较大的能量，其飞行方向倾向于与另两个碎片飞行方向垂直。三分裂变比二分裂变罕见，两者出现的概率之比大约为3∶1 000。四分裂变出现的概率更小。重核裂变时放出的巨大能量是目前原子能利用的主要来源，本节以二分裂变为例简述裂变的相关问题。

根据上述核反应过程可知，原子核被中子打击而发生裂变的过程为：原子核首先吸收中子形成复合核，然后复合核再裂变开来。例如，慢中子打击^{235}U 的裂变过程：

$$^{235}_{92}U+^{1}_{0}n \longrightarrow ^{236}_{92}U \longrightarrow X+Y$$

式中，X、Y 是两个裂变碎片，往往质量不相等。目前已发现 30 多种裂变方式，即有 60 多种裂变碎片，大量的统计观察表明，其中百分数最高的在质量数为 96 和 140 左右。几乎所有的裂变碎片都是不稳定的，它们会经过一系列 β 及 γ 衰变，最终裂变产物中可能包括 300 多种不同核素。

原子核刚发生裂变而形成的碎片称为初级碎片，初级碎片是远离 β 稳定线的丰中子核，而且具有很高的激发能，因此其可以直接发射中子。发射中子后的裂变碎片称为次级碎片，也称为裂变的初级产物。例如，^{235}U 裂变时，$^{95}_{39}Y$ 和$^{141}_{53}I$ 是可能的两种碎片，与稳定$^{89}_{39}Y$和$^{127}_{53}I$ 比较，$^{95}_{39}Y$ 多了 6 个中子，$^{141}_{53}I$ 多了 14 个中子，所以裂变后$^{95}_{39}Y$ 和$^{141}_{53}I$ 立刻发出几个中子，每次裂变平均发出 2.5 个中子，经过发射中子后次级碎片的激发能降低到约小于 8 MeV 时，不足以发射中子，所以随后主要以发射 γ 光子的形式退激。发射中子和 γ 光子的过程分别在裂变后小于 10^{-15} s 和小于 10^{-11} s 的很短时间内完成，所发出的中子、γ 光子称为瞬发中子和瞬发光子。

发射光子后的次级碎片仍是丰中子核，它们将相继进行 β 衰变，发射 β 粒子、中微子，并伴随有光子发射，最后生成稳定核。在此衰变过程中偶尔形成一些激发能大于中子结合能的核，这种核也可以直接发射中子。此过程发射的中子和光子分别叫作缓发中子、缓发光子。例如裂变碎片的衰变过程：

$$^{137}_{53}I \xrightarrow{\beta^-} ^{137}_{54}Xe \xrightarrow{\beta^-} ^{137}_{55}Cs \xrightarrow{\beta^-} ^{137}_{56}Ba$$

2. 裂变能

原子核裂变时放出的能量是巨大的，以^{235}U 裂变为例，裂变能可以计算如下：

$$Q=B_X+B_Y-B_U$$

式中，B_X 为 X 核的结合能；B_Y 为 Y 核的结合能；B_U 为^{235}U 核的结合能。

或

$$Q=\Delta mc^2=[M(U)+m_n-M(A_1)-M(A_2)-\nu m_n]c^2$$

式中，$M(U)$为^{235}U 核的质量；$M(A_1)$、$M(A_2)$为发射中子后的裂变碎片经β^-衰变后形成的稳定核的质量；ν 为裂变过程中发射的中子数。

例如，^{235}U 热中子裂变中典型的非对称分裂：

$$^{235}_{99}U+^{1}_{0}n \longrightarrow ^{139}_{57}La+^{95}_{42}Mo+2^{1}_{0}n$$

由于

$$M(^{235}U)=235.043\ 9\ u, m_n=1.008\ 665\ u$$

$$M(^{139}La)=138.906\ 403\ u, M(^{95}Mo)=94.905\ 837\ u$$

则计算可知

$$Q=208\ \text{MeV}$$

即一次裂变放出约 200 MeV 的能量,包括裂变后的所有能量。其主要表现为裂变碎片的动能,有一小部分以中子动能、γ 光子能量、β 衰变能等形式放出。大致分配如下:裂变碎片动能 167 MeV,中子动能 4.8 MeV,瞬发 γ 光子能量 7.5 MeV,β^-粒子动能 7.8 MeV,γ 射线能量 6.8 MeV,反中微子动能 12 MeV。

3. 裂变理论

裂变过程放出的巨大能量成为核能利用的重要途径,因而其在科学和工程研究中备受重视。到目前为止,人们已经积累了大量裂变现象的实验数据,提出了各种模型理论来理解这些裂变实验现象。但对这种大变形集体运动还缺乏较完整的定量分析的理论,几种不同的甚至是相互矛盾的模型还同时被采用着,如液滴模型和壳修正,一个是宏观模型,一个是微观模型。目前较为成功的模型是用液滴模型和壳修正方法对位能曲面进行计算,因为它既用了宏观的液滴模型又考虑了单粒子运动的壳效应,通常称为宏观微观模型。

裂变的实验和理论研究主要是研究裂变概率的大小和裂变后的现象。原子核的裂变是一种相应于大量核子在核内的集体运动,因此,裂变理论从研究核内核子的集体运动的基础出发。考虑核子集体运动的最简单的核模型为液滴模型,这种模型假定核物质的性质与具有相同质量和电荷密度以及几乎不可压缩的液滴的性质相类似。由于核物质具有很小的可压缩性,因此核的内部集体运动相应于核表面的变形。

液滴模型假定:

①原子核是一滴不可压缩的物质,并且各种原子核的密度都一样。

②可忽略中子-质子的三重态和单重态之间的差异,核力与自旋和电荷无关。

③核力只在小范围内有效,即每个核子只与它最接近的那些核子发生作用。

假设原子核是球形的,根据能量最小原理,如果它是稳定核,则可以说明球形时的势能 V(球)应比稍有形变而成为椭球时的势能 V(椭)要小,或者球形时的结合能 E(球)应比椭球时的结合能 E(椭)要大,这样球形的原子核如果稍有形变,它会回到球形;如果球形核的势能比稍有形变时的核的势能大,那么原子核就自发地形变,先变成椭球,然后逐渐伸长成哑铃状,最后断裂成两块。因此,原子核对裂变的稳定条件如下:

$$\Delta V=V(\text{椭})-V(\text{球})=\Delta E(\text{球})-\Delta E(\text{椭})>0$$

由结合能的半经验公式知道,按照液滴模型,原子核由球形变为椭球形时体积不变,所以体积能不变,因此只有表面能和库仑能两项受原子核形状的影响,所以计算 ΔE(球)$-\Delta E$(椭)之值时,可用表面能和库仑能的变化计算。经计算可得原子核的稳定条件为

$$\Delta V=\frac{\varepsilon^2}{5}(2a_s A^{2/3}-a_c Z^2/A^{1/3})>0$$

式中,ε 是形变参数,与偏心率有关。

由上式得

$$2a_s A^{2/3}>a_c Z^2/A^{1/3}$$

或

$$2\varepsilon a_s/a_c > Z^2/A$$

当 $a_s=0.019\ 11$ 和 $a_c=0.000\ 763$ 时，上式为

$$45 > Z^2/A$$

此即原子核对自发裂变的稳定条件。例如，对于 ^{235}U，Z^2/A 是 36，对于 ^{246}Cf，Z^2/A 是 39，这些核都是稳定的原子核，不会发生自发裂变。事实上，可以观察到一定的自发裂变，只是半衰期非常长，如 ^{235}U 自发裂变半衰期约为 10^{17} 年，^{246}Cf 约为 2 000 年。到现在还未发现 $Z^2/A>45$ 的例子，所以目前还未观察到很活跃的自发裂变现象。

(1) 裂变势垒 W_f

$Z^2/A<45$ 的核是稳定核，这与表面能和库仑能随核形变的变化有关。可见，当原子核由球形向椭球形变化时，随着形变程度的加大，表面能增加，库仑能减少，并且表面能的增加比库仑能的减少要快。于是随着原子核的形变加大，原子核的势能 V 首先是增加，直到形变大到某一程度，表面能的增加不及库仑能的减小快，这时原子核的势能开始下降。这样就形成了裂变势垒 W_f。

(2) 激活能（裂变阈能）

由上述理论可知，原子核在球形时的势能比稍有形变时要小，所以不会自发裂变，如果要发生裂变必须越过裂变势垒，高度为 W_f。要使核的能量提高，达到势垒顶，必须给它提供一定的能量，这个能量叫作裂变的激活能，也称裂变阈能，用 δ 表示，大小等于裂变势垒的高度，所以原子裂变的能量条件为

$$\delta = E_a^{(c)} + B^* = \frac{m_A E_a}{m_a + m_A} + B^* \geqslant W_f$$

式中，$E_a^{(c)}$ 为质心系中入射粒子 a 和靶核 A 相对质心运动的动能；E_a 为 L 系中入射粒子的动能（设 L 系中靶核静止）；m_a 和 m_A 分别是入射粒子和靶核的质量；B^* 为入射粒子在靶核中的结合能；势垒高度 W_f 与 Z^2/A 有关。当 $Z^2/A=36$ 左右时，δ 不是很高，随着 Z^2/A 的增加 δ 会减小。而 Z^2/A 较小的核，其 δ 很高，势垒穿透困难（所以 $Z^2/A<45$ 的核对自发裂变是稳定的）。

由此可解释中子引起 ^{235}U 和 ^{238}U 裂变的情况不同。对于 ^{236}U 裂变，势垒高度约为 6 MeV，而中子被 ^{235}U 俘获形成 ^{236}U 放出的结合能是 6.81 MeV，此能量足以把 ^{236}U 的能量提高到势垒顶而有余，所以热中子足以使 ^{235}U 裂变，因此 ^{235}U 叫作易裂变核。而 ^{239}U 的裂变势垒高度约为 6.3 MeV，但中子被 ^{238}U 俘获形成 ^{239}U 的结合能只有 5.3 MeV，所以慢中子不足以引起 ^{238}U 的裂变，必须中子本身携带 1 MeV 以上的能量被 ^{238}U 俘获，再加上结合能才能把 ^{239}U 的能量提高到势垒顶。所以对 ^{235}U 而言，慢中子和快中子都可引起裂变，慢中子反应截面大。而 ^{238}U 只有 1 MeV 以上的快中子才能引起裂变，但效率不高，因为快中子的反应截面小。

此外，^{233}U、^{239}Pu 与 ^{235}U 类似，也属于易裂变核，用任意能量的中子轰击它们时，都能诱发其原子核裂变。^{232}Th 与 ^{238}U 类似，只有当能量大于某一阈值的中子轰击其原子核时，才会诱发其裂变。

4. 链式反应

1942年，费米主导的芝加哥大学研究小组首次实现了自持裂变链式反应，开启了核能的和平利用时代。一个^{235}U核俘获一个热中子发生裂变时，平均释放出约2.5个中子，它们经慢化成为热中子后，引起另外的^{235}U核裂变，产生第二代中子，第二代中子继续引起裂变，产生第三代中子……这样使一个裂变反应持续进行下去的反应过程称为链式反应。在实际应用中，要使核能得到实际的应用就必须使链式反应可控制地持续下去，把实现可控制的链式反应的装置称为核裂变反应堆。核裂变反应堆的类型很多，大体由裂变材料、慢化剂、反射层、防护墙、控制棒、冷却系统等主要部分组成。

根据诱发裂变的中子能量，反应堆可分为热中子反应堆和快中子反应堆。目前，用于核能发电的反应堆主要是热中子反应堆。本节简要地介绍热中子反应堆的一些基本概念。

自持裂变链式反应　对于一般的核燃料，任何速度的中子都能让它裂变，且放出较多的中子，如^{239}Pu、^{233}U、^{235}U等，一次裂变均能提供两个以上的中子，但这并不能保证链式反应持续进行。因为这些瞬发中子初始能量一般很高，反应截面很小，而快中子在慢化过程中除了与物质发生弹性和非弹性散射外，还可能发生其他核反应。另外还有一些中子可能逃逸出核装置，所以最终能使核发生裂变的只是裂变中子的一部分，则维持链式反应的条件是把中子的一切损失考虑进去后。任何新一代中子的总数要大于或等于上一代的中子总数，两者之比叫作中子有效增殖因数k_{eff}，用来表征反应堆内裂变中子是否增殖或者衰减等的变化情况，且有

$$k_{eff}=\text{堆内新一代的中子总数}/\text{堆内上一代的中子总数}$$

当$k_{eff}=1$时，链式反应速度恒定，是反应堆维持自持链式裂变反应的条件，称为临界系统；当$k_{eff}>1$时，链式反应速度是发散的（提升功率），称为超临界系统；当$k_{eff}<1$时，链式反应是收敛的（降低功率），称为次临界系统。

对于一个无限大的反应堆，可不考虑中子泄漏，此时$k_{eff}=k_{\infty}P_L$，其中P_L为中子不泄漏的概率，k_{∞}为无限介质的增殖因数。k_{∞}为四个因子的乘积，即

$$k_{\infty}=f\eta\varepsilon P$$

表示上一代N_0个热中子可产生$N_0f\eta\varepsilon P$个新一代热中子。式中，f为热中子利用因数，f=燃料吸收的热中子数/堆芯内被吸收的热中子；η为有效裂变中子数，表示燃料核每吸收一个热中子后由裂变释放的快中子平均数；ε为有效快中子增殖因数，表示一个初期裂变中子所得到的、慢化到^{238}U裂变阈能以下的平均中子数；P为逃脱共振吸收概率，表示中子在慢化过程中逃脱^{238}U核共振吸收的份额，^{238}U在6.5~200 MeV有8个共振峰，快中子就有可能被^{238}U吸收而不发射中子，能够逃脱共振吸收的只是一部分。事实上，f等参数决定着反应堆的结构。

实际的反应堆不是无穷大的，中子会从反应堆的表面逃逸。在反应堆里，维持链式反应必须使系统内中子的产生率和损失率之间建立严格的平衡，且中子的泄漏率与吸收率决定了系统的大小和成分。设有一颗纯净的^{235}U裸球，中子的泄漏率$\propto r^2$，中子的产生率$\propto r^3$，所以中子的泄漏率与产生率有如下关系：

$$\frac{\text{泄漏率}}{\text{产生率}} \propto \frac{1}{r}$$

该值随 r 增加而减小，当 r 为某个特定值(r_c)时产生的中子数正好补偿由于吸收和泄漏而损失的中子数。如果在这样的球内引起了链式反应，那么这种反应将以恒定的速率持续下去，即这样的系统达到了临界状态。r_c 称为反应堆的临界半径，与之相应的反应堆内所装载的核燃料质量称为临界质量。例如，用^{235}U 作燃料的反应堆，其临界质量既可以不足 1 kg，亦可以大于 200 kg，前者是含有^{235}U 富集度为 90%左右的铀盐溶液系统的临界质量，后者则是天然铀石墨反应堆中所含^{235}U 的质量。

反应堆的临界运行依靠受控自持中子链式反应，然而，在非反应堆的场合，例如在易裂变材料的生产、加工、处理、储存和运输等过程中，则必须采取措施避免发生临界事故。一般地，意外发生的自持或发散的中子链式裂变反应所造成的能量释放事件称为临界事故。临界安全是核工业所特有的安全类型。在其技术措施方面，需要控制好影响临界性的各种因素，常用的原则和技术措施有双偶然事件原则、几何控制、中子吸收剂控制、质量控制、密度控制、浓度控制及富集度控制等。

例如，在一个给定大小和形状的体系中，通过改变成分有可能达到临界状态。若逐渐增加一个固定体积水箱中的可溶性铀盐的浓度，当其达到某特定值时，该系统便会达到临界，因此在储存^{235}U 溶液时，需要高度关注其浓度与体积等，切实避免发生临界事故。超过临界体积的^{235}U 亦能发生剧烈的链式反应，如原子弹爆炸就是不可控制的链式反应，用普通炸药起爆，将几块稍小于临界体积的^{235}U 挤到一起，使其具有超临界的体积，随即可发生不可控链式裂变反应的核爆炸。

反应性的控制 反应堆的功率变化随着热中子通量或热中子密度的变化而改变，因此，对反应堆中的中子通量密度加以控制可以实现对反应堆功率的控制。在反应堆运行过程中，堆芯温度的变化(温度效应)、反应堆中易裂变核素的消耗(燃耗效应)、裂变产物的积累(裂变产物中毒效应)等都会引起中子通量的变化，进而引发反应堆反应性变化。反应性 ρ 为 k_{eff}对临界值 1 的相对偏移量：

$$\rho = \frac{k_{eff} - 1}{k_{eff}}$$

可见，$\rho = 0$ 表示反应堆临界；$\rho > 0$ 表示反应堆超临界；$\rho < 0$ 表示反应堆次临界。为补偿反应堆启动后产生的各类效应所引起的反应性变化，以及为使反应堆启动、停闭、提升或降低功率，都必须采用外部控制的方法来控制反应性。

由前述讨论可知，热堆中的有效增殖因数 $k_{eff} = P_L f\eta\varepsilon P$，因此原则上可通过控制该五个乘数因子中的一个或数个来实现对反应堆反应性的控制。目前，主要通过控制热中子利用因数 f 来控制反应性。绝大多数反应堆包括快堆以及其他类型的热堆常采用毒物控制法来控制反应性，如用吸收截面很大的材料制成控制棒插入堆芯或反射层内，通过移动控制棒来实现控制反应性的目标。

除了核能利用外，裂变反应堆也能提供强中子束流和强 γ 射线，广泛应用于原子核物理、固体物理、辐射化学、放射生物学等研究，以及相关的核技术利用领域。

2.3.6 原子核的聚变

由两个较轻的原子核熔合成一个比二者任意一个都重的原子核的核反应称为原子核聚变。从原子核的比结合能曲线可知，Fe以前的两个原子核熔合可以释放出能量，这种由于轻核聚变而释放的能量称为聚变能。核聚变不但可以为人类提供巨大的能量，而且在宇宙和天体的演化过程及元素的形成中起着极为重要的作用。宇宙中能量的主要来源是原子核的聚变，太阳以及宇宙中其他大恒星能够长时间发热、发光皆是轻核持续聚变的效应。

轻核的聚变反应很多，但立足地球上的资源储量及其可持续发展的视角，最有意义的是H核的聚变，如：

$$^{2}H+^{2}H \longrightarrow ^{3}He+n$$

$$^{2}H+^{2}H \longrightarrow ^{3}H+p$$

$$^{3}He+^{2}H \longrightarrow ^{4}He+p$$

$$^{3}H+^{2}H \longrightarrow ^{4}He+n$$

若上述6个氘核^{2}H参加聚变反应，共约放出43 MeV的能量，平均每一个^{2}H放出7.2 MeV的能量，平均每个核子放出3.6 MeV的能量，该能量相当于裂变反应中平均每个核子放出能量的4倍。此外，在聚变反应中所需的燃料是^{2}H，^{2}H可从海水中提取，即聚变反应的燃料储备丰富。1 L海水所含的氘的聚变能相当于400 L石油燃烧时所产生的能量，在某种程度上，可以说核聚变是关乎人类生存发展的非常重要的潜在能源。

科学家们曾提出冷核聚变的设想，指理论上在接近常温常压和相对简单的设备条件下发生核聚变反应。冷核聚变被大众周知起因于1989年"弗莱希曼-庞斯实验"的争议，至今，冷核聚变研究尚未取得实质性进展。事实上，两个轻核相互靠拢时会受到它们之间的库仑势垒的阻挡。在巨大的库仑斥力作用下，两个核被一定程度地展平，阻滞它们的进一步接近。如果不考虑这种展平作用，^{2}H-^{2}H和^{2}H-^{3}H这两个聚变反应的库仑势垒高度约为0.5 MeV；^{2}H-^{3}He聚变反应的库仑势垒高度大致提高到2倍，^{3}He-^{3}He聚变反应的库仑势垒高度将增加到约4倍。室温下^{2}H、^{3}H及^{3}He等原子的平均动能约为0.025 eV，因此势垒穿透的概率很低，自发核聚变发生的概率也很低。

目前，在地球上为实现受控核聚变主要采用两种方法：加速器核聚变与受控热核聚变。对于加速器核聚变，通常用粒子加速器将参与反应的两种原子核之一加速，轰击另一种原子核。这种方法很容易实现，但目前暂不能实现能量的增益。受控热核聚变是指用适当方法将氘核等反应物加热到极高的温度（如约10^{8} K，此时粒子动能约为10 keV），这样高的温度自然界中只有星体内部才有，且在如此高的温度下，所有的原子都将全部电离，形成物质的第四态等离子体，将这些上亿摄氏度的等离子体约束在一定区域内，且维持一段时间，使其中轻核产生聚变反应，该过程即为受控热核聚变反应。

氢弹爆炸是一种人工实现的不可控的热核聚变反应。一般认为氢弹爆炸所需要的初始高温是由裂变的原子弹提供的。装在氢弹内的裂变物质爆炸产生高温高压，使轻核聚变，释放出巨大的能量。这种刹那间释放的巨大能量很难作为常规能源来加以利用。因此，"受控"热核聚变是目前人类研究核聚变的最主要方式，也是目前唯一有希望作为能源的受控聚变方式。

2.4 电离辐射来源及其类型

由前述内容可知,在原子核衰变和核反应过程中都会释放出粒子或射线,如 α 衰变会发射出 α 粒子、β 衰变会发射出 β 射线、γ 衰变会发射出 γ 射线。习惯上把这些射线和粒子统称为核辐射,在辐射防护领域称为电离辐射,有时也简称为辐射。

事实上,辐射包括电离辐射与电磁辐射,两者的划分依据主要是射线在与物质原子的相互作用过程中是否可以引起物质原子的电离或激发。电磁波的波长越短,其频率/能量越高,如无线电波长如同足球场大小,可见光波长如同病菌、病毒大小,X 射线波长仅为分子大小,γ 射线波长更小。一般地,可见光光子能量约为几电子伏特,X 射线光子能量可达上千电子伏特,γ 射线能量可达到上百万电子伏特。

X 射线和 γ 射线作为电磁辐射的一个波段,由于其拥有较高的能量,可以引起与其作用的物质原子电离或激发,因此将 X 射线和 γ 射线归属于电离辐射。综上可知,电离辐射可大致分为三类:第一类是带电粒子,如 α 粒子、电子、质子以及其他带有电荷的粒子;第二类是中性粒子,如中子等不带电的粒子;第三类是高能电磁辐射,如 X 射线和 γ 射线等。

因此,把发射电离辐射或释放放射性物质而引起辐射照射的一切物质或实体统称为辐射源。例如,^{60}Co 是发射 β 射线和 γ 射线的辐射源,医用加速器是放射治疗实践中的辐射源,核电厂是核动力发电实践中的辐射源。辐射源的种类很多,从辐射的产生来源可分为天然辐射源和人工辐射源两种。

2.4.1 天然辐射源

自古以来,人类一直受到天然本底辐射源的照射。这种天然存在的辐射源称为天然辐射源,把这种辐射称为天然辐射。天然辐射源主要来自宇宙射线、宇生放射性核素和原生放射性核素。

1. 宇宙射线

宇宙射线来自太阳和星际空间,主要由质子、电子、重带电粒子和中子等高速粒子组成。这些粒子具有较强的贯穿能力,部分粒子可辐射到地球,对人体造成外照射。宇宙射线的强度随海拔高度的增加呈指数增加,所以在太空飞行或乘坐航线通过高纬度的飞机时,宇宙射线对人们的照射不可忽视。

2. 宇生放射性核素

宇生放射性核素主要是宇宙射线与大气层中的核素相互作用产生的,其次是宇宙射线与地表中核素相互作用产生的。在这些核素中,对公众剂量有明显贡献的有^{3}H、^{14}C、^{22}Na 和^{7}Be 四种核素,其中前三者是人体组织中所含核素的同位素。

3. 原生放射性核素

自有地球以来就存在于地壳内的放射性核素,称为原生放射性核素,其广泛存在于地球的岩石、土壤、江河和湖海中。原生放射性核素可分为两类:一类是来自三个天然放射系的核素，其中^{238}U和^{232}Th放射系中的核素对公众产生的辐射剂量约占原生放射性核素产生辐射总剂量的80%；另一类是无衰变系列的长寿命放射性核素，如^{40}K、^{87}Rb等。

UNSCEAR 2000年给出的世界范围公众所受各类天然辐射年有效剂量见表2.4。由该表可知，世界范围内天然辐射所致平均有效剂量为2.4 mSv/a，其中，氡、钍射气吸入内照射的待积有效剂量为1.25 mSv/a，约占总剂量的52%；由宇宙射线和陆地γ射线引起的外照射有效剂量为0.87 mSv/a，约占36%；除氡以外的其他天然放射性核素的内照射有效剂量为0.29 mSv/a，约占12%。

表2.4　天然辐射的世界平均值

辐射源	年有效剂量/mSv	
	平均	典型范围
宇宙辐射		
直接电离及光子成分	0.28	
中子成分	0.10	
宇生放射性核素	0.01	
宇宙和宇生总计	0.39	0.3～1.2①
陆地辐射外照射		
室外	0.07	
室内	0.41	
总计	0.48	0.3～0.6②
吸入内照射		
铀钍系	0.006	
氡(^{222}Rn)	1.15	
钍射气(^{220}Th)	0.1	
总计	1.26	0.2～10③
食入内照射		
^{40}K	0.17	
铀钍系	0.12	
总计	0.29	0.2～0.8④
共计	2.4	1～10

注：①从海平面到高海拔地区的整个范围。

②与土壤和建材中的放射性核素的组成有关。

③与氡气在室内的累积情况有关。

④与食品和饮水中放射性核素的组成有关。

我国公众所受天然辐射年有效剂量与世界平均值见表 2.5。

表 2.5　我国公众所受天然辐射年有效剂量与世界平均值　　单位：μSv

射线来源			中国	世界平均值
外照射	宇宙射线	电离成分	260	280
		中子	100	100
	陆地 γ 辐射		540	480
内照射	氡及其短寿命子体		1 560	1 150
	钍射气及其短寿命子体		185	1 150
	^{40}K		170	170
	其他核素		315	120
总计			约 3 100	2 400

由表 2.5 可知，我国氡及其短寿命子体的贡献明显高于世界平均值，且约占天然照射贡献的 50%。可能的原因是我国建材中利用工业废渣的比例不断升高，而废渣中的放射性核素含量大多明显高于一般的建材。此外，空调的普遍使用和建筑物密封性的提高导致房间内空气流动性降低，也是氡及其短寿命子体浓度偏高的重要原因。

UNSCEAR 2000 年报告给出的天然和人工辐射源所致年均个人有效剂量见表 2.6。由该表可知天然辐射源是人类受照射的主要来源，约占 85%；人工辐射源所致年均个人有效剂量约占 15%，其中医疗照射贡献约占人工辐射源照射贡献的 99%。

表 2.6　世界范围内天然和人工辐射源所致年均个人有效剂量

辐射源	世界范围年均个人有效剂量/mSv	剂量范围和趋势
天然本底	2.4	典型范围 1~10 mSv，与位置环境有关，也存在相当多人口所受剂量达到 10~20 mSv 的情况
医疗检查	0.4	0.04 mSv（最低医疗水平）和 1 mSv（最高医疗水平）之间
大气核试验	0.005	最高年 1963 年为 0.15 mSv，之后逐渐下降，北半球相对较高，南半球相对较低
切尔诺贝利核电站事件	0.002	已从 1986 年最大的 0.04 mSv（北半球平均值）逐渐下降，事故现场附近较高
核能生产	0.000 2	随着核能计划的发展而增加，但又随技术的完善而降低
总计	约 2.81	

2.4.2 人工辐射源

人工辐射源是用人工方法产生的辐射源,主要有核设施(含核燃料循环)、核技术利用的辐射源和大气层核试验落下灰等。

1. 核设施

核设施指核动力厂和其他反应堆(研究堆、实验堆、临界装置等),核燃料生产、加工、贮存和后处理设施等核燃料循环设施,放射性废物的处理、贮存和处置设施等。在核设施运行的大部分环节都有可能使工作人员受到职业性照射,并因少量放射性物质的环境释放引起公众照射。

(1)反应堆

裂变反应堆正常运行时的主要辐射源有 γ 辐射源和中子源。

γ 辐射源 反应堆运行时存在多种辐射源,其中最主要的是核裂变瞬发 γ 射线和裂变产物放出的缓发 γ 射线。瞬发裂变 γ 射线的能量在 10 keV～10 MeV 之间,在屏蔽计算中,通常以 2.5 MeV 作为平均能量考虑。裂变产物放出的缓发 γ 射线能量大部分在 2 MeV 以下,平均约为 0.7 MeV。其他 γ 射线主要有热中子辐射俘获反应(n,γ)产生的 γ 射线,快中子非弹性散射而激发的原子核放出的 γ 射线,核反应产物放出的 γ 射线,活化产物的 γ 射线,在与物质相互作用过程中放出的电子引起的韧致辐射和正负电子湮没辐射等。这些射线的数量和所携带的总能量都不及瞬发和缓发 γ 射线大,但辐射俘获射线和非弹性散射射线可产生在屏蔽体内,且辐射俘获射线的能量较高,一般在 6～8 MeV 范围内,在屏蔽计算时须予以考虑。

中子源 反应堆运行时的中子源按照放出时间的不同,分为裂变瞬发中子和缓发中子两类。瞬发裂变中子指核裂变时几乎同时放出的中子,其能量分布很宽,一般处于 1 eV～18 MeV 范围内,峰值位于 0.8 MeV,平均能量约为 2 MeV。缓发中子是裂变产物衰变时放出的中子,每次裂变放出的缓发中子只有 0.015 8 个,而且能量较低。

反应堆的活性区相当于是一个体积中子源,其中子强度用中子注量率来表述,即每单位时间通过每单位面积的中子数,一般 1 MW 热中子堆活性区内的中子注量率为 10^2～10^3 n/(s · cm^2),特殊的高通量堆可以达到 10^{15} n/(s · cm^2)以上。

综上可知,堆内的辐射场与堆外的引出束均是 γ 射线和中子的混合场,不仅中子注量率高,γ 辐射剂量率也高。中子场通常是快中子、共振中子与热中子的混合场。所以在使用反应堆辐射源时,应综合考虑 γ 射线的效应和各种中子的效应。

(2)核燃料循环设施

核燃料循环体系包括铀资源勘查、铀矿开采与研磨、铀的提取与精制、铀的化学转化、铀同位素的富集、核燃料组件的制造、燃料组件在反应堆内使用、乏燃料的储存与运输、乏燃料后处理和处置、回收铀和回收钚的再利用、放射性废物处理与处置等多个环节,这些环节大部分存在放射性物质扩散和引起各种射线照射的隐患,因而在辐射防护设施与设备的设计、建造、使用、维护和管理等方面须予以高度重视。

例如,开采铀矿时,铀矿坑道内的氡是造成人员内照射的主要辐射源,铀本身及其衰变过程中生成的镭和氡不仅有放射性而且有化学毒性;从铀矿石的粉碎、除尘到铀生产的各个环节,都含有铀和镭的粉尘滤渣、废液及矿渣等,它们成为工作场所内、外照射的污染源;制造燃料组件时,需要把核燃料加工成适当形状和结构的元件,供反应堆实际使用,为此必须经过成形加工、热处理、精加工等多道工序;后处理设施,一般指对乏燃料进行物理化学处理的设施,可以把燃料物质及其他有用物质分离出来,其主要工作内容有:除掉反应堆运行中逐渐积累、需在运行中对其进行防护的裂变产物;回收未燃烧的燃料;回收生成的可裂变物质。

2. 核技术利用

核技术利用是指密封放射源、非密封放射源和射线装置在医疗、工业、农业、地质调查、科学研究和教学等领域中的使用。

(1)密封源

密封源是密封在包壳里的或紧密地固结在覆盖层里并呈固体形态的放射性物质。密封源的包壳或覆盖层具有足够的强度,使源在设计使用条件和磨损条件下,以及在预计的事件条件下,均能保持密封性能,不会有放射性物质泄漏出来。密封源的种类很多,主要的分类有:按辐射的射线可分为 α 源、β 源、γ 源、中子源等;按放射源的几何形状可分为点源、线源、平面源、圆柱源、圆环源、针状源、棒状源等;按活度的不确定度可分为检查源、工作源、参考源、标准源等;按用途可分为医疗用源、工业探伤用源、核仪表用源、射线辐照用源、放射性测井用源、放射性测量及仪表刻度用源等。

由于使用要求不同,密封源的核素种类、辐射类型、活度大小、几何形状、密封方式和性能指标等各不相同。本节按所用射线种类简要介绍密封源的基本性能。

α 放射源 α 放射源主要用于烟雾报警器、静电消除器和放射性避雷器等的离子发生器。常用的放射性核素有^{210}Po、^{238}Pu、^{239}Pu、^{241}Am、^{235}U、^{238}U 等,活度一般较低,为 10^4~3.7×10^9 Bq。α 粒子的能量一般低于 7 MeV,在空气中的射程小于 6 cm,穿透皮肤表面角质层的概率极小,因此外照射危险较小。但是绝大多数 α 核素属于极毒或高毒核素,即使摄入体内的量极少,也可能会造成严重的内照射损伤。因此,使用 α 放射源时必须特别注意保护源的密封性能,防止放射源破损、丢失或被盗,退役时应按照相关要求做好回收与再利用。

β 放射源 β 放射源主要用作 β 活度测量和 β 能量响应刻度时的参考源和工作源,还可用作放射性测厚仪,皮肤科敷贴器和气相色谱仪的电子捕集器等。常用的 β 放射性核素有^{3}H、^{14}C、^{58}Co、^{60}Co、^{63}Ni、^{85}Kr、^{90}Sr−^{90}Y、^{147}Pm 等。β 射线的穿透能力比同等能量的 α 粒子约强 100 倍,能量超过 70 keV 的 β 粒子可穿透皮肤表层。常用 β 放射源的 β 粒子能量均大于 70 keV,故应考虑 β 射线外照射的防护。

β 放射性核素衰变时常伴随 γ 辐射或其他形式的光子,只有少数核素例外,如^{3}H、^{14}C、^{32}P、^{35}S、^{90}Sr、^{90}Y 等。此外,β 粒子穿过周围物质时产生韧致辐射,其穿透能力比 β 粒子强得多。因此,在使用 β 放射源时须考虑对伴随光子及韧致辐射的防护,即使是纯 β 发射体,也要注意减少韧致辐射的影响。屏蔽 β 射线应选用低原子序数的材料,如塑料、有机玻璃、铝板等作为内层防护以减少韧致辐射,外层用高原子序数的材料屏蔽韧致辐射和其他光子。

低能光子源 利用发射低能 γ 射线和 X 射线的放射性核素,或利用 β 辐射体与靶物质产生的韧致辐射制成的源统称为低能光子源,主要用于厚度计、密度计、X 射线荧光分析仪等仪表。发射低能光子的常用放射性核素有^{55}Fe、^{57}Co、^{125}I、^{238}Pu、^{241}Am、^{244}Cm 等。低能光子比较容易屏蔽,但要注意可能存在的高能射线和韧致辐射的影响。由^{238}Pu、^{241}Am 等 α 放射性核素制成的低能光子源,当活度较高时不能忽略其自发裂变和(α, n)反应产生的中子。另外,低能光子的散射效应相当显著,使用时应考虑对散射的防护。低能光子源常用铍窗密封,铍不耐酸碱腐蚀、不耐水,使用和存放时应保持干燥,以免损坏铍窗。

γ 放射源 γ 放射源广泛用于工业、农业、医疗和科研等领域。γ 射线的贯穿能力很强,使用 γ 放射源时需主要防止外照射。当 γ 放射源在固定工作场所使用时,如辐照装置、伽马刀、后装放射治疗场所等,应利用建筑物的墙和门等屏蔽 γ 射线,使屏蔽墙外的人员所受照射低于规定的剂量限值。同时,为了防止人员误入辐照场所造成误照射,应有可靠的安全联锁装置,设置警告信号和标志等。对于在移动工作场所使用高活度放射源,如室外移动 γ 工业探伤等,应严格执行辐射防护方案和应急预案。γ 放射源的主要用途见表 2.7。

表 2.7 γ 放射源的主要用途

用途	常用核素	活度范围/Bq
辐照装置	^{60}Co、^{137}Cs	$>10^{14}$
核仪表	^{60}Co、^{137}Cs、^{192}Ir、^{170}Tm、^{152}Eu、^{241}Am 等	$10^{8}\sim2.0\times10^{12}$
工业照相	^{60}Co、^{137}Cs、^{192}Ir、^{170}Tm 等	$10^{9}\sim10^{13}$
医疗照射	^{60}Co、^{137}Cs、^{226}Ra、^{192}Ir、^{198}Au 等	$10^{8}\sim6.0\times10^{14}$
仪表刻度、检查	^{60}Co、^{137}Cs、^{226}Ra、^{241}Am 等	$10^{6}\sim10^{14}$

中子源 中子源在地质勘探、活化分析、辐射育种、湿度测量和科学研究等领域得到了广泛应用。利用 α 粒子与轻元素的 (α, n)反应或高能 γ 射线与铍或氘的(γ, n)反应,可制成具有不同能谱的中子源。常用的中子源有镭-铍中子源、钼-铍中子源、钋-铍中子源、钚-铍中子源等。表 2.8 列出了常用 (α, n)中子源的辐射特性。

表 2.8 常用 (α, n) 中子源的辐射特性

中子源	半衰期	中子产额/[10^6n/(s·Ci)]	中子能量/MeV		γ 照射量率(距 10^6 n/s 源 1 m 处)/[10^{-12} Ci/(kg·s)]
			最大	平均	
^{226}Ra-Be	1 620 a	10~20(13)	13.08	3.9~4.7	2 866~4 300
^{210}Po-Be	138.4 d	2.3~3.0 (2.5)	10.87	4.2	0.7~2.9
^{238}Pu-Be	86.4 a	2.2~4.0 (2.2)	11.3	5.0	0.7~36
^{239}Pu-Be	24 400 a	1.5~2.2 (1.5)	10.74	4.5~5.0	0.7~122
^{241}Am-Be	433 a	2.2~2.7 (2.2)	11.5	5.0	0.7~72

注:括号内数值为一般工业产品所能达到的实际产额。

由表 2.8 可知，同一类型、同样活度的中子源，由于制源方法不同，它们的中子产额、中子能谱和 γ 光子产额可能差别很大，实际辐射防护计算时应以生产单位给出的数据为准。

利用重核自发裂变产生中子的中子源称为自发裂变中子源。其中^{252}Cf 中子源应用最多，它的半衰期为 2.65 a，自发裂变中子产额为 2.31×10^{12} n/(s · g)。中子能谱与^{235}U 裂变中子能谱相似，中子平均能量为 2.35 MeV。此外，由于^{252}Cf 中子源的中子产额高、体积小，可制成点源，因此其在诸多领域得到了广泛应用。

中子的贯穿能力很强，使用中子源时应着重外照射的防护，一般用石蜡、聚乙烯等含氢材料较多的物质将快中子慢化，然后用吸收截面大的物质吸收慢中子，如锂、硼等。此外，在屏蔽中子的同时还要注意对 γ 射线的屏蔽，即对中子源的辐射防护要综合考虑中子和 γ 射线的混合屏蔽。

(2)非密封源

不满足密封源定义中所列条件的源为非密封源，也称为开放型放射源。这种放射源通常未被容器密封起来，有的源在不使用时是密封的，使用时需要打开其密封容器使放射性物质直接与周围环境的介质接触。使用这种放射源的工作场所称为非密封源工作场所。非密封源在工业、农业、医学和科学研究等方面的应用越来越广泛，且使用放射源的种类和数量也越来越多；常用的核素有^{125}I、^{131}I、^{99m}Tc、^{3}H、^{14}C、^{32}P、^{35}S、^{153}Sm、^{89}Sr、^{18}F、^{99}Mo 等，主要用于医学诊断治疗用放射性药物，农业、生物、水文、地质、科研用放射性同位素示踪剂等。

非密封源的特点是其物理、化学性质可能在其被使用或操作的过程中发生变化，如加温时固体可变成液体，液体可变成气体。当容器损坏时，液体可能漏出扩散而造成外环境表面污染。因此，在使用非密封源时可能会对人员造成外照射和内照射，也可能会产生废水、废气和固体废物，若发生事故还可能会造成工作场所和环境污染。

在辐射防护条件相同的情况下，操作的非密封源活度越大，发生泄漏时可能造成工作场所和环境污染的程度越严重。为了便于对操作量不同的工作场所提出不同的防护要求，将非密封源工作场所按放射性核素日等效最大操作量的大小分为甲、乙、丙三个等级。放射性核素的日等效操作量，等于放射性核素的实际日操作量(Bq)与该核素毒性组别修正因子的积，再除以与操作方式有关的修正因子所得的商。放射性核素的毒性组别修正因子及与操作方式有关的修正因子可参见《电离辐射防护与辐射源安全基本标准》(GB 18871—2002)。

(3)射线装置

射线装置是指 X 射线机、加速器、中子发生器以及含放射源的装置。

X 射线机　X 射线机的种类很多，如诊断 X 射线机、治疗 X 射线机、工业探伤 X 射线机、X 射线分析仪等。X 射线机的核心部分是 X 射线管，通常由安装在真空玻璃壳内的阴极和阳极组成。阴极通常是钨制灯丝，阳极是根据应用需要由某种材料制成的靶，如钨、钼等。当接通阴极灯丝电源后，灯丝发射的电子在阳极和阴极间的电场加速下成为高速电子流，高速电子流轰击阳极靶物质产生 X 射线。X 射线有两种类型：一种是高速电子在靶原子核附近经过时，受靶核的强库仑场吸引而损失其部分或全部动能，转变为具有连续能谱的轫致辐射；另一种是高速电子轰击靶物质时，靶原子的内层电子被电离而离开原子，位能较高的外层电子进入内层轨道填补空位，同时释放出 X 射线。因靶原子各壳层之间的能级差是一定的，所以这种 X 射线具有确定的能量，称为特征 X 射线。

加速器 加速器是利用电磁场使带电粒子，如电子、质子、氘核及重离子等获得高能量的装置。加速器的种类很多，按加速粒子的能量区分，有高能加速器、中能加速器和低能加速器。加速器是一种重要的辐射源，它具有所获得的粒子种类多、能量范围广、射线束的定向性好、能量和流强可调、操作维修方便、可随时启动或停机等特点。

加速器主要由离子源或电子枪等产生带电粒子的系统，粒子加速、聚焦、输运等电磁场系统，减少与气体分子碰撞的真空系统，通过电场或磁场使粒子偏转到特定方向的粒子束引出系统，以及相关控制系统组成。能量低于 100 MeV 的低能加速器产生的辐射有瞬发辐射和缓发辐射。瞬发辐射包括初级辐射(加速的带电粒子)和次级辐射(加速粒子与物质相互作用产生的 X、γ 射线和中子等)。缓发辐射是由瞬发辐射与周围物质相互作用产生的感生放射性材料放出的 β 射线和 γ 射线等。瞬发辐射只在加速器开机时产生，停机后即消失；缓发辐射在加速器停机后仍然存在，而且随着加速器运行时间的增加不断积累。

当加速器加速的电子与物质相互作用时，会产生轫致辐射，轫致辐射的能量为连续谱，最小为零，最大为电子的能量。轫致辐射的发射率随靶材料的原子序数和电子能量的增加而增加。轫致辐射又与靶材料及其他材料相互作用而释放中子，即发生(γ, n)反应，中子的能谱为连续谱，其最大能量近似等于轫致辐射的最大能量减去这种反应的阈能。由于(γ, n)反应的阈能约为 10 MeV，所以通常能量大于 10 MeV 的电子加速器会释放中子，因此在设计辐射屏蔽时，要考虑对中子的屏蔽。加速器的结构材料、冷却水及加速器厅和辐照厅内的空气受中子照射会产生感生放射性，其辐射水平取决于加速电子的能量、种类、流强、被辐照材料的性质以及加速器的运行时间等。因此，加速器停机后，人员进入加速器厅或靶厅时，应考虑感生放射性和臭氧等的影响。

此外，可利用加速器产生中子。由于中子是利用各种核反应产生的，因此中子的发射率、能量和角分布强烈地依赖于入射粒子的种类、能量以及靶材料及核反应特性，即反应截面、阈能等，如中子发生器。

中子发生器是利用直流电压，通过(d, n)反应产生快中子的小型加速器。中子发生器加速离子的能量一般在 400 keV 以下。其电源电流容量较大，能提供较强的离子流，一般能达到毫安数量级。由于它加速的能量有限，通常只能利用 $D(d, n)^3He$ 和 $T(d, n)^4He$ 反应获得 2.5 MeV 和 14 MeV 能量的单能中子。其中，$T(d, n)^4He$ 反应截面在氘核入射能量约为 110 keV 处出现共振截面峰值达到 5 b，因此可利用此反应在中子发生器上获得中子产额较高的 14 MeV 中子。一般中子产额在 $10^9 \sim 10^{10}$ n/s，强流中子发生器的中子产额可达到 $10^{12} \sim 10^{14}$ n/s。密封中子管是紧凑型中子发生器，将离子源、加速间隙、靶等密封在一个玻璃管中，管子的直径几厘米，长几十厘米。由氘氚反应产生的 14 MeV 中子产额一般为 $10^8 \sim 10^9$ n/s，寿命为 200～500 h。由于它操作简单、结构紧凑，体积小便于携带，所以是一种很实用的中子源，特别适用于野外测井和现场应用。

参 考 文 献

[1] ZSOL S, JOSEPH M, RAYMOND D. Karlsruhe nuclide chart:New 10th edition 2018 [J]. EPJ Nuclear Sci. Technol. , 2019, 5(6): 29-40.

[2] 杨福家, 陆福全, 等. 应用核物理[M]. 北京: 高等教育出版社, 2018.

[3] UNSCEAR. Sources and effects of ionizing radiation: UNSCEAR 2020/2021 report to the general volume Ⅰ: Report to the general assembly scientific: Annex A: Evaluation of medical exposure to ionizing radiation[R]. New York: United Nations, 2000.

第3章　电离辐射与物质相互作用

辐射可分为电离辐射和非电离辐射。凡是与物质相互作用时能直接或间接使物质电离的一切辐射,均称为电离辐射。电离辐射是由直接电离辐射或间接电离辐射或两者混合组成的任何辐射。直接电离辐射具有可以通过碰撞引起物质电离的动能,如电子、β射线、质子、α粒子等带电粒子是常见的直接电离辐射。间接电离辐射是能够释放出直接电离辐射或引起原子核变化的非带电粒子,如光子、中子等。与电离辐射发生作用的物质可以是气体、液体或固体,可以是单质、化合物或混合物。在我们所讨论的相互作用中,将原子作为构成物质的基本单元,相互作用是发生在核外电子或原子核上的。相互作用的基本过程就是能量的转移或质能转换,进而引起轨道电子或原子核的变化。有些辐射不能引起物质电离,如红外线、可见光、微波等,称为非电离辐射。对于非电离辐射,其作用机制和后果与电离辐射不同,在本书中不涉及。只有深入了解射线与物质相互作用的原理,才能理解射线穿过物质时的各种现象。

3.1　带电粒子与物质相互作用

带电粒子种类很多,常见的是电子、β射线、质子、α粒子等。本书中将静止质量大于电子的带电粒子,称为重带电粒子,如μ介子,π介子,质子,Σ^+、Σ^-、α粒子以及被加速的原子核等。β射线和电子本质上是相同的,通常所说的电子是指核外电子,而β射线则是指由原子核发射出来的高速电子。带电粒子穿过靶物质时,与路径上靶物质的原子核及核外电子发生相互作用。随入射粒子种类和能量的不同,各种相互作用的强度和特征有很大差别。

3.1.1　带电粒子与物质相互作用的方式

具有一定能量的带电粒子入射到靶物质,与路径上的原子核或核外电子发生库仑相互作用,从而把一部分动能转移给靶物质的原子核或核外电子而逐渐损失能量,最终停止在靶物质中,这个过程称为慢化。慢化过程中带电粒子在靶物质中除发生能量损失之外,也会出现如角度偏转等运动状态的改变。能量损失和角度偏转,完全是入射带电粒子与靶物质的原子核和核外电子发生各种相互作用的结果。带电粒子与物质相互作用的方式主要有如下几种。

1. 带电粒子与靶原子的核外电子发生非弹性碰撞

当带正电或负电的入射粒子从靶原子附近掠过时,靶原子的核外电子因库仑相互作用而受到吸引或排斥,从而获得一部分能量。如果核外电子获得的能量大于它在该轨道上的结合能时，就会脱离原子核的束缚而逃逸出去，成为一个自由电子，而剩下的原子成为正离子，这就是入射带电粒子引起靶原子的电离过程。原子的最外层电子受核的束缚最弱，从而最容易被电离。如果电离过程中发射出的电子具有足够高的动能，也可能与靶原子发生作用而导致二次电离。实际上，二次电离占总电离的60%~80%。如果电离过程中被电离的是内层电子，当外层电子向该壳层跃迁时，会发射特征X射线或俄歇电子。

如果核外电子在库仑相互作用中获得的动能较小，则不足以被电离，但有可能从原来较低的能级跃迁到较高的能级，从而使原子处于激发态，这种过程称为激发。处于激发态的原子是不稳定的，会通过跃迁返回基态，称为退激。退激过程中会释放出可见光或紫外线，这就是受激原子的发光现象。

常用线碰撞阻止本领来描述入射带电粒子在介质中单位路径上电离损失的平均能量，记作$\left(\frac{\mathrm{d}E}{\mathrm{d}l}\right)_{\mathrm{col}}$或$\left(\frac{\mathrm{d}E}{\mathrm{d}l}\right)_{\mathrm{ion}}$。为了消除密度的影响，常用质量碰撞阻止本领，它是$\left(\frac{\mathrm{d}E}{\mathrm{d}l}\right)_{\mathrm{col}}$除以物质密度$\rho$而得的商，记作$\frac{1}{\rho}\left(\frac{\mathrm{d}E}{\mathrm{d}l}\right)_{\mathrm{col}}$。

贝特(Bethe)曾用量子力学的处理方法推导了重带电粒子的质量碰撞阻止本领，用公式(3.1)表示：

$$\frac{1}{\rho}\left(\frac{\mathrm{d}E}{\mathrm{d}l}\right)_{\mathrm{col}}=K_1\frac{Zz^2}{M_a\beta^2}\left[\ln\frac{(2\mu\beta^2)^2}{I^2(1-\beta^2)^2}-2\beta^2-2\frac{C}{Z}-\delta\right]\quad \mathrm{MeV\cdot cm^2\cdot g^{-1}} \tag{3.1}$$

式中，$K_1=\frac{2\pi e^4N_A}{mc^2}=2\pi mc^2r_e^2N_A=0.153\,5\ \mathrm{MeV\cdot cm^2\cdot mol^{-1}}$（$r_e$为电子半径，$r_e=\frac{e^2}{2}=2.817\,938\times10^{-13}\mathrm{cm}$，$N_A$为阿伏伽德罗常数，$N_A=6.022\,045\times10^{23}\mathrm{mol^{-1}}$，$e$为电子电荷，$c$为光速）；$m$为电子静止质量，$mc^2=0.511\,006\ \mathrm{MeV}$；$\mu=mc^2$；$\beta$为相对速度，$\beta=v/c$（$v$为带电粒子速度）；$\delta$为考虑密度效应的修正项；$Z$为物质的原子序数；$z$为带电粒子的电荷（以电子电荷的倍数表示）；$M_a$为物质的相对原子量；$I$为物质中原子的平均激发能。

从上述关系式中可以看出：

①电离损失与带电粒子的电荷z^2成正比，说明带电粒子的电荷z越大，与轨道电子的库仑作用力越大，因而传递给电子的能量越多。

②电离损失与带电粒子的速度的平方成反比，即与入射粒子的能量成反比，Bethe公式只适用于阻止本领最大值对应的能量以上的能区。带电粒子传递给轨道电子的能量和相互作用时间有关，速度愈小，作用时间愈长，传递给轨道电子的能量愈大。

③电离损失与物质的电子密度成正比。若n表示每单位体积的电子数，则$n=\frac{\rho N_A Z}{M_a}$

如果带电粒子是电子，在入射电子和原子中的电子发生库仑碰撞后，两者不可分辨，在实际处理时，把碰撞后具有较大能量的电子看成入射电子，而把能量较低的电子看成反冲电子，则每次碰撞的最大能量传递为入射电子能量的一半。

可以用公式(3.2)表示电子的质量碰撞阻止本领：

$$\frac{1}{\rho}\left(\frac{\mathrm{d}E}{\mathrm{d}l}\right)_{\mathrm{col}}=K_1\frac{Z}{M_a\beta^2}\left[\ln\frac{mv^2E}{2I^2(1-\beta^2)}-(2\sqrt{1-\beta^2}-1+\beta^2)\ln 2+1-\beta^2+\frac{1}{8}(1-\sqrt{1-\beta^2})^2-\delta\right]\quad \mathrm{MeV\cdot cm^2\cdot g^{-1}} \tag{3.2}$$

式中，E 为入射电子的能量，MeV；其他符号含义同上。同样可以得出电离损失与带电粒子速度的平方成反比，与物质的电子密度成正比的结论。

2. 带电粒子与靶原子核发生非弹性碰撞

当入射带电粒子到达靶原子核的库仑场时，其库仑引力和斥力会使入射粒子的速度和方向发生变化。由电磁学理论可知，伴随着这种运动状态的改变会产生电磁辐射（称为轫致辐射），从而造成入射粒子的能量损失，这种能量损失称为辐射损失。重带电粒子由于质量较大，与靶核碰撞后运动状态改变不大，辐射损失比电离损失要小。而 β 粒子由于质量较小，与靶核库仑场作用后其运动状态改变显著，因此辐射损失是轻带电粒子损失能量的一种主要方式。

对于一定能量的带电粒子，其辐射损失正比于 Zz^2/m^2，其中 Z 为靶物质的原子序数，z 为带电粒子的电荷数，m 为带电粒子的质量数。辐射损失与 Zz^2 成正比，表明靶物质的原子序数愈大、带电粒子的电荷数愈多，辐射损失愈大。它与带电粒子的质量的平方 m^2 成反比，表明带电粒子质量愈大，辐射损失愈小。带电粒子通过辐射方式损失能量，为定量描述辐射损失能量的大小，引入辐射阻止本领的概念。带电粒子在物质中单位路径长度上因辐射而损失的平均能量记作 $\left(\frac{\mathrm{d}E}{\mathrm{d}l}\right)_{\mathrm{rad}}$，同样为消除密度的影响，常使用质量辐射阻止本领，它是 $\frac{1}{\rho}\left(\frac{\mathrm{d}E}{\mathrm{d}l}\right)_{\mathrm{col}}$ 除以物质密度 ρ 而得的商，记作 $\frac{1}{\rho}\left(\frac{\mathrm{d}E}{\mathrm{d}l}\right)_{\mathrm{rad}}$。

若用 E 表示入射电子能量，当 $mc^2\ll E\ll 137mc^2Z^{-\frac{1}{3}}$ 时，核外电子对核电荷的屏蔽作用可以忽略，质量辐射阻止本领由公式（3.3）给出：

$$\frac{1}{\rho}\left(\frac{\mathrm{d}E}{\mathrm{d}l}\right)_{\mathrm{rad}}=\frac{K_1}{2\pi M_{\mathrm{a}}}\frac{(E+mc^2)}{mc^2}\frac{Z(Z+1)}{137}\cdot\left[4\ln\frac{2(E+mc^2)}{mc^2}-\frac{4}{3}\right]\quad \mathrm{MeV\cdot cm^2\cdot g^{-1}} \tag{3.3}$$

当 $E\gg 137mc^2Z^{-\frac{1}{3}}$ 时，核外电子对核电荷的屏蔽是完全的，质量辐射阻止本领由公式（3.4）给出：

$$\frac{1}{\rho}\left(\frac{\mathrm{d}E}{\mathrm{d}l}\right)_{\mathrm{rad}}=\frac{K_1}{2\pi M_{\mathrm{a}}}\frac{(E+mc^2)}{mc^2}\frac{Z(Z+\zeta)}{137}\cdot\left(4\ln\frac{183}{Z^{\frac{1}{3}}}+\frac{2}{9}\right)\quad \mathrm{MeV\cdot cm^2\cdot g^{-1}} \tag{3.4}$$

式中，$\frac{1}{137}$为精细结构常数（$\alpha=2\pi e^2/\hbar c\approx\frac{1}{137}$）；$\zeta$ 为原子序数的函数，见表 3.1。

表 3.1 不同原子序数对应的 ζ 值

Z	ζ
1	1.40

表 3.1(续)

Z	ζ
10	1.29
40	1.20
90	1.14

3. 带电粒子与靶原子核发生弹性碰撞

当带电粒子与原子核库仑场相互作用时,其运动方向发生改变,而作用前后体系的动能与动量守恒,此过程称为带电粒子与靶原子核的弹性碰撞。入射粒子可以多次与靶原子核发生这种弹性碰撞,造成能量损失。同时反冲的靶原子核如果能量较高,也可以与其他原子核碰撞,这种级联碰撞可造成靶物质的辐射损伤。从靶物质对入射粒子的阻止作用来讲,这种作用过程也称为“核阻止”。重带电粒子,由于质量大,只有当它非常靠近原子核而穿行时,才会发生明显的散射,所以一般重带电粒子在物质中的径迹是比较直的。而电子的质量小,易受到原子核的散射,与核外电子对其散射效应累积,致使电子在穿透物质时发生散射,出射方向偏离较大,具有统计分布特点,入射电子在物质中的径迹曲折杂乱。

4. 带电粒子与靶原子的核外电子发生弹性碰撞

在这种弹性碰撞中,入射粒子与核外电子发生库仑相互作用,碰撞前后体系的能量与动量守恒。入射粒子将一部分微小的能量转移给靶原子的核外电子,但不足以改变核外电子的能量状态。这种相互作用可以看成是入射粒子与整个靶原子的相互作用。只有在极低能量(≤100 eV)的电子与物质相互作用时才需要考虑这种作用过程。

3.1.2 描述带电粒子与物质相互作用的几个概念

1. 阻止本领

带电粒子在物质中的一切能量损失,用总质量阻止本领来表示。总质量阻止本领$\frac{S}{\rho}$定义为带电粒子在密度为 ρ 的介质中,穿过路程 dl 时,所损失的一切能量 dE 除以 ρdl 而得的商:

$$\frac{S}{\rho}=\frac{1}{\rho}\frac{\mathrm{d}E}{\mathrm{d}l} \tag{3.5}$$

定义中的一切能量损失,是指带电粒子与物质相互作用的一切过程中能量损失之和。在一般能量范围内,例如 $E<10$ MeV,主要是电离损失和辐射损失,而其他过程的能量损失,相对来说,可以忽略不计。因此总质量阻止本领等于入射粒子与核外电子和原子核非弹性碰撞的碰撞质量阻止本领与辐射质量阻止本领之和,用式(3.6)表示:

$$\frac{S}{\rho}=\frac{1}{\rho}\left(\frac{\mathrm{d}E}{\mathrm{d}l}\right)_{\mathrm{col}}+\frac{1}{\rho}\left(\frac{\mathrm{d}E}{\mathrm{d}l}\right)_{\mathrm{rad}}=\left(\frac{S}{\rho}\right)_{\mathrm{col}}+\left(\frac{S}{\rho}\right)_{\mathrm{rad}} \tag{3.6}$$

2. 射程

带电粒子在与物质相互作用的过程中,逐渐耗尽其动能,最后阻留在物质中被物质吸收。带电粒子在某种物质中沿着入射方向从进入到最后被物质吸收所经过的最大直线距离,称为带电粒子在该物质中的射程。射程的大小与带电粒子的种类、初始能量及吸收物质的性质有关。

3. 比电离

带电粒子与核外电子相互作用,能够引起物质原子电离。有些电离是由入射粒子直接作用产生的,称为直接电离(或初级电离);有些电离是由具有较大动能的次级电子(δ 电子)引起的,称为间接电离(或次级电离)。直接电离和间接电离合在一起称为总电离。电离后的原子带正电荷,它与逸出的自由电子合称为离子对。若用 w 表示产生一对离子对所消耗的平均能量,当入射粒子能量为 E 时,则在介质中产生的总的离子对数 N 为 E/w。单位径迹长度上产生的离子对数,称为比电离或电离密度,用 S 表示。比电离可以用线碰撞阻止本领来计算,表示带电粒子在单位路程上电离损失的平均能量。

3.1.3 重带电粒子与物质的相互作用

具有一定能量的重带电粒子与物质相互作用,其能量损失的主要方式是与靶原子的核外电子的非弹性碰撞而导致电子被电离或激发。在本书所讨论的能量范围内,辐射损失及与靶原子核、核外电子发生弹性散射损失的能量可以忽略不计。总质量阻止本领可用碰撞质量阻止本领近似表示。

重带电粒子与核外电子的每一次碰撞只损失很小一部分能量,经多次这种小能量的损失而逐渐降低其速度。设重带电粒子的质量为 M,电荷为 z,相对速度为 β,它与原子序数为 Z、相对原子量为 M_a、密度为 ρ 的物质相互作用,质量碰撞阻止本领如式(3.7)所示:

$$\frac{1}{\rho}\left(\frac{\mathrm{d}E}{\mathrm{d}l}\right)_{\mathrm{col}} \propto \frac{Zz^2}{M_a} f(\beta, I, \delta) \tag{3.7}$$

式中

$$f(\beta, I, \delta) = \ln\left[\frac{2\mu\beta^2}{I(1-\beta^2)}\right]^2 - 2\beta^2 - 2\,\frac{c}{Z} - \delta$$

设有两种速度相同的带电粒子,分别带有电荷 z_1、z_2,在给定的物质中的阻止本领之比为式(3.8)所示关系:

$$\frac{\frac{1}{\rho}\left(\frac{\mathrm{d}E}{\mathrm{d}l}\right)_{\mathrm{col},1}}{\frac{1}{\rho}\left(\frac{\mathrm{d}E}{\mathrm{d}l}\right)_{\mathrm{col},2}} = \frac{z_1^2}{z_2^2} \tag{3.8}$$

也就是说,具有相同速度的两种带电粒子在同一物质中的碰撞阻止本领之比,等于它们所带电荷数的平方之比。

对于一种具有相对速度为 β 的带电粒子,分别与两种不同的物质 a 和 b 相互作用,如果忽略对数项中 I 和 δ 的差异,可得式(3.9)所示关系:

$$\frac{\frac{1}{\rho}\left(\frac{\mathrm{d}E}{\mathrm{d}l}\right)_{\mathrm{col,a}}}{\frac{1}{\rho}\left(\frac{\mathrm{d}E}{\mathrm{d}l}\right)_{\mathrm{col,b}}} = \frac{\left(\frac{Z}{M_a}\right)_a}{\left(\frac{Z}{M_a}\right)_b} \tag{3.9}$$

亦即,具有相同速度的重带电粒子在两种物质中的碰撞阻止本领之比,等于此两种物质的相应原子序数与相对原子量的比值之比。若$\frac{Z}{M_a}\approx\frac{1}{2}$,则在两种物质中的质量碰撞阻止本领近似相等,即

$$\frac{1}{\rho}\left(\frac{\mathrm{d}E}{\mathrm{d}l}\right)_{\mathrm{col,a}}\approx\frac{1}{\rho}\left(\frac{\mathrm{d}E}{\mathrm{d}l}\right)_{\mathrm{col,b}} \tag{3.10}$$

根据 Bethe 阻止本领公式,可知$\frac{1}{\rho}\left(\frac{\mathrm{d}E}{\mathrm{d}l}\right)_{\mathrm{col}}\propto\frac{z^2}{v^2}f(v)$,即阻止本领只与入射粒子速度(即$E/m$)有关,而与它的质量无关;$\frac{1}{\rho}\left(\frac{\mathrm{d}E}{\mathrm{d}l}\right)_{\mathrm{col}}\propto z^2$,即阻止本领与入射重带电粒子所带电荷的平方成正比,入射粒子速度相同,所带电荷数大的粒子的阻止本领大;阻止本领与靶物质的NZ乘积成正比,原子序数高和密度大的物质阻止本领大。

重带电粒子入射到足够厚的靶物质中,通过与靶原子的碰撞而逐渐损失能量,最终停止下来。根据前面的讨论,重带电粒子的质量大,当它的速度比较高时,与靶原子的核外电子的非弹性碰撞不会导致运动方向有很大偏离,轨迹近似为直线,可以近似认为射程等于其路径长度,如果已知阻止本领即可求出射程。实际上,由于碰撞过程的统计性,单能粒子在物质中的射程具有统计分布,对于重带电粒子,射程是指平均射程,用式(3.11)表示:

$$R=\int_0^{E_0}\frac{\mathrm{d}E}{\left(-\frac{\mathrm{d}E}{\mathrm{d}l}\right)_{\mathrm{col}}} \tag{3.11}$$

对于重带电粒子,$\left(\frac{\mathrm{d}E}{\mathrm{d}l}\right)=\left(\frac{\mathrm{d}E}{\mathrm{d}l}\right)_{\mathrm{col}}$,可以推导出射程公式:

$$R\propto\left(\frac{M}{z^2}\right)\left(\frac{M_a}{\rho Z}\right)F(\beta_0,I,\delta) \tag{3.12}$$

式中,β_0为初始相对速度。

对于初始速度相同而种类不同的两种带电粒子 1 和 2,可推得在同一物质中的射程比如式(3.13)所示:

$$\frac{R_1}{R_2}=\frac{M_1}{M_2}\left(\frac{z_2}{z_1}\right)^2 \tag{3.13}$$

假设函数$F(\beta_0,I,\delta)$主要取决于粒子的初始相对速度β_0,而不同材料的I、δ影响甚小,那么由初始速度相同的某种重带电粒子在两种不同的物质 a 和 b 中的射程比,可得如下射程关系:

$$\frac{R_a}{R_b}=\frac{(Z/M_a)_b}{(Z/M_a)_a}\frac{\rho_b}{\rho_a} \tag{3.14}$$

该式表明,只要知道重带电粒子在物质 b 中的射程R_b,便可求出其在物质 a 中的射程R_a。

当$Z/M_a\approx\frac{1}{2}$时,式(3.14)简化为式(3.15):

$$R_a\rho_a \approx R_b\rho_b \tag{3.15}$$

实际工作中,可以根据试验数据总结出一些经验公式来估算粒子在物质中的平均射程,例如,对于能量为 3~7 MeV 的 α 粒子在空气中的平均射程,可以用经验公式(3.16)来表示:

$$R_0 = 0.318E_\alpha^{3/2} \tag{3.16}$$

式中,E_α 为 α 粒子能量,MeV;R_0 为 α 粒子在 15 ℃,760 mmHg 的大气压下空气中的平均射程,cm。这个经验公式的误差小于 10%。如果 α 粒子能量较高,则射程近似正比于 $E_\alpha^{3/4}$;如果 α 粒子能量较低,则射程近似正比于 E_α^2。表 3.2 给出 α 粒子在几种物质中的平均射程。

表 3.2　α 粒子在几种物质中的平均射程

α 粒子能量/MeV	空气,R/cm	生物组织,R/μm	铝,R/μm
4.0	2.5	31	16
4.5	3.0	37	20
5.0	3.5	43	23
5.5	4.0	49	26
6.0	4.6	56	30
6.5	5.2	64	34
7.0	5.9	72	38
7.5	6.6	81	43
8.0	7.4	91	48
8.5	8.1	100	53
9.0	8.9	110	58
9.5	9.8	120	64
10.0	10.6	130	69

3.1.4　β 射线与物质的相互作用

β 射线即电子,由于质量小、速度快,与靶物质相互作用时,其能量损失和运动轨迹与重带电粒子有所不同。电子与靶物质相互作用,能量损失主要有电离损失和辐射损失两种,而多次散射导致电子在物质中的运动轨迹十分曲折。

快电子通过靶物质时,也会与原子的核外电子发生非弹性碰撞,使靶物质的原子电离或激发,这与重带电粒子的能量损失机制类似。电离损失也是 β 射线在物质中损失能量的一种主要方式。与重离子不同的是,入射电子与靶原子的核外电子发生库仑相互作用时,一次碰撞有可能损失较多的能量,最多可将本身能量的一半转移给靶原子的核外电子。从电离角度看,和重带电粒子相比,电子的电离本领比较弱,所以比电离值也比较小。

β 粒子穿过物质时,除了使原子电离或激发而损失能量外,还有另一种能量损失的方式——辐射损失。当带电粒子接近原子核时,速度迅速降低,或运动方向发生偏转,也就是说,入射的 β 粒子在原子核电场中产生加速运动,按经典物理的观点,当带电粒子速度发生变化时,就可辐射出能量,将产生电磁辐射。这种电磁辐射叫作韧致辐射(即发射 X 射线)。例如,X 射线管中,电子束打到钨靶上产生韧致辐射,即发射 X 射线,X 射线机中的 X 射线源就是利用这个原理。根据电磁理论得到,带电粒子的韧致辐射引起的辐射能量损失率用式(3.17)表示:

$$-\left(\frac{\mathrm{d}E}{\mathrm{d}l}\right)_{\mathrm{rad}} \propto \frac{z^2Z^2}{m^2}NE \tag{3.17}$$

式中,m 为入射粒子的质量;E 为入射粒子的能量;z 为入射粒子的电荷数;Z 为靶物质的原子序数;N 为单位体积中物质的原子密度;下标 rad 表示辐射损失。从上式可以得到:

①辐射能量损失率与 z^2 成正比,与 m^2 成反比;

②辐射能量损失率与 Z^2 和 N 成正比;

③辐射能量损失率与入射粒子能量 E 成正比。

这点与电离损失是不同的,辐射损失随入射粒子能量的增加而增大,而电离损失则相反。因此对于高能 β 粒子的防护,重要的问题是屏蔽韧致辐射。β 粒子能量低时,电离损失占优势;能量高时,辐射损失变得重要。在相对论能区(即相对论因子 Ω 时),辐射损失与电离损失之比值用式(3.18)表示:

$$\frac{\left(\frac{\mathrm{d}E}{\mathrm{d}l}\right)_{\mathrm{rad}}}{\left(\frac{\mathrm{d}E}{\mathrm{d}l}\right)_{\mathrm{col}}} = \frac{ZE}{800} \tag{3.18}$$

式中,能量 E 的单位为 MeV。

β 射线或单能电子束穿过一定厚度的吸收物质时,强度减弱的现象称为吸收。β 粒子和重带电粒子在物质中的射程有着显著的差异。β 粒子在穿过物质时的总能量损失率比重带电粒子小,因此它比重带电粒子具有更大的射程。例如,在空气中,能量为 4 MeV 的 β 粒子,射程是 15 m;而相同能量的 α 粒子,射程只有 2.5 cm。此外,α 粒子与靶原子电子多次碰撞逐渐损失能量,几乎是直线行走的,只是在射程的末端与靶原子核的碰撞才使径迹有些偏离直线,因而 α 粒子有确定的射程(平均射程)。α 粒子的射程与径迹长度近似相等,粒子束只是在平均射程末端附近有明显的吸收。而对于 β 粒子来言,射程概念不像 α 粒子那样确切。由于 β 粒子质量小,在电离损失、辐射损失和与核的弹性散射过程中,β 粒子的运动方向有很大改变,这样使 β 粒子穿过物质时经过的路程十分曲折,因而路程轨迹长度远大于它的射程。同时,β 射线的能量是连续分布的,如果把每一小能量间隔内的 β 粒子看成是不同能量的单能 β 粒子,那么 β 射线在物质中的吸收曲线,就可看成是这些不同能量的单能电子的吸收曲线线性叠加的结果。因此,对 β 射线没有确定的射程可言,可以用 β 射线能谱中的最大能量 $E_{\beta\max}$ 所对应的射程来表示,称为 β 射线的最大射程 $R_{\beta\max}$。在实验中,按照吸收曲线的趋势外推到扣除本底的原始计数(没有经过任何吸收物质的计数)的万分之一处所对应的厚度即为 β 射线的最大射程。

β 粒子的最大射程与其最大能量之间的关系常用经验公式来表示，这样的经验公式同样适用于单能电子的情况。对于铝吸收体，β 粒子射程与能量之间有下列关系：

当 0.15 MeV$<E_{\beta\max}<$0.8 MeV 时

$$R_\beta = 0.407E_{\beta\max}^{1.38}$$

当 0.8 MeV$<E_{\beta\max}<$3 MeV 时

$$R_\beta = 0.542E_{\beta\max} - 0.133$$

式中，$E_{\beta\max}$ 为 β 粒子最大能量，MeV；R_β 为 β 射线的射程，g/cm²。射程以质量厚度为单位，可以避免直接测量薄吸收体线厚度所带来的较大误差，而面积和质量测量误差可以较小。β 粒子穿过相同质量厚度的不同吸收物质时，与 β 粒子碰撞的物质中的电子数目大体相同，所以用质量厚度表示时，对 Z 相差不是太大的靶物质，其阻止本领（$\mathrm{d}E/\rho\mathrm{d}x$）及射程大体是相同的，$\mathrm{d}E/\rho\mathrm{d}x \propto Z/A$，对绝大多数元素，$Z/A \approx 1/2$。对于那些原子序数相近的物质（如空气、铝、塑料和石墨等），尽管它们的密度差异很大，但以质量厚度为单位的射程值却近似相同。这样，关于射程–能量的经验公式就不仅对铝适用，而且对那些原子序数和铝相近的物质也都近似适用了。

一般放射性同位素产生的 β 射线，在铝中的射程只有零点几毫米到几毫米，因此比较容易防护。但 β 射线在进入人体前表面组织时，可以造成细胞损伤，所以不可忽视对 β 射线的屏蔽和防护。表 3.3 给出几种物质中不同能量的 β 粒子的射程。

表 3.3　几种物质中的 β 粒子的射程

β 粒子能量/MeV	介质，密度/(g/cm³)		
	空气，ρ=0.001 293	生物组织，ρ=1.0	铝，ρ=2.7
0.1	10.1　(0.012)	0.016　(0.016)	0.005　(0.014)
0.2	31.1　(0.038)	0.049　(0.049)	0.015 5　(0.042)
0.3	56.7　(0.07)	0.089　(0.089)	0.028　(0.076)
0.4	85.7　(0.11)	0.135　(0.135)	0.042 6　(0.115)
0.5	119.0　(0.146)	0.187　(0.187)	0.059　(0.159)
1.0	306　(0.367)	0.48　(0.48)	0.15　(0.41)
3.0	1 100　(1.35)	1.74　(1.74)	0.55　(1.49)
5.0	1 900　(2.34)	2.98　(2.98)	0.94　(2.54)

注：括号外的射程值为线厚度，单位为 cm；括号内的射程值为质量厚度，单位为 g/cm²。

正电子通过物质时，也像负电子一样与核外电子和原子核相互作用，产生电离损失、辐射损失和弹性散射。尽管负电子和正电子与它们作用时，受到的库仑力或为排斥力或为吸引力，但因它们的质量相等，所以当正电子和负电子的能量相等时，它们在物质中的能量损失和射程是大体相同的。上述对负电子的讨论，对于正电子也同样适用。

3.2 γ射线与物质相互作用

γ射线(也称为γ光子)是一种波长极短的电磁辐射。天然放射性核素放射出来的γ射线能量一般在几千电子伏至几兆电子伏。

能量在100 keV~30 MeV范围内的γ射线与物质相互作用时,最主要有三种彼此无关的方式:光电效应、康普顿效应(又称康普顿散射)和电子对效应。其他相互作用(相干散射、光致核反应、核共振反应)概率小于1%,这里不讨论。

γ射线以一定的概率与物质发生上述三种主要相互作用,通常用截面σ表示作用概率的大小。截面σ表示一个入射光子与单位面积上一个靶原子发生相互作用的概率,其法定单位为cm^2和m^2,常用单位为靶恩(简称靶),用b表示($1\ b=10^{-24}\ cm^2$)。对应的相互作用截面有:光电效应截面σ_{ph},康普顿散射截面σ_c和电子对效应截面σ_p。γ射线与物质相互作用的总截面σ_γ用公式(3.19)表示:

$$\sigma_\gamma=\sigma_{ph}+\sigma_c+\sigma_p \tag{3.19}$$

截面的大小与γ射线的能量和靶物质的性质有关。

3.2.1 光电效应

γ光子与靶物质原子中的束缚电子发生相互作用时,光子的全部能量转移给某个束缚电子,使之克服原子核的束缚发射出来,而原来的γ光子消失。这种过程称为光电效应,发射出来的电子叫作光电子。内层电子出射后,留下的空位很快会被外层电子补充,在这个补充过程中会出现三种情况:①发射特征X射线;②发射俄歇电子;③同时存在特征X射线和俄歇电子发射。图3.1是光电效应示意图。

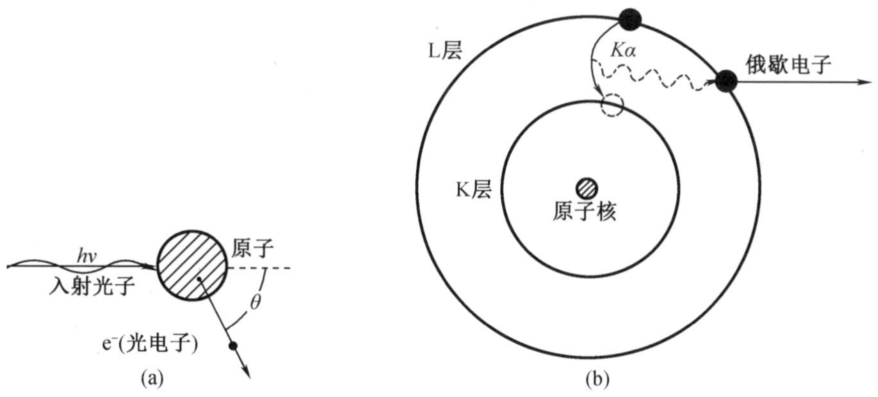

图3.1 光电效应示意图

1. 光电子的能量

γ光子打在原子上,原子吸收了光子的全部能量,其中一部分消耗于光电子脱离原子核的束缚所需要的电离能(电子在原子中的结合能),另一部分作为光电子的动能,所释放出来的光电子的能量就是入射光子能量 X 和该电子所处的第 i 层壳层的电子结合能 B_i 之差:

$$E_e = h\upsilon - B_i \tag{3.20}$$

电子的结合能 B_i 不仅与原子序数 Z 有关,而且也与电子所在壳层的层次有关,如果入射光子的能量是单能的,则产生的光电子的能量也是单能的。还有很少一部分能量用于使靶原子核反冲,但这部分能量比 γ 射线的能量和光电子的动能小得多,可以忽略不计。可见,只有 γ 光子的能量大于壳层电子的结合能,才能发生光电效应。壳层电子的结合能往往比放射性同位素放出的 γ 光子的能量(通常为几百电子伏到几兆电子伏)小得多,因而可以近似地认为光电子的动能等于 γ 射线的能量($E_e \approx h\upsilon$)。

2. 光电效应的截面

光电效应的截面 σ_{ph} 简称光电截面,它表示一个入射光子与单位面积上一个靶原子发生光电效应的概率。光电效应截面的大小与 γ 射线的能量 E_γ($E_\gamma = h\upsilon$)和吸收物质的原子序数 Z 有关,而与物质所处的化学和物理状态无关,粗略地讲,随着光子能量增大而减小。

在非相对论情况下,即 $E_\gamma \ll m_0c^2$,K 层电子的光电截面 $\sigma_{ph,k}$ 可表示为式(3.21):

$$\sigma_{ph,k} \propto Z^5 \left(\frac{1}{h\upsilon}\right)^{\frac{7}{2}} \tag{3.21}$$

在相对论情况下,即 $E_\gamma \gg m_0c^2$ 时,K 层电子的光电截面 $\sigma_{ph,k}$ 可表示为式(3.22):

$$\sigma_{ph,k} \propto Z^5 \frac{1}{h\upsilon} \tag{3.22}$$

由上述两式可见:$\sigma_{ph,k}$ 与 Z^5 成正比,即靶物质原子序数大的光电截面大。因为光电效应是 γ 光子和束缚电子的作用,Z 越大,电子在原子中被束缚得越紧,原子核参与光电效应的概率就越大。所以对探测 γ 射线而言,通常采用高原子序数的材料作为探测 γ 射线的介质,以获得高的探测效率。对屏蔽 γ 射线而言,同样选用高原子序数的物质,以便更有效地屏蔽 γ 射线。铅($Z=82$)是很好的、常用于屏蔽 γ 辐射的材料,而像铝($Z=13$)这样低原子序数的材料,光电效应相对不显著。光电效应截面 $\sigma_{ph,k}$ 随着光子能量的增大而减小,对于低能 γ 光子,电子相对来说束缚得紧一些,因而容易发生光电效应。靶原子的各个壳层电子都可以吸收光子而被发射出来,电子在原子中束缚得越紧,发生光电效应的概率也就越大,所以 K 壳层电子发生光电效应的概率最大,L 层次之,M 层更小。

如果入射光子的能量大于 K 层电子的结合能,那么 80%的光电效应将发生在与 K 层电子的作用上。总的光电效应截面 σ_{ph} 主要来自 K 层的贡献,σ_{ph} 可近似地表示为

$$\sigma_{ph} = \frac{5}{4}\sigma_{ph,k}$$

图 3.2 给出了不同吸收物质光电截面与光子能量 E_γ 的关系,从图中可以看出,随着 E_γ 的增大,截面变小。当光子能量 E_γ<100 keV 时,光电截面随 E_γ 的变化出现特征性的突变,这种尖锐的突变称为吸收限,它是入射光子能量分别稍大于 K、L、M 层的结合能时,发生光电效应的概率突变。然后发生光电效应概率又随能量的增大而下降。图中给出了铅的光电截面在 L 吸收限附近的变化情况。铅中 K 吸收限为 88.3 keV,对于 L、M 层电子,存在着

子壳层，各子壳层的结合能有差异，因而吸收曲线对应于 L 吸收限存在精细结构。L 层有 3 个吸收限，M 层有 5 个吸收限。相应铅的 L_3 吸收限为 13.06 keV，L_2 吸收限为 15.2 keV，L_1 吸收限为 15.9 keV。

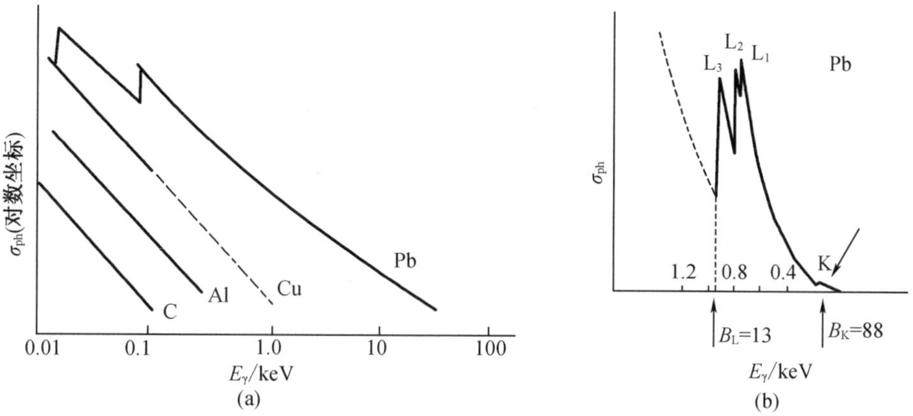

图 3.3 光电效应吸收截面与入射光子能量的关系

3.2.2 康普顿散射

入射 γ 光子与靶原子核的核外电子发生非弹性散射，这种过程就是康普顿散射。入射 γ 光子的一部分能量转移给电子，使它脱离原子核束缚而成为反冲电子，而光子的运动方向和能量发生变化。图 3.3 为康普顿散射示意图，入射光子的能量为 E_γ，散射光子的能量为 E'_γ，并沿与入射方向成 θ 角出射（称为散射角），反冲电子则沿 φ 角出射（称为反冲角）。

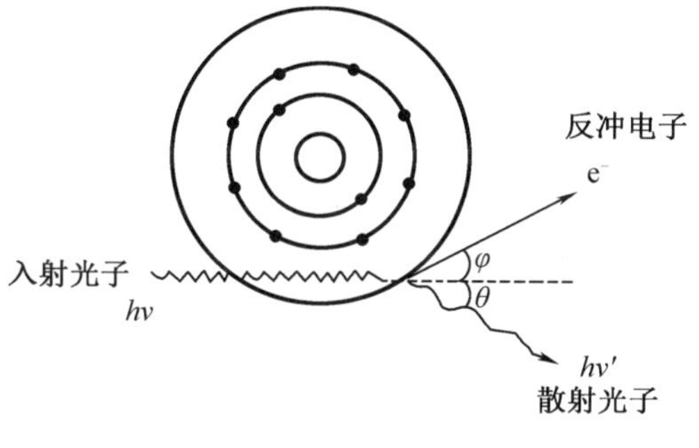

图 3.3 康普顿散射示意图

康普顿散射与光电效应不同：光电效应中光子损失全部能量，康普顿散射中光子只是损失掉一部分能量；光电效应发生在束缚最紧的内层电子上，而康普顿散射总是发生在束缚最松的外层电子上。这样康普顿散射就可以认为是 γ 光子与处于静止状态的“自由电子”之间的弹性碰撞，入射光子的能量和动量就由反冲电子和散射光子两者之间进行分配。

1. 康普顿散射关系

设入射光子的能量为 $E_\gamma = h\nu$，动量为 $h\nu/c$；碰撞后的散射光子的能量为 $E'_\gamma = h\nu'$，动量

为 $h\upsilon'/c$,“自由电子”被认为是处于静止状态的,碰撞后反冲电子的总能量为 E,动量为 P,动能为 E_e。用相对论的能量和动量守恒定律公式,可以推导出弹性碰撞中散射光子和反冲电子的能量与散射角的关系,散射光子与反冲电子之间的矢量作用关系。散射光子的能量 E'_γ 与入射光子能量 E_γ 的关系用式(3.23)表示:

$$E'_\gamma=\frac{E_\gamma}{1+\dfrac{E_\gamma}{m_0c^2}(1-\cos\theta)} \tag{3.23}$$

康普顿反冲电子能量用式(3.24)表示:

$$E_e=E_\gamma-E'_\gamma=\frac{E_\gamma^2(1-\cos\theta)}{m_0c^2+E_\gamma(1-\cos\theta)} \tag{3.24}$$

θ 和 φ 之间的关系可表示为式(3.25):

$$\cot\varphi=\left(1+\frac{E_\gamma}{m_0c^2}\right)\tan\frac{\theta}{2} \tag{3.25}$$

对康普顿散射讨论如下:

①当 $\theta=0°$ 时,散射后的光子能量 $E'_\gamma=E_\gamma$,达到最大值,而这时反冲电子的动能 $E_e=0$。说明在这种情况下,入射 γ 光子从电子旁掠过,未发生散射,所以 γ 光子的能量没有损失。

②当 $\theta=180°$ 时,入射光子与电子对头碰撞后,沿相反方向散射回来,而反冲电子沿入射光子方向飞出,这种情况称反散射。此时散射光子能量最小,如式(3.26)所示:

$$E'_{\gamma,\min}=\frac{E_\gamma}{1+\dfrac{2E_\gamma}{m_0c^2}} \tag{3.26}$$

E_γ 若以 MeV 为单位,$m_0c^2\approx0.5$ MeV,则简化为式(3.27):

$$E'_{\gamma,\min}\approx\frac{1}{4+\dfrac{1}{E_\gamma}} \tag{3.27}$$

反冲电子的动能达到最大,如式(3.28)所示:

$$E_{e,\max}=\frac{E_\gamma}{1+\dfrac{m_0c^2}{2E_\gamma}} \tag{2.28}$$

散射光子能量则如式(3.29)所示:

$$E_{\gamma,\max}\approx\frac{E_\gamma^2}{1+\dfrac{1}{4E_\gamma}} \tag{3.29}$$

表 3.4 列出了不同入射光子能量对应的反散射光子的能量。从表中可以看出,入射 γ 光子的能量变化几兆电子伏,而反散射光子的能量变化却不大,在 200 keV 左右,由于放射源衬底、屏蔽体和支撑物等的存在,在 γ 射线能谱测量中总可以观察到能量约为 200 keV 的反散射峰。

表 3.4　不同入射光子能量对应的反散射光子的能量　　单位:MeV

入射光子能量	0.5	0.662	1.0	1.5	2.0	3.0	4.0
反散射光子能量	0.169	0.184	0.203	0.218	0.226	0.235	0.240

2. 康普顿散射截面

康普顿散射发生于 γ 光子和"自由电子"之间,因此散射截面是对电子而言的,用 $\sigma_{c,e}$ 表示。整个原子的康普顿散射截面 σ_c 是原子中各个电子的康普顿截面的线性相加,如式(3.30)所示:

$$\sigma_c = Z\sigma_{c,e} \tag{3.30}$$

当入射光子能量很低($E_\gamma \ll m_0c^2$)时,就是汤姆逊散射截面 σ_{th},如式(3.31)所示:

$$\sigma_c \xrightarrow{E_\gamma \to 0} \sigma_{th} = \frac{8}{3}\pi Z r_0^2 \tag{3.31}$$

式中,r_0 为经典电子半径,$r_0 = e^2/m_0c^2 = 2.8\times10^{-13}$ cm。当入射光子能量很低时,康普顿散射截面与光子能量无关,仅与 Z 成正比。

当入射光子能量较高时,σ_c 可以用式(3.32)表示:

$$\sigma_c = Z\pi r_0^2 \frac{m_0c^2}{E_\gamma}\left(\ln\frac{2E_\gamma}{m_0c^2} + \frac{1}{2}\right) \approx \frac{Z}{E_\gamma} \tag{3.32}$$

此时截面与 Z 成正比,近似地与光子能量成反比,当入射 γ 光子能量增加时,康普顿散射截面下降,但下降的速度比光电截面慢。

3.2.3　电子对效应

当 γ 光子从原子核旁经过时,在原子核的库仑场作用下,γ 光子转化为一个正电子和一个负电子,这种过程称为电子对效应,如图 3.4 所示。

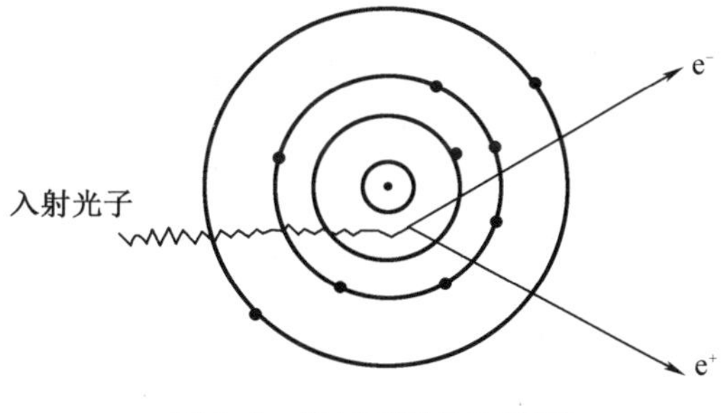

图 3.4　电子对效应示意图

1. 电子对的能量

根据能量守恒定律,只有当入射 γ 光子的能量 $h\upsilon > 2m_0c^2$,即 $h\upsilon > 1.02$ MeV 时,才能发生电子对效应。入射光子的能量一部分转变为正-负电子对的静止能量(1.02 MeV),其余部分就作为它们的动能,如式(3.33)所示:

$$h\upsilon = E_{e^+} + E_{e^-} + 2m_0c^2 = E_{e^+} + E_{e^-} + 1.02\ \text{MeV} \tag{3.33}$$

式中，E_{e^+}和 E_{e^-}分别为正、负电子的动能。

2. 电子对效应的截面

原子的电子对效应截面 σ_p 可由理论计算得到。它是入射光子能量和吸收物质原子序数的函数。当 $h\nu$ 稍大于 $2m_0c^2$ 时，σ_p 可以用式(3.34)表示；当 $h\nu$ 远大于 $2m_0c^2$ 时，σ_p 可用式(3.35)表示：

$$\sigma_p \propto Z^2 E_\gamma \tag{3.34}$$

$$\sigma_p \propto Z^2 \ln E_\gamma \tag{3.35}$$

由此可见，在能量较低时，σ_p 随光子能量线性增加；在能量很高时，σ_p 随光子能量变化缓慢。不论在高能区还是在低能区，都有 $\sigma_p \propto Z^2$，重的元素更容易与 γ 射线发生电子对效应。与康普顿散射相比，在能量高时，电子对效应占优势。电子对效应截面与 γ 射线能量的关系如图 3.5 所示。

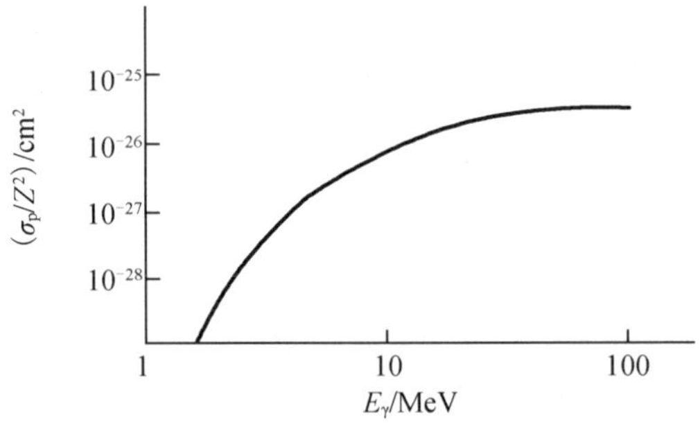

图 3.5　电子对效应截面与 γ 射线能量的关系

γ 射线三种主要相互作用与光子能量、吸收物质原子序数 Z 的关系如图 3.6 所示。

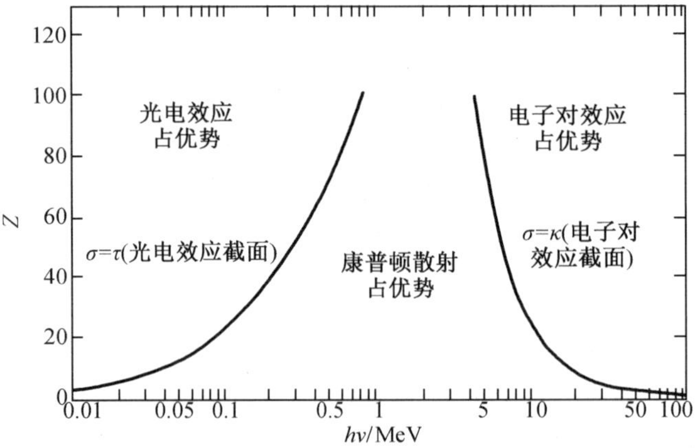

图 3.6　γ 射线三种主要相互作用与光子能量、吸收物质原子序数的关系

3.3 中子与物质相互作用

中子按能量可如下划分：

慢中子 $0\sim10^3$ eV
- 冷中子 $\leqslant 2\times10^{-3}$ eV
- 热中子 $\approx 0.025\ 3$ eV
- 超热中子 $\geqslant 0.5$ eV
- 共振中子 $1\sim1\ 000$ eV

中能中子 $10^3\sim5\times10^5$ eV

快中子 $5\times10^5\sim10^7$ eV

非常快中子 $10^7\sim5\times10^7$ eV

超快中子 $5\times10^7\sim10^{10}$ eV

相对论中子 $>10^{10}$ eV

中子按能量的划分并不严格，各文献之间略有差别。

中子不带电，几乎不能与原子的电子发生相互作用，而只能与原子核发生相互作用。中子与原子核的相互作用可分为两大类：一类是散射，包括弹性散射和非弹性散射。这是快中子与物质相互作用过程中能量损失的主要形式。快中子在轻介质中通过弹性散射损失能量，在重介质中主要通过非弹性散射损失能量。另一类是吸收，即中子被原子核吸收后，仅产生其他种类的次级粒子，不再产生中子。快中子减速成为能量较低的中子的过程称为中子的慢化。中子一般只有被慢化后才能有效地被物质吸收。

3.3.1 弹性散射

弹性散射分为势散射和复合核散射两种。势散射是中子受核力场作用发生的散射，这种作用中子未进入核内，而是发生在核的外表面。复合核散射是中子进入核内形成复合核，而后放出中子。弹性散射又称为(n,n)反应。在弹性散射过程中，原子核和中子间虽有能量交换，但原子核内能不变，相互作用体系保持动能和动量守恒。

当中子和原子核(靶核)发生弹性散射时，中子把部分能量交给原子核，运动方向发生改变。若 E_1、E_2 分别表示单次碰撞前后的中子能量，则在质心坐标系中，一次碰撞后和碰撞前中子能量的比 E_2/E_1 与靶核原子量 M_A 及散射角 θ_C 的关系为

$$\frac{E_2}{E_1}=\frac{M_A^2+2M_A\cos\theta_C+1}{(M_A+1)^2}$$

式中，散射角 θ_C 可取 $0\sim\pi$ 间的任何值。发生“正向”碰撞时，$\theta_C=\pi$，中子能量损失最大。用 E_{min} 表示“正向”碰撞后中子的能量，则上式变为

$$\frac{E_{min}}{E_1}=\frac{M_A^2-2M_A+1}{(M_A+1)^2}=\left(\frac{M_A-1}{M_A+1}\right)^2$$

用 α 表示 $\left(\frac{M_A-1}{M_A+1}\right)^2$。若 $M_A=1$,即和氢原子核发生一次"正向"碰撞,中子的能量几乎可以全部损失掉。实际上,人们关心的是一次碰撞的平均能量损失及降低到某一能量范围所需要的碰撞次数。

在质心坐标系中,当中子能量在几兆电子伏范围内时,可以认为中子的散射是各向同性的,则一次碰撞的平均能量损失为

$$\frac{\overline{\Delta E}}{E_1}=\frac{1}{2}(1-\alpha)$$

可以看出,中子与氢原子核正碰撞,$\alpha=0$,平均每次可损失其能量的一半。随着靶核质量的增加,每次碰撞的平均损失能量减少。可以推得一个能量为 E_1 的快中子在物质中能量降低到 E_n 所需要的平均次数。本书不进行推导,可以参见有关教材。表 3.5 列出能量为 2 MeV 快中子在不同物质中慢化到热能(0.025 3 eV)时,所需要的平均碰撞次数 N。

表 3.5　2 MeV 快中子在不同物质中的慢化参数

元素	氢	氘	锂	铍	碳	氧	铀
M_A	1	2	7	9	12	16	238
N	18	25	67	86	114	150	2 172

可以看出,轻元素(特别是氢)可以作为良好的快中子慢化剂。而中子与重核的弹性散射,损失能量很小。

3.3.2　非弹性散射

非弹性散射分为直接相互作用过程和形成复合核过程。直接相互作用过程是入射中子和靶核的核子发生非常短时间($10^{-22}\sim10^{-21}$ s)的相互作用,在每次直接相互作用过程中,中子损失能量较小;复合核过程是入射中子进入靶核形成复合核,在形成复合核过程中,入射中子和核子发生较长时间($10^{-20}\sim10^{-15}$ s)的能量交换。无论经过哪种过程,靶核都将放出一个动能较低的中子而处于激发态。然后该靶核以发射一个或若干个光子的形式释放出激发能后回到基态。

在非弹性散射过程中,入射中子所损失的能量不仅使靶核受到反冲,而且有一部分转变为靶核的激发能。因此,中子和靶核虽然总能量守恒,但靶核内能发生了改变,总动能并不守恒。

非弹性散射的发生和入射中子的能量有关。只有入射中子能量大于靶核的第一激发能级时,才能发生非弹性散射。发生非弹性散射的阈能略高于第一激发能级,在此阈值以上,随着中子能量的增加,非弹性散射的截面变大。靶核的第一激发能级愈低,愈易发生非弹性散射。重核的第一激发能级比轻核的第一激发能级低。重核的第一激发能级在基态以上 100 keV 左右,随着原子量的增加,能级间隔愈来愈小。轻核的第一激发能级一般在几兆电子伏以上。因此,快中子与重核相互作用时,与弹性散射相比,非弹性散射占优势。每

发生一次非弹性散射,中子就损失很大一部分能量,因而只需经过几次非弹性散射,中子能量就降低到原子核的第一激发能级以下。此后,不再发生非弹性散射,主要靠弹性散射损失能量。

因此,在中子屏蔽层中,往往掺入重元素或用重金属与慢化剂组成交替屏蔽。其中重元素具有吸收 γ 射线和使较高能量的中子慢化的双重作用。

3.3.3　辐射俘获

中子射入靶核后,与靶核形成激发态的复合核,然后靶核通过发射一个或几个 γ 光子回到基态,不再发射其他粒子,此过程叫作辐射俘获,也称为(n,γ)反应。这时中子被靶核吸收。任何能量的中子,几乎都与原子核发生辐射俘获,其反应截面仅和中子能量有关。在低能区,除共振以外,其反应截面一般随 $1/\sqrt{E}$ 变化。发生(n,γ)反应后的靶核,由于核内多了一个中子,一般是放射性的,但也有的是稳定核。

核素的热中子俘获截面变化很大,可从 2.65×10^{6} b(^{135}Xe)到 10^{-4} b(^{18}O)。常用镉作为热中子吸收剂,它的俘获截面 σ_γ 很大(σ_γ = 19 910 b),大约只要 2 mm 厚的镉,基本上就可以把射在它上面的热中子吸收掉。

3.3.4　其他核反应

不同能量的中子和靶核发生的核反应是多种多样的,除上述(n,n)、(n,γ)反应以外,还有发射带电粒子核反应、裂变反应、多粒子发射核反应等。

发射带电粒子核反应是复合核通过发射带电粒子(如质子、α 粒子)而衰变。例如,慢中子引起的(n,α)、(n,p)反应。在中子屏蔽中有重要意义的有^{10}B 和^{6}Li 的(n,α)反应:

$$^{10}\text{B}+\text{n}\longrightarrow{}^{7}\text{Li}+\alpha+2.79\ \text{MeV}(6.1\%)$$

$$^{10}\text{B}+\text{n}\longrightarrow{}^{7}\text{Li}^{*}+\alpha+2.31\ \text{MeV}(93.9\%),\ {}^{7}\text{Li}^{*}\longrightarrow{}^{7}\text{Li}+0.478\ \text{MeV}$$

^{10}B 的丰度虽然只有 19.8%,但这种反应截面很大,其热中子吸收截面 σ_a 为 3 837 b。此外还有

$$^{6}\text{Li}+\text{n}\longrightarrow{}^{3}\text{H}+\alpha+4.786\ \text{MeV}$$

^{6}Li 的丰度虽然只有 7.52%,但热中子的(n,α)反应截面很大,σ_a 为 940 b。

所以,在中子防护上,除镉以外,常用硼和锂作为中子的吸收剂和慢化剂。

裂变反应指的是有几种重核如^{235}U、^{239}Pu 等,当它们俘获一个中子后,可分裂为两个较轻的原子核,并伴随放出 2~3 个中子及 200 MeV 左右的能量,即(n,f)反应。约一半以上的裂变产物是具有不同性质的放射性核素,如^{90}Sr、^{137}Cs 等。

多粒子发射核反应是当入射中子能量大于中子结合能(>8~10 MeV)时,复合核发射两个粒子或多余两个粒子的核反应,如(n,2n)、(n,np)反应等。

参 考 文 献

[1] 李星洪. 辐射防护基础[M]. 北京：原子能出版社，1982.

[2] 丁富荣，班勇，夏宗璜. 辐射物理[M]. 北京：北京大学出版社，2004.

[3] 复旦大学，清华大学，北京大学. 原子核物理实验方法[M]. 北京：原子能出版社，1996.

[4] 杨家福,王炎森,陆福全. 原子核物理[M]. 上海：复旦大学出版社，1993.

[5] 夏益华，陈凌，王仲文，等. 电离辐射防护与安全[M]. 北京：北京理工大学出版社，2022.

第4章　辐射防护领域中常用量与单位

为了恰当阐明电离辐射的作用过程及其危害,并能够有效地开展剂量监测和剂量评价,在电离辐射防护领域定义和引入了许多专门的量。本章将对电离辐射防护领域常用的量进行归类和阐述,同时给出各量的国际标准单位和一些量常用的专用单位。本章主要依据国际组织(ICRU,ICRP)出版物及相关国家标准进行阐述,未能详述内容也可参考书后所列参考资料进行深入掌握。关于各个量的使用在ICRP和ICRU联合发布的ICRP第116号出版物中有了新的内涵和应用方式,将在后续章节进一步加以说明。

4.1　电离辐射量与单位

4.1.1　辐射计量量

电离辐射领域的计量量很多,计量量是定义和表征其他各类辐射量的基础。本节只对描述辐射场的几个基本计量量进行简要介绍,包括(粒子)注量(fluence)、(粒子)注量率;能(量)注量、能(量)注量率。

1.(粒子)注量 $\boldsymbol{\Phi}$

辐射场中某一点的注量,是进入以该点为球心、截面积为 da 的小球内的粒子数 dN 除以 da 而得的商。其中 dN 是如图4.1所示的进入截面积为 da 的小球粒子数,不考虑入射粒子的进入方向,是一个标量。

$$\Phi = \frac{dN}{da} \tag{4.1}$$

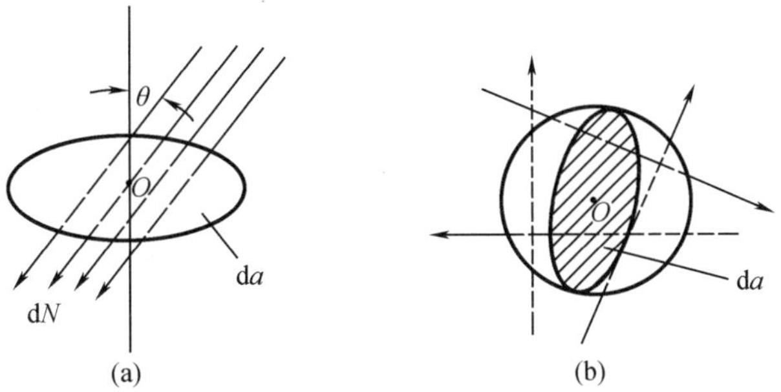

图4.1　注量的定义示意图(单位:m^{-2})

2.(粒子)注量率 φ

注量率 φ,是 $\mathrm{d}\Phi$ 除以 $\mathrm{d}t$ 所得的商,通常也记为 $\dot{\Phi}$:

$$\varphi=\dot{\Phi}=\frac{\mathrm{d}\Phi}{\mathrm{d}t} \tag{4.2}$$

单位:米$^{-2}$·秒$^{-1}$,$\mathrm{m}^{-2}\cdot\mathrm{s}^{-1}$。

注量率的定义式也可以写作 $\varphi=\dfrac{\mathrm{d}^2N}{\mathrm{d}a\mathrm{d}t}$。

3.能(量)注量 Ψ

能(量)注量 Ψ,是入射到截面积为 $\mathrm{d}a$ 的球上的辐射能 $\mathrm{d}R$ 除以 $\mathrm{d}a$ 所得的商:

$$\Psi=\frac{\mathrm{d}R}{\mathrm{d}a} \tag{4.3}$$

单位:焦耳·米$^{-2}$,$\mathrm{J}\cdot\mathrm{m}^{-2}$。

对于单能辐射场,假设粒子能量为 E,则有 $\Psi=\Phi\cdot E$。

4.能(量)注量率 ψ

能(量)注量率 ψ,是 $\mathrm{d}\Psi$ 除以 $\mathrm{d}t$ 所得的商,通常也记为 $\dot{\Psi}$:

$$\psi=\dot{\Psi}=\frac{\mathrm{d}\Psi}{\mathrm{d}t} \tag{4.4}$$

单位:焦耳·米$^{-2}$·秒$^{-1}$,$\mathrm{J}\cdot\mathrm{m}^{-2}\cdot\mathrm{s}^{-1}$。

对于单能辐射场,假设粒子能量为 E,则有 $\psi=\varphi\cdot E$。

由于小球内的截面可以任意选取,对于任何方向入射到小球体上的粒子数,都可以选出相应的截面。当致电离粒子与活细胞或物质中的原子发生相互作用时,活细胞或原子可视为一个小球体,不管粒子从什么方向击中活细胞或原子,都可能发生某种效应。在辐射防护上,人们主要关心的是辐射作用于某一点所产生的效应,而不管辐射的入射方向。

对于具有能量分布的辐射粒子,则有能注量和粒子注量之间的对应关系:

$$\Psi=\int_0^{\infty}\frac{\mathrm{d}\Phi}{\mathrm{d}E}E\mathrm{d}E \tag{4.5}$$

式中,$\dfrac{\mathrm{d}\Phi}{\mathrm{d}E}$为粒子注量对能量的微分分布;$\mathrm{d}\Phi$ 为在 E 到 $E+\mathrm{d}E$ 能量间隔内的粒子注量。

注量也可以表示为

$$\Phi=\frac{\mathrm{d}l}{\mathrm{d}V} \tag{4.6}$$

在描述辐射场和辐射源时,还有另外一个常用量——通量(flux),其一般表达式为

$$\dot{N}=\frac{\mathrm{d}N}{\mathrm{d}t} \tag{4.7}$$

在实际使用中更常用的是经过单位面积的通量,也称为通量密度,通常记为

$$\Phi=\frac{\mathrm{d}^2N}{\mathrm{d}t\mathrm{d}a} \tag{4.8}$$

通量和注量有时会混用,实际上二者在具体内涵上是有区别的。特别是在应用领域上

是不同的，特定含义可在实际应用中根据场景或上下文加以甄别。

4.1.2 辐射剂量量

辐射剂量，主要研究电离辐射能量在物质中的沉积及效应。电离辐射与被照物质相互作用的过程可以分为能量转移和能量沉积两个过程，关于作用过程已在相互作用章节进行了介绍。本节主要介绍几个从相互作用过程中引申出的具有明确含义的剂量量，包括吸收剂量(率)、比释动能(率)、照射量(率)。

1. 吸收剂量 D

吸收剂量 D 是一个基本的剂量学量，定义为

$$D=\frac{\mathrm{d}\bar{\varepsilon}}{\mathrm{d}m} \tag{4.9}$$

式中，$\mathrm{d}\bar{\varepsilon}$ 为电离辐射授与某一体积元中的物质的平均能量；$\mathrm{d}m$ 为在这个体积元中的物质的质量。

ε 为一随机量，表达式为

$$\varepsilon=\sum\varepsilon_{\mathrm{in}}-\sum\varepsilon_{\mathrm{out}}+\sum Q \tag{4.10}$$

能量可以对任何确定的体积加以平均，平均剂量等于授与该体积的总能量除以该体积的质量而得的商。吸收剂量的 SI 单位是焦耳·千克$^{-1}$($\mathrm{J\cdot kg^{-1}}$)，称为戈[瑞](Gy)，早期使用拉德(rad)。1975 年 ICRU 为纪念其副主席 Louis Harold Gray(1905—1965)对剂量学的贡献，确定用其名字作为吸收剂量的单位。

如果用描述相互作用的量来表示吸收剂量，则吸收剂量 D 为

$$D=\Phi\cdot E\cdot\frac{\mu_{\mathrm{en}}}{\rho}=\Psi\cdot\frac{\mu_{\mathrm{en}}}{\rho} \tag{4.11}$$

式中，μ_{en} 表示 γ 射线在介质中的能量吸收系数。

在使用吸收剂量时，需要注意带电粒子平衡的使用条件，下面给出相关的概念。

带电粒子平衡是剂量学中很重要的一个概念。这里仅对它作简单介绍。

设不带电粒子通过体积为 V 的物质，如图 4.2 所示。假设在体积 V 中任取一点 P，并以 P 点为中心取一小体积元 ΔV。

不带电粒子传递给小体积元 ΔV 的能量，等于它在 ΔV 内所产生的次级带电粒子动能的总和。这些次级带电粒子有的产生在 ΔV 内，有的产生在 ΔV 外。另外，在 ΔV 内产生的次级带电粒子有的可能离开体积元 ΔV，如径迹 a；也有的可能在 ΔV 外产生的次级带电粒子进入该体积元，如径迹 b。若每一个带电粒子离开以 P 点为中心的小体积元 ΔV 时，就有另一个同种类、同能量的带电粒子进入该体积元来补偿，则称 P 点存在带电粒子平衡。

物质中的一点 P，在电离辐射的照射下，如果满足下列条件，此点存在着带电粒子平衡：

①由小体积 ΔV 向各个方向伸展的距离 d，至少大于由初级辐射所产生的次级带电粒子的最大射程 $R_{\max}$。在 $d\geq R_{\max}$ 的区域内辐射的强度和能谱恒定不变。

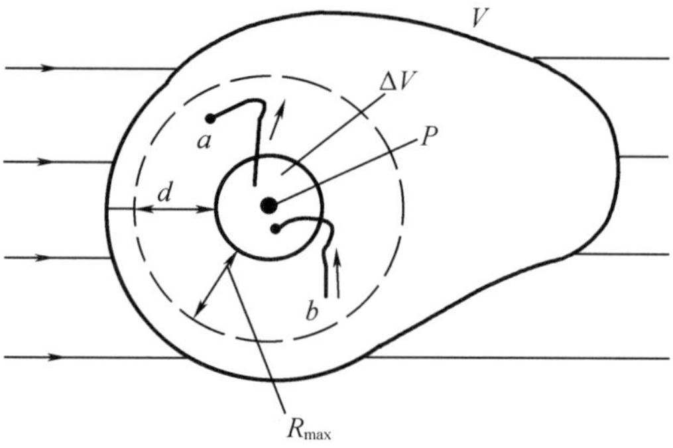

图 4.2　带电粒子平衡条件示意图

②上述同样的区域内,介质对次级带电粒子的阻止本领对初级辐射的质能吸收系数恒定不变。

2. 吸收剂量率 $\dot{D}$

吸收剂量 $\dot{D}$ 是指单位时间内的吸收剂量,定义为

$$\dot{D}=\frac{\mathrm{d}D}{\mathrm{d}t} \tag{4.12}$$

吸收剂量率 $\dot{D}$ 的 SI 单位是焦耳・千克$^{-1}$・秒$^{-1}$(J・kg^{-1}・s^{-1}),或戈[瑞]・秒$^{-1}$(Gy・s^{-1})。也可以引申出其他各种单位,例如 mGy・s^{-1}、μGy・h^{-1} 等。

3. 比释动能 K

比释动能 K 定义为

$$K=\frac{\mathrm{d}E_{tr}}{\mathrm{d}m} \tag{4.13}$$

式中,$\mathrm{d}E_{tr}$ 为不带电电离粒子在质量为 $\mathrm{d}m$ 的某一物质内释出的全部带电粒子的初始动能的总和,包括俄歇电子的动能。

比释动能的单位与吸收剂量相同,也是焦耳・千克$^{-1}$(J・kg^{-1})。

如果用描述相互作用的量来表示比释动能,则 K 为

$$K=\Phi\cdot E\cdot\frac{\mu_{tr}}{\rho}=\Psi\cdot\frac{\mu_{tr}}{\rho} \tag{4.14}$$

4. 比释动能率 $\dot{K}$

比释动能率 $\dot{K}$ 定义为

$$\dot{K}=\frac{\mathrm{d}K}{\mathrm{d}t} \tag{4.15}$$

单位:焦耳・千克$^{-1}$・秒$^{-1}$(J・kg^{-1}・s^{-1}),或戈[瑞]・秒$^{-1}$(Gy・s^{-1})。

根据比释动能(率)的定义式和相关其他表达式,可以整理出一些常用的参数。

(1)参考空气比释动能率

源的参考空气比释动能率是在空气中距源 1 m 参考距离处对空气衰减和散射修正后的比释动能率,用 1 m 处的 μGy・h^{-1} 表示。

(2)比释动能因子

对于仅有一种单能不带电粒子的辐射场,某点处物质的比释动能 K 与同一点处的注量 φ 有如下关系:

$$K=E\cdot\frac{\mu_{\mathrm{tr}}}{\rho}\cdot\varphi=f_K\cdot\frac{\mu_{\mathrm{tr}}}{\rho} \tag{4.16}$$

式中,f_K 称为比释动能因子,表示与单位粒子注量相应的比释动能值,Gy. m^2,在 ICRP 第 74 号出版物中可以查到。

(3)空气比释动能率常数

空气比释动能率常数,把发射光子的放射性核素的活度与周围空气比释动能率联系起来,其定义是,空气比释动能率常数 Γ_δ 是 $l^2\dot{K}_\delta$ 被 A 除所得的商:

$$\Gamma_\delta=\frac{l^2\dot{K}_\delta}{A} \tag{4.17}$$

单位:米^2 · 焦耳 · 千克$^{-1}$,$m^2\cdot J\cdot kg^{-1}$。

式中,$l^2\dot{K}_\delta$ 为在真空中距离活度为 A 的该核素的点源 l 处由能量大于 δ 的光子所造成的空气比释动能率。

如果使用专名戈瑞(Gy)和贝可勒尔(Bq),则 $m^2\cdot J\cdot kg^{-1}$ 就变成 $m^2\cdot Gy\cdot Bq^{-1}\cdot s^{-1}$。

对上述定义有以下注解:

①定义中所指的光子包括 γ 射线、特征 X 射线和内部轫致辐射。

②此量作为放射性核素的一个特征,是针对理想点源定义的。在有限大的源内,既有减弱,也有散射,而且湮没辐射和外轫致辐射也可能产生。在某些情况下,必须对这些过程作重大修正。

③源和测量点之间的任何介质都将产生吸收和散射,对此需要加以修正。

④δ 值的选择取决于应用情况。为简化表示方法和保证统一性,推荐 δ 值用 keV 表示。例如,Γ_5 理解为光子能量截止到 5 keV 的比释动能率常数。

常用核素的比释动能率常数在一般数据手册类参考书上可以查到。由于该常数值依据核素发射的 γ 射线和特征 X 射线的能量、绝对产额及质能转移系数得出,因而其计算的精确性与各核素 γ 跃迁图的研究、各分支 γ 射线能量的仔细测定、γ 射线绝对量子产额的确切数值都有直接关系。随着科学技术的发展,像分支比、γ 光子能量、质能转移系数和质能吸收系数、W 值(γ 射线和 X 射线装置空气中产生一个电子-离子对所需要的能量)等将不断获得新数据,因而空气比释动能率常数(以及其电离当量照射量率常数)值也将随之改变。各书上给出的值完全相同的几乎没有,就是这个原因。这些数据的微小差别,对辐射防护工作的影响不大,如相差过大,应仔细选择。做某些精确定量时,应进一步查阅资料谨慎选用。

空气比释动能率常数多在以下两方面应用:

①已知一核素点源的活度为 A,求辐射场某点的空气比释动能率。若该点距点源距离为 l,则该点处的空气比释动能率为

$$\dot{K}_a=\frac{A}{l^2\Gamma_\delta} \tag{4.18}$$

②若某点的空气比释动能率已由某种仪器测量出来,若知道造成此光子辐射场的核素,则其活度可用下式求出:

$$A=\frac{\dot{K}_a l^2}{\Gamma_\delta} \tag{4.19}$$

这样应用时应考虑实际应用的源都不是理想点源,并且都有包壳或经包装材料的“过滤”。所得活度值其实是源的一种“有效活度”。

5. 照射量 X

照射量 X,定义为 $\mathrm{d}Q$ 被 $\mathrm{d}m$ 除所得的商,其中 $\mathrm{d}Q$ 是在质量为 $\mathrm{d}m$ 的空气中由光子所释放的所有电子和正电子在空气中完全被阻止时,在空气中产生的一种符号的离子总电荷的绝对值。

$$X=\frac{\mathrm{d}Q}{\mathrm{d}m} \tag{4.20}$$

单位:库仑・千克$^{-1}$,$\mathrm{C\cdot kg^{-1}}$。

由俄歇电子产生的电离包括在 $\mathrm{d}Q$ 之中;通过辐射过程发射的光子(即韧致辐射和荧光光子)产生的电离不包括在 $\mathrm{d}Q$ 之中。照射量可以用光子注量对能量的分布 φ_E 和空气对该能量光子的质能转移系数 $\frac{\mu_{tr}}{\rho}$ 表示:

$$X=\frac{e}{W}\cdot\int\varphi_E\cdot E\cdot\frac{\mu_{tr}}{\rho}\cdot(1-g)\mathrm{d}E \tag{4.21}$$

式中,e 为元电荷;W 为空气中形成一对离子所消耗的平均能量;g 为被光子释放的电子在空气中以辐射过程损失能量的份额。

对于 1 MeV 数量级或更低的光子能量,g 的值是很小的,式(4.16)可简化为

$$X=\frac{e}{W}\cdot K_a\cdot(1-\bar{g}) \tag{4.22}$$

式中,K_a 为初级光子的空气比释动能;X 为按空气比释动能对电子能量的分布取的平均值。

在一定的光子能量范围内(几 keV~3 MeV),照射量的绝对测量可以得到很高的精确度。许多国家建立了照射量的国家基准。目前,照射量除了作为参考标准的一个量外,在实用中已被空气比释动能所取代。量值传递中比释动能值可由照射量换算过来。

照射量的专用单位伦琴(R)曾被广泛使用。如果 W/e 的平均值取 33.97 $\mathrm{J\cdot C^{-1}}$,可算出空气中消耗的能量为 $8.76\times10^{-3}\ \mathrm{J\cdot kg^{-1}}$。伦琴与 SI 单位的关系是

$$1\ \mathrm{R}=2.58\times10^{-4}\ \mathrm{C\cdot kg^{-1}} \tag{4.23}$$

6. 照射量率 $\dot{X}$

照射量率 $\dot{X}$ 定义为

$$\dot{X}=\frac{\mathrm{d}X}{\mathrm{d}t} \tag{4.24}$$

单位:库仑·千克$^{-1}$·秒$^{-1}$,C·kg^{-1}·s^{-1}。

表4.1给出了自由空气中的空气比释动能、注量率φ和照射量X对单能光子的换算系数。

表4.1 自由空气中的空气比释动能、注量率φ和照射量X对单能光子的换算系数

光子能量/keV	$(K_a/\varphi)/(\mathrm{PGy}\cdot\mathrm{m}^2)$	$(X/\varphi)/(\mathrm{nR}\cdot\mathrm{m}^2)$	$(K_a/X)/(\mathrm{mGy}\cdot\mathrm{R}^{-1})$	$1-g$
10	7.43	0.848	8.76	1.00
15	3.12	0.357	8.76	1.00
20	1.68	0.192	8.76	1.00
30	0.721	0.082 3	8.76	1.00
40	0.429	0.084 9	8.76	1.00
50	0.323	0.030 6	8.76	1.00
60	0.289	0.033 0	8.76	1.00
80	0.307	0.035 0	8.76	1.00
100	0.371	0.042 4	8.76	1.00
150	0.599	0.069	8.76	1.00
200	0.856	0.098	8.76	1.00
300	1.38	0.157	8.76	1.00
400	1.89	0.216	8.76	1.00
500	2.38	0.271	8.76	1.00
600	2.84	0.324	8.76	1.00
800	3.69	0.422	8.76	1.00
1 000	4.47	0.509	8.76	1.00
1 500	6.14	0.699	8.76	0.996
2 000	7.54	0.857	8.83	0.995
3 000	9.96	1.127①	8.85①	0.991
4 000	12.1			0.988
5 000	14.1			0.984
6 000	16.1			0.980
8 000	20.1			0.972
10 000	24.0			0.964

注:①能量高于3 MeV时由于严重偏离电子平衡而不能精确测量。

4.2 辐射防护量与单位

4.2.1 辐射防护评价量

1. 器官吸收剂量 D_T

人体某一特定组织或器官 T 内的平均吸收剂量 D_T，由下式给出：

$$D_T = (1/m_T)\int_{m_T} D\mathrm{d}m \tag{4.25}$$

式中，m_T 为组织或器官 T 的质量；D 为质量元 dm 内的吸收剂量。

单位：焦耳·千克$^{-1}$，J·kg^{-1}；专名同吸收剂量一样也是戈瑞，Gy。

2. 当量剂量 H_T 和辐射权重因子 w_R

在放射防护中，感兴趣的是某一组织或器官的吸收剂量的平均值（而不是某一点上的剂量），并按辐射进行加权。这个加权后的吸收剂量是在严格意义上的一个剂量。国际放射防护委员会决定使用早期的名称——在一组织或器官中的当量剂量（equivalent dose），所用符号为 H_T。名称的改变也反映在由品质因数到辐射权重因子的改变。

辐射 R 在组织或器官 T 中产生的当量剂量 $H_{T,R}$ 由下式给出：

$$H_{T,R} = w_T \cdot D_{T,R} \tag{4.26}$$

式中，$D_{T,R}$ 为辐射 R 在组织或器官 T 中产生的平均吸收剂量；w_R 为辐射权重因子。

w_R 是无量纲量，当量剂量的 SI 单位与吸收剂量相同，J·kg^{-1}，当量剂量的 SI 单位专名是希沃特（Sv）。ICRP 第 60 号出版物（1991）指定的辐射权重因子 w_R 列于表 4.2。

表 4.2 ICRP 第 60 号出版物辐射权重因子

辐射类型和能量范围①②		辐射权重因子 w_R
光子	所有能量	1
电子和 μ 子	所有能量③	1
中子	能量<10 keV	5
	10~100 keV	10
	100 keV~2 MeV	20
	2~20 MeV	10
	>20 MeV	5
质子（反冲质子除外）	能量>2 MeV	5
α 粒子，裂变碎片，重核		20

注：①所有数值均指射到身体上的辐射能量，或对内照射源而言，指该源发出的辐射能量。

②对于其他辐射，数值之选择参见 ICRP 第 60 号出版物附录 A。

③不包括由结合在 DNA 内的核素发射的俄歇电子。

中子是一组不同能量的阶跃函数,可以用平滑拟合值取代这组阶跃函数,其数学关系式为

$$w_R = 5+17e^{\frac{-[\ln(2E)]^2}{6}} \tag{4.27}$$

式中,E 为中子能量,MeV。

这个关系式并不含任何生物学意义,它只是一个计算工具。

w_R 值是从范围很宽的相对生物效应(RBE)实验数据来判断的,指定一个固定值适用于辐射防护目的。ICRP 对 1991 年以来的数据重新评估后,在 103 号出版物中采用修改的一套 w_R 值,对中子和质子推荐的 w_R 值不同于第 60 号出版物。带电的介子的 w_R 值指定为 2,中子的 w_R 值也推荐使用了能量的连续函数进行拟合。

ICRP 第 103 号出版物中的辐射权重因子见表 4.3。

表 4.3 ICRP 第 103 出版物中的辐射权重因子 w_R

辐射类型	辐射权重因子 w_R
光子	1
电子及 μ 介子	1
质子及 π 介子	2
α 粒子,裂变碎片,重离子	20
中子	连续函数

对于氚或俄歇发射体结合到 DNA 后出现的细胞内辐射剂量不均匀性,应专门分析。

3. 有效剂量 E 和组织权重因子 w_T

随机性效应概率与当量剂量的关系还与受照组织或器官有关。所以要再规定一个由当量剂量导出的量,以指示几个不同的组织受到的不同剂量的组合,使之大概能较好地与总的随机性效应对应。对组织或器官 T 的当量剂量加权的因子称为组织权重因子 w_T,它反映在全身均匀受照下各该组织或器官对总危害的相对贡献。加权当量剂量(双加权的吸收剂量)以前称为有效剂量当量,但这个名词过于冗长,特别是在更复杂的组合如集体待积有效剂量当量之类的名词中。ICRP 决定采用比较简化的名称——有效剂量 E。

有效剂量 E,是人体所有组织或器官加权后的当量剂量之和,由下式给出:

$$E = \sum w_T \cdot H_T \tag{4.28}$$

式中,H_T 为组织或器官 T 的当量剂量;w_T 为组织 T 的组织权重因子。

单位:焦耳 · 千克$^{-1}$,J · kg^{-1};专名希沃特,Sv。

用于有效剂量的组织权重因子 w_T 由 ICRP 给出(表 4.4)。ICRP 指定的辐射权重因子 w_R,与辐射的种类和能量相关,但与组织或器官无关。同样,组织权重因子也与照射到身体的辐射的种类和能量无关。这种简化仅仅是对真实生物学情况的近似,但这样就可以用剂量学术语定义身体外的辐射场而不必指靶器官。

表 4.4 ICRP 第 60 号出版物组织权重因子 w_T

组织或器官	组织权重因子 w_T	组织或器官	组织权重因子 w_T
性腺	0.20	肝	0.05
(红)骨髓	0.12	食道	0.05
结肠①	0.12	甲状腺	0.05
肺	0.12	皮肤	0.01
胃	0.12	骨表面	0.01
膀胱	0.05	其余组织或器官②	0.05
乳腺	0.05		

注:①结肠的权重因子适用于在大肠上部和下部肠壁中当量剂量的质量平均;

②为进行计算用,其余组织或器官包括肾上腺、脑、外胸区域、小肠、肾、肌肉、胰、脾、胸腺和子宫(在上述其余组织或器官中有一个单一组织或器官受到超过 12 个规定了权重因子的器官的最高当量剂量的例外情况下,该组织或器官应取权重因子 0.025,而余下的上列其余组织或器官所受的平均当量剂量应取权重因子 0.025)。

有效剂量也可以表示为身体各组织或器官的双重加权的吸收剂量之和:

$$E = \sum_{R} w_R \sum_{T} w_T D_{T,R} = \sum_{T} w_T \sum_{R} w_R D_{T,R} \tag{4.29}$$

式中,$D_{T,R}$ 为辐射 R 在器官 T 中产生的平均吸收剂量。

在这两种表示中的辐射系指入射到人体上的或由人体内辐射源发射的辐射。这两种求和表示式显然是等同的。

ICRP 第 103 号出版物推荐的 w_T 值与第 60 号出版物规定的 w_T 值有所不同,见表 4.5。

表 4.5 ICRP 第 103 出版物推荐的 w_T 值

组织	w_T	$\sum w_T$
骨髓、结肠、肺、胃、乳腺、其余组织①	0.12	0.72
性腺	0.08	0.08
膀胱、食管、肝、甲状腺	0.04	0.16
骨表面、脑、唾液腺、皮肤	0.01	0.04

注:①其余组织:肾上腺、胸外区组织、胆囊、心、肾、淋巴结、肌肉、口腔黏膜、胰、前列腺(男)、小肠、脾、胸腺、子宫/颈(女)

在实际防护中,对两性确定一个有效剂量值是适用的。对乳腺、性腺和其他器官都指定了清楚的 w_T 值,有效剂量由当量剂量计算的公式如下:

$$E = \sum_{T} w_T \frac{H_T^M + H_T^F}{2} \tag{4.30}$$

式中,H_T^M 为对男性的器官或组织估算的当量剂量;H_T^F 为对女性的器官或组织估算的当量剂量。

辐射权重因子和组织权重因子的数值基于当前的放射生物学数据和辐射的物理性质,以后还会不断地变化。这些因子是从很宽的数据范围中选定的,并推判这些因子将满足辐射防护方面的实际应用。它们代表着在两性和所有年龄上平均的人类平均值,并不考虑特定的个体特征。当量剂量和有效剂量的定义并不限于特定的那一组权重因子的数值。ICRP 在使用当量剂量和有效剂量时,已隐含了使用当时 ICRP 推荐的辐射权重因子和组织权重因子的数值。把 ICRP 使用的,但是在不同时期指定其加权数值的量,当作可相加量是合适的。例如把早期使用的剂量当量和有效剂量当量,分别同当量剂量和有效剂量相加而不予任何修正是合适的。

4. 待积当量剂量 $H_T(\tau)$ 和待积有效剂量 $E(\tau)$

对于摄入体内的放射性核素,当需要考虑体内发射射线产生的剂量危害时,需要引入对器官或全身在时间上进行累积的剂量,ICRP 根据实际需要分别定义了待积当量剂量和待积有效剂量。

待积当量剂量 $H_T(\tau)$ 定义为

$$H_T(\tau)=\int_{t_0}^{t_0+\tau}\dot{H}_T(\tau)\,dt \tag{4.31}$$

式中,t_0 为摄入放射性物质的时刻;$\dot{H}_T(t)$ 为 t 时刻器官或组织 T 的当量剂量率;τ 为摄入放射性物质之后经过的时间。

未对 τ 加以规定时,对成年人 τ 取 50 年;对儿童的摄入计算时 τ 要算至 70 岁。

待积当量剂量的单位:焦耳 · 千克$^{-1}$,J · kg^{-1};专名希沃特,Sv。

待积有效剂量 $E(\tau)$ 定义为

$$E(\tau)=\sum_T w_T\cdot H_T(\tau) \tag{4.32}$$

式中各参量定义同前。

当量剂量和有效剂量是供辐射防护用的,包括大略地评价危险之用。它们只能在远低于确定性效应阈值的吸收剂量下提供估计随机性效应的依据。基于器官或组织内的平均剂量来指示随后发生的随机性效应概率,依赖于线性的剂量响应关系(诱发某一效应的概率与剂量的关系),这在有限的剂量范围内是合理的近似。由于确定性效应的剂量效应关系不是线性的,所以除了剂量在整个器官或组织内分布相当均匀时以外,把平均吸收剂量直接用于确定性效应是不贴切的。在辐射事故的高剂量水平下,应当使用未经加权的基本物理量——吸收剂量。

4.2.2 辐射防护监测用运行实用量

与人体相关的剂量学量,如当量剂量和有效剂量,实际上是不可测量的。ICRU 定义的一些量可以用来评价当量剂量和有效剂量等防护量,将 ICRU 定义的这些量称为运行实用量。定义运行实用量的目的在于为人员在大多数照射条件下的受照或潜在受照的相关防护量提供一个估计值或上限。对内照射和外照射使用不同的运行实用量。

在具体介绍外照射的运行实用量之前,需要先介绍剂量当量、扩展场和齐向扩展场、

ICRU 球的基本概念。

(1)剂量当量 H

剂量当量 H 是在组织中某一点的吸收剂量(D)与反映吸收剂量微观分布的品质因数(Q)的乘积,即

$$H=DQ$$

式中,品质因数 Q 又称为线质系数,它是在所关心的那一点,水中传能线密度 L 的函数,传能线密度就是线碰撞阻止本领

$$Q(L)=\begin{cases}1 & L<10\ \mathrm{keV}/\mu\mathrm{m}\\ 0.32L-2.2 & 10\leqslant L\leqslant 100\ \mathrm{keV}/\mu\mathrm{m}\\ 300/\sqrt{L} & L>100\ \mathrm{keV}/\mu\mathrm{m}\end{cases} \tag{4.33}$$

单位:焦耳·千克$^{-1}$,J·kg^{-1};专名希沃特,Sv

(2)扩展场

是指场的注量、角分布、能量分布与参考点处实际辐射场具有相同的数值。

(3)齐向扩展场

注量和它的能量分布与扩展场相同,但注量是单向的。

(4)ICRU 球

直径为 30 cm、密度为 1 g/cm^3 的组织等效球体,元素组成按质量计为 O:76.2%、H:10.1%、C:11.1%、N:2.6%。

(5)周围剂量当量 $H^*(d)$

辐射场中某点处的周围剂量当量,是由相应的齐向扩展场在 ICRU 球体内逆向齐向场的半径深度 d 处产生的剂量当量。

对强贯穿辐射,推荐 $d=10$ mm,此时 $H^*(d)$ 记为 $H^*(10)$;对弱贯穿辐射,推荐 $d=0.07$ mm,此时 $H^*(d)$ 记为 $H^*(0.07)$。

对于场所监测,主要使用的是评价有效剂量用的 $H^*(10)$。

(6)定向剂量当量 $H'(d,\Omega)$

辐射场中某点处的定向剂量当量,是由相应的扩展场在 ICRU 球体内某一指定方向的半径深度 d 处产生的剂量当量。

对强贯穿辐射,推荐 $d=10$ mm;对弱贯穿辐射,推荐 $d=0.07$ mm。

周围剂量当量与定向剂量当量的应用有所差别,$H^*(d)$ 和 $H'(d,\Omega)$ 适用于强贯穿辐射。空间某点的 $H^*(10)$ 值可作为位于该处的人体所受有效剂量的近似值;空间某点的 $H'(d,\Omega)$ 值可作为位于该处的人体受 Ω 方向照射时的有效剂量的近似值。

$H'(0.07,0°)$ 和 $H^*(0.07)$ 适用于弱贯穿辐射,在单向辐射场中,$H^*(0.07)$ 等于 $H'(0.07,0°)$。空间某点的 $H'(0.07,\Omega)$ 值可作为位于该处人体受 Ω 方向照射时的皮肤当量剂量的近似值。

(7)个人剂量当量 $H_p(d)$

辐射个人剂量当量是身体上指定点下面深度 d 处按 ICRU 球定义的软组织的剂量当量。

指定点通常是个人剂量计佩戴的位置，对于有效剂量评价，推荐使用 $d=10$ mm，记为$H_p(10)$；

对于皮肤、手脚的当量剂量评价，推荐使用 $d=0.07$ mm，记为 $H_p(0.07)$；

对于眼晶体的剂量评价，推荐使用 $d=3$ mm，记为 $H_p(3)$。特别是眼晶体的剂量限值近几年降低较大，该运行实用量的监测显得尤为重要。关于眼晶体的具体限值可参考 ICRP 和 IAEA 发布的最新出版物。

对于场所和个人的剂量监测，可参见表 4.6 选择合适的运行实用量。

表 4.6 运行实用量的应用

任务	运行实用量	
	场所监测	个人监测
控制有效剂量	周围剂量当量 $H^*(10)$	个人剂量当量 $H_p(10)$
控制皮肤剂量	定向剂量当量 $H'(0.07,\Omega)$	个人剂量当量 $H_p(0.07)$

新发布的 ICRP 第 116 号出版物中确定的剂量转换系数所适用的电离辐射能量范围与之前 ICRP 第 74 号出版物（1996 年）所确的不同，ICRP 第 74 号出版物中运行实用量适用范围对于光子的能量适用范围为 10 keV～10 MeV，对于电子的能量适用范围为 2～10 MeV，中子的能量适用范围为 0.001 eV～200 MeV。而根据 ICRP 第 116 号出版物中的有关声明，在带电粒子平衡条件下，用周围剂量当量 $H^*(10)$ 估计光子产生的有效剂量仍是适用的，对 10 MeV 以下的电子也继续适用，而对于中子，在 40 MeV 以下可以提供一个偏保守或合适的估计。

4.3 辐射量与单位小结

以上对辐射量和单位的体系及各类量的定义作了介绍和说明，特别是对与辐射效应直接相关的剂量学量作了比较系统和详细的介绍。因为用于辐射防护的剂量学量在概念上有很大变化，弄清楚它们的确切含义，理解各类量的作用和各种量和单位之间的相互联系，对于正确使用它们是非常重要的。在使用本书时，应当关注国际上有关机构或组织的最新研究进展，例如 ICRP 和 ICRU 等机构的出版物。

有效剂量用于在低剂量范围内为管理的目的评价照射和控制可能的随机性效应。计算有效剂量或者外照射转换系数以及内照射剂量系数，基于吸收剂量、权重因子（w_R 和 w_T）和人体及其器官和组织的参考值。有效剂量并不基于单个人的资料，在其一般应用中，有效剂量并不提供指定个人的剂量而是对于参考人的。

有效剂量参考值的主要和基本的用处是提供一种手段证明遵从剂量限值，在这个意义上它是在世界范围上用于管理目的的量。在实际的辐射防护应用中，有效剂量用于工作人员的控制照射和剂量记录，只要有效剂量接近或低于限值，这种应用就是适当的。

对于可能超过剂量限值的一些特定个人的职业剂量的回顾性评估,有效剂量可提供一个大致的或粗略的总危害的量度。如果辐射剂量和危险需要以更精确的方式评定,特别是如果试图估计对特定个人的指定器官的危险,就要进一步恰当地估计器官或组织的剂量。

有效剂量不适合用于辐射危险的流行病学调查,用于计算引发个人癌症概率的量应是吸收剂量。在可能引发组织反应(确定性效应)的高剂量情况下,使用有效剂量是完全不合适的,在这种情况下,必须估计吸收剂量并考虑适当的 RBE 作为评估辐射效应的基础。

防护量是不能直接测量的,对于外照射监测,ICRU 定义了用于区域环境和个人监测的实用剂量当量量。这些剂量当量量是可测量的量,用于校准辐射监测仪器,在日常监测中这些剂量当量被认为是足够精确地分别估计有效剂量和皮肤剂量,特别是当它们的值低于防护限值时。

参考文献

[1] 李星洪. 辐射防护基础[M]. 北京:原子能出版社, 1982.

[2] 潘自强, 程建平. 电离辐射防护和辐射源安全[M]. 北京:原子能出版社, 2007.

[3] 中华人民共和国国家质量监督检验检疫总局. 电离辐射防护与辐射源安全基本标准:GB 18871—2002[S]. 北京:中国标准出版社, 2002.

[4] ICRP. The 2007 Recommendations of the International Commission on Radiological Protection. ICRP Publication 103[J]. Ann. ICRP, 2007, 37(2-4).

[5] 夏益华, 陈凌, 王仲文, 等. 电离辐射防护与安全[M]. 北京:北京理工大学出版社, 2022.

第 5 章　电离辐射生物效应

电离辐射可能在人体中产生的生物效应受多种因素影响，这些因素包括但不限于电离辐射类型，对人体的照射方式、照射剂量和剂量率，受照者的年龄和身体状况，以及个体对电离辐射效应的差异等。到目前为止，人们对电离辐射生物效应的研究和认识还未有定论，相关研究工作受到很多条件的限制。研究人员已经得出一些定性的结果，但尚未形成不存在争议的、全世界一致公认的定量结论和成熟理论。

本章主要介绍电离辐射生物效应研究的一些进展、得出的初步结果和结论，主要目的是使读者了解电离辐射生物效应方面的一些基本概念和研究进展，开展相关研究遇到的一些困难和问题，以期对电离辐射生物效应有一个基本理解。

5.1　电离辐射对人类的影响

自从电离辐射被发现以来，经过一个多世纪的研究，已经产生了关于电离辐射生物学机制的广泛信息，这些生物学机制可能会影响人体健康。众所周知，电离辐射可以在细胞水平上产生影响，导致细胞死亡或改变。这通常是因为电离辐射直接损伤染色体中的脱氧核糖核酸（DNA）链，如果受损或死亡的细胞数量足够多，则可能导致器官功能障碍，甚至死亡（图 5.1）。此外，也可能会发生其他不会杀死细胞的 DNA 损伤，这种损伤通常是可以修复的，但如果不能完全修复，由此产生的修改，即细胞突变将反映在随后的细胞分裂中，并可能最终导致癌症。如果被修改的细胞是那些将遗传信息传递给后代的细胞，则可能出现遗传性疾病。有关生物学机制和遗传效应的信息通常从实验室中获得。

根据观察，人体受到电离辐射照射后发生的健康效应可分为早期健康效应和延迟健康效应。一般来说，通过对个体临床综合征的诊断，早期健康效应是明显的，而通过观察人群中疾病发生率增加的流行病学研究，延迟健康效应（如癌症）也可以是明显的。此外，这里特别注意对儿童和胚胎/胎儿的影响，以及遗传效应。

5.1.1　早期健康效应

早期健康效应是由广泛的细胞死亡/损伤引起的。例如皮肤烧伤、脱发和生育能力受损等。这些健康效应的特点是，其发生条件需要具有相对较高的剂量阈值，必须在健康效应发生之前的短时间内超过该剂量阈值。超过该剂量阈值后，健康效应的严重程度随着剂量的增加而增加。

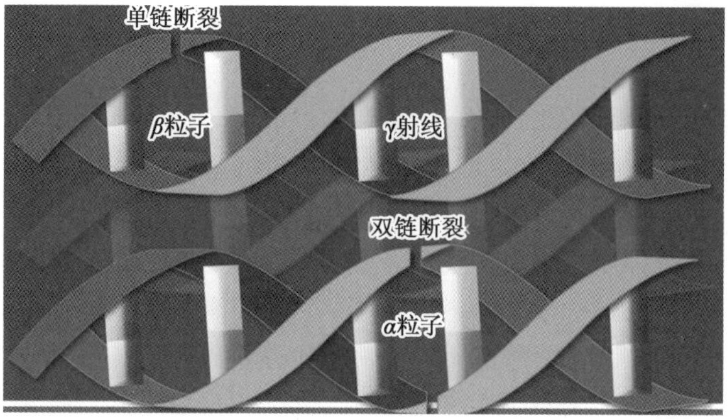

图 5.1 辐射损伤造成 DNA 链断裂
（β 粒子、γ 射线造成单链断裂，α 粒子造成双链断裂）

一般来说，剂量超过 50 Gy 的急性辐射会严重损害中枢神经系统，导致人几天内死亡。即使剂量低于 8 Gy，人们也会出现放射病症状，也称为急性辐射综合征，包括恶心、呕吐、腹泻、肠痉挛、流口水、脱水、疲劳、冷漠、无精打采、出汗、发烧、头痛和低血压。“急性”一词是指受到辐射照射后直接发生的医疗问题（图 5.2），而不是长时间受到电离辐射照射后出现的医疗问题。然而，受照者最初可能存活下来，但在一到两周后可能会死于胃肠道损伤。比 8 Gy 再低一些的剂量可能不会造成胃肠道损伤，但可能会因红骨髓受损而在几个月后死亡。更低的剂量不会产生严重症状，其发作时间也将延缓。接受 2 Gy 电离辐射剂量治疗的患者中，约有一半个体在大约 3 小时后出现呕吐，但低于 1 Gy 剂量的患者很少出现呕吐。

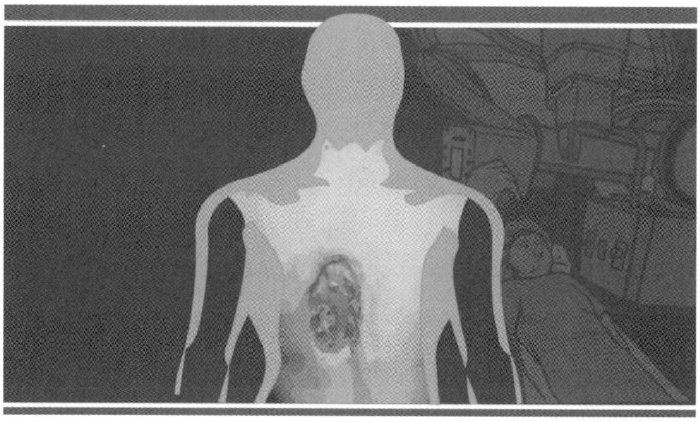

图 5.2 医疗意外照射
（放射治疗涉及向患者输送高剂量。因此预防急性效应是当务之急）

幸运的是，如果红骨髓和其他造血系统受到的辐射剂量少于 1 Gy，它们具有显著的再生能力，可以完全恢复，尽管在以后几年中患白血病的风险会比较高。如果只对身体的一部分进行照射，那么正常情况下，大多的骨髓将安然无恙，以替换受损的部分。动物实验表明，即使只有十分之一的有增生能力的骨髓避免了辐射照射，动物存活的可能性几乎是 100%。

电离辐射能直接损伤细胞 DNA，基于这一事实，在癌症治疗中有意地利用辐射来杀死癌细胞，这种过程称为放射治疗。放射治疗中应用的总辐射量因治疗癌症的类型和阶段而异。实体肿瘤治疗的典型剂量范围为 20～80 Gy（照射到肿瘤部位的剂量），如果以单次剂量辐照，将会危及患者安全。因此，为了控制治疗效果，辐射以每次最大 2 Gy 的剂量分次重复进行照射。这种分阶段照射可以使正常组织的细胞得以恢复，而肿瘤细胞则被杀死，因为肿瘤细胞在辐射照射后通常修复效率比较低。

5.1.2 延迟性健康效应

延迟性健康效应在受到辐射后很长一段时间后发生。一般而言，大多数延迟健康效应也是随机效应，即发生概率取决于接受的辐射剂量。这些健康效应被认为是由电离辐射照射后细胞遗传物质的改变引起的。延迟健康效应的例子有：受辐射者体内发生实体肿瘤和白血病，以及受辐射者后代发生遗传性疾病。在人群中，这些健康效应的发生频率（而非严重程度）随着剂量的增加而增加。

流行病学研究对于理解电离辐射照射后的延迟健康效应具有重要意义。这类研究使用统计方法，比较受照射人群与未受照射人群的健康效应（如癌症）发生率。如果在受照射的人群中发现有相当大的增加，则可能与整个人群的辐射照射有关。

对受辐射人群最重要的长期评估是对日本原子弹爆炸幸存者的流行病学研究。这是有史以来进行的最全面的研究，因为这些大量人群基本上代表了普通人群，接受了相当均匀地分布在全身的各种照射剂量。到目前为止，这项研究显示这一群体中的癌症发生病例将比没有受到辐射的人群多几百例。由于原子弹爆炸的许多幸存者仍然活着，这项研究仍在继续以期完成评估。

1. 癌症

癌症引起的死亡人数约占所有死亡人数的 20%，是工业化国家仅次于心血管疾病的最常见死因。即使在没有电离辐射照射的情况下，一般人口中约有十分之四的人在其一生中会患癌症。近年来，男性中最常见的癌症是肺癌、前列腺癌、结直肠癌、胃癌和肝癌，女性中最常见的癌症是乳腺癌、结直肠癌、肺癌、宫颈癌和胃癌。

癌症的发展是一个复杂的过程，包括许多阶段。在第一次损伤发生后很长一段时间后，癌症才会变得明显。电离辐射照射后发生癌症的概率是人们关切的问题，如果一组人群暴露在足够高的电离辐射水平下，导致癌症发生率增加，这将克服统计学和其他不确定性，可以对其进行计算。然而，电离辐射作为癌症病因的真正贡献仍然属于未知。

白血病、甲状腺癌和骨癌在电离辐射照射后几年内出现，而大多数其他癌症在辐照后至少 10 年（通常是几十年）才会出现，如图 5.3 所示。但没有一种单一类型的癌症是由电离辐射照射单独引起的，因此不可能区分电离辐射诱发的肿瘤和由许多其他原因引起的肿瘤。然而，重要的是估计一定剂量辐射后患癌症的概率，以便为设定电离辐射剂量限值提供可靠的科学依据。

对接受电离辐射治疗的人、职业照射者和最重要的原子爆炸幸存者的研究，建立了关于癌症与电离辐射照射之间关系的知识基础。这些研究涵盖了大量人群样本，并对他们进行了相当长时间的随访。但一些研究存在重大缺陷,主要是被研究的人群年龄分布和正常人群不同,而且有证据表明,这些患者中的许多人在接受辐射治疗时已经患病,并且已经接受了癌症治疗。

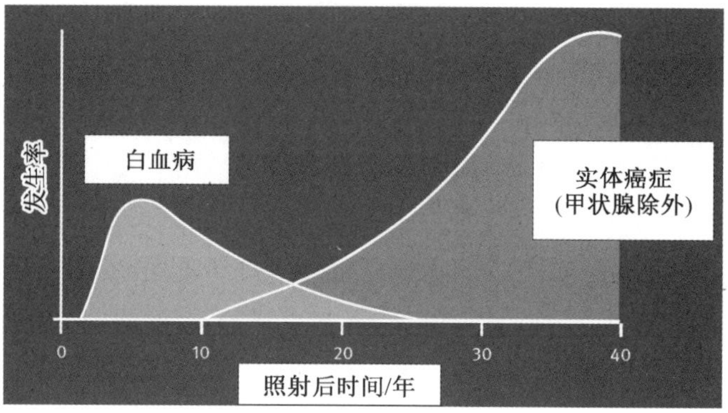

图 5.3 电离辐射照射后癌症发生率

更加关键的是,几乎所有的数据都是基于对那些组织接受过相当高剂量电离辐射(1 Gy 或更多)的人群的研究,无论是单次剂量还是相对较短的时间。关于长期接受低剂量电离辐射的健康效应,几乎没有什么信息——只有一些关于从事电离辐射工作的人员通常接受的剂量范围的健康效应的研究,而且实际上没有关于公众经常受到的照射的后果的直接信息。对于低剂量电离辐射健康效应研究,需要长期跟踪大量人群,但最终结果可能仍然,以至于无法观察到癌症发生率相对于基线癌症发生率的增加。

UNSCEAR 对受电离辐射人群中癌症的发生情况进行了全面审查,并估计受到超过 100 mSv 电离辐射剂量而导致患癌症死亡的额外机会为每希沃特 3%~5%[$(3\sim5)\times10^{-2}$/Gy]。

2. 其他健康效应

心脏受到电离辐射高剂量照射会增加心血管疾病(如心脏病发作)的可能性。这种高剂量照射可能发生在放射治疗期间,现有的科学证据不能得出结论,即接触低剂量辐射照射是否会导致心血管疾病。

UNSCEAR 认识到,切尔诺贝利核事故的应急响应工作人员白内障的发生率增加,可能与高辐射剂量有关。此外,UNSCEAR 还研究了原子弹爆炸幸存者、切尔诺贝利核电站应急响应工作人员和接受放射治疗的患者的电离辐射对人体免疫系统的影响。电离辐射对免疫系统的影响是通过估计细胞数量的变化或使用各种功能分析来评估的。高剂量辐射使免疫系统受到抑制,主要是因为淋巴细胞受损。它们的减少目前被用作确定急性照射后电离辐射剂量的早期指标。

5.1.3 对后代的影响

如果电离辐射损伤发生在生殖细胞、精子或卵子中,可能会对后代产生遗传效应。此外,电离辐射可直接损害子宫内已发育的胚胎/胎儿。区分成人、儿童和胚胎/胎儿的辐射照射很重要。UNSCEAR 对这些群体的健康效应,包括遗传影响进行了全面审查。

1. 对儿童的影响

对人类健康的影响取决于许多物理因素。由于解剖和生理上的差异，电离辐射照射对儿童和成人的影响是不同的。此外，由于儿童的身体较小，受上覆组织的保护较少，因此在一定的外部照射下，其内脏器官的剂量将高于成人。此外，儿童比成人矮，因此他们可能从地面上沉积的放射性核素中获得更高的剂量。

关于内照射，由于儿童体型较小，而且由于他们的器官距离较近，因此集中在一个器官内的放射性核素对其他器官的电离辐射比成人要大。还有许多其他与年龄相关的因素，包括新陈代谢和生理学，这些因素对不同年龄段的电离辐射剂量影响方面有很大差异。关于儿童的内部照射，有几种放射性核素特别令人关切。涉及放射性碘-131 释放的事故可能是甲状腺照射的重要来源。对于给定的摄入量，婴儿的甲状腺剂量大约是成人的 9 倍。对切尔诺贝利核事故中相关人员的研究证实了甲状腺癌和碘-131 之间的联系，碘-131 主要集中在这个器官。

流行病学研究表明，20 岁以下的年轻人在同样的电离辐射照射下患白血病的可能性是成年人的 2 倍。此外，10 岁以下的儿童特别容易受到影响，他们死于白血病的可能性是成年人的 3~4 倍。其他研究也表明，20 岁以下的女孩患乳腺癌的可能性是成年女性的 2 倍。儿童在受到电离辐射照射后比成人更容易患上癌症，但这种癌症可能要到晚年才会出现，亦即直到他们达到癌症通常会变得明显的年龄。

UNSCEAR 审查了有关科学材料，表明儿童癌症的发生率比成人更多，并且取决于肿瘤类型以及儿童的年龄和性别。关于癌症引起的放射敏感性一词是指由电离辐射引起的肿瘤的发生率。对成人和儿童之间辐射敏感性差异的研究发现，儿童对甲状腺癌、脑癌、皮肤癌、乳腺癌和白血病更为敏感（图 5.4）。

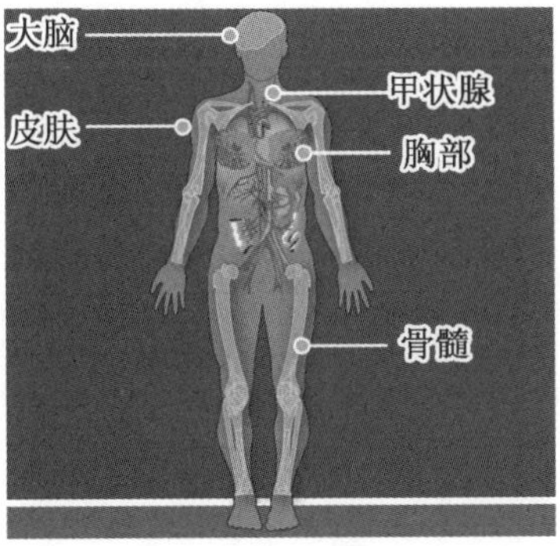

图 5.4 儿童对电离辐射特别敏感的器官

（暴露于辐射的 20 岁以下的儿童发生脑癌的可能性，大约是受到同样剂量水平辐射的成人的 2 倍。当女孩在 20 岁以下受到电离辐射照射时，发生乳腺癌的可能性也具有类似的情况）

高剂量电离辐射（如放疗）对儿童早期健康效应的差异是比较复杂的，可以通过不同组织和生物学机制的相互作用来解释。儿童期受到的某些电离辐射影响比成人期更明显（例如，大脑缺陷、白内障和甲状腺结节）；此外，儿童的某些组织对电离辐射影响更具抵抗力（如肺和卵巢）。

2. 对未出生婴儿的影响

胚胎或胎儿可通过母亲摄入的食物和饮料(内部照射)或直接通过外部照射转移的放射性物质受到照射(图 5.5)。由于胎儿在子宫内受到保护,因此在大多数电离辐射照射事件中,胎儿的电离辐射剂量往往低于其母亲所接受的剂量。然而,胚胎和胎儿对电离辐射特别敏感,即使电离辐射剂量低于直接影响母亲健康的辐射剂量,电离辐射也会对胚胎和胎儿健康造成严重后果。这些后果包括生长迟缓、畸形、脑功能受损和癌症。

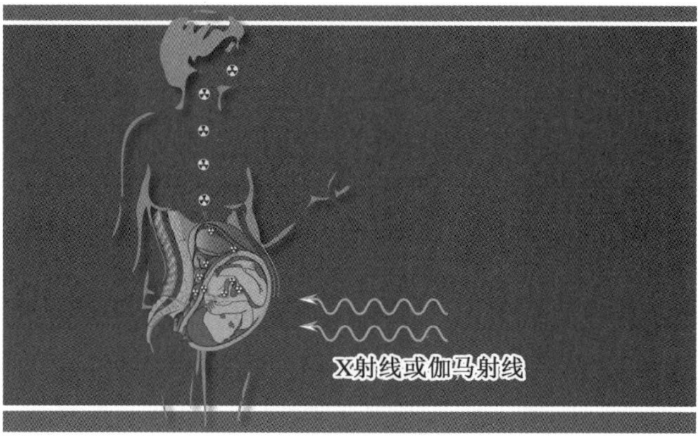

图 5.5 胚胎的电离辐射照射途径

[母亲摄入放射性药物或放射性(污染)食物或饮料造成胚胎的内部照射。母亲通过暴露于 X 射线或伽马射线而造成胚胎的外部照射]

哺乳动物在子宫中的发育大致分为三个阶段。众所周知,电离辐射可能会在第一阶段杀死子宫中的胚胎,这一阶段从受孕开始一直持续到胚胎在子宫壁着床,属于人类孕期的第一周。很难研究在这个阶段发生了什么;然而,主要来自动物实验的信息证实,如果电离辐射剂量超过一定阈值,会对早期胚胎产生致命的影响。

在下一阶段,即人类的胚胎从第二周到第八周,主要的危险是电离辐射将导致正在生长的器官畸形,并可能在出生时导致死亡。动物实验表明,如果在器官(如眼睛、大脑、骨骼)发育过程中受到电离辐射照射,这些器官特别容易发生畸形。

最大的损伤似乎发生在第八周后的中枢神经系统,即怀孕的第三个也是最后一个阶段。在了解电离辐射照射对未出生婴儿大脑的影响方面已经取得了很大进展。例如,在出生前暴露于 1 Gy 辐射剂量的大约 1 600 名原子弹爆炸幸存者中,有 30 名儿童患有严重的智力残疾。

关于胚胎受到电离辐射照射后是否会导致出生后生命后期发生癌症,一直存在争议。动物实验没有显示出任何特殊的关系。UNSCEAR 试图评估电离辐射对未出生婴儿的总体风险,包括死亡、畸形、智力残疾和癌症。总的来说,UNSCEAR 估计,在每 1 000 名活产婴儿中,有不超过两名在子宫内暴露于 1% Gy 剂量的环境中的婴儿,可能会受到影响,而相比之下,6%的人会在自然条件下产生同样的影响。

5.1.3 遗传效应

电离辐射可能会改变将遗传信息传递给后代的细胞,从而导致遗传疾病。对这类疾病的研究很困难,因为关于人类因电离辐射照射而遭受的遗传损伤的信息很少,部分原因是关于遗传效应的完整记录需要几代人才能显示出来,还有部分原因是,对于癌症来说,电离辐射产生的健康效应与其他原因造成的健康效应是无法区分的。

许多受到严重影响的胚胎和胎儿将无法存活。据估计,大约一半的流产都有异常的基因结构。即使他们能够活到出生,患有遗传疾病的婴儿在五岁之前死亡的可能性也是正常儿童的5倍。

遗传效应分为两大类:染色体畸变,包括染色体数量或结构的改变;基因本身的突变。它们可能在后代中出现,但不一定会出现。

对父母是日本原子弹爆炸幸存者的儿童的研究,没有发现明显的遗传效应。即使是数量相对较大的人口,适度的电离辐射剂量也不会产生明显的健康效应。然而,对植物和动物暴露于高剂量下的实验研究清楚地表明,电离辐射可以诱发遗传效应。人类不可能是例外。

UNSCEAR只关注严重的遗传效应,并估计总风险约为每戈瑞0.3%~0.5%,这还不到电离辐射照射后第一代人发生致命癌症可能性的十分之一。

5.2 电离辐射对动物与植物的影响

电离辐射对动植物的影响比以前受到更多的关注。在过去的几十年里,普遍的观点是,如果人类的生命得到充分的保护,植物和动物也都会受到同样的保护。UNSCEAR评估了电离辐射照射对动植物的影响,发现理论剂量范围为1~10 Gy时,不太可能对动植物种群产生影响,并且个体对电离辐射照射的反应各不相同(哺乳动物是所有动物中对电离辐射最敏感的种群)。可能显著影响族群数量水平的效应包括生育率、死亡率和诱导的突变。生殖变化,例如后代数量的变化,是比死亡率更敏感的辐射影响指标。

致死剂量代表50%的受电离辐射辐照者死亡的剂量。对于在相对较短的时间内(急性)受到辐照的植物,已经注意到其剂量范围从小于10 Gy到约1 000 Gy。一般来说,较大的植物比较小的植物对电离辐射更敏感。小型哺乳动物的致死剂量范围为6~10 Gy,而大型哺乳动物的致死剂量约为2.5 Gy。一些昆虫、细菌和病毒可以耐受超过1 000 Gy的剂量(图5.6)。

一个主要的信息来源是从切尔诺贝利核电站周围地区的动物和植物的辐射照射中获得的观察结果。UNSCEAR评估了环境照射的途径,并开发了评估这种照射的潜在影响的新方法。

最近,UNSCEAR估计了福岛第一核电站事故后某些动植物的电离辐射剂量和相关影响并得出结论,总的来说,电离辐射剂量太低,无法观察到急性效应。然而,不能排除生物标记物的变化,这些生物标记物是一种特定疾病或一种生物体的生理状态的指标,尤其是哺乳动物的指标,但它们对这些生物体种群完整性的意义尚不清楚。

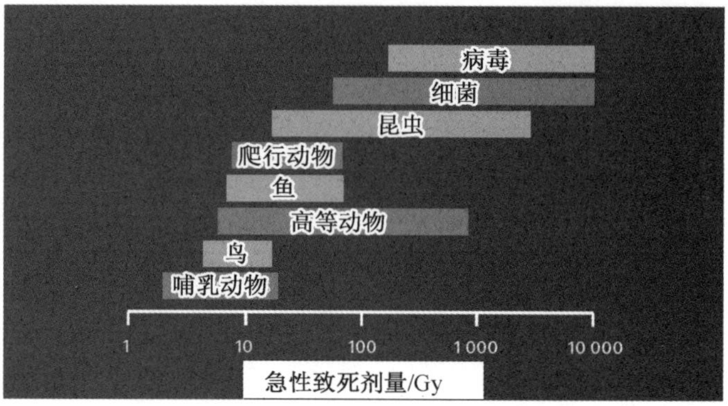

图 5.6　某些动植物的急性致死剂量范围

重要的是要注意,为减少对人类受到的电离辐射照射而采取的保护和补救行动,可以产生更广泛的重大影响。例如,它可以影响商品和服务,用于农业、林业、渔业和旅游业的资源,以及用于精神、文化和娱乐活动的便利设施。

5.3　电离辐射剂量与生物效应对比关系

在总结电离辐射剂量与健康效应之间的关系时,UNSCEAR 强调了区分对受照射人群现有健康效应的观察和对未来可能的健康效应的理论预测的重要性。对于这两种情况,重要的是要考虑到任何不确定性和不精确性——无论是在电离辐射测量、统计考虑还是其他因素方面。

鉴于目前的知识状况,如果人体受到电离辐射剂量超过 1 Gy 后出现早期健康效应(如皮肤烧伤),则可以肯定地将观察到的健康效应归因于电离辐射照射。这种电离辐射剂量可能出现在放射事故中,例如切尔诺贝利核事故期间应急响应人员,或放射治疗事故期间患者所接受的剂量。

使用流行病学方法,如果观察到健康效应现象的增加足以克服任何其他因素造成的不确定性,则有可能将暴露于中等电离辐射剂量的人群中的延迟健康效应(如癌症)的发生率增加归因于电离辐射照射。然而,目前还没有生物标记物可用于区分癌症是否由电离辐射照射引起。

鉴于统计和其他方面的不确定性,如果电离辐射照射水平较低或非常低——比如典型的环境辐射照射和职业辐射照射——则尚不能确定延迟健康效应发生的变化。但不能排除这种影响。

关于未来可能产生的健康效应,人们基本上了解如何估计高剂量和中等剂量的这些健康效应发生的概率(图 5.7)。然而,在低剂量和极低剂量条件下,有必要作出假设,并使用数学模型来估计导致非常不确定值的任何健康效应的概率。因此,对于低辐射剂量和极低辐射剂量，UNSCEAR 选择在其评估中不使用此类模型，例如，在切尔诺贝利和福岛核事故之后，由于预测中存在不可接受的不确定性，因此不使用此类模型预测健康效应或死亡人数。然而，出于公共健康比较或辐射防护目的，如果考虑到不确定性并明确解释了其限制因素，则进行此类计算可能是有用的。

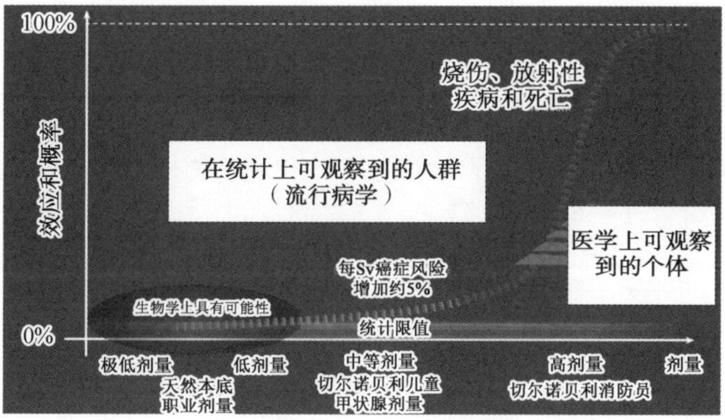

图 5.7 电离辐射剂量与健康效应之间的关系

如前所述，电离辐射对人体产生的生物效应一直处在研究过程之中，UNSCEAR 报告简要总结了迄今为止的一些相关结果和结论，以及对后续研究工作的描述。表 5.1 是不同辐射剂量与可能产生的生物效应对比关系。需要指出的是，表中的结果不是实际的临床研究结果，大多属于研究性推测，仅供读者参考。

表 5.1 全身辐射剂量及其可能产生的生物效应的对比

剂量	效应
2.4 mSv/a	典型的平均本底辐射（澳洲 1.5 mSv/a，北美 3 mSv/a）
1.5~2.5 mSv/a	澳大利亚铀矿工人和美国核工业工人的平均剂量（高出本底和医疗水平）
~5 mSv/a	中纬度地区机组人员的典型剂量
10 mSv	腹部和骨盆 CT 扫描的有效剂量
20 mSv/a	大多数国家核工业员工和铀矿工的剂量限值（平均值）
50 mSv/a	核工业员工以前的剂量限值，现在大多数国家最高允许值为 20 mSv/a，此值也是伊朗、印度和欧洲几个地方的天然本底水平
100 mSv	癌症风险明显增加的最低剂量水平（UNSCEAR），假设癌症发生概率随剂量增加而增加。低于此剂量未显示出任何危害。 采取重要补救措施的应急工作人员允许的短期剂量（IAEA）。 在 350 千米轨道上国际空间站工作四个月的剂量
250 mSv	2011 年日本福岛核事故应急工作人员剂量控制值。 伊朗拉姆萨尔（Ramsar）天然本底水平，未发现健康影响（部分地区达 700 mSv/a）
350 mSv	切尔诺贝利核事故后重新安置人员的剂量标准

表 5.1(续)

剂量	效应
500 mSv	抢救生命的应急人员剂量控制值(IAEA)
800 mSv/a	巴西海滩记录的最高天然本底辐射水平
1 000 mSv	ICRP 为应急抢险人员推荐的最高参考水平。 导致急性辐射综合征的阈值,达到这一水平,人员会出现如恶心和白细胞下降,但不会死亡。高于此值,疾病的严重程度会随剂量的增加而增加
4 000~5 000 mSv	如果是全身有效剂量,将在一个月内杀死大约一半人员。 此值是典型的辐射治疗日剂量的 2 倍,作用于身体非常小的区域,以杀死恶性细胞,治疗时间 4~6 周
8 000 mSv	在此辐射水平下,无论医疗水平如何,存活率都接近零

5.4 UNSCEAR 报告(2020/2021)主要内容

UNSCEAR 在 2021 年底提交联合国大会的报告科学附件第三卷(科学附件 C)“与推断低剂量和低剂量率辐射致癌风险相关的生物机制”中指出:“低剂量”一词表示低于 100 mGy 但大于 10 mGy 的辐射水平,而“极低剂量”一词表示低于 10 mGy 的辐射水平。高剂量定义为超过约 1 000 mGy。

本文所考虑的文献提供了强有力的证据,证明高剂量和低剂量、慢性照射或急性照射以及不同质量的电离辐射,可引起许多细胞类型中基因表达的变化。这些研究产生了一些可靠的辐射照射的定量生物标志物,已应用于生物剂量学。虽然一些研究提供了对低剂量和高剂量以及低剂量率和高剂量率的特异性反应的证据,但对于区分低剂量和高剂量照射以及低剂量率和高剂量率照射的基因表达谱还没有达成共识。癌症有不同于正常细胞的基因表达模式,许多基因的表达可被电离辐射调节,属于癌症中失调的基因。因此,低剂量辐射照射后的一些基因表达变化可能与致癌有关;然而,正如所指出的,许多研究只考虑照射后 24~48 小时的时间,这使得观察到的效应很难直接与癌症的发展联系起来。应该注意的是,在这些研究中使用了一系列分析方法,这些方法在敏感性和评估的基因范围方面有所不同。可用的量化基因表达方法仍在不断发展和完善,这些改进的方法可能能够用于定义特定照射情景的表达谱特征,这需要考虑辐射照射响应的个体间变化和辐射照射响应的细胞类型。

5.4.1 免疫系统效应综述与结论

人们发现辐射会在几个方面影响免疫系统,但很难就低剂量/低剂量率辐射照射的效应得出任何一般性结论。因为使用了不同的实验系统,并且在各种报告的研究中分析了不同的终态。

关于人体辐射照射研究，原子弹爆炸幸存者的辐射暴露的一些后期影响表明，辐射有时会以依赖剂量的方式加速免疫系统某些方面的老化。然而，老龄幸存者的免疫功能（如疫苗接种反应）似乎正常。其他关于人类辐射照射的研究（职业、环境、意外）未能产生任何一致的结果，可能是因为照射情景不同。

总之，低剂量/低剂量率辐射照射可能影响体内平衡和/或调节免疫细胞的激活，但尚不清楚这些影响是激活还是抑制免疫系统；此外，确切的机制以及短期和长期的后果仍然难以捉摸，特别是在癌症发展方面。然而，免疫系统的复原性能可能在长期内占优势。

5.4.2 关于全动物研究的总结和结论

在动物体内诱发癌症是辐射照射的后期效应之一，特别是在低剂量下。因此，许多关于哺乳动物的研究集中在癌症发病率增加的动物身上。在其他动物群体中，研究通常集中在哺乳动物模型系统中可能引发或促进（或相反）癌症的非癌症事件上。在所有情况下，由辐射诱发的癌症因组织或细胞类型（无论是外部还是内部照射）、辐射剂量、剂量率、照射时动物的性别和年龄等而异。而一些研究表明，低剂量辐射照射可降低实验动物的癌症发病率，其他研究表明，类似的低剂量会增加癌症发病率。在所有情况下，辐射效应和群体规模/统计能力的变化都是有限的，因此目前不可能就低辐射暴露对动物的影响达成共识。但很明显的一点，非常仔细地控制动物的年龄和体重是非常重要的。

5.4.3 低剂量和低剂量率生物学效应研究初步结论

UNSCEAR 总结了与每个问题有关的本次审查的证据和结果。

哪些生物学机制和途径有证据表明它们会影响电离辐射（包括低剂量和低剂量率）后癌症的发生率？

有非常有力和可靠的证据表明，在诱导 DNA 损伤后，不完整、失败或其他功能失调的 DNA 损伤反应会诱发突变和导致染色体损伤，从而影响所有剂量和剂量率照射后癌症的发生，这些反应与以下情况有关：(a) 以 DNA 双链断裂（DSB）和复杂病变形式对 DNA 的直接损伤；(b) 通过对线粒体的影响产生活性氧和相关物种造成的损害。DNA 修复活动可用于降低突变和重排的产量，但它们不是 100% 有效，在有丝分裂中不起作用，某些修复途径可能由暴露诱导或调节。虽然不是本综述的主要焦点，但值得注意的是，携带 DNA 损伤反应基因某些变体的人可能对辐射敏感，并且在自发和辐射暴露后癌症风险增加。

此外，有证据表明，参与染色质重塑的基因变体也会影响癌症风险，这表明染色质重塑途径也可能与辐射癌症风险相关，尽管尚不存在与低剂量/剂量率照射相关的证据。这同样适用于表观遗传调控基因。有实验工作支持的模拟研究表明，低剂量照射可促进组织中预先存在的癌前细胞和克隆的生长。这是辐射直接诱导细胞突变之外的一种途径，低剂量照射预计会增加癌症风险。来自医务人员职业照射的有限证据表明，与免疫功能相关的基因变异可调节癌症风险，辐射照射本身能否刺激或抑制这种癌症免疫尚不清楚。有一种新的认识，即至少中等剂量的辐射照射可能刺激肿瘤血管生成；虽然低剂量水平的数据是有限的，但如果得到证实，它可能成为促进致癌的途径。一些实验研究表明，低剂量可影响与肿瘤转移相关的终点,但在现阶段,现有结果是由多种结果混合在一起的,没有定论。

与中等剂量相比,低剂量时这些途径和机制的利用和/或激活有什么不同?

DNA 损伤反应在所有剂量水平下都起作用,但在特定途径的利用上存在差异(例如,在低剂量下,与活性氧损伤相关的反应可能占主导地位,因为这种损伤形式比 DNA 双链断裂更为频繁)。复杂/聚集性损伤部位及其修复的相对重要性在高剂量水平下[以及高传能线密度(LET)照射后]更大,因为此类损伤更为常见,尽管如此,复杂/聚集性损伤确实发生在低剂量低 LET 照射后。某些 DNA 修复途径显示出诱导性,因此在一定的照射水平后,DNA 修复能力会上调,这可能适用于双链断裂修复和碱基损伤修复,目前尚不清楚这是否扩展到复杂/聚集损伤部位。辐射对癌前细胞的潜在促进作用的剂量范围尚不清楚,癌症免疫监测的剂量范围尚不清楚。

是否有办法将与人类癌症相关的生物过程和机制的信息与照射人群疾病发病率的现有流行病学数据联系起来?

答案是肯定的,本次审查所考虑的证据表明,生物信息可以通过两种方式与现有流行病学数据联系起来。第一种是通过辐射相关疾病生物标记物在风险流行病学调查中的应用。这类标记物有可能通过在可行的时间和地点使用强有力的疾病替代标记物来减少获得流行病学数据所需的时间,并通过减少竞争性死亡原因和共病原因造成的混淆的影响来提高其准确性。第二种方法需要将定性和定量的生物学数据整合到癌症风险的机制建模中。模型的准确性可以通过纳入致癌过程中具体步骤的数据来提高,特别是在有定量数据的情况下。此外,建模方法可用于帮助判断特定致癌途径的相关性。

低 LET 和高 LET 暴露后与疾病发展相关的机制是否相似?

考虑到高 LET 暴露后复杂/聚集性损伤的更高频率诱导,这些损伤的 DNA 损伤反应将比低 LET 暴露后发挥更大的作用,与高 LET 辐射剂量率无关。对细胞来说,复杂/簇状损伤的修复更具挑战性,常常导致损伤重组为修复中心。有证据表明,高 LET 暴露很容易触发 G2/M 检查点,与剂量无关。肺癌模型研究表明,高 LET 暴露可能对癌前细胞和克隆有更大的促进作用;然而,在一项研究中,低剂量(50 mGy)的低剂量 LET 辐射可促进食管上皮中携带 Trp53 突变的克隆和细胞的生长。表明氡(及其子代)在肺中不均匀分布的模型导致少量细胞的长期高剂量率暴露,这种长期照射可能影响肺癌的发生和氡相关风险。通过在微剂量学水平上更好地理解由此产生的 DNA 损伤的机理,并考虑剂量分布的空间方面对 DNA 损伤的影响,可以进一步深入了解高 LET 辐射的有效性。

除了上述对最初提出的审查问题的答复外,还可以得出一些一般性结论。下文各段简要概述了本报告的调查结果。在本附件中,UNSCEAR 对辐射照射后,特别是低照射水平(低 LET 辐射为 100 mGy 及以下,剂量率为 0.1 mGy/min 及以下)被认为有助于或调节致癌作用的生物机制进行了全面评估。对低剂量和低剂量率辐射照射后致癌机制和调节剂的完整理解尚不清楚。此外,还提供了一份附录,其中考虑了确保 UNSCEAR 审查辐射照射实验研究质量的原则和标准。

几乎找不到可靠的数据来促使需要改变目前用于辐射防护目的和与其他风险进行比较的低剂量辐射癌症风险推断方法。遗传性基因组不稳定性、旁观者现象和适应性反应等现象的潜在贡献尚不清楚。这些研究增加了支持低剂量和低剂量率癌症风险评估的流行病学证据。

UNSCEAR 的结论是,鉴于对突变和染色体畸变在癌变中的作用的充分了解,仍然有充分的理由使用非阈值模型进行风险推断。这就是说,有一些辐射可能起作用的方式可能导致重新评估使用线性剂量反应模型来推断辐射致癌风险。一些研究表明,低剂量和低剂量率暴露可以延长实验动物的寿命,并可能减少肿瘤负担。然而,一般来说,对这些观察结果的机械理解不足。这种情况可能会得到改善,例如,如果低剂量暴露能够始终如一、毫不含糊地刺激 DNA 损伤反应/修复或免疫反应,从而防止癌症的发展,那么在本综述中还没有找到这样一个始终如一的证据基础。在这种情况下,除了已确定的 DNA 损伤——突变和潜在的促进途径外,还必须考虑一些降低风险的因素。另一个额外证据有助于评估风险的例子是与低剂量照射刺激肿瘤血管形成有关的发现,其中现有数据具有更大的一致性。刺激肿瘤血管化将有助于促进肿瘤的发展。

关于诱导可传播基因组不稳定性、旁观者效应和适应性反应的研究意义尚不清楚。一些研究表明,在 100 mGy 左右的低 LET 辐射下,可传输不稳定性和旁观者效应的诱导阈值;如果是真的,这将表明这些现象与低剂量癌症风险推断无关。此外,适应性反应研究仍然没有确定的机制基础,结果喜忧参半;同样,对居住在天然本底辐射水平较高地区的人的样本进行的研究,有些人认为这些样本为适应性反应提供了证据,但这些研究的一致性不足,无法用于风险评估目的。

展望未来,将低剂量辐射致癌的机理理解与流行病学研究相结合的推荐方法是使用数学模型整合实验系统的数据(例如,诱导关键突变或表观突变的剂量——反应数据)。为此目的,存在着良好的多阶段模型框架,该框架具有灵活性,可以包括关于躯体和生殖系对风险影响的数据。这些方法可用于检验假设,并为风险推断提供进一步的见解。应考虑使用不良后果途径方法来帮助定义和正式确定低剂量暴露后致癌的关键机制步骤。此外,实验性调查可确定癌症风险指标,经验证后可纳入流行病学调查以提高统计能力,或用于人群筛查。

5.4.4 未来研究方向

很显然,在与低剂量辐射癌症风险推断有关的生物学机制方面,证据和知识仍有许多差距。除了这些差距之外,还有一些领域的研究结果需要整合或重复再现,以便提供有力的证据。特别值得注意的是,尽管许多研究包括考虑 100 mGy 低 LET 暴露的影响,但相对较少考虑低于该点的剂量。仍然需要更彻底地探索低于 100 mGy 区域的研究,包括中等剂量,以便在不同剂量水平下进行比较和在不同剂量水平之间进行外推或内插。以下各段概述了 UNSCEAR 认为需要进一步研究的关键领域。

在 DNA 损伤领域,重要的是提供关于复杂 DNA 损伤位点的诱导和频率的更好的定量数据,并开发更灵敏的方法来提供 DNA 双链断裂的物理定量。此外,关于活性氧对线粒体损伤的诱导以及线粒体内的特定靶点的进一步信息可能是有用的。

关于 DNA 损伤信号、表观遗传效应和染色质重塑,UNSCEAR 鼓励研究以下内容:

①了解辐射照射引起的表观遗传改变的剂量/剂量率/质量依赖性，以及剂量-效应关系和/或诱导变化的持续性与突变和染色体变化的形成是否有很大差异，因为这可能对低剂量辐射风险推理模型产生重大影响。

②通过尖端蛋白质组学、相关激酶和磷酸酶的鉴定以及与从头转录分析的整合，了解翻译后修饰（尤其是磷酸化/去磷酸化）的动力学。这一认识将为确定辐射后细胞的归宿提供基础。

③收集低剂量照射甲基化/去甲基化或其他表观遗传学改变的位点/基因的信息，以及这些改变对转录的影响。

UNSCEAR 认为需要进行研究，以提高基因/蛋白质表达研究结果的再现性和相互可比性，以确定在不同剂量水平、剂量率和不同类型与质量的辐射照射下，对辐射的反应有何差异（如有）。在较长时间内跟踪任何变化，以帮助确定其与疾病或重要不良后果途径的相关性，这一点很重要。

关于 DNA 修复和对体细胞的影响，UNSCEAR 鼓励研究以下内容：

①更好地了解残留 DNA 损伤的持续性以及 mGy 水平照射后携带这些损伤的细胞的归宿；

②了解辐射照射是否会增加染色体三体征的发生以及相关的照射-反应关系，这将有助于阐明与传统突变/染色体改变/表突变诱导相比，致癌途径的相对重要性；

③在生理现实的低 O_2 条件下，对活性氧的产生和持久性以及由此产生的细胞效应有更深入的了解；

④提供有关 DNA 片段整合到受辐射细胞基因组中的频率的信息，以便更好地评估嗜铬菌对低剂量辐射致癌作用的贡献。

关于基因组不稳定性、旁观者效应、对非核细胞成分的损害/效应、适应性反应和超辐射敏感性，UNSCEAR 鼓励开展研究，以完成以下内容：

①确定体内照射是否会导致人类或动物模型系统中致癌的突变/染色体畸变/表观突变/染色体畸变频率持续升高，并确认是否存在诱发基因组不稳定性的阈值；

②确定电离辐射照射后，人类旁观者是否会发生诱发癌症，以及旁观者效应通常是增加还是减少癌症风险；

③通过与其他相关风险因素的影响进行比较，评估适应性反应的相对重要性。

免疫系统对癌症风险调节具有潜在的重大影响。因此，UNSCEAR 鼓励开展研究，以确定体内低剂量和低剂量率照射（环境、职业和实验）如何影响炎症和免疫功能，以及任何此类影响如何调节癌症风险。

关于致癌作用，UNSCEAR 认为需要从人类和动物模型辐射癌和类器官培养系统获得进一步的数据，以建立将正常细胞转化为癌细胞的关键事件以及剂量-剂量率-效应关系的图像，尤其是在出现疾病之前发生的这些事件的低至中等剂量范围内。考虑到有关新生血管和肿瘤转移终点的初步信息，还需要进一步研究低剂量和低剂量率照射对癌症发生后期的影响。这些数据对于进一步开发、评估和验证数学建模方法至关重要，以便将生物学和流行病学信息结合起来进行癌症风险推断。可将经验证的辐射疾病/影响生物标志物纳入流行病学调查,这将有助于开展这项工作。数学模型提供了一个框架,在这个框架中,生物和流行病学数据可以结合起来进行风险推断。

由于干细胞和早期祖细胞通常被视为辐射致癌的靶细胞,因此使用适当的模型系统很重要,因为这些细胞群体对低剂量照射的反应可能不同。值得注意的是,进一步研究以更好地了解 mGy 和亚 mGy 照射水平(即增量剂量的稀疏撞击)后某些组织中干细胞的竞争可能对风险推断很重要。

为了在上述领域获得更有力的证据,UNSCEAR 鼓励在放射生物学/流行病学/数学建模方面开展密切的多学科工作,这些工作有可能产生开发风险推断预测模型所需的关键数据,从而利用所有现有的关于生物机制的稳健可靠知识,并应用风险推理知识。

5.5 美国低剂量辐射健康效应研究进展

美国电力研究所(NEI)2009 年 11 月编制的一份技术报告引用了 200 多篇关于低水平电离辐射剂量影响的经同行评议的出版物,该报告得出结论:低剂量率辐射的健康效应是不同的,辐射防护领域常用的线性无阈(LNT)假设“可能高估了(这些影响)带来的风险”。从流行病学的角度来看,单次照射过程中小于 100 mSv 的个人辐射剂量产生的健康效应太小,无法在自然发生的癌症存在的情况下检测到任何统计学上显著的癌症增加。核电厂工作人员受到的剂量属于这一类,NRC 援引 UNSCEAR 的话说:“自 1983 年以来,美国核工业每年监测的辐射工作人员超过 10 万人,自 1989 年以来,每年没有任何工作人员接触的辐射剂量超过 50 mSv。”2012 年麻省理工学院的一项研究将小鼠长期暴露在低剂量率辐射下,没有显示出 DNA 损伤的迹象,尽管接受相同电离辐射剂量(单次照射)的对照组确实显示出损伤。这项对活体动物进行的辐照实验证实了其他工作和流行病学研究,表明人们暴露在每年 1 000 mSv 的低剂量率辐射下不会对健康产生不良影响。

美国国会 2015 年通过的《低剂量辐射研究法案》要求评估美国和国际低剂量辐射效应研究的现状。该法案还指示美国国家科学院“为美国未来的低剂量辐射效应研究制定总体科学目标”,并制定长期研究计划以实现这些目标。该法案源于一些保健物理学家的一封信,他们指出,对低剂量辐射健康风险的有限理解,损害了国家的决策能力,无论是在应对 2011 年福岛核事故等涉及大量人口的辐射事件方面,还是在利用电离辐射的医疗程序迅速增加、遗留场地放射性污染清理和民用核能发展等领域。

2020 年 7 月,NCRP 发布了《整合辐射生物学和流行病学信息以加强低剂量健康风险评估的方法》(NCRP Report No. 186)。2022 年 7 月,美国国家科学院、工程院和医学院发布了共识研究报告《利用现代科学的进步振兴美国的低剂量辐射研究(2022 年)》。上述两个报告从国家级学术机构层面概略描述了低剂量辐射健康效应研究的现状和存在的问题,提出了进一步开展相关研究的建议和优先级排序建议。其相关研究内容和工作进展值得辐射防护同仁跟踪了解和参考。

参考文献

[1] UNEP. Radiation: Effects and its sources[M]. Vienna: UNEP, 2016.

[2] NCRP. Report No. 186: Approaches for integrating information from radiation biology and epidemiology to enhance low-dose health risk assessment [M]. Bethesda, 2020.

[3] UNSCEAR. Sources, effects and risks of ionizing radiation: UNSCEAR 2020/2021 Report to the general assembly, with scientific annexes volume Ⅲ: Scientific annex C: Biological mechanisms relevant for the inference of cancer risks from low-dose and low-dose-rate radiation[R]. New York: United Nations, 2022.

[4] IAEA. Postgraduate medical physics academic programme: Endorsed by the International Organization for Medical Physics (IOMP)[M]. Vienna: IAEA, 2021.

[5] NATIONAL ACADEMIES OF SCIENCES, ENGINEERING, AND MEDICINE, DIVISION ON EARTH AND LIFE STUDIES, NUCLEAR AND RADIATION STUDIES BOARD, et al. Leveraging advances in modern science to revitalize low-dose radiation research in the United States[M]. Washington (DC): National Academies Press (US), 2022.

第 6 章　外照射剂量计算及其防护

电离辐射对人体的照射方式分为外照射和内照射两种。处在人体之外的辐射源对人体所产生的辐射照射称为外照射,外照射剂量计算是外照射防护的基础。依据电离辐射的类型和能量,不同电离辐射在物质中的穿透能力各不相同,有可能对人体产生外照射的电离辐射有 γ 射线、X 射线、中子(n)以及能量较高的质子(p)和 β 射线等,α 粒子和其他重带电粒子穿透能力很弱,不会产生外照射。

6.1　γ 剂量率计算

γ 剂量率的确定是剂量评估的基础,也是进行 γ 射线屏蔽设计的基础,本节介绍以下几种计算方法,供读者参考。

6.1.1　计算 γ 剂量率的基本关系式

空间任何一点处光子注量率与吸收剂量率之间存在以下关系:

$$\begin{aligned}\dot{D} &= \varphi \cdot \left(\frac{\mu_{en}}{\rho}\right) \cdot E_{\gamma} \\ &= 3.6\times10^{6} \cdot \varphi \cdot \left(\frac{\mu_{en}}{\rho}\right) \cdot E_{\gamma}\end{aligned} \tag{6.1}$$

式中,$\dot{D}$ 为 γ 射线在注量率为 φ 的某一点处空气中产生的吸收剂量率,Gy/s;φ 为 γ 射线在计算剂量率点处的注量率,$m^{-2} \cdot s^{-1}$;μ_{en}/ρ 为能量为 E_{γ} 的 γ 射线在空气中的质能吸收系数,m^2/kg;E_{γ} 为 γ 射线的能量,J。

由式(6.1)可以看出,只要知道了空气中某一点的 γ 射线注量率,再通过查表得到相应的质能吸收系数,就可以计算出该点的 γ 射线剂量率。

在实际工作中,X 射线和 γ 射线的能量常用电子伏(eV)、千电子伏(keV)或兆电子伏(MeV)表示,它们与焦耳(J)的换算关系如下:

$$1\ \text{eV} = 1.602\times10^{-19}\ \text{J}$$

$$1\ \text{keV} = 1.602\times10^{-16}\ \text{J}$$

$$1\ \text{MeV} = 1.602\times10^{-13}\ \text{J}$$

确定 γ 射线辐射源在空气中的注量率 φ 的方法有两种:一种是通过仪器实际测量;另一种是通过 γ 射线辐射源的源强(活度)与空气中不同距离处的注量率之间的基本关系式计算。对于点源,可以利用简单的距离平方反比公式推算;对于非点源或形状复杂的源,可以在点源公式基础上加以推导,或者采用蒙特卡洛模拟等方法计算得到。

例 6.1 在工作场所某点处,用仪器测得能量为 1.00 MeV 的 γ 射线的注量率为 $3.1\times10^{7}\ m^{-2}\cdot s^{-1}$,请计算此点的空气吸收剂量率。

解 该能量 γ 射线在空气中的质能吸收系数 $\mu_{en}/\rho=2.787\times10^{-3}\ m^{2}/kg$,代入公式(6.1)可以求得

$$\dot{D}=3.6\times10^{6}\times3.1\times10^{7}\times2.787\times10^{-3}\times1.6\times10^{-13}=0.05\ mGy/h$$

6.1.2 点源 γ 射线的剂量率计算

由于各相同性的点源所发射的光子辐射场在不同距离处的光子注量率和该处离源的距离之间存在着简单的平方反比关系,而且点源又是构成任何形状体辐射源的基础,因此点源的剂量率计算公式具有特殊的重要性。在实际工作中,用得最多的辐射源是点源,或者可近似看作点源。从误差的观点来考虑,若辐射源内部的自吸收可以忽略,那么只要计算剂量率的位置与源的距离比辐射源的最大线度大 10 倍以上,就完全可以把辐射源作为点源处理,即使距离只比辐射源线度大 5 倍,计算剂量率时按点源的距离平方反比关系处理所带来的误差一般也小于 5%。

6.1.3 γ 射线比释动能率常数 Γ_k

在实际工作中,如果假定满足辐射平衡和带电粒子平衡条件,那么就可以认为空气中某点处 γ 射线的比释动能率在数值上等于该点的吸收剂量率。为了计算方便,可以事先把不同核素的单位活度 γ 射线点源在单位距离处产生的空气比释动能率(即比释动能率常数 Γ_k)计算出来,以此作为不同源强在不同距离处剂量率的计算基础。

比释动能率常数 Γ_k 的物理意义是,在距离单位活度的 γ 射线点源 1 m 处,1 小时内在空气中所产生的比释动能。Γ_k 的单位是 $Gy\cdot m^{2}\cdot Bq^{-1}\cdot s^{-1}$,对不同核素的 Γ_k 值见表 6.1。

表 6.1 一些 γ 放射性核素的 Γ_k 值

核素	空气比释动能率常数 $\Gamma_k/(Gy\cdot m^{2}\cdot Bq^{-1}\cdot s^{-1})$	核素	空气比释动能率常数 $\Gamma_k/(Gy\cdot m^{2}\cdot Bq^{-1}\cdot s^{-1})$
^{24}Na	1.23×10^{-16}	^{131}I	1.44×10^{-17}
^{46}Sc	6.14×10^{-17}	^{134}Cs	5.72×10^{-17}
^{47}Sc	3.55×10^{-18}	^{137}Cs	2.12×10^{-17}
^{59}Fe	4.80×10^{-17}	^{152}Eu	3.8×10^{-17}
^{57}Co	6.26×10^{-18}	^{182}Ta	4.47×10^{-17}
^{60}Co	8.67×10^{-17}	^{192}Ir	3.15×10^{-17}
^{65}Zn	1.77×10^{-17}	^{198}Au	1.51×10^{-17}
^{87}Sr	1.13×10^{-17}	^{199}Au	5.91×10^{-17}
^{90}Mo	1.18×10^{-17}	^{226}Ra	$6.13\times10^{-17}(5.4\times10^{-17})$ ①

表 6.1(续)

核素	空气比释动能率常数 Γ_k/(Gy · m² · Bq⁻¹ · s⁻¹)	核素	空气比释动能率常数 Γ_k/(Gy · m² · Bq⁻¹ · s⁻¹)
^{110}Ag	9.38×10^{-17}	^{235}U	4.84×10^{-18}
^{111}Ag	1.32×10^{-18}	^{238}U	4.71×10^{-19}
^{125}I	—	^{241}Am	4.13×10^{-18}

6.1.4 点源 γ 射线比释动能率计算

设 γ 射线点源的活度为 A(Bq),在距离辐射源 R(m)处空气中的比释动能率 $\dot{K}_a$ 计算公式如下:

$$\dot{K}_a=\frac{A\cdot\Gamma_k}{R^2}\tag{6.2}$$

式中,$\dot{K}_a$ 的单位为 Gy/s(可转换为 Gy/h,mGy/h)。

例 6.2 请计算活度为 3.7×10^{10} Bq 的^{60}Co 点源在 1 m 远处空气中产生的比释动能率。

解 $A=3.7\times10^{10}$ Bq,$R=1$ m,由表 6.1 查得^{60}Co 的 $\Gamma_k=8.67\times10^{-17}$Gy · m² · Bq⁻¹ · s⁻¹,则

$$\begin{aligned}\dot{K}_a&=\frac{3.7\times10^{10}\ \text{Bq}\times8.67\times10^{-17}\ \text{Gy}\cdot\text{m}^2/(\text{Bq}\cdot\text{s})}{1\ \text{m}^2}\\&=3.21\times10^{-6}\ \text{Gy/s}=1.15\times10^{-2}\ \text{Gy/h}\end{aligned}$$

6.1.5 非点源剂量率的计算

在实际工作中存在很多不能被当作点源处理的辐射源。例如,反应堆附近的废液管道,被污染的水体或大气放射性烟羽等。这时如果要计算外照射剂量率,必须考虑放射源的形状和体积,以及辐射在源体积内的散射和自吸收等。实际上,任何一个非点源都可以分割为数目足够多的点源,然后再在点源剂量率公式基础上计算出任何形状非点源的剂量率。

下面介绍几种不同形状的 γ 辐射源的比释动能率的计算公式,比释动能率的单位是 Gy/s。在下列情况中,假设源内部的放射性是均匀分布的,而且大部分情况不考虑自吸收,少数情况需考虑自吸收,但都不考虑空气及周围物质的吸收和散射。

1. 线状源

假设源长为 L,总放射性活度为 A。线状源在图 6.1 所示各点所产生的比释动能率,等于线状源的某线元 dx 所产生的比释动能率之和,而线元 dx 所产生的比释动能率可用点源公式(6.3)计算出来。例如,线元 dx 在 Q_1 点产生的比释动能率为

$$\mathrm{d}\dot{K}_a=\frac{(A/L)\Gamma_k}{R^2}\mathrm{d}L=\frac{(A/L)\Gamma_k}{(r\sec\theta)^2}\mathrm{d}L$$

因为 $dL=r\sec^2\theta d\theta$，代入上式得 $d\dot{K}_a=\frac{(A/L)\Gamma_k}{r}d\theta$。

对上式由 $\theta=0$ 到 $\theta=\theta_2$ 积分即可得到整个线状源在 Q_1 点所产生的比释动能率：

$$\dot{K}_a=\int_0^{\theta_2}\frac{(A/L)\Gamma_k}{r}d\theta=\frac{A\Gamma_k}{L\cdot r}\arctan\left(\frac{L}{r}\right)$$

以此类推可以求出其他各点处的比释动能率。

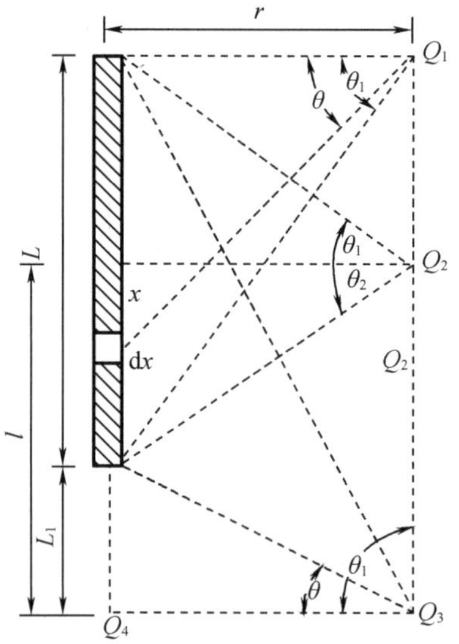

图 6.1　计算线源比释动能率的示意图

①Q_1，过线状源端点的垂直距离上的一个点：

$$\dot{K}_a=\frac{A\Gamma_k}{L\cdot r}\arctan\left(\frac{L}{r}\right) \tag{6.3}$$

②Q_2，过线状源中心的垂直线上的一个点：

$$\dot{K}_a=\frac{2A\Gamma_k}{L\cdot r}\arctan\left(\frac{L}{2r}\right) \tag{6.4}$$

③Q_3，与线状源的垂直距离为 r，其在线状源轴上的投影与线状源近端的距离为 L_1：

$$\dot{K}_a=\frac{A\Gamma_k}{L\cdot r}\left[\arctan\left(\frac{L+L_1}{r}\right)-\arctan\left(\frac{L_1}{r}\right)\right] \tag{6.5}$$

④Q_4，线状源延长线上的一个点：

$$\dot{K}_a=\frac{A\Gamma_k}{l^2-(L/2)^2}\quad（不计自吸收） \tag{6.6}$$

$$\dot{K}_a=\frac{A\Gamma_k}{l^2}\cdot\frac{1-e^{-\mu L}}{\mu L}\quad（计自吸收） \tag{6.7}$$

式中，l 为源中心到 Q_4 点的距离；μ 为辐射源对 γ 射线的线减弱系数，m^{-1}。

2. 圆盘源

假设圆盘源半径为 a，总放射性活度为 A，图 6.2 所示各点的比释动能率由下列公式给出。

①Q_1，圆盘源中心轴上距源高度为 h 的一点：

$$\dot{K}_a = \frac{A\Gamma_k}{a^2}\ln\left(\frac{h^2+a^2}{h^2}\right) \tag{6.8}$$

②Q_2，垂直于圆盘，且离圆盘中心轴距离为 a 的垂线上的一点：

$$\dot{K}_a = \frac{A\Gamma_k}{a^2}\ln\left(\frac{h+\sqrt{h^2+4a^2}}{2h}\right) \tag{6.9}$$

③Q_3，离圆盘中心轴的距源为 d 的垂线上一点：

$$\dot{K}_a = \frac{A\Gamma_k}{a^2}\ln\left\{\frac{1}{2h^2}\left[h^2+a^2-d^2+\sqrt{a^4+2a^2(h^2-d^2)+(h^2+d^2)^2}\right]\right\} \tag{6.10}$$

④Q_4，过圆盘中心，且离中心距离为 l 的水平线上的一点：

$$\dot{K}_a = \frac{A\Gamma_k}{a^2}\ln\left(\frac{l^2}{l^2-a^2}\right) \tag{6.11}$$

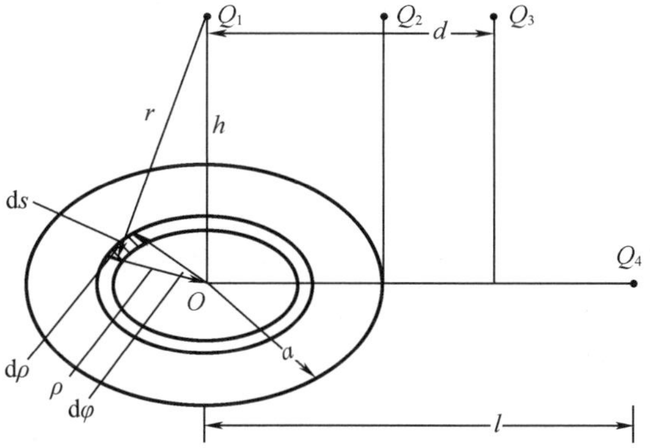

图 6.2　计算圆盘源比释动能率的示意图

3. 球面源

如图 6.3 所示，假设球面源半径为 a，球面源的放射性总活度为 A，球中心点 Q 的比释动能率为

$$\dot{K}_a = \frac{A\Gamma_k}{a^2} \tag{6.12}$$

4. 圆柱状面源

空心圆柱状面源，半径为 a，高度为 h，圆柱表面总放射性活度为 A，图 6.4 所示各点的比释动能率用下列公式计算。

①Q_1，圆柱轴线上距离底部 l 处的一点：

$$\dot{K}_a = \frac{A\Gamma_k}{ah}\left[\arctan\frac{l}{a}+\arctan\left(\frac{h-l}{a}\right)\right] \tag{6.13}$$

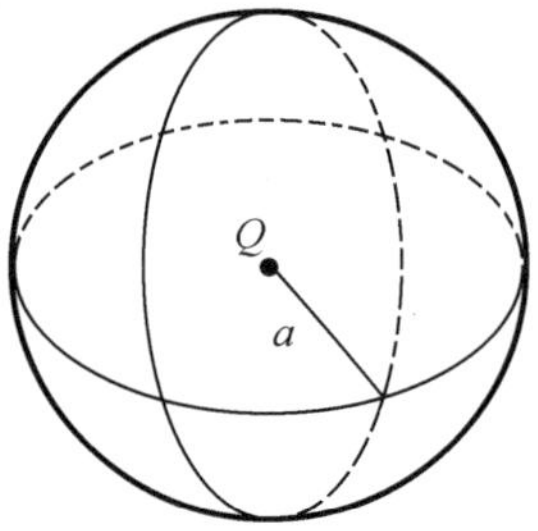

图 6.3　计算球面源比释动能率的示意图

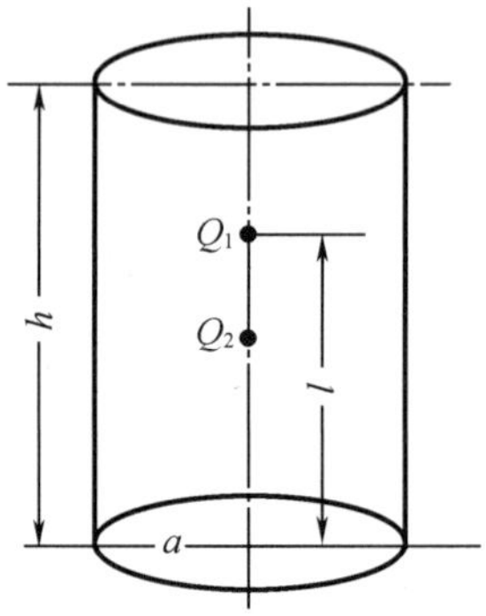

图 6.4　计算圆柱状面源比释动能率的示意图

②Q_2,圆柱轴线中央点：

$$\dot{K}_a=\frac{2A\Gamma_k}{ah}\arctan\left(\frac{h}{2a}\right) \tag{6.14}$$

对于非无限小、非无限薄的圆柱体面源,计算其剂量率时必须要考虑源体积内的自吸收和散射。因此在推导出的公式中将包含表示吸收损失的参数。

5. 球体源

如图 6.5 所示,假设球体源半径为 a,其中心点的比释动能率为

$$\dot{K}_a=\frac{4\pi A_s\Gamma_k}{\mu}(1-e^{-\mu a}) \tag{6.15}$$

式中,A_s 为球体源内放射性物质的活度浓度,$Bq\cdot m^{-3}$;μ 为球体源物质对 γ 射线的线减弱系数,m^{-1}。

6. 无限大体积源

如图 6.6 所示,无限大体积源内任一点的比释动能率为

$$\dot{K}_a=\frac{4\pi A_s\Gamma_k}{\mu}\quad(\text{不计多次散射}) \tag{6.16}$$

$$\dot{K}_a=\frac{4\pi A_s\Gamma_k}{\mu}\left(\frac{A_1}{1+\alpha_1}+\frac{1-A_1}{1+\alpha_2}\right)\quad(\text{计多次散射}) \tag{6.17}$$

式中,A_1,α_1 和 α_2 为常数(表 6.2)。

表 6.2　用泰勒公式计算各向同性点源照射量积累因子的有关参数

材料	能量/MeV	A_1	$-\alpha_1$	$-\alpha_2$	材料	能量/MeV	A_1	$-\alpha_1$	$-\alpha_2$
水	0.5	100.845	0.126 87	−0.109 25	铁	0.5	31.379	0.068 42	−0.037 42
	1.0	19.601	0.090 37	−0.252 2		1.0	24.957	0.060 86	−0.024 63
	2.0	12.612	0.053 20	0.019 32		2.0	16.522	0.046 27	−0.005 26
	3.0	11.110	0.035 50	0.032 06		3.0	13.218	0.044 31	−0.000 87
	4.0	11.163	0.025 43	0.030 25		4.0	9.624	0.046 98	0.001 75
	6.0	8.385	0.018 20	0.041 64		6.0	5.867	0.061 50	−0.001 86
	8.0	4.635	0.026 33	0.070 97		8.0	3.243	0.075 00	0.021 23
	10.0	3.545	0.029 91	0.087 17		10.0	1.747	0.099 00	0.066 27

表 6.2(续)

材料	能量 /MeV	A_1	$-\alpha_1$	$-\alpha_2$	材料	能量 /MeV	A_1	$-\alpha_1$	$-\alpha_2$
混凝土	0.5	38.225	0.148 24	−0.105 79	锡	0.5	11.440	0.018 00	0.031 87
	1.0	25.507	0.072 30	−0.018 43		1.0	11.426	0.042 66	0.016 06
	2.0	18.089	0.042 50	0.008 49		2.0	8.783	0.053 49	0.015 05
	3.0	13.640	0.032 00	0.020 22		3.0	5.400	0.074 40	0.020 80
	4.0	11.460	0.026 00	0.024 50		4.0	3.496	0.095 17	0.025 98
	6.0	10.781	0.015 20	0.029 25		6.0	2.005	0.137 33	−0.015 01
	8.0	8.972	0.013 00	0.029 79		8.0	1.101	0.172 88	−0.017 87
	10.0	4.015	0.028 80	0.068 44		10.0	0.708	0.192 00	0.015 52
铝	0.5	38.911	0.100 15	−0.063 12	铅	0.5	1.677	0.030 84	0.309 41
	1.0	28.782	0.068 20	−0.029 73		1.0	2.984	0.035 03	0.134 86
	2.0	16.981	0.045 88	0.002 71		2.0	5.421	0.034 82	0.043 79
	3.0	10.583	0.040 66	0.025 14		3.0	5.580	0.054 22	0.006 11
	4.0	6.426	0.039 73	0.038 60		4.0	3.897	0.084 68	−0.023 83
	6.0	5.713	0.039 34	0.043 47		6.0	0.926	0.178 60	−0.046 35
	8.0	4.716	0.038 37	0.044 31		8.0	0.368	0.236 91	−0.058 64
	10.0	3.999	0.039 00	0.041 30		10.0	0.311	0.240 24	−0.028 73

7. 半无限大体积源

如图 6.7 所示,半无限大体积源表面上一点 Q 的比释动能率为

$$\dot{K}_a=\frac{2\pi A_s \Gamma_k}{\mu}\quad \text{(不计多次散射)} \tag{6.18}$$

$$\dot{K}_a=\frac{2\pi A_s \Gamma_k}{\mu}\left[\frac{A_1}{1+\alpha_1}+\frac{1-A_1}{1+\alpha_2}\right]\quad \text{(计多次散射)} \tag{6.19}$$

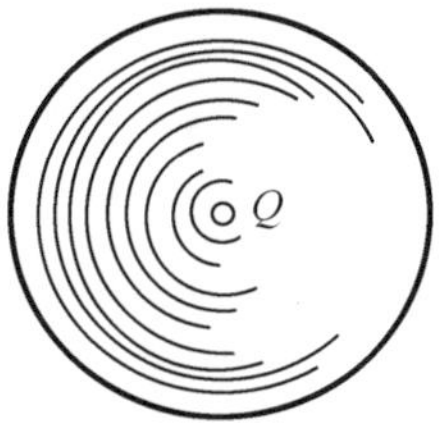

图 6.5　计算球体源比释动能率的示意图

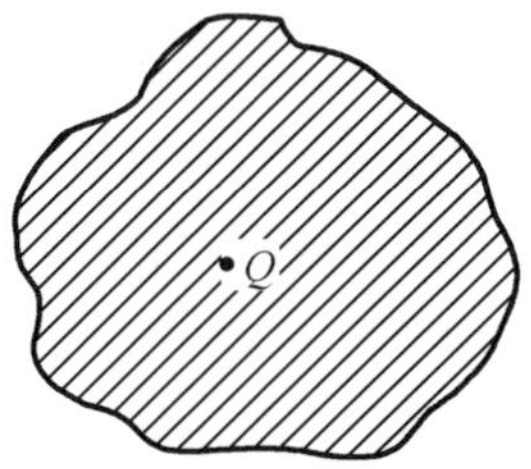

图 6.6　计算无限大体积源比释动能率的示意图

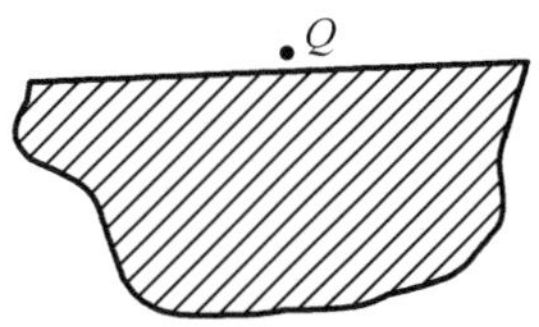

图 6.7　计算半无限大体积源比释动能率的示意图

8. 有限厚度平板源

如图 6.8 所示，有限厚度平板源表面上一点的比释动能率为

$$\dot{K}_a = \frac{2\pi A_s \Gamma_k}{\mu}[1 - E_2(\mu l)] \tag{6.20}$$

式中，l 是平板源的厚度；$E_2(\mu l)$ 是一个特殊函数，其主要特点如下：

(1) 随着 x 值增大，$E_2(x)$ 比 e^{-x} 下降得快；

(2) 当 $x=0$ 时，$E_2(0)=1$；当 $x=\infty$ 时，$E_2(\infty)=0$。$E_2(x)$ 值见表 6.3。

表 6.3 $E_2(x)$ 的值 $\left[E_2(x) = x\int_x^{\infty} \frac{e^{-x}}{x^2}dx\right]$

x	$E_2(x)$	x	$E_2(x)$
0.00	1.000	3.0	1.06×10^{-2}
0.01	9.47×10^{-1}	3.5	5.80×10^{-3}
0.05	8.28×10^{-1}	4.0	3.20×10^{-3}
0.1	6.13×10^{-1}	4.5	1.76×10^{-3}
0.2	5.74×10^{-1}	5.0	1.00×10^{-3}
0.3	4.69×10^{-1}	5.5	5.61×10^{-4}
0.4	3.89×10^{-1}	6.0	3.18×10^{-4}
0.5	3.27×10^{-1}	6.4	1.81×10^{-4}
0.6	2.76×10^{-1}	7.0	1.04×10^{-4}
0.8	2.01×10^{-1}	6.4	5.94×10^{-4}
0.9	1.72×10^{-1}	8.0	3.41×10^{-4}
1.0	1.48×10^{-1}	8.5	1.97×10^{-4}
1.5	6.21×10^{-2}	9.0	1.14×10^{-4}
2.0	3.75×10^{-2}	9.5	6.50×10^{-6}
2.5	1.98×10^{-2}	10.0	3.83×10^{-6}

同式(6.18)相比，式(6.20)多了$[1-E_2(\mu l)]$一项。但是由上表可以看出，$E_2(2)=0.037\ 5$，也就是说，只要 γ 射线在源中穿过的厚度不小于 2 个平均自由程，即 $\mu l \geqslant 2$，那么可将该源看成是无限厚时所带来的比释动能率 $\dot{K}_a$，误差小于 5%。

9. 有限大小，无限厚截头圆锥体源

如图 6.9 所示，在圆锥角顶一点上的比释动能率为

$$\dot{K}_a = \frac{2\pi A_s \Gamma_k}{\mu}(1 - \cos\psi_0) \tag{6.21}$$

同式(6.18)相比，式(6.21)仅差在$(1-\cos\psi_0)$一项，当 ψ_0 较大时，$\cos\psi_0 \approx 0$，即可把它看成是无限宽($\psi_0=\pi/2$)的情况。

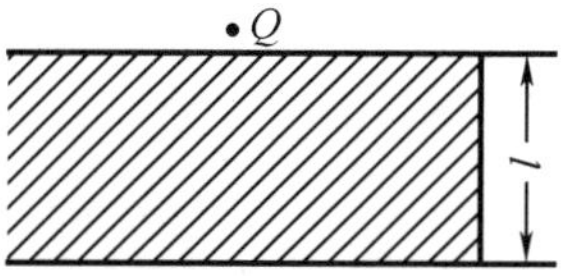

图 6.8 计算有限厚度平板源比释动能率示意图

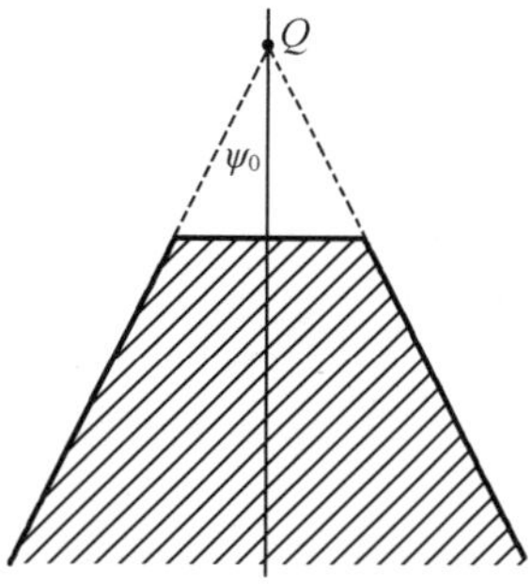

图 6.9 计算有限大小，无限厚截头圆锥体源比释动能率的示意图

6.2 γ射线与 X 射线在物质中的减弱规律

6.2.1 窄束射线与宽束射线

在电离辐射与物质相互作用的章节中已经讲过，当 γ 射线通过一定厚度的物质层时，有些射线与物质发生作用，有些则没有。如果 γ 射线与物质发生了光电效应或电子对效应，则 γ 射线被吸收；如果 γ 射线与物质发生了康普顿散射，则 γ 射线被散射，其能量和方向都发生改变。穿过物质层的 γ 射线由两部分组成：一部分是没有发生相互作用的 γ 射线，它们的能量和方向均无变化。另一部分是发生过一次或多次康普顿散射的散射 γ 射线，其能量和方向均发生了变化。由于第一部分 γ 射线束仍然保持原来的方向前进，γ 射线束并不变宽，而第二部分 γ 射线束将发散变宽，故把未与物质发生相互作用的 γ 射线束叫作“窄束”射线；而把“窄束”以外的包含散射光子的 γ 射线束叫作“宽束”射线。

6.2.2 窄束 γ 射线或 X 射线的减弱规律

原子核物理知识告诉我们，窄束单能 γ 射线或 X 射线在物质中的减弱遵从简单的指数规律，即

$$N=N_0 e^{-\mu d} \tag{6.22}$$

式中，N_0、N 分别是穿过物质层前、后的 γ 光子数；d 是物质层的厚度，m（或 cm）；μ 是 γ 射线或 X 射线在该物质中的线减弱系数，入射 γ 光子能量 E_γ 及物质原子序数 Z 的函数。图 6.10、图 6.11 分别给出了铝和铅的线减弱系数随 γ 光子能量的变化曲线，其中铅（$Z=82$）代表原子序数 Z 很高的材料，铝（$Z=13$）则代表原子序数 Z 低的材料。由图 6.10 和图 6.11 可以得出以下规律：

①γ 射线或 X 射线发生三种效应的主导能区不同。在低能区域，光电效应占优势；在中能区域，康普顿散射占优势；在高能区域，电子对效应占优势。这种趋势对一切物质都是如此。

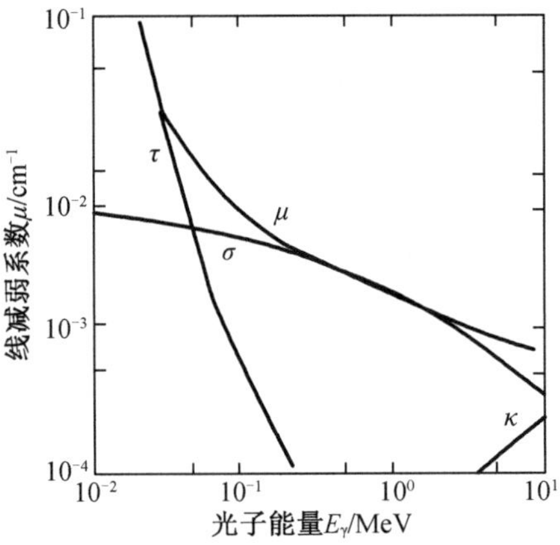

图 6.10　光子在铝中的线减弱系数

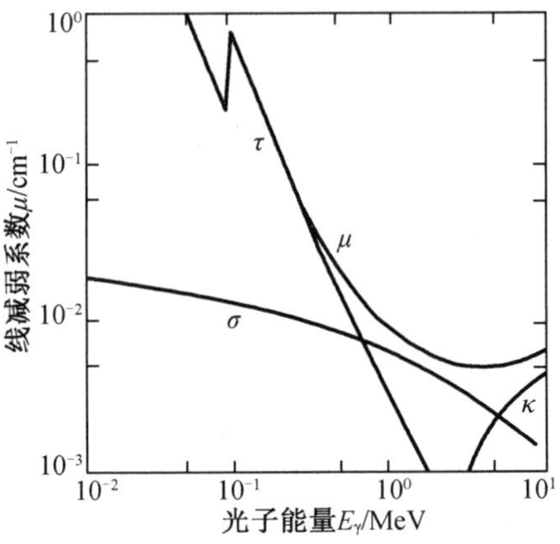

图 6.11　光子在铅中的线减弱系数

② 总效应曲线存在极小值。三种效应在不同能量范围的竞争过程，使得μ(三种效应之和)随着E_γ的变化曲线会在某个能量附近出现极小值。与μ最小值相对应的光子能量记为$(E_\gamma)_{\min}$，表明能量在$(E_\gamma)_{\min}$附近的 γ 光子在该物质中的穿透本领最强，即穿过该物质层时减弱损失最小。γ 射线束在不同物质中的$(E_\gamma)_{\min}$值是不同的，例如原子序数Z为 50 以上的物质，它们的线减弱系数的最小值均在 3~4 MeV 的光子能量处出现。对于铅，其线减弱系数最小值相应的 γ 光子能量为 3.4 MeV。而对于低原子序数的物质，它们的线减弱系数最小值则出现在 10 MeV 以上。例如，与铝的线减弱系数最小值相应的 γ 光子能量为 23 MeV。

上面的公式(6.22)也可以改写为以下形式：

$$N=N_0\mathrm{e}^{-(\mu/\rho)d_{\mathrm{m}}} \tag{6.23}$$

式中，ρ是物质的密度；d_{m}为该物质层的质量厚度，$d_{\mathrm{m}}=d\cdot\rho$；$\mu/\rho$是物质对特定能量光子的质量减弱系数，$\mathrm{m^2/kg}$，其值可查表获得。

根据指数减弱规律不难理解下面两个概念。

①能谱的硬化。若入射 γ 射线是由几种能量的 γ 光子组成，则由于不同能量的 γ 光子的μ值不同，当它们通过物质时，μ值大的成分减弱得快，μ值小的部分减弱得慢。因此，随着通过物质厚度的增加，那些不易被减弱的 γ 射线成分所占比重会越来越大，这种现象称为能谱的“硬化”。这种“硬化”现象在屏蔽设计时是要加以注意的。

②平均自由程。一般来讲，可以用“平均自由程”的概念来反映 γ 射线的贯穿本领。例如，^{60}Co γ 射线的平均能量为 1.25 MeV，它在水中的线减弱系数$\mu=6.413\ \mathrm{m^{-1}}$，所以，1.25 MeV 的 γ 光子在水中的平均自由程$\lambda=1/\mu=0.156$ m。这样，式(6.22)还可以改写成

$$N=N_0\,\mathrm{e}^{-\mu d}=N_0\mathrm{e}^{-d/\lambda} \tag{6.24}$$

由式(6.24)可见，如果$d=\lambda$，即厚度等于一个平均自由程，γ 射线或 X 射线穿过这一厚度的物质层后，光子数将减少到原来的e^{-1}，即为 36.8%左右。

在屏蔽问题上，常用平均自由程数目来表示屏蔽物质厚度。例如，屏蔽层厚度是 4 个平均自由程，即$d=4\lambda$，由式(6.24)知，$\mu d=4$意味着入射的窄束、单能 γ 射线或 X 射线将被减弱到原来的e^{-4}，即为原来强度的 1.83%。

在康普顿散射占主导的能区内，使 γ 射线或 X 射线减弱到某一程度(N/N_0)所需质量减弱系数为$(\mu/\rho)_1$ 的某种物质的质量厚度为 $d_{m,1}$，用质量减弱系数为$(\mu/\rho)_2$ 的另一种物质所需质量厚度为 $d_{m,2}$，由于 $d_{m,1}=d_1\rho_1=d_{m,2}=d_2\rho_2$，所以 d_1 与 d_2 之间有下列关系：

$$d_1/d_2=\rho_2/\rho_1 \tag{6.25}$$

利用上述关系可以估算类似材料之间的厚度转换。混凝土、砖、灰泥、泥土等常用建筑材料都是由硅、钙、铝、铁一类低 Z 物质组成的，对这类物质，康普顿散射占主要优势的能量范围很宽，所以常可根据式(6.25)来估计砖、灰泥或泥土等材料的等效混凝土厚度，这是一种较简便的实用方法。

6.2.3 宽束 γ 射线或 X 射线的减弱规律

式(6.23)或式(6.24)所表示的窄束、单能 γ 射线或 X 射线在物质中减弱的指数规律，隐含着这样一个假设，即在物质中只要是入射 γ 光子发生了一次相互作用(不管是光电效应、电子对效应，还是康普顿散射)，都认为该 γ 光子从入射射线束中消失了。实际上，当射线通过物质时，有些 γ 光子与物质的原子发生了作用，有些则没有发生相互作用。发生相互作用的那些 γ 光子，有些是被吸收了(如果是光电效应和电子对效应)，有些只是发生了散射(康普顿效应)，入射射线的能量减少且方向发生了改变。所以，窄束射线的指数减弱规律是一个简化的理想情况，只有在很好的准直射线束穿过较薄的物质层条件下，窄束条件才能成立。

实际上辐射防护中遇到的电离辐射大多是宽束射线辐射，因为 γ 光子所穿过的物质层一般都有一定的厚度，在此情况下受到散射的 γ 光子，经二次或多次散射后仍有可能穿过物质，最后到达所要考察的那个空间位置上。于是，在所考察点的位置上观察到的不仅包括那些未经过相互作用的入射 γ 光子，而且还有经多次散射的散射 γ 光子。综上所述，窄束射线、宽束射线不是几何概念，而是物理概念。

为了考虑多次散射的影响，在宽束射线条件下式(6.22)的右边必须引进一个修正因子 B(Buildup Factor)，称为积累因子，用来对窄束射线的减弱规律加以修正：

$$N=BN_0e^{-\mu d} \tag{6.26}$$

一般情况下，积累因子是指在所考察点处，实际测量到的某一辐射常用量(注量率、能量、吸收剂量等)与用窄束射线减弱规律算得的同一辐射常用量的比值。因此，不同的辐射常用量，具有相应不同的积累因子。在式(6.26)中的 N 是指光子数，因此 B 是光子数的积累因子。

根据积累因子的定义可以知道，积累因子的数值总不会小于 1。积累因子的大小与很多因素有关，包括 γ 光子能量、屏蔽介质的原子序数及其厚度、屏蔽层的组合、辐射照射的几何条件等。

对于给定几何形状的辐射源和特定的屏蔽介质和照射条件，积累因子主要与 γ 光子能量 E_γ 和屏蔽介质以平均自由程数目 μd 表示的厚度有关，所以一般将积累因子表示成 $B(E_\gamma, \mu d)$的形式。γ 射线的能量越低，介质的平均原子序数越低，则散射越严重。例如，0.5 MeV 的 γ 射线点源发出的辐射穿过 10 个平均自由程的水介质时，照射量积累因子为

76.6,当 γ 射线的能量降到 0.255 MeV 时,照射量积累因子可达到 166。可见如果不考虑积累因子,可能会使屏蔽后的剂量严重低估。高能 γ 光子束穿过屏蔽层时,次级电子会产生轫致辐射,因此会对积累因子的大小产生明显影响,尤其是高原子序数的材料。例如,8 MeV 的 γ 射线穿过 5 个平均自由程的铅时,轫致辐射的贡献可占到三分之一。

1. 单一均匀介质的积累因子

在屏蔽设计中,积累因子是一个必须考虑的重要因素,它可以通过实验或理论计算得出。图 6.12 和图 6.13 给出了各向同性点源在水、混凝土中的照射量积累因子随光子能量 E_γ 和介质厚度 μd 的变化规律。入射 γ 光子能量 E_γ 越低,介质的原子序数 Z 越小,介质厚度 μd 越大,γ 光子在介质中的散射贡献就越大,因此积累因子 B_x 也就越大。

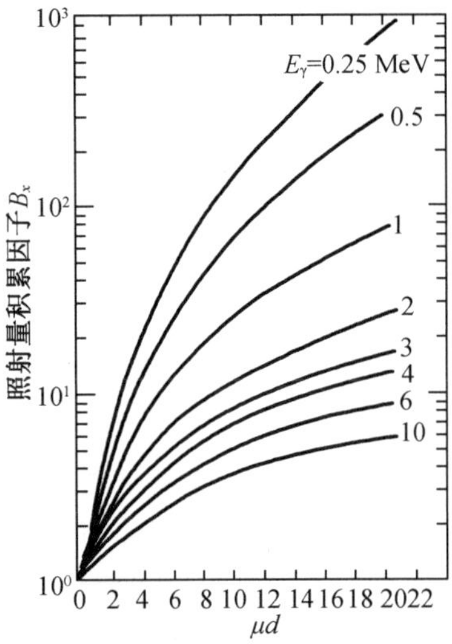

图 6.12 对各向同性点源水的照射量积累因子

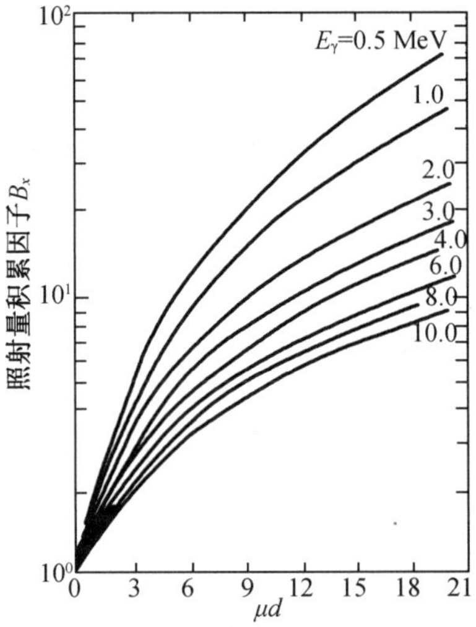

图 6.13 对各向同性点源混凝土的照射量积累因子

为了使用方便,通常把积累因子的理论计算值编制成相应的数据表,表中给出了各向同性点源在水、混凝土、铁和铅等中的照射量积累因子的数值,还给出了单向平行垂直入射 γ 射线在水、铁、混凝土、铅中的照射量积累因子的数值。只要已知 γ 射线能量 E_γ 和介质的厚度 μd,就可从这些表格中直接查出相应的照射量积累因子的数值。如果实际情况的 B_x 值介于表格中给定的两种 γ 射线能量或两种 μd 值之间,则可用内插法求出所需的 B_x 值。

对于各向同性点源,介质的积累因子 B_x 与介质厚度 μd 的关系,在一定的条件下可以用解析式近似地表示,最常用的近似表示式有以下两种。

(1)泰勒近似公式

$$B_x = A_1 e^{-\alpha_1 \mu d} + (1 - A_1) e^{-\alpha_2 \mu d} \tag{6.27}$$

式中,μ 是线减弱系数,m^{-1},可由相关数据表查得(对 μ/ρ 用材料密度校正);d 是屏蔽介质厚度,m;对特定的介质,常数 α_1、α_2 和 A_1 只与 γ 射线能量有关,数值见表 6.2。

(2)伯杰(Berger)公式

$$B = 1 + a\mu R e^{b\mu R} \tag{6.28}$$

式中,a、b 为与 E_γ 有关的常数(表 6.4);μ 为线衰减系数,cm^{-1};R 为屏蔽层厚度,cm。

表 6.4　伯杰公式计算各向同性点源、无限介质积累因子参数值

材料	E_γ/MeV	a	b	材料	E_γ/MeV	a	b
水	0.255	2.888 7	0.203 5	铁	0.5	0.921 4	0.069 8
	0.5	1.438 6	0.177 2		1.0	0.835 9	0.0619
	1.0	1.104 6	0.090 7		2.0	0.697 6	0.0342
	2.0	0.822 9	0.034 6		3.0	0.537 8	0.034 6
	3.0	0.691 3	0.010 5		4.0	0.439 0	0.033 7
	4.0	0.580 1	0.002 4		6.0	0.329 4	0.043 0
	6.0	0.463 3	−0.010 9		8.0	0.256 4	0.046 3
	8.0	0.381 9	−0.017 4		10.0	0.188 2	0.058 1
钨	0.5	0.282 8	−0.060 9	铅	0.5	0.242 5	−0.069 6
	1.0	0.435 8	−0.019 8		1.0	0.370 1	−0.032 6
	2.0	0.423 3	0.002 6		2.0	0.383 6	−0.000 7
	3.0	0.346 0	0.033 8		3.0	0.319 3	0.028 3
	4.0	0.271 1	0.066 5		4.0	0.252 0	0.056 2
	6.0	0.175 1	0.109 2		5.0	0.192 8	0.085 4
	8.0	0.123 2	0.126 1		6.0	0.160 3	0.106 0
	10.0	0.095 4	0.131 7		8.0	0.118 1	0.120 0

2. 多层介质的积累因子

在解决实际屏蔽问题时，辐射防护屏蔽层可能需要由几层不同介质组成，这时确定积累因子比较复杂。这里介绍一种经验计算办法，它是在实验基础上归纳出来的。

实验证明，能量为 E_γ 的 γ 光子垂直入射到两种原子序数相差不大的介质（a 和 b）上时，可取该入射光子在两层介质总厚度中这两种介质的积累因子值中较大的一个，作为这种双层屏蔽结构的总积累因子值，即

$$B_t = \max\begin{Bmatrix} B[E_\gamma, \mu_a(d_a+d_b)] \\ B[E_\gamma, \mu_b(d_a+d_b)] \end{Bmatrix} \tag{6.29}$$

如果两种介质的原子序数相差很大，则双层屏蔽结构的总积累因子与低 Z、高 Z 介质的前后次序有关。

①低 Z 介质在前，高 Z 介质在后，则总积累因子取决于高 Z 介质，即

$$B_t = B[E_\gamma,\ (\mu d)_{高}] \tag{6.30}$$

这是因为光子从低 Z 介质中射出的散射光子很容易被后面的高 Z 介质所吸收。

②高 Z 介质在前，低 Z 介质在后，如果光子能量较低，则总积累因子为两种积累因子的乘积，即

$$B_t = B[E_\gamma,\ (\mu d)_{低}]B[E_\gamma,\ (\mu d)_{高}] \tag{6.31}$$

如果光子能量较高，且超过与高 Z 介质线减弱系数 μ 最小值相应的那个能量 $(E_{\gamma,\min})_{高}$ 时，则总积累因子为

$$B_t = B[(E_{\gamma,\min})_{高}, (\mu d)_{低}]B[E_\gamma,\ (\mu d)_{高}] \tag{6.32}$$

式中，$B[E_\gamma,(\mu d)_{高}]$是与入射光子能量 E_γ 相关的高 Z 介质的积累因子值；$B[(E_{\gamma,\min})_{高},(\mu d)_{低}]$是与能量$(E_{\gamma,\min})_{高}$相关的低 Z 介质的积累因子值。一般对于高 Z 介质，与其 $\mu_{\min}$ 相应的能量 E_γ 为 3~4 MeV。

6.3 γ射线与X射线屏蔽计算

屏蔽是外照射辐射防护的主要方法之一。所谓屏蔽计算，就是确定把某处的外照射剂量率减弱到指定水平所需要采用的屏蔽材料及其厚度。对于工程上的屏蔽计算，通常可以利用专门的计算机程序，也可以根据具体情况采用蒙特卡洛方法等进行计算。对于较简单的设计，可以采用某些实用估算方法。

6.3.1 利用宽束射线减弱规律计算γ射线屏蔽

可以利用宽束射线减弱规律计算所需的γ射线屏蔽。根据式(6.26)有

$$N=N_0Be^{-\mu d}$$

式中，N 和 N_0 可以分别看作经过屏蔽层之后和经过屏蔽层之前的射线数目；B 是该条件下的积累因子；μ 是该屏蔽物质的γ射线减弱系数；d 是屏蔽层的厚度。

例 6.3 利用水井法储存一个活度为 1.2×10^{14} Bq 的 ^{60}Co 源，要求井水表面的剂量率不大于 1.0×10^{-2} mGy/h。为安全起见引入二倍安全系数。试求井中水的最小深度。

解 假定所需水深为 R(m)，查表 6.1 得 ^{60}Co 的 $\Gamma_k=8.67\times10^{-17}\ \text{Gy}\cdot\text{m}^2\cdot\text{Bq}^{-1}\cdot\text{s}^{-1}$，水井未充水时的剂量率为

$$\begin{aligned}\dot{H}_0&=\frac{A\Gamma_k}{R^2}=\frac{1.2\times10^{14}\times8.67\times10^{-17}}{R^2}\\&=1.04\times10^{-2}/R^2\ \text{Gy/s}\\&=\frac{37\ 454.4}{R^2}\ \text{mGy/h}\end{aligned}$$

$$\begin{aligned}\dot{H}/\dot{H}_0&=\frac{0.01}{37\ 454.4}R^2\\&=2.7\times10^{-7}R^2(R\text{ 以 m 为单位})\\&=2.7\times10^{-11}R^2(R\text{ 以 cm 为单位})\end{aligned}\tag{6.33}$$

可以从相关资料查到，对于 ^{60}Co 产生的γ射线，在水中 $\mu=0.063\ 0\ \text{cm}^{-1}$，伯杰公式中的 $a=1.034\ 2$，$b=0.076\ 7$。

按伯杰公式知：

$$B=1+a\mu Re^{b\mu R}=1+1.034\ 2\mu Re^{0.076\ 7\mu R}$$

利用公式(6.33)和(6.26)，并考虑二倍安全系数，得到

$$2.7\times10^{-11}R^2=2(1+1.034\ 2\mu Re^{0.076\ 7\mu R})e^{-\mu R}$$

采用图解法求解,令

$$X=2.7\times10^{-11}R^2$$

$$Y=(1+1.0342\mu Re^{0.0767\mu R})e^{-\mu R}$$

$$R=\frac{\mu R}{\mu}$$

对不同的 μR 值可计算出相应的 X 和 Y 值(表 6.5)。用作图法在半对数纸上画出 X 和 Y 随 μR 变化的两条直线,再求得两线的交点在 $\mu R\approx17.4$。

所以可以得出所需水深为 $R=\frac{\mu R}{\mu}=\frac{17.4}{0.0630}\approx276\ \text{cm}=2.76\ \text{m}$。

表 6.5 X,Y 与 μR 的关系

μR	12	15	18
R	190.48	238.1	285.71
R^2	3.628×10^4	5.669×10^4	8.163×10^4
X	0.980×10^{-6}	1.531×10^{-6}	2.204×10^{-6}
Y	1.961×10^{-4}	1.530×10^{-5}	1.130×10^{-6}

6.3.3 X 射线的屏蔽

X 射线在医疗和工业领域中已得到广泛应用,各种类型电子加速器的应用也越来越广泛。X 射线有两类:一类是带电粒子在库仑力场中慢化时所产生的韧致辐射;另一类是原子能级发生变化时由带电粒子(通常是电子)发出的特征 X 射线。前者是具有连续能谱的射线,后者是具有分立能量(因而具有元素特征属性)的射线。注意:具有给定量子能量的 X 射线与 γ 射线有相同的性质,不同之处是其起源不同。X 射线是从原子核外的过程发出的,但 γ 射线是从原子核内部发出的。由于大多数情况下遇到的 X 射线为连续能谱,很难用公式准确地计算它们在物质中的减弱情况,一般通过实验测量出各种屏蔽材料中的减弱曲线,并借助这些曲线来计算屏蔽厚度。屏蔽厚度的计算包括几个层面:防护有用射线束(经过过滤后的初级束)的主屏蔽层,防护泄漏辐射和散射辐射的次屏蔽层,防护天花板、门窗等辅助的屏蔽层。

当电子与靶物质发生硬相互作用时,就会以韧致辐射的形式发射出能量,这就是 X 射线产生的原因之一。电子加速器中被加速的电子轰击靶物质,静电加速器中被反向加速的电子轰击阳极,皆是高速运动的电子受到阻尼而产生高能、高发射率的 X 射线的例子。所产生的 X 射线的最大能量可等于被加速电子的最大能量(几 MeV~几十 MeV)。

公式(6.34)和(6.35)分别给出了宽束 X 射线剂量当量率和积累因子的计算方法。

$$\dot{H}_x\leqslant\dot{H}_{\text{M}}=\frac{\dot{D}_{\text{I0}}B_xT}{(1.67\times10^{-5})d^2} \tag{6.34}$$

$$B_x \geqslant (1.67\times10^{-5})\left[\frac{\dot{H}_{\mathrm{M}} d^2}{\dot{D}_{10} T}\right] \tag{6.35}$$

图 6.14 展示了电子轰击高原子序数厚靶($Z>73$)的 X 射线发射率。图 6.15~图 6.17 分别给出了宽束 X 射线在混凝土、钢和铅中的剂量当量 1/10 减弱层厚度和入射电子能量的关系。

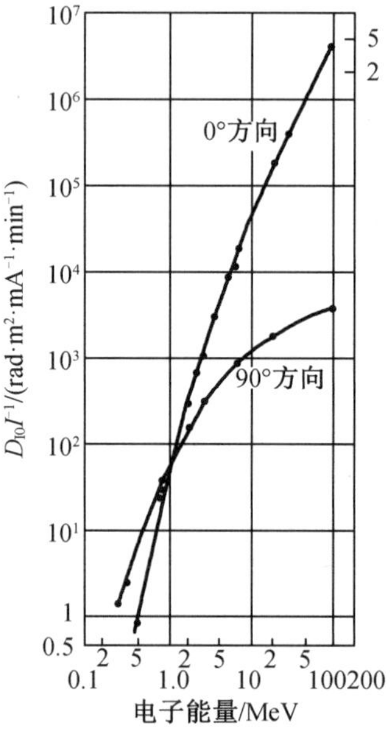

图 6.14　电子轰击高 Z 厚靶(Z>73)的 X 射线发射率

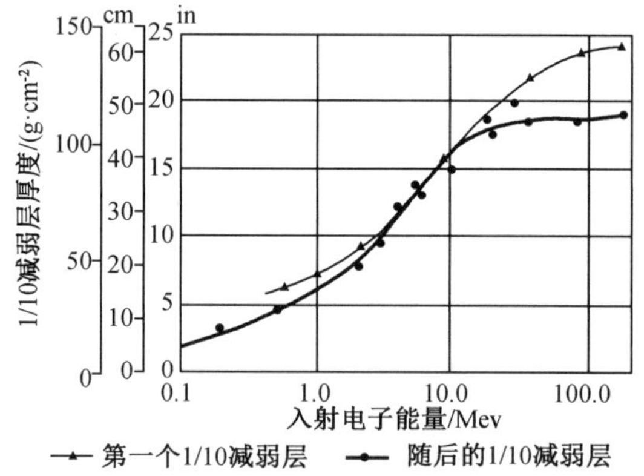

图 6.15　宽束 X 射线在混凝土($\rho=2.35$ g/cm³)中的剂量当量 1/10 减弱层厚度和入射电子能量的关系

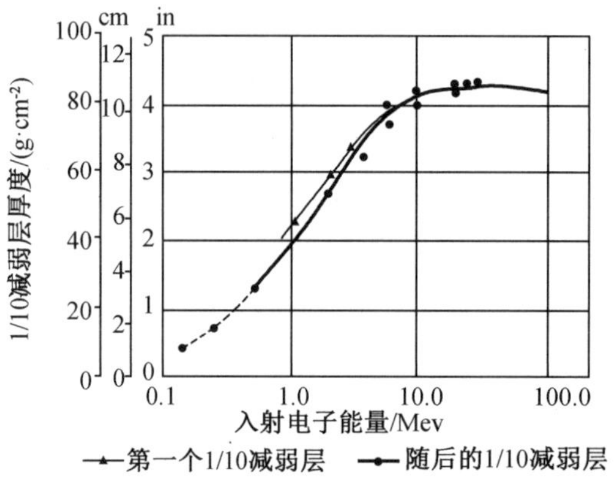

图 6.16　宽束 X 射线在钢($\rho=7.8$ g/cm³)中的剂量当量 1/10 减弱层厚度和入射电子能量的关系

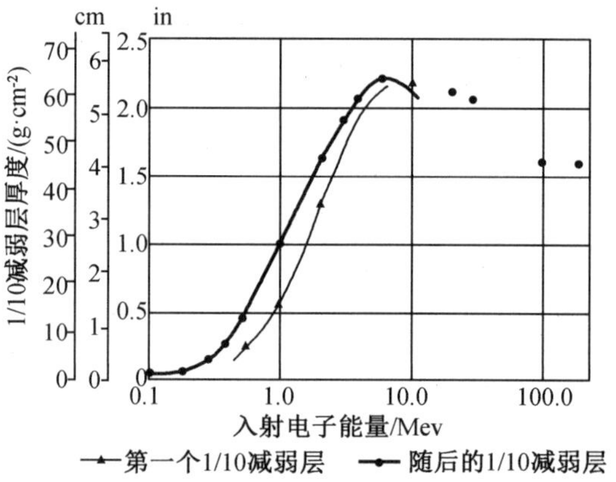

图 6.17　宽束 X 射线在铅($\rho=11.3$ g/cm³)中的剂量当量 1/10 减弱层厚度和入射电子能量的关系

6.4 带电粒子外照射剂量计算及其防护

带电粒子可分为轻带电粒子和重带电粒子两大类，一般来讲，静止质量大于电子的带电粒子被认为是重带电粒子。前者包括电子、β 粒子，而后者则有 α 粒子、质子、$\pi^{\pm}$介子等。

带电粒子与物质相互作用可能产生贯穿能力较强的次级辐射。例如，β 粒子与物质相互作用产生的韧致辐射；高能电子与物质相互作用除产生韧致辐射外，还可能产生光中子；低能质子、氘核与物质（T, Li, Cu, D 等）作用时，也会产生中子。因此，在带电粒子的屏蔽计算中，除了考虑对带电粒子本身的屏蔽外，还须考虑对它们在屏蔽材料中产生的次级辐射进行屏蔽。

6.4.1 带电粒子的剂量计算

如前所述，电子、介子、质子、α 粒子和其他重带电粒子都称为带电粒子，凡是其质量大于电子静止质量的粒子均可称为重带电粒子。本节着重介绍 β 射线与物质的相互作用及能量转移和沉积。

虽然 β 粒子的贯穿能力远小于 γ 射线，但是 β 粒子对人体表层组织的辐射损伤是不可忽视的。由于 β 粒子在屏蔽层中会产生韧致辐射，因此对 β 粒子的屏蔽与防护有其特殊性。

对 β 粒子的剂量计算远比 γ 射线复杂得多，主要原因是 β 粒子的能谱是连续谱，虽然它在物质中的减弱近似地遵循指数规律，但物质对它的散射很显著，而且散射情况与辐射源的距离、源周围的散射物的性质以及源的几何形状等因素有关，要进行严格的 β 粒子剂量理论计算是比较困难的，在日常防护中通常都用经验公式进行近似计算。

1. β 射线点源剂量计算公式

假设 β 辐射源可视为点源，且点源周围介质是均匀的，则离该点源距离 r(g · cm^{-2}) 处的吸收剂量率 $\dot{D}$ 可用下列公式近似计算：

$$\dot{D}=\frac{4.608\times10^{-8}A\cdot\rho^{2}\cdot v\cdot\overline{E}_{\beta}\cdot\alpha}{r^{2}}\left\{c\left[1-\frac{vr}{c}\mathrm{e}^{1-(vr/c)}\right]+vr\mathrm{e}^{1-vr}\right\}\tag{6.36}$$

当 $vr\geqslant c$ 时，$\left[1-\frac{vr}{c}\mathrm{e}^{1-(vr/c)}\right]=0$。

式中，$\dot{D}$是吸收介质中离 β 射线点源距离 r(g · cm^{-2}) 处的吸收剂量率，Gy/h；A 是 β 射线点源的活度，Bq；ρ 是介质的密度，g/cm^3；E_β 是 β 粒子的平均能量，MeV。

式(6.36)中的 α 值可由下式确定：

$$\alpha=\left[3c^{2}-(c^{2}-1)\mathrm{e}\right]^{-1}\tag{6.37}$$

参数 c 和 v，由下面公式给出：

对于空气

$$\begin{cases} c=3.11\mathrm{e}^{-0.55E_{max}} \\ v=\dfrac{16.0}{(E_{max}-0.036)^{1.40}}(2-\overline{E}_{\beta}/\overline{E}^{*}) \end{cases} \tag{6.38}$$

对于软组织

$$\begin{cases} c=\begin{cases} 2, & 0.17\ \mathrm{MeV}<E<0.5\ \mathrm{MeV} \\ 1.5, & 0.5\ \mathrm{MeV}\leqslant E<1.5\ \mathrm{MeV} \\ 1, & 1.5\ \mathrm{MeV}\leqslant E<3\ \mathrm{MeV} \end{cases} \\ v=\dfrac{18.6}{(E_{max}-0.036)^{1.37}}(2-\overline{E}_{\beta}/\overline{E}^{*}) \end{cases} \tag{6.39}$$

式中，参数 c 无量纲；e 是自然对数的底，e = 2.718…；E_{max} 是 β 粒子的最大能量，MeV；E_{β} 是 β 粒子的平均能量，MeV；E^{*} 是假定 β 转变为容许跃迁时，理论计算的 β 能谱平均能量，MeV。比值 E_{β}/E^{*} 对 ^{90}Sr 为 1.17；对 RaE(^{210}Bi)为 0.77；对其他常用 β 放射性核素均为 1。式(6.36)的适用范围是 β 粒子的最大能量为 0.167~2.24 MeV。表 6.6 给出某些放射性核素 β 谱的最大能量和平均能量。

表 6.6　某些放射性核素 β 谱的最大能量和平均能量

核素	半衰期	β 粒子最大能量/MeV(分支比/%)	β 粒子平均能量/MeV
^{3}H	12.35 a	0.018 6(100)	0.005 71
^{14}C	5 730 a	0.156 1(100)	0.049 3
^{32}P	14.29 d	1.711(100)	0.695
^{35}S	87.44 d	0.167 4(100)	0.048 8
^{45}Ca	164 d	0.258 7(100)	0.077 8
^{60}Co	5.271 a	0.317 9(99.92)	0.095 8
^{63}Ni	96 a	0.065 87(100)	0.017 13
^{89}Sr	50.5 d	1.488(99.985)	0.581 5
^{90}Sr	28.5 a	0.546(100)	0.195 8
^{90}Y	64.0 h	2.284(99.984)	0.934 8
^{137}Cs	30.0 a	0.514 0(94.6)	0.174 3
^{147}Pm	2.62 a	1.176(5.4) 0.225(~100)	0.047 9 0.064
^{198}Au	2.696 d	0.285 3(1.3) 0.961 2(98.7)	0.079 6 0.314 8
^{204}Tl	3.78 a	0.763 4(97.45)	0.139
混合裂变产物		3.5	1.01
天然铀		2.32	0.865

空气中的吸收剂量率可利用下式作粗略的估算：

$$\dot{D}=8.1\times10^{-12}A/r^2 \tag{6.40}$$

式中，A 是 β 射线点源的活度，Bq；r 是离 β 射线点源的距离，m；$\dot{D}$ 的单位是 Gy/h。

例 6.6 设有一个活度为 3.7×10^{10} Bq 的 $^{90}Sr+^{90}Y$ β 射线点源，求离该点源 30 cm 处空气的吸收剂量率。

解 当 ^{90}Sr 衰变放出 0.546 MeV 的 β 粒子后转变为 ^{90}Y，而 ^{90}Y 衰变时又放射 2.284 MeV 的 β 粒子。

已知 ^{90}Y 发射的 β 粒子最大能量 E_{max} 为 2.284 MeV，平均能量 E_β 为 0.934 8 MeV，空气密度 ρ_a 为 $1.293\times10^{-3}\text{g}\cdot\text{cm}^{-3}$，因此以质量厚度表示的空气中距离 $r=30\times1.293\times10^{-3}=3.88\times10^{-2}\text{g}\cdot\text{cm}^{-2}$，$E_\beta/E^*=1$。由式(6.38)得 $c=3.11\text{e}^{0.55E_{max}}=0.89$。于是

$$\alpha=[3c^2-(c^2-1)\text{e}]^{-1}=0.34$$

$$v=\frac{16.0}{(E_{max}-0.036)^{1.40}}(2-\overline{E}_\beta/\overline{E}^*)=5.15\ \text{cm}^2/\text{g}$$

这样，$vr=0.20$，$vr/c=0.225$，$(vr/c)\text{e}^{1-vr/c}=0.49$，$vr\text{e}^{1-vr/c}=0.445$。将上述各量值及活度 $A=1.85\times10^{10}$ Bq 代入式(6.36)，得

$$\dot{D}_1=\frac{4.608\times10^{-8}A\cdot\rho^2\cdot v\cdot\overline{E}_\beta\cdot\alpha}{r^2}\left\{c\left[1-\frac{vr}{c}\text{e}^{1-(vr/c)}\right]+vr\text{e}^{1-vr}\right\}$$

$$=1.55\times[0.89\times(1-0.49)+0.445]=1.39\ \text{Gy/h}$$

同理，计算 ^{90}Sr 发射的 β 粒子在 $r=30$ cm 处的吸收剂量率 $\dot{D}_2=1.81$ Gy/h，因此 $^{90}Sr+^{90}Y$ β 射线点源在 30 cm 处，空气中的总吸收剂量率可用下列公式估算：

$$\dot{D}=\dot{D}_1+\dot{D}_2=3.20\ \text{Gy/h}$$

2. β 平面源的剂量计算

对于一个半径为 a(cm)的 β 圆面源，其放射性核素的面活度浓度为 g(Bq/cm)，在其中心上方 $r(\text{g/cm}^2)[r<c/s\leqslant(r^2+a^2)^{1/2}]$ 处的吸收剂量率为

$$\dot{D}=2.89\times10^{-7}v\cdot\overline{E}_\beta\cdot\alpha\cdot\sigma\left\{c\left[1+\ln\frac{c}{vr}-\text{e}^{1-vr/c}\right]+\text{e}^{1-vr}-\text{e}^{1-v(r^2+a^2)^{1/2}}\right\} \tag{6.41}$$

当 $vr\geqslant c$ 时，$\left[1+\ln\frac{c}{vr}-\text{e}^{1-vr/c}\right]\equiv0$。

当半径 $a\to\infty$ 时，上述圆面源可视为无限大平面源，因此式(6.41)可简化为

$$\dot{D}=2.89\times10^{-7}v\cdot\overline{E}_\beta\cdot\alpha\cdot\sigma\left\{c\left[1+\ln\frac{c}{vr}-\text{e}^{1-vr/c}\right]+\text{e}^{1-vr}\right\} \tag{6.42}$$

为了简单估算由具有较大线度的 β 源在空气中的吸收剂量率，可利用下面的近似公式：

$$\dot{D}=2.7\times10^{-10}A_s\overline{E}_\beta\frac{\omega}{2\pi} \tag{6.43}$$

式中，A_s 是放射性活度浓度，$\text{Bq}\cdot\text{g}^{-1}$；$E_\beta$ 是 β 粒子的平均能量，MeV；ω 是 β 源对测量点所

张的立体角,Sr;$\dot{D}$ 的单位是 $Gy \cdot h^{-1}$。

例 6.7 设皮肤表面被$^{90}Sr+^{90}Y$ 放射性核素污染,皮肤表面污染物的面活度浓度 σ 为 $3.7\times10^4\ Bq \cdot cm^{-2}$。求被污染皮肤所受的吸收剂量率。

解 对皮肤剂量来说,通常以表皮基底所受的剂量为代表,辐射防护中基底层的平均深度取为 7 $mg \cdot cm^{-2}$,它与源的尺寸相比要小得多,因此表面被污染的皮肤可视为无限大平面源,它在 7 $mg \cdot cm^{-2}$ 深处造成的剂量率可用式(6.42)计算(可分别对^{90}Sr、^{90}Y 用面活度浓度 σ 为 $1.85\times10^2\ Bq \cdot cm^{-2}$ 作出剂量计算)。

对^{90}Y 有 $E_{max}=2.284$ MeV,$E_{\beta}=0.934\ 8$ MeV,$\rho=1\ g \cdot cm^{-3}$,$E/E^*=1$,$r=7.0\times10^{-3} g \cdot cm^{-2}$。根据式(6.39)得 $c=1$,于是 $\alpha=0.33$,有

$$v=\frac{18.6}{(E_{max}-0.036)^{1.37}}(2-\overline{E}/\overline{E}^*)=6.13\ cm^2/g$$

且 $\sigma=1.85\times10^4\ Bq \cdot cm^{-2}$,$vr=0.043$,$e^{1-vr}=2.60$,$vr/c=0.043$,$e^{1-(vr/c)}=2.60$,$c/vr=23.3$,$\ln\frac{c}{vr}=3.15$。将所有各量值代入式(6.42),得

$$\dot{D}_1=2.89\times10^{-7}v \cdot \overline{E} \cdot \alpha \cdot \sigma\left\{c\left[1+\ln\frac{c}{vr}-e^{1-(vr/c)}\right]+e^{1-vr}\right\}$$

$$=1.01\times10^{-2}\times(1.55+2.60)=4.19\times10^{-2}\ Gy/h$$

对^{90}Sr 算得 $\dot{D}_2=3.3\times10^{-2}$ Gy/h,得到皮肤的吸收剂量率为

$$\dot{D}=\dot{D}_1+\dot{D}_2=6.39\times10^{-2}\ Gy/h$$

6.4.2 带电粒子的屏蔽计算

带电粒子穿过物质时,主要通过电离和激发过程损失能量,它们在物质中沿其入射方向所穿过的最大直线距离称为带电粒子在该物质中的射程。对于带电粒子本身来讲,只要物质层的厚度等于或大于带电粒子在其中的射程,那么所有入射的带电粒子都将被吸收。但是当电子通过原子核附近时,会发生非弹性散射相互作用,电子的能量和动量(速度及其方向)都发生改变,将伴随着发射出能量连续的 X 射线,这种 X 射线被称为韧致辐射,后者的穿透本领要远大于带电粒子。因此在考虑对带电粒子进行屏蔽防护的同时,必须考虑对轻带电粒子在屏蔽层中所产生的韧致辐射的屏蔽。

对轻带电粒子的屏蔽防护可以分两步来考虑:第一步考虑对轻带电粒子的屏蔽;第二步考虑对韧致辐射的屏蔽。

1. β 粒子和单能电子束屏蔽层的计算

能量为 E(MeV)的单能电子束在低 Z 物质中的射程可由下列经验公式计算,即

$$R=0.412E^{(1.265-0.095\ 4\ln E)}\quad(0.01\ MeV<E<2.5\ MeV)\tag{6.44}$$

$$R=0.53E-1.06\quad(2.5\ MeV\leqslant E<20\ MeV)\tag{6.45}$$

式中,R 是电子在低 Z 物质中的射程,$g \cdot cm^{-2}$。

β 粒子的能谱是连续谱,射程可以用其能量等于 β 粒子最大能量的单能电子的射程来

代表。

带电粒子的射程常采用质量厚度(g · cm^{-2})来表示,这种表示方式的优点是电子、β 粒子在常用轻材料(如铝、塑料、有机玻璃等)中以质量厚度表示的射程(可称为质量射程)几乎相同。求出所需质量厚度之后再分别除以材料的密度 ρ(g · cm^{-3}),即可求得相应材料的屏蔽厚度 d(cm):

$$d=R/\rho$$

图 6.18 和图 6.19 分别给出单能电子和 β 粒子在物质中以质量厚度(g · cm^{-2})为单位的质量射程。

为了尽量减少电子、β 粒子在吸收过程中产生的韧致辐射,第一层用于阻止带电粒子的屏蔽材料最好选用诸如铝、有机玻璃、混凝土等低 Z 物质。表 6.7 给出了屏蔽电子或 β 粒子常用材料的密度和有效原子序数。

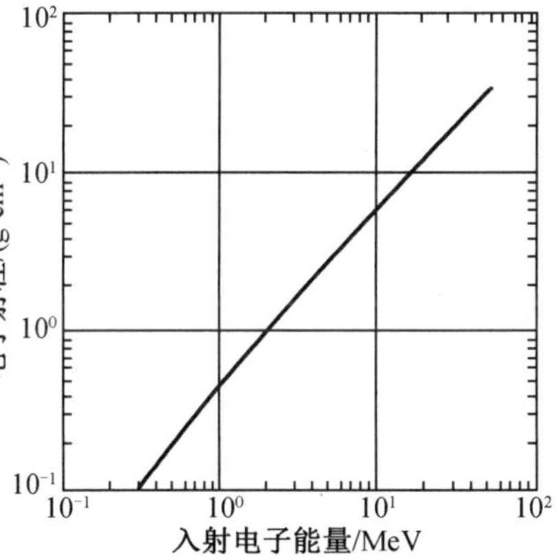

图 6.18 单能电子的射程与能量的关系

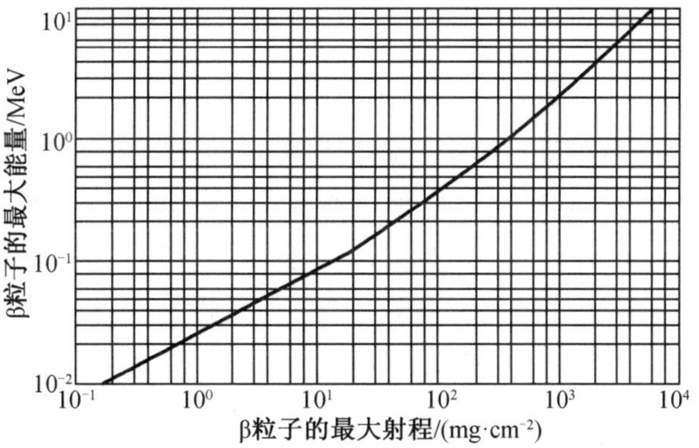

图 6.19 β 粒子的最大射程与能量的关系

表 6.7 屏蔽电子、β 粒子常用材料的密度和有效原子序数

材料	有效原子序数 Z_e	密度 ρ/(g · cm^{-3})	材料	有效原子序数 Z_e	密度 ρ/(g · cm^{-3})
空气	6.26	1.293×10^{-3}	砖	14	1.7~1.9
水	6.56	1	铜	29	8.9
普通玻璃	10.6	2.4~2.6	铁	26	6.1~7.9
有机玻璃	5.85	1.18	铅	82	11.34
铝	13	2.754	钨	74	19.3
塑料		1.4	铀	92	18.7
混凝土	14	2.2~2.35			

与 γ 射线屏蔽计算类似,当屏蔽层厚度小于 β 粒子的最大射程时,β 粒子在屏蔽材料中的减弱可用 β 粒子的半减弱层 $\Delta_{1/2}$ 方法来估算(表 6.8)。

β^+粒子的屏蔽计算与 β^-粒子基本相似,但需注意对正、负电子结合时产生的湮没辐射的屏蔽。

表 6.8 β 粒子在铝中的 $\Delta_{1/2}$ 值/(mg/cm²)

E_β/MeV	$\Delta_{1/2}$	E_β/MeV	$\Delta_{1/2}$	E_β/MeV	$\Delta_{1/2}$
0.05	0.8	0.6	24	1.8	121
0.07	1.3	0.7	30	2	140
0.10	1.8	0.8	37	2.5	173
0.15	2.6	0.9	45	3	210
0.20	3.9	1.0	53	3.5	244
0.30	7	1.2	70	4	280
0.40	11.7	1.4	87	4.5	313
0.50	16.4	1.6	107	5	350

2. β 粒子所致轫致辐射屏蔽层的计算

当 β 粒子在屏蔽材料中被完全阻止时,转换为轫致辐射的能量份额约为

$$F \approx 3.33\times10^{-4} Z_e E_{max} = 1.0\times10^{-3} E_\beta Z_e \quad (6.46)$$

式中,E_{max} 和 E_β 分别是 β 粒子能谱的最大能量和平均能量,MeV;Z_e 是吸收 β 粒子的屏蔽材料(或靶核)的有效原子序数,见表 6.7。由上式可以知道,β 粒子转换为轫致辐射的能量份额与材料的有效原子序数成正比,因此屏蔽 β 粒子一定要采用轻材料。

轫致辐射具有连续能谱,在进行屏蔽计算时,可以假定轫致辐射的平均能量 E_b 等于入射 β 粒子的平均能量 E_β,可近似取作 β 粒子最大能量的 1/3,即 $E_b \approx E_{max}/3$。

如果将轫致辐射源看成点源,且忽略它在空气中的减弱,则离 β 辐射源 r(m)处,轫致辐射的能量注量率 ψ($J\cdot m^{-2}\cdot s^{-1}$)为

$$\psi = 1.6\times10^{-13} AFE_b/(4\pi r^2) \quad (6.47)$$

式中,A 是该源的总活度,Bq;1.6×10^{-13} 是兆电子伏(MeV)与焦耳(J)的换算系数。

将式(6.46)、(6.47)代入关于吸收剂量与注量率的基本关系式中,并注意 $E_b = \frac{1}{3}E_{max} = E_\beta$,整理后可得

$$\dot{D} = 4.58\times10^{-14} AZ_e \left(\frac{E_b}{r}\right)^2 \cdot (\mu_{en}/\rho) \quad (6.48)$$

式中,$\dot{D}$ 是屏蔽层中由 β 粒子产生的轫致辐射在 r(m)处空气中的吸收剂量率,Gy/h;μ_{en}/ρ 是平均能量为 $E_b = E_\beta$ 的轫致辐射在空气中的质能吸收系数,m^2/kg;其他符号的意义同前。

轫致辐射的屏蔽计算方法和 γ 射线相似,因此问题转化为 γ 射线屏蔽的计算。由屏蔽计算的一般方程式可知,在厚度为 d 的屏蔽层后到距屏蔽层 r 处,产生的剂量当量率 $\dot{H}_l(d)$(Sv/h)为

$$\dot{H}_l = 4.58\times10^{-14} A \cdot Z_e \cdot \left(\frac{E_b}{r}\right)^2 \cdot \left(\frac{\mu_{en}}{\rho}\right) \cdot q \cdot \eta \leqslant \dot{H}_{L,h} \quad (6.49)$$

可求得透射比

$$\eta \leqslant \frac{\dot{H}_{L,h} \cdot r^2}{4.58\times10^{-14}A \cdot Z_e \cdot E_b^2 \cdot (\mu_{en}/\rho) \cdot q} \tag{6.50}$$

式中，$\dot{H}_{L,h}$ 是离屏蔽层 r(m)处剂量当量率的控制水平；q 是居留因子。

算出透射比 η 就可求出与此相应的减弱倍数 $K=1/\eta$，并取 $E_b=\frac{1}{3}E_{max}$，就可得到屏蔽韧致辐射所需材料的屏蔽厚度。显然屏蔽韧致辐射应当采用原子序数大的重材料。

例6.8　有一个活度为 3.7×10^{11} Bq 的点状 ^{32}P β 固体源，假若要求容器外 0.2 m 处空气中的吸收剂量率小于 25 μSv/h，如何设计它的容器厚度？

解　根据前面介绍的相关原理，要设置轻材料和重材料两层屏蔽，需选择第一层材料为铝，第二层为铅。^{32}P 源的 β 粒子的最大能量 E_{max} 为 1.711 MeV，平均能量 E_β 为 0.695 MeV。铝的密度 $\rho=2.754$ g/cm^3，铝的有效原子序数即是它本身的原子序数 Z 为 13。

第一步，求内层铝的厚度。前面已讲 β 粒子在铝中的射程为

$$R=0.412E^{(1.265-0.0954\ln E)}=0.412\times1.711^{[1.265-0.0954\ln(1.711)]}=0.790\ \text{g/cm}^2$$

与此相应铝的厚度为

$$d=R/\rho=0.790/2.754\approx0.29\ \text{cm}$$

故可取 3 mm 厚铝皮做成一个小圆柱状内层放在铅容器中，作为 ^{32}P 发射的 β 粒子屏蔽层。

第二步，求铅屏蔽层厚度。从相关的数据表中可查到韧致辐射光子平均能量 E_b 为 0.695 MeV，相应的空气质量能量吸收系数 μ_{en}/ρ 为 2.918×10^{-3} m^2/kg。用式(6.48)可算得空气中的吸收剂量率为

$$\begin{aligned}\dot{D} &=4.58\times10^{-14}AZ_e\left(\frac{E_b}{r}\right)^2(\mu_{en}/\rho)\\ &=4.58\times10^{-14}\times3.7\times10^{11}\times13\times\left(\frac{0.695}{0.2}\right)^2\times2.918\times10^{-3}\\ &=7.8\times10^{-3}\ \text{Gy/h}\end{aligned}$$

因 γ 光子的品质因数 Q 为 1，故

$$\dot{H}_l=\dot{D}Q=7.8\times10^{-3}\ \text{Sv/h}$$

由式(6.50)得

$$\eta \leqslant \frac{\dot{H}_{L,h} \cdot r^2}{4.58\times10^{-14}A \cdot Z_e \cdot E_b^2 \cdot (\mu_{en}/\rho) \cdot q}=25\times10^{-6}/7.8\times10^{-3}=3.2\times10^{-3}$$

$$K=1/\eta=3.1\times10^2$$

查相关的数据表，可得所需铅容器壁厚度近似为 5.5 cm。

3. 重带电粒子的屏蔽计算

重带电粒子与轻带电粒子不同，当它们与物质相互作用时，不会发生韧致辐射，因此只要屏蔽层厚度等于或大于重带电粒子在其中的射程，就可认为所有入射的重带电粒子将在该材料中被全部吸收，无须考虑次级辐射的屏蔽。能量为 E(MeV)的重带电粒子在所用屏

蔽物质中的射程 $R(E)$ ($g \cdot cm^{-2}$),可用下式近似计算:

$$R(E)=\frac{1}{Z^2}\cdot\frac{M}{M_p}\cdot R_p(E_{eg}) \tag{6.51}$$

式中,Z 是入射的重带电粒子的电荷数;M 和 M_p 分别是该重带电粒子与质子的质量,见表 6.9;$R_p(E_{eq})$是能量为 $E_{eq}=(M_p/M)E$ 的质子在同一介质中的射程(E_{eq} 称为等效质子能量)。因此只要查出具有等效能量的质子在该介质中的射程,就可以算出重带电粒子的射程。

表 6.9　某些带电粒子的参数

名称	电荷数 Z	电量/10^{-9} C	质量/10^{-27}kg	平均寿命	M/M_p
电子 $e^{\pm}$	1	±1.602 189 2	$9.109\ 534\times10^{-4}$	稳定	0.000 544 63
质子 p	1	1.602 189 2	1.672 648 5	稳定	1.000 000 0
μ 质子 $\mu^{\pm}$	1	±1.602 189 2	0.188 346	2.20×10^{-6} s	0.112 612
π 介子 $\pi^{\pm}$	1	±1.602 189 2	0.248 812	2.55×10^{-8} s	0.148 765
k 介子 $k^{\pm}$	1	1.602 189 2	0.530 104	1.229×10^{-8} s	0.526 274
氘核 D	1	1.602 189 2	3.343 380	稳定	1.999 007 6
氚核 T	1	1.602 189 2	5.007 051	12.5 a	2.993 716 7
^3He	2	1.602 189 2	5.006 108	稳定	2.993 152 7
α 粒子^4He	2	3.204 378 4	6.644 252	稳定	3.972 599 3

6.5　辐射平衡与互易定理

在很多实际情况下,利用辐射平衡和互易定理可以使体积源内的剂量计算大为简化。

6.5.1　辐射平衡与带电粒子平衡

如图 6.20 所示,在放射性物质均匀分布的体积 V 内,假定其物质组成和密度是均匀的。在 V 内围绕 P 点取小体积 dV,因电离辐射有一定的射程,故在 dV 内产生的辐射会有一部分射到 dV 以外,而在 dV 外产生的辐射又可以有一部分进入 dV 以内。当在小体积 dV 内产生的某种辐射因射出该体积造成的能量损失(如图中的 b),等于 V 内小体积 dV 周围介质发射的辐射进入此小体积 dV 的能量(如图中的 a)时,就可以说 P 点存在着辐射平衡。

对于带电粒子,如果离开 dV 的给定类型和能量的带电粒子数与进入到 dV 的具有相同类型和能量的全同粒子数相等,则在小体积 dV 存在带电粒子平衡(CPE)。显然,在辐射平衡存在的地方,带电粒子平衡也必然存在。

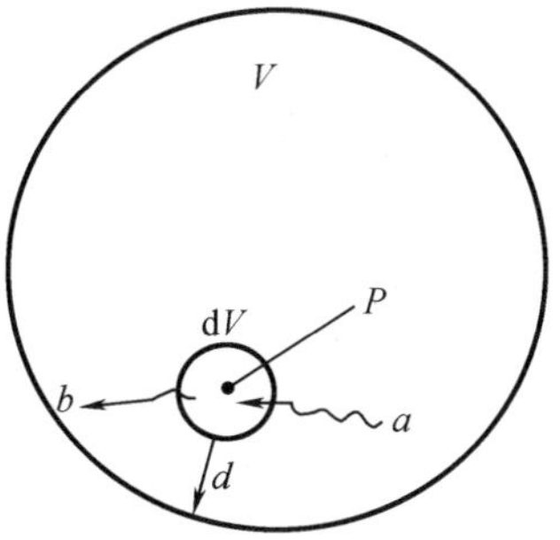

图 6.20 辐射平衡示意图

达到辐射平衡的条件是 dV 的边界到 V 的边界的最近距离 d 等于或大于该辐射在介质中的最大射程 R_{max}。

对于 α 或 β 射线(当轫致辐射可以忽略时),当 $d \geqslant R_{max}$ 时,在 P 点处容易达到辐射平衡。对于 γ 射线,由于它在物质中的减弱服从指数规律,理论上讲,没有射程的概念,在一般情况下不容易满足辐射平衡的条件。但在对具体问题的处理过程中,只要 d 大于 γ 射线的 3~5 个平均自由程(即其辐射强度降为原来的 5%以下所经过的路程)时,就可以认为大体上满足辐射平衡条件。

在辐射平衡条件下,单位质量的物质所吸收的辐射能量(即吸收剂量),等于该物质内单位质量所放出的辐射能量。利用这一关系可以很容易计算出物质中某一点的吸收剂量,而无须通过分别计算扣除和补偿之后才得到。

辐射平衡的概念具有实际的重要意义,特别是在核医学和放射生物学领域,分布式放射源可能被引入到人体或其他生物系统,用于诊断、治疗或分析目的。在这种情况下,在任何给定点产生的吸收剂量,取决于目标体的尺寸相对于辐射射程以及在目标体内感兴趣点所处的位置。

例 6.9 设有一瓶 ^{147}Pm 水溶液,其活度浓度为 $S_V = 3.7\times10^8$ Bq/m^3。求水溶液中的吸收剂量率(^{147}Pm 的 β 粒子平均能量为 $E_\beta \approx 0.062$ MeV)。

解 已知 $E_\beta \sim 0.062$ MeV,$S_V = 3.7\times10^8$ Bq/m^3,设水溶液的密度 $\rho = 1$ g/cm^3。因为 ^{147}Pm 的 β 能量比较低,在水溶液中各点很易达到辐射平衡。由辐射平衡原理得其中任意点的吸收剂量率为

$$\dot{D} = \frac{3.7\times10^8\times0.062}{1\times10^3}\times3.6\times10^3\times10^3\times1.6\times10^{-13} = 1.3\times10^{-2}\ \text{mGy/h}$$

6.5.2 互易定理

如图 6.21 所示,设在放射性物质均匀分布的体积 V 内,活度浓度为 S_V(Bq/m^3),则体积 dV 内产生的辐射在 P 点的微分吸收剂量率为

$$d\dot{D} = S_V\dot{D}(r)\,dV$$

利用上式对整个体积 V 积分,得到 P 点的吸收剂量率为

$$\dot{D} = \int_V S_V\dot{D}(r)\,dV \tag{6.52}$$

式中，$\dot{D}(r)$表示离 $\mathrm{d}V$ 的距离为 r 处，每 Bq 放射性活度所产生的吸收剂量率。

若有两个任意形状的辐射源，其体积分别为 V_1 与 V_2，体积内分别含有放射性活度为 A_1 及 A_2(图 6.22)。

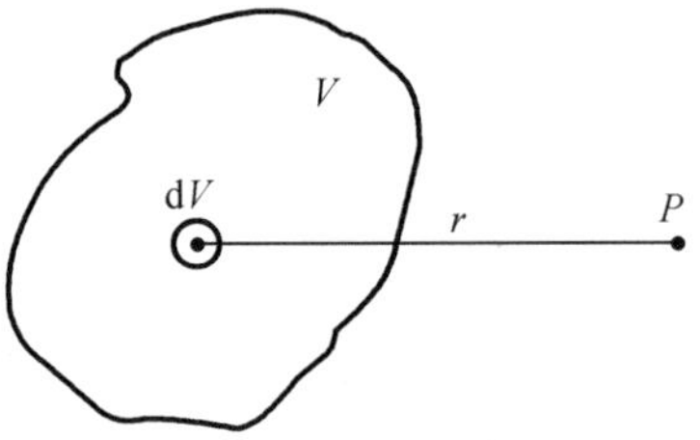

图 6.21　剂量计算示意图

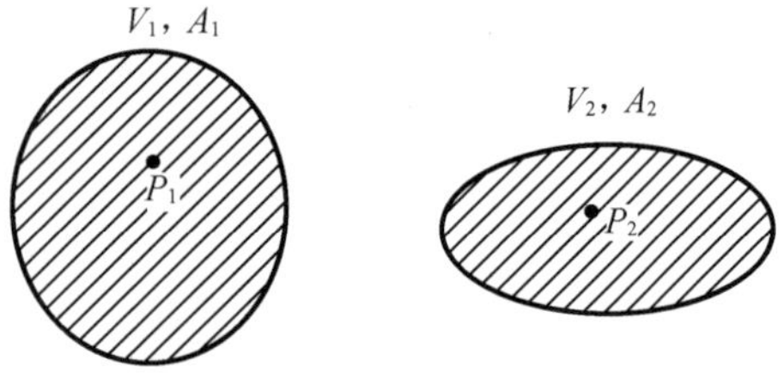

图 6.22　剂量互易原理示意图

由式(6.52)得 V_1 内发射的辐射在 V_2 内 P_2 点产生的吸收剂量率为

$$\dot{D}_{P,2}=\frac{A_1}{V_1}\int_V \dot{D}(r)\,\mathrm{d}V_1 \tag{6.53}$$

使 $\dot{D}_{P,2}$ 对 V_2 积分再除以 V_2，得体积 V_2 内的平均吸收剂量率为

$$\overline{\dot{D}}_{P,2}=\frac{1}{V_2}\int_{V_2}\dot{D}_{P,2}\mathrm{d}V_2=\frac{A_1}{V_1V_2}\int_{V_1}\int_{V_2}\dot{D}(r)\,\mathrm{d}V_1\mathrm{d}V_2 \tag{6.54}$$

同样，体积 V_2 内产生的辐射在 V_1 内产生的平均吸收剂量率为

$$\overline{\dot{D}}_1=\frac{1}{V_1V_2}\int_{V_1}\int_{V_2}\dot{D}(r)\,\mathrm{d}V_1\mathrm{d}V_2 \tag{6.55}$$

比较式(6.54)和(6.55)可得

$$\overline{\dot{D}}_1A_1=\overline{\dot{D}}_2A_2 \tag{6.56}$$

若 $A_1=A_2$，则

$$\overline{\dot{D}}_1=\overline{\dot{D}}_2 \tag{6.57}$$

由此可知，若含有同种放射性核素的两个源，且其总放射性活度相同，则其中一个源在另一个源内所产生的平均剂量率彼此相等，而和源的几何大小、形状及源的相互距离无关，这就是互易定理的基本概念。

由互易定理得出：

①在放射性物质均匀分布的无限大体积源内，每点的吸收剂量率等于单位时间内在单位质量的物质中放出的辐射能量；

②任意形状的体积源在某点所产生的吸收剂量率，等于将该体积内的所有放射性活度都集中在此点而形成的点源在该体源体积中所产生的平均吸收剂量率。

互易定理对 β、γ 源都适用。

例 6.10　如图 6.23 所示，设球壳内 β 放射性比活度为 C(Bq/g)，密度为 ρ。求球心 O 点的吸收剂量率。

解　由互易定理知，厚度为 d 的球壳层源，在球心 O 点产生的微分剂量率 $\mathrm{d}\dot{D}$ 等于此球

壳层内的放射性活度集中在 O 点时，它在厚度为 $\mathrm{d}r$ 的球壳层内产生的平均剂量率，因此

$$\mathrm{d}\dot{D}=C\rho\dot{D}(r)\,\mathrm{d}V$$

式中，$\dot{D}(r)$ 为点源剂量率分布函数；$\mathrm{d}V$ 为厚度为 $\mathrm{d}r$ 的球壳层体积元；ρ 为球壳层介质的密度。

将 $\mathrm{d}V=4\pi r^2\mathrm{d}r$ 代入上式，得 O 点吸收剂量率为

$$\dot{D}=\int_V \mathrm{d}\dot{D}=4\pi C\rho\int_{r_1}^{r_2}\dot{D}(r)\,\mathrm{d}r$$

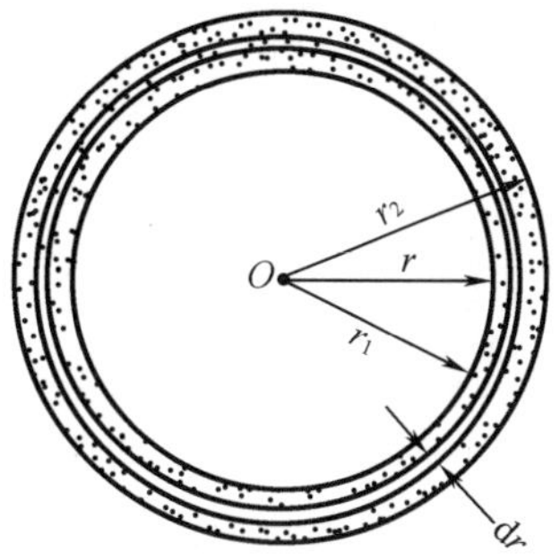

图 6.23 例 6.10 剂量计算示意图

6.6 外照射防护一般方法

外照射防护的根本目的是利用技术措施来控制辐射源对人体产生的器官/组织吸收剂量，把电离辐射对人体可能产生的健康危害控制在可以合理做到的尽可能低的水平。外照射防护的方法一般有三种：时间防护法、距离防护法、屏蔽防护法。

6.6.1 时间防护法

在剂量率一定的辐射照射条件下，人体接受的辐射剂量与受照时间成正比，受辐射照射时间越长，所接受的累积剂量也越大。因此，在满足工作需要的条件下，应当尽量缩短受辐射照射的时间。这样做一方面是为了满足辐射防护监管要求，另一方面也是为了避免一切不必要的辐射照射。要控制受照时间，就要事先作好操作计划，并且加强操作计划的实施和操作过程中的监督。对于较为复杂的操作，必须事先进行没有辐射源的模拟操作演练，以提高操作的熟练程度和速度；在剂量率比较高的情况下，则需要安排工作人员轮班操作，限定每个班次的工作时间，从而达到有效控制受照剂量的目的。

6.6.2 距离防护法

外照射剂量率与距辐射源的距离直接相关。对于一个点源来讲，某点处的外照射剂量率与该点距辐射源的距离的平方成反比，因此，假如离辐射源的距离增加 1 倍，那么照射剂量率将降低 4 倍，可见增大与辐射源的距离是减少照射剂量的有效方法。要实现距离防护，可利用合适的工具加大操作距离，如长柄钳子、长柄辐射监测仪、机械手和机器人等遥控操作装置。

6.6.3 屏蔽防护法

上述的时间防护法和距离防护法虽然是十分有效而且经济的防护方法，但存在着较大的局限性。当操作空间有限，或辐射源的活度很大时（如钴-60 辐照装置），那么仅仅依靠时间防护法或距离防护法是远远不够的，必须在辐射源和工作距离之间设置合适的屏蔽材

料或屏蔽体来有效降低剂量率。

根据用途和工作场所的具体情况,屏蔽体可以是固定式的,也可以是移动式的。屏蔽体的选材可以是多种多样的,需要根据所要达到的屏蔽效能(取决于辐射源的活度与电离辐射的类型和能量)、工作空间布局和尺度大小、结构性能要求、成本等因素来选择。对于屏蔽 γ 射线和 X 射线的屏蔽材料,可以根据实际情况选用水、土壤、岩石、铁矿石、混凝土、铁、铅、铅玻璃、铀、钨等。如反应堆的主体屏蔽,从结构、屏蔽效能和经济实用等方面考虑,一般都采用混凝土和加固钢板;对于辐射治疗用的 γ 射线状源,要求屏蔽体尽量小,可选用密度大、原子序数高的金属,如铅或铀钨合金等;移动式屏蔽一般选用铁皮内包铅或包铅玻璃;对于 β 射线的屏蔽,一般可选用有机玻璃等轻材料,外面适当包以重材料。

6.7 ICRU 第 95 号报告最新外照射转换系数

2020 年 11 月,ICRU 发布了第 95 号报告《外部辐射照射的实用量》,报告中介绍了新的辐射防护实用量。对于场所监测,ICRU 推荐了"周围剂量 H^*"和"方向吸收剂量 $D'(\Omega)$";对于个体监测,ICRU 推荐了"个人剂量 H_p"和"个人吸收剂量 D_p",如图 6.24 所示。

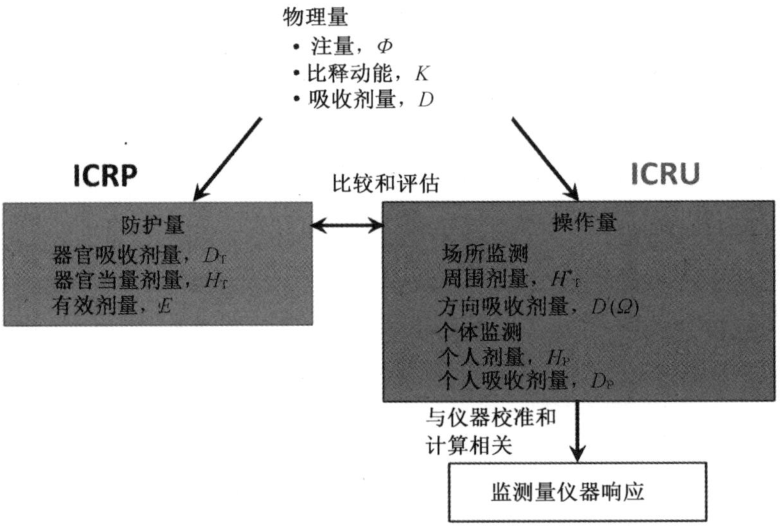

图 6.24　ICRU 第 95 号报告关于实用量的建议

结合新的实用量建议,ICRU 第 95 号报告介绍了利用多种不同的蒙特卡洛分析程序进行剂量计算,以及计算得出的不同类型和能量的电离辐射外照射转换系数,对以前 ICRU 报告和 ICRP 出版物中提出的转换系数进行了相应的修正。几种典型的蒙特卡洛程序包括:

PHITS (Particle and Heavy Ion Transport Code System)(粒子和重离子输运代码系统)是一种多用途蒙特卡洛代码,它使用多个核反应模型和核数据库模拟强子、轻子和重离子在任意三维几何体中的输运和相互作用。

FLUKA 是一种通用蒙特卡洛程序，用于计算粒子和光子输运，可以模拟物质中大约 60 种不同粒子（包括重离子）的相互作用和传播，还可以模拟光核相互作用。

MCNP（Monte Carlo N-Particle）是一种通用的三维模拟工具，可模拟 37 种不同类型粒子的输运。MCNP 可以应用于许多领域，包括辐射防护和剂量学、辐射屏蔽、X 光照相、医学物理、核临界安全、探测器设计和分析、加速器靶设计、裂变和聚变反应堆设计、去污和退役等。

EGSnrc（Electron-gamma-shower code system）电子伽马射线代码系统是 EGS4 的扩展和改进版本，可以模拟从 1 keV 到几百 GeV 动能的光子、电子和正电子的输运。

ICRU 第 95 号报告列出了不同能量的光子、电子、中子、质子以及重粒子等在不同照射方向条件下，由注量转换为个人剂量和眼晶体剂量的转换系数。

由于篇幅限制，在本书附录 A 中有选择地列出一些转换系数表，供读者在实际工作中参考。

参考文献

[1] 夏益华. 高等电离辐射防护教程[M]. 哈尔滨:哈尔滨工程大学出版社,2010.

[2] 中华人民共和国国家质量监督检验检疫总局. 电离辐射防护与辐射源安全基本标准:GB 18871—2002[S]. 北京: 中国标准出版社, 2002.

[3] IAEA. Radiation protection and safety of radiation sources: international basic safety standards: IAEA GSR Part 3[S]. Vienna: IAEA, 2014.

[4] ICRU. ICRU Report 95: Operational quantities for external radiation exposure[J]. Journal of the ICRU, 2020, 20(1).

第7章　内照射剂量计算及其防护

7.1　内照射辐射危害特点

内照射是指进入人体内的放射性核素衰变对人体所产生的辐射照射。与人体处于辐射场中所受外照射的辐射危害有所不同,前面关于外照射的辐射剂量计算和防护不适用于内照射,内照射的辐射剂量计算和防护更为困难,不确定度也更大。本章主要介绍内照射的辐射危害特点;描述内照射的常用量;内照射的生物动力学模型,包括核素的摄入、吸收、代谢过程;内照射监测;内照射剂量估算;内照射防护等内容。

影响内照射危害特性的因素主要有以下几点:

(1)器官内的沉积部位

不同核素在同一器官内的沉积部位可能差异很大,会产生不同的危害特点。沉积部位不同,损伤的程度也不同。例如,Ra 和 Pu 都是亲骨性核素,但在骨中的沉积部位却是不同的。Ra 较多地沉积在骨内无机质中,而 Pu 却沉积在梁骨中。因此 Pu 主要照射骨髓细胞,并且表现出很强的毒性。

(2)半衰期和在器官内的沉积时间

放射性核素半衰期和在器官内的沉积时间,对内照射有很大影响,半衰期较长且在器官内排出速率低的核素,即使数量很少也会对核素沉积的周围组织产生长期连续的照射,进而影响总的辐射危害特性。

(3)辐射种类和能量

对于内照射,α 射线与 β 射线是主要的辐射类型。尽管 α 射线的射程只有几 μm,但其比电离大和粒子能量高的特点,往往造成细胞损伤更为严重。

(4)受辐照器官的重要性

人体的各个器官都是重要的,然而其中有的器官是与生命直接相关的,有的器官是易于修复的。不同器官受到辐射,危害也将差异明显。

(5)核素的物理化学性质

理化特性将从多个方面影响内照射危害的大小。例如,若放射性物质是微粒状的,其在呼吸器官内的沉积部位和粒径有关。此外,即使是同一种放射性物质,是离子状还是聚合体,将直接影响其在器官中的沉积特性,也进而对内照射剂量有不同贡献。

7.2 内照射剂量计算及其防护常用量

在IAEA及有关国家标准中,摄入放射性核素造成的剂量主要用与时间相关的待积剂量,包括全身的待积有效剂量$E(\tau)$和组织或器官内的待积当量剂量$H_T(\tau)$表示。内照射使用的量较多,本节介绍内照射领域一些常用的量,如摄入量、剂量系数、活度中值空气动力学直径(AMAD)、导出空气浓度(DAC)。在剂量评估和监测部分会再引入其他必要的内照射量。

(1)摄入(量)(Intake),可以有两种含义

①放射性核素进入人体的过程,主要摄入途径为吸入、食入、伤口或皮肤;

②由于某一事件,或者在某一时间段内摄入体内的活度,定义为进入体内的放射性核素的总活度。

(2)剂量系数$e(g)$

定义为每单位摄入量的待积有效剂量。目前通过食入或吸入方式摄入的放射性核素的剂量系数基本满足评价需要,通过伤口和皮肤污染途径摄入放射性核素的剂量系数还不满足需要。食入方式摄入放射性核素j剂量系数记为$e(g)_{j,\mathrm{ing}}$,吸入方式摄入放射性核素j剂量系数记为$e(g)_{j,\mathrm{inh}}$。对于职业照射,认为所有受照人员均为成人,评定待积有效剂量的时长选择为50年。

在食入或吸入单一放射性核素而受照且没有外照射的情况下,与有效剂量限值L相对应的摄入量限值为$I_{j,L}$:

$$I_{j,L}=\frac{L}{e(g)_j}$$

式中,$e(g)_j$是核素j的剂量系数。在IAEA基本安全标准(BSS)和我国的国家标准《电离辐射防护与辐射源安全基本标准》(GB 18871—2002)附录中,给出了食入和吸入途径的剂量系数,同时也给出了针对儿童的不同摄入年龄的剂量系数。确定了剂量系数和摄入量,可以很容易给出食入和吸入方式的待积有效剂量。测定摄入量是内照射剂量估算中的另外一个重要研究内容,将在内照射监测章节详细描述。

(3)活度中值空气动力学直径

其含义是当一个单位密度球在空气中的沉降末速度与一个其活度是所有气溶胶粒子活度的中值的粒子沉降末速度相同时,这个单位密度球体的直径值称为该气溶胶粒子体系的活度中值空气动力学直径。要注意与活度中值热力学直径(AMTD)加以区别。

在内照射评估中,必要时应通过测量空气样品中的放射性活度水平来评定吸入放射性核素的可能性,这时会用到活度中值空气动力学直径这个量。在沉积主要取决于惯性碰撞与沉降时使用,一般是AMAD大于0.5 μm的场合。当前在评价职业人员的内照射通常取值为5 μm,公众照射一般选取1 μm。

(4)导出空气浓度

定义为根据剂量限值推导出的空气活度浓度。主要依据年度剂量限值导出工作场空气活度浓度限值。例如,导致连续受照一年(取 2 000 工作小时)的工作人员的摄入量为 $I_{j,\text{inh},L}$ 的气载放射性浓度,标准呼吸率为 1.2 m^3/h,DAC 将为

$$\text{DAC}=\frac{I_{j,\text{inh},L}}{2\ 000\ \text{h}\times 1.2\ \text{m}^3/\text{h}}$$

内照射防护和工程设计中,导出空气浓度是常使用的量。

例 7.1 一个工作人员吸入 AMAD 为 5 μm 的 ^{137}Cs 气溶胶,$e(g)_{j,\text{inh}}$ 为 6.7×10^{-9} Sv/Bq,如果职业剂量限值 L=20 mSv/a,求 ^{137}Cs 气溶胶的 $I_{j,\text{inh},L}$ 和导出空气浓度 DAC。

解

$$I_{j,\text{inh},L}=\frac{L}{e(g)_{j,\text{inh}}}=\frac{0.02\ \text{Sv}}{6.7\times10^{-9}\ \text{Sv/Bq}}=3.0\times10^{6}\ \text{Bq}$$

$$\text{DAC}=\frac{I_{j,\text{inh},L}}{2\ 000\ \text{h}\times1.2\ \text{m}^3/\text{h}}=\frac{3.0\times10^{-6}\ \text{Bq}}{2\ 400\ \text{m}^3}=1.3\times10^{3}\ \text{Bq/m}^3$$

DAC 表示测得的气载放射性浓度,乘以以小时为单位的照射时间,得到以 DAC · h 表示的摄入量估算值。根据定义,2 000DAC · h 相应于摄入量 $I_{j,\text{inh},L}$。

7.3 内照射剂量测定用生物动力学模型

核素摄入后所产生的内照射剂量一般是无法直接测量的,只能在一定程度上进行估算,这就需要建立反映放射性核素在体内新陈代谢过程的生物动力学模型。

7.3.1 放射性核素的代谢过程

放射性核素的摄入能通过许多途径发生。对于职业人员,其摄入放射性核素的主要途径是吸入,尽管沉积在呼吸系统中的一部分放射性核素将转移到咽喉部并被吞食,造成在胃肠道被吸收的机会,但吸入方式仍是主要的摄入途径。对于偶然发生的直接食入、皮肤污染或皮肤伤口等摄入方式,均属于次要的摄入途径。放射性核素进入人体之后,除了继续发生放射性衰变,还会发生沉积、转移、吸收、排泄等一系列过程,放射性核素在体内的代谢过程如图 7.1 所示。

放射性核素摄入体内后,除了参与体内同一元素的稳定性核素的代谢过程,还参与同族元素的代谢过程。如放射性钠和碘参与体内稳定性 ^{23}Na 和 ^{127}I 的代谢过程就属于前者,放射性核素 ^{90}Sr 和 ^{137}Cs 分别参与钙和钾的代谢过程就属于后者。放射性核素在体内的分布也有较大差别,有的放射性核素在体内呈均匀性分布,有的则会选择性地蓄积于某些组织或器官中。如 ^{14}C、^{24}Na、^{40}K、^{3}H 等核素在体内基本是均匀分布的,而大部分放射性碘会蓄积于甲状腺,碱土族元素 ^{89}Sr、^{90}Sr、^{45}Ca 等主要蓄积于骨骼,镧系元素 ^{140}La、^{144}Ce、^{147}Pm 等主要蓄积于肝脏。进入体内的核素也不是永久存在于体内,还会继续发生放射性衰变和通过新陈代谢的方式在体内减少或排出体外,两种方式将核素以一定的速率排出体外。关于排出

速率,参考放射性核素半衰期,引入了考虑生物新陈代谢因素定义的有效半排出期或称作有效半减期的概念,记为 T_{eff},如果分别用 T_r 和 T_b 表示放射性核素衰变和新陈代谢减少一半所需要的时间,则有

$$T_{eff}=\frac{1}{T_r}+\frac{1}{T_b}$$

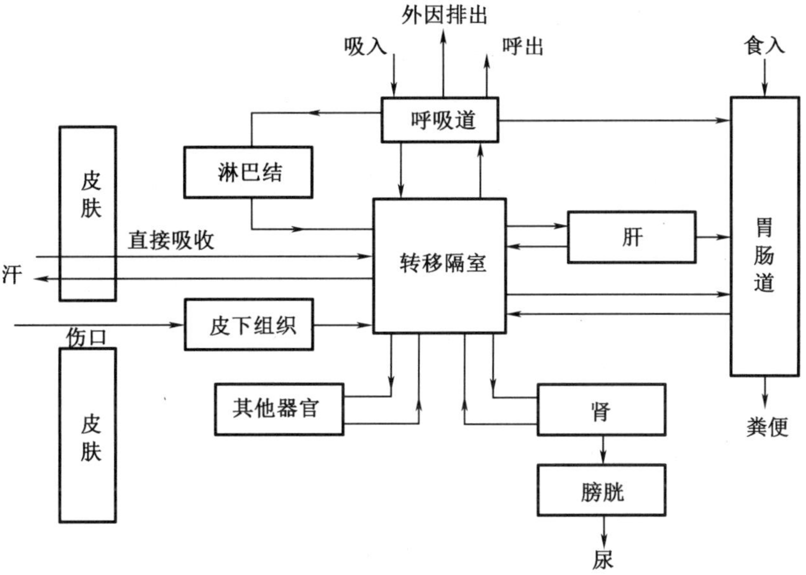

图 7.1 放射性核素在体内的代谢过程

例 7.2 假设摄入的 ^{238}U 以某种分布方式,测定其 $T_b=100$ d,^{238}U 的半衰期取 $T_r=1.6\times 10^{12}$d, 求 T_{eff}。

解 $$T_{eff}=\frac{1}{T_r}+\frac{1}{T_b}=\frac{T_r+T_b}{T_r\cdot T_b}=\frac{1.6\times10^{12}+100}{1.6\times10^{12}\times100}\approx 100\ \text{d}$$

可见,放射性核素的有效半排出期主要由速率快的方式决定。一般说来,当两者相差一个数量级时,可以只使用速率快的那种方式代替整体的排出速率。同样,仿照衰变常数 λ 同半衰期的函数关系,也可以定义类似的内照射有效衰减常数 λ_{eff}:

$$\lambda_{eff}=\frac{0.693}{T_{eff}}$$

7.3.2 放射性核素的代谢动力学模型

根据监测数据评估放射性核素的摄入量及确定剂量值,ICRP 已建立了适用于吸入和食入途径的生物动力学模型(图 7.2),模型适用于对常规工作场所的监管任务。对于其他照射途径,摄入多半只可能由于事故而发生,除了氚污染的附加摄入几乎还没有开发出普遍接受的动力学模型。对于事故情况下的剂量计算,需要更具体的摄入时间、方式、核素理化形态以及个人特征(如身体质量)等信息。

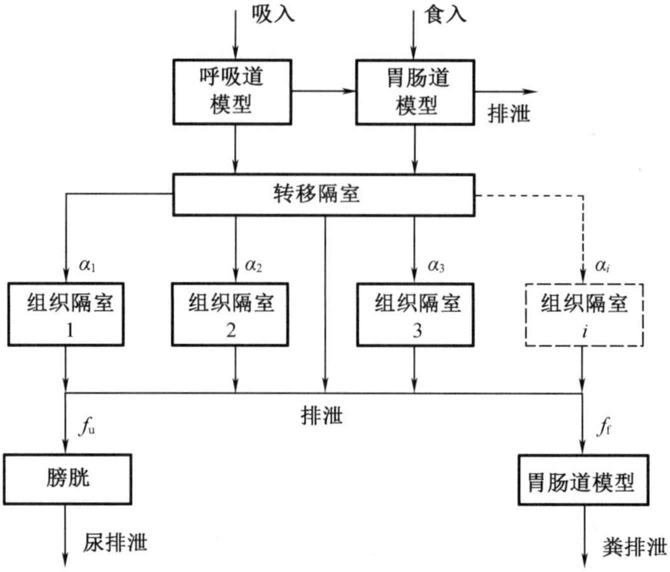

图 7.2　放射性核素在体内各隔室中的动力学模型

图 7.2 给出的是国际放射防护委员会在 ICRP 第 30 号出版物中采用的模型。ICRP 第 30 号出版物及增补本中给出了吸入和食入多种不同化学形态核素的器官和组织剂量计算所用的模型,模型并未全面描述摄入核素的生物动力学行为,只是采用假想的简单隔室,用一阶动力学模拟核素在各个隔室之间的转移,如图 7.3 所示。

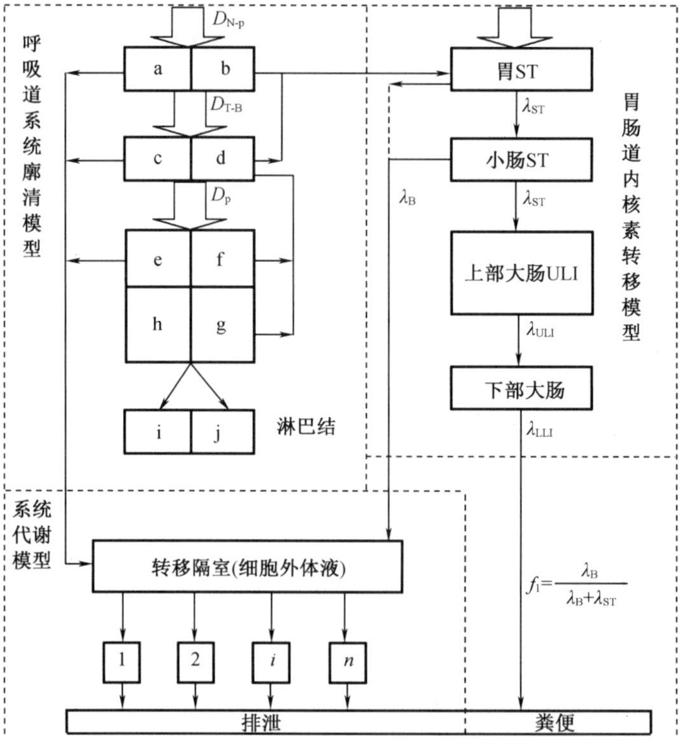

图 7.3　放射性核素吸入和食入途径的模型

其中左上部为呼吸道系统模型,右上部为胃肠道模型。中间有一个转移隔室,其后为系统代谢模型。胃肠道被分为四个隔室:胃、小肠、上部大肠及下部大肠。在该模型中,假定人体是由若干个单独的隔室所组成。但也有例外,如骨中的碱土放射性核素。任何一个器官或组织可以含有一个或几个隔室。隔室中放射性核素的减少服从一阶动力学规律。因此,一种元素在任何器官或组织中的滞留,通常可由一个指数函数项或多个指数项之和来描述。估算物质在呼吸系统中的分布和滞留情况,通常依据 ICRP 肺动力学的工作小组报告(1966 年)中所提出的模型。该模型考虑了粒子的大小并且定义了三种滞留类别,也反映了气溶胶化学状态的部分影响。该模型把呼吸系统分为三个不同部位——鼻通道(N-P),气管和支气管(T-B)以及肺实质(P),假定沉积随气溶胶分布的空气动力学特性而变化,并且用三个参数 D_{N-P}、D_{T-B}、D_P 来描述吸入物质最初沉积在 N-P、T-B、P 部位中的份额。关于呼吸道部分,此模型已被新肺模型代替;消化道模型仍在使用,仅更改部分参数值,后面食入模型部分会加以描述。

模型的设计目的是用于根据体内结合的放射性核素计算预期剂量和设定摄入量限值,并不打算用它们来解释生物学分析的数据(虽然在第 54 号出版物中曾用于这个目的)。当放射性核素摄入量很小,模型对于防护目的是足够的。当前,这些模型也正在被更多基于生理学的模型所取代。关于放射性核素的生物动力学方面的个人特有数据,可以通过特殊监测(如通过全身或特定部位的重复直接测量和排出量测量)获取。下面将针对不同摄入途径的代谢模型进行更详尽介绍,主要包括在职业人员内照射剂量评估中研究得相对深入的吸入和食入模型。

7.3.3 放射性核素不同摄入途径的模型

1. 吸入途径的模型

ICRP 第 66 号出版物中发布了人类呼吸道新模型,如图 7.4 所示,并用其取代 ICRP 第 30 号出版物中的呼吸道模型。这个模型用于确定基本安全标准中给出的吸入剂量系数。

在新肺模型中沉积和廓清是分别处理的,这一点与早期呼吸道模型的处理方法一致。方法上的主要差别是,ICRP 第 30 号出版物中的模型仅计算了对肺的平均剂量,而新模型计算了呼吸道(RT)特定组织的剂量,并考虑到了辐射灵敏度方面的差异。在新模型中,呼吸道被分为五个区。胸腔外气道分成前鼻通道 ET_1 以及由后鼻通道、咽、喉组成的 ET_2。胸腔区包括:气管、主支气管、支气管组成的支气管区(BB);细支气管区(bb);肺泡间质区(AI,气体交换区)。

对呼吸道各区计算吸入微粒沉积情况,假定沉积与化学形态无关,仅受颗粒大小、呼吸参数、工作负荷影响,但应考虑到吸入和呼出。对于粒径在 0.6 nm 活度中值热力学直径(AMTD)到 100 μm 活度中值空气动力学直径(AMAD)的各种颗粒,给出了与年龄有关的沉积参数缺省值。在日平均活度模式的基础上,给出了职业照射人员的沉积缺省值。在 IAEA 基本安全标准中给出 5 μm(AMAD;工作场所中最恰当的颗粒粒径缺省值)粒径颗粒的吸入剂量系数,也给出了 AMAD 为 1 μm 的剂量系数。AMAD 为 1 μm 是 ICRP 第 30 号出版物中所用缺省值,当前多用于公众受照射时使用的缺省值。

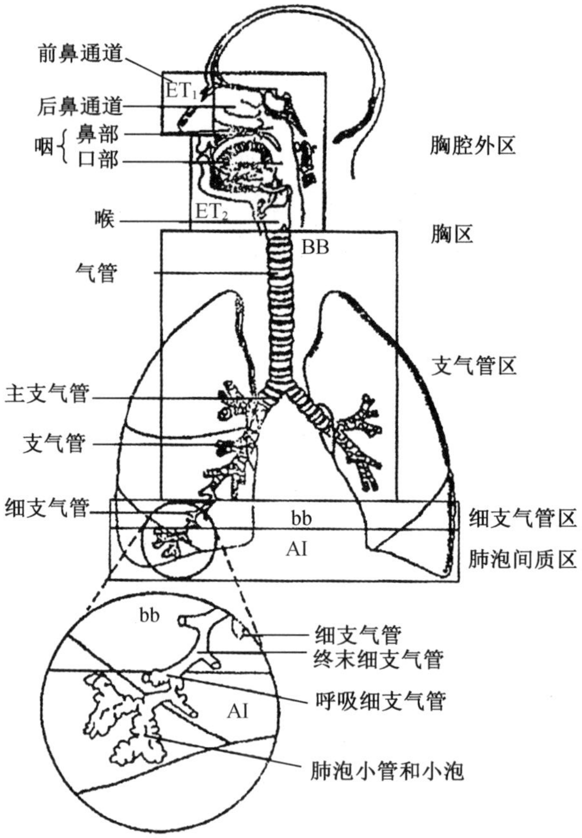

图 7.4　新呼吸道模型

从呼吸道中廓清被看作是竞争的两个过程:颗粒输运(通过黏膜纤毛廓清或转移到淋巴结中)和血液的吸收。颗粒输运可看成是呼吸道中沉积位置的函数,与颗粒大小和物质无关。对于大多数区域,与时间有关的机械输运可通过将该区考虑成由不同廓清期的几个隔室组成来模拟。例如,AI 区可分成三个隔室,以 35 700 天和 7 000 天的生物半排期廓清到 bb 区。同样,bb 和 BB 有快和慢的廓清隔室。从 AI 区廓清还包括转换到淋巴组织。对于 bb、BB 和 ET,有一些表示物质被组织吸收和输运到淋巴组织中的隔室。血液的吸收量取决于沉积在呼吸系统中的放射性核素的物理化学形态,但认为同沉积位置是无关的(ET_1 除外,假定不从该区吸收)。这个模型考虑到溶解和吸收到血液中的量随时间的变化。建议使用物质特有的溶解速度,但给出吸收参数的缺省值,即 F 型(快速)、M 型(中速)和 S 型(慢速),在无法获得特有参数时可以使用。这里的缺省值与早期使用的 ICRP 第 30 号出版物中的肺部缺省值 D(天)、W(周)和 Y(年)大致相当,但应注意仅适于肺的总廓清率。不同吸收类型的吸收率,可用近似的生物半排期和沉积在各区中达到体液的物质的相应量来表示,具体参数和核素列于表 7.1。

对于这三种吸收类型,沉积在 ET_1 区中的所有物质借助外来手段(如擤鼻涕)排出。在其他区中,大多数没有被吸收的沉积物质通过颗粒输运廓清到胃肠道。转移到淋巴结中的物质有少部分以在呼吸道中相同的速率继续被吸收进入体液。粒子在呼吸道各区的转移模型和有关参数见图 7.5。淋巴组织分别同胸腔外气道和胸腔气道相联系(LN_{ET} 和 LN_{TH})。

模型中规定了尺寸和换算因数的参考值。表 7.2 给出了“参考”工作人员气溶胶吸入后在不同区域的沉积份额。

表 7.1　不同吸收类型的生物半排期

	生物半排期	实例
F 型	100%以生物半排期为 10 分钟被吸收。几乎所有沉积于 BB、bb 和 AI 区中的物质都被快速吸收。沉积在 ET_2 中的 50%的物质通过颗粒输运廓清到胃肠道,约半数被吸收	铯和碘的所有化合物
M 型	10%以生物半排期为 10 分钟被吸收,90%以 140 天的生物半排期被吸收。沉积于 BB、bb 区的物质的大约 10%以及沉积在 ET_2 区的物质的 5%被快速吸收。沉积在 AI 区的约 70%的物质最终通过吸收达到体液中	镭和镅的所有化合物
S 型	0. 1%以 10 分钟的生物半排期被吸收,99. 9%以 7 000 天的生物半排期被吸收。几乎不从 ET、BB 或 bb 区吸收,AI 区中沉积的物质约 10%通过吸收最后达到体液	铀和钚的不可溶化合物

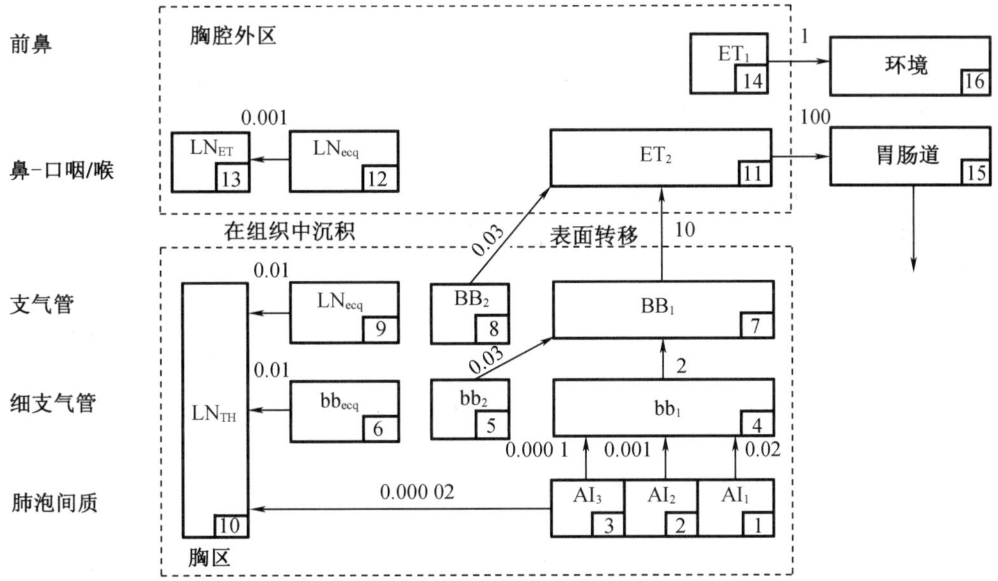

图 7.5　粒子在呼吸道各区转移模型

表 7.2　“参考”工作人员气溶胶吸入后在不同区域的沉积份额[1]

区域	5 μm AMAD 的沉积/%
ET_1	34
ET_2	40
BB	1. 8

表 7.2(续)

区域	5 μm AMAD 的沉积/%
bb	1.1
AI	5.3
合计	82

注:1. 沉积份额是指吸入活度的百分数,取整数。

只有进入细胞外体液(有时简称为入血)才算被吸收,才参加人体的系统循环。过去一般所说的系统负荷量是指转移到隔室以后的沉积量,不包括肺和胃肠道内容物中的放射性核素沉积量。而把包括内容物中放射性含量在内的负荷量叫作该时刻的全身负荷量。全身计数器测得的是包括内容物含量在内的全身负荷量,而尿排泄率测定结果则直接反映系统负荷量。

对职业人员吸入的微粒形态放射性核素,假定进入呼吸道以及在呼吸道中的区域性沉积情况仅由气溶胶颗粒的大小支配。对于气体和蒸气,情况有所不同,在呼吸道的沉积随物质而异。几乎所有吸入气体的分子都同气道表面接触,但通常会再回到空气中,除非它们溶解在内表层中或同其发生反应。因此,沉积在各区中的吸入气体和蒸气的份额取决于其溶解率和反应率。一般说来,气体和蒸气的区域性沉积特性不能机械地从其物理和化学性质加以预测,而必须基于活体实验的研究来获取。

根据呼吸道沉积的初步模式,新的模型将气体和蒸气的溶解度/反应率(SR)分成表 7.3 所示的三个缺省类别。在呼吸道的滞留以及进入体液的吸收,决定于气体和蒸气的化学性质。ICRP 第 68 号出版物介绍了将该模型用于工作人员的剂量系数。ICRP 出版物和 IAEA 基本安全标准给出气体和蒸气的沉积和廓清的指导性意见,类似以微粒形态吸入的放射性核素的呼吸道廓清的思路。对于那些以气体或蒸气形态的放射性核素被吸入可能十分重要的元素,推荐了关于 SR 级别和吸收类型(F 型或 V 型,非常快吸收)的缺省值,在没有提供更多信息的情况下,可用于气体和蒸气。仅仅考虑到质量浓度较低的气体和蒸气的行为。IAEA 基本安全标准中已给出吸入可溶性或可反应的气体和蒸气的剂量系数。

表 7.3　可溶性/反应性级别

级别	说明	实例
SR-0 级	不溶和不起反应:在呼吸道中的沉积可忽略不计	^{41}Ar、^{85}Kr、^{133}Xe
SR-1 级	可溶或反应:在整个呼吸道可能发生沉积	氚气、^{14}CO、^{131}I 蒸气、^{195}Hg 蒸气
SR-2 级	高度可溶或反应:完全沉积在胸腔外气道(ET_2)。为计算目的,可能认为它们似乎是被直接注入血液中的	有机化合物和氚化水中的^3H

新的人体呼吸道模型比 ICRP 第 30 号出版物中给出的肺模型复杂,并具有明显优点,因为它更逼真地描述了被吸入的放射性物质行为,并能同物质特有的数据一起用于剂量评估和解释生物学检验的信息。

2. 食入途径的模型

IAEA 基本安全标准中用来描述工作人员食入的放射性核素行为模型,是采纳的 ICRP 第 30 号出版物中给出的,唯一的变化是某些 f_1 值。它由四部分组成,即胃、小肠、上部大肠和下部大肠(表 7.4)。在胃肠道每一部分的平均停留时间分别为 1 h、4 h、13 h 和 24 h。摄取到血液中的情况发生在小肠区,用摄取分数(f_1)表示。

表 7.4 胃肠道系统内核素转移参数

胃肠道的各段	壁的质量/g	内容物质量/g	平均停留时间/d	λ/d^{-1}
胃(ST)	150	250	1/24	24
小肠(SI)	640	400	4/24	6
上部大肠(ULI)	210	220	13/24	1.8
下部大肠(LLI)	160	135	24/24	1.0

3. 其他摄入途径的模型

对于其他摄入途径,主要是伤口和皮肤污染。因摄入大多是由事故等偶然因素引起的,不确定因素较多。通过伤口和无损伤皮肤摄入的放射性物质,大部分可能停留在伤口附近,可溶物质能转移到血液中,从而转移到身体的其他部位,几乎没有开发出被广泛接受的模型。不可溶物质将慢慢地转移到局部淋巴组织中并逐步溶解进入血液。可变份额的不可溶物质,在个人生命的剩下时间内,可能残留在伤口处或残留在淋巴组织中。如微粒物质直接进入血液,它主要沉积在肝、脾和骨髓的吞噬细胞中。

残留在伤口处的不溶性放射性物质,伤口附近的组织将接受最大的辐射剂量。在辐射防护处理措施中,局部污染组织可能需要切除处理,必须精确地确定伤口处污染随深度的变化。伤口处的以及局部淋巴结中的吸收剂量可根据沉积物质的放射性活度、有关放射性核素的特征、受照组织的质量和引起照射的时间来评定。如果物质是可溶性的,那么它们可能从伤口处转移到血液中,转移的速度取决于它们的溶解度。这种可溶成分的分布同从肺或从胃肠道进入血液的物质分布相似,但对于直接进入血液的某些化学形态的放射性核素可能有例外情况。

一些物质,如氚标记的化合物、有机碳化合物和碘化合物,能穿透无损伤的皮肤。在这些情况下,一部分放射性物质将进入血液。为评估由这种摄入引起的剂量,需要使用专门模型。例如,氚的有机化合物通过皮肤直接被吸收后的行为,同吸入或食入后的行为有很大区别。对皮肤污染,需要考虑受污染皮肤区的当量剂量和有效剂量。氚化水很容易通过无损伤的皮肤被吸收,对工作场所照射来说,会导致氚的附加摄入(等于吸入的氚的放射性核素活度的 50%),并且可以通过设定适当的导出空气浓度(DAC)来管理。因此,空气中的氚化水将导出空气浓度的三分之二设定为参考值。

7.3.4 放射性核素的分布

摄入量中进入周身循环的那部分称为吸收量。ICRP 推荐的模型能够用于描述周身循环的放射性核素行为,给出相应的剂量系数。在对体内放射性核素行为的可得数据进行评审的基础上,ICRP 第 30 号出版物中推荐的某些元素的模型已被第 56、67、69、71 号出版物描述的模型加以修正。许多修正过的用于成人的周身模型仍保持 ICRP 第 30 号出版物的模型结构,只是对体内隔室之间的放射性核素分布以及滞留函数略加更改。此外,一些元素的模型也做了彻底的修正,特别考虑到了放射性核素在隔室之间的再循环。在 ICRP 第 30 号出版物中,一些放射性核素(如^{239}Pu),被认为是“亲骨表面的”,即滞留在骨表面上。对于 α 放射性核素,这是偏保守的假设。动物和人体数据的研究表明,一部分^{239}Pu 由于骨骼生长和更新而被覆盖,另一部分却能被吸收并重新进入血液,有些可能再次沉积于骨骼和肝,或者被排出。而“全骨性分布”的放射性核素,诸如^{90}Sr 和^{226}Ra,在 ICRP 第 30 号出版物中被认为是快速分布于整个骨体积的。实际上,这个过程是渐进的,不过它发生得比^{239}Pu 这样的亲骨表面的放射性核素要快得多。为考虑到已知放射性核素的行为,并计及目前对骨骼生理学的了解,已对^{239}Pu 和其他锕系元素(Cm、Am、Np、Th)以及碱土金属(Ca、Sr、Ba、Ra)开发出通用模型。经过修改,碱土金属的模型已适用于铅和铀元素。

一些放射性核素的衰变产物核素本身也有放射性。在 ICRP 第 30 号出版物中,通常假设这些衰变产物将仿效其母体的生物动力学行为,不过惰性气体或碘同位素的少量衰变产物例外。在修正后的生物动力学模型中,对于铅、镭、钍和铀的放射性同位素摄入,对母体及其衰变产物已采用各自的周身生物动力学模型。

7.3.5 放射性核素的排出

在 ICRP 第 30 号出版物描述的生物动力学模型中,对尿和粪便的排出没有给出具体参数,不过在第 54 号出版物中曾用这些模型解释排出数据。ICRP 的 1990 年建议书中,给出了膀胱和结肠的组织权重因子值,在 ICRP 第 68 号出版物中为工作人员提供的经修正的生物动力学模型,对尿和粪便的排出途径已给出具体资料。假定放射性核素从血液分泌到上部大肠中,使用胃肠道模型来估算丢失在粪便中的周身放射性活度造成的剂量。为计算膀胱壁的剂量,已修改了膀胱模型。

对于放射性核素的排出,当前不确定和不完善的地方较多,还亟待进行更多的研究工作支持,进而提供更符合实际需要的放射性核素排出资料。

7.4 内照射剂量监测计划

计算内照射剂量和评估其辐射危害,制定科学的内照射监测计划,采取有效的监测手段是前提条件。监测计划作为对因摄入放射性物质而受到或潜在受到的剂量大小进行评估的基础,应首先从整体上进行介绍。实际上,监测计划是各类辐射防护工作的重要组成部分,但大多也会作为独立的一门课程进行讲授。

7.4.1 内照射监测需求

一般来说,是否将一个工作人员列入内照射监测计划,应基于该人员接受放射性物质的摄入量可能超过预定水平的估计来决定。个人或区域监测是否考虑其对内照射的贡献,将取决于现场放射性物质的量和所涉及的放射性核素、放射性物质的物理和化学形态、包容措施的类型、所进行的作业以及一般工作条件。例如,搬运密封源或装在可靠容器中的非密封源的工作人员,一般必须对外照射进行监测,而往往不需要进行内照射的监测。相反,对于处理诸如氚、^{125}I 或^{239}Pu 的工作人员,可能需要对内照射而不需要对外照射进行监测。确定是否需要对工作人员进行内照射监测有时是困难的。如果以往的实践表明,由职业照射产生的放射性核素摄入量带来的待积有效剂量不大可能超过 1 mSv,那么个人监测可能没有必要,但应对工作场所进行监测。经验表明,有必要考虑对内照射进行常规个人监测的包括下列情况:

①处理大量气态或挥发性物质,诸如大规模生产过程、重水反应堆和发光涂层中的氚及其化合物;

②钚及其他超铀元素的加工处理;

③钍矿石的开采、加工和处理,以及钍及其化合物的使用[这可能导致由放射性尘埃和钍射气(^{220}Rn)及其子体造成的内照射];

④高品位铀矿石的开采、加工和精炼;

⑤天然铀和低浓铀的加工处理,以及反应堆燃料的制造;

⑥放射性同位素的大批量生产;

⑦在氡水平超过规定的行动水平的矿山或其他工作场所工作;

⑧处理大量放射性药物,诸如治疗用的^{131}I;

⑨反应堆维修,它能导致裂变产物和活化产物的照射。

7.4.2 放射性核素摄入常规监测计划

1. 监测计划的一般要求

常规内照射监测是按固定的时间表对选定的工作人员进行监测,并不是直接测量个人的待积有效剂量,而是基于生物动力学模型,以建立排泄物样品中的放射性水平同取样时体内的放射性水平的关系式,建立取样时体内含量同初始摄入量的关系式,并从估算的摄入量计算待积有效剂量。

测量可能会受到体内存在的其他放射性核素(诸如天然存在的^{40}K、来自全球性沉降的^{137}Cs、日常饮食中天然存在的铀或为诊断或治疗目的而服用的放射性药物)的干扰。因此,必须确定在此之前摄入的天然放射性核素或人工放射性核素的体内含量。当非职业摄入量上升时,例如在由于氡的存在而造成高于当地平均照射量的采矿区,这一点尤其重要。所有工作人员在开始从事放射性物质的工作之前,都应接受生物学检验测量,以确定其“本底”水平。

用于估算慢性摄入的个人监测计划,监测任务的进行时间也是需要科学设定的重要因素。对于某些具有值得注意的早期廓清排泄成分的放射性核素,在周末前和周末后所作的测量之间,可能存在重大差异。对于具有长有效半排期的核素,体内存在的量和排出的量取决于工作人员受照的年龄,并随着年龄的增长而增加。一般说来,应将前几年摄入量中残留下来的放射性活度看成是这年的本底的一部分。

2. 监测频度

个人监测的种类、频度和精确度,应在考虑照射水平的量值及可能的起伏,以及潜在照射的可能性及量值的情况下加以确定。为了确定个人监测的适当频度和类型,应对工作场所的特性进行调查。使用中的放射性核素,尽量了解其物理化学形态。物质的物理和化学形态(例如颗粒大小)决定被摄入的行为及其随后在人体内的生物动力学特性。这些情况反过来又决定了排出途径和排出率,并因此决定要收集的排泄物样品类型及收集的频度。

在制定生物学检验取样时间表时,需要确定如何使由于不知道监测期间内摄入时间而使摄入量估算的不确定性减至最小。监测时段的选择应使假定摄入发生在监测时段的中点时,不会导致对摄入量的低估超过三倍。在制定工作人员监测时间表时的另一个考虑(无论用直接法还是间接法)是,要确保超过预定水平的摄入不会“测不到”。如果由于放射性衰变和生物廓清,放射性核素的体内含量或日排出量在摄入和测量的时间间隔内下降到低于测量的最小显著性放射性活度(MSA)水平,则摄入可能测不到。摄入单位放射性物质而留在体内的那部分摄入量或排出体外的那部分摄入量,即 $m(t)$,取决于放射性核素的物理半衰期和生物动力学特性,而且是自摄入时起的时间函数。因此,如果 $I\times m(t)$ 小于 MSA,那么就可能得不到摄入量 I 及由此产生的待积有效剂量 $E(50)$。一般说来,监测频度应这样确定,使相应于年剂量限值5%以上的摄入不会被漏掉。因此,监测频度在很大程度上将由测量技术的灵敏度决定。虽然测量技术应尽可能灵敏,但应当把采用灵敏技术的费用以及最短的可能取样时间间隔与采用灵敏度较差的方法,或较低测量频度可能使剂量被低估或漏忘所造成的剂量的有关辐射危害加以权衡。

在任何情况下,采用的生物学检验方法和测量频度应能做到其所探测到的摄入量与剂量限值某一规定份额是相当的。在有些情况下,由于分析灵敏度不够、直接测量时的不能接受的长计数时间,或收集排泄物时的不能接受的短取样时间间隔(特别是在粪便取样以监测不可溶微粒的吸入的情况下),这个目标就不能实现。在这种情况下,应使用诸如改进的工作场所和个人空气取样这样的附加方法,以确保对工作人员的充分保护。

3. 监测参考水平

参考水平可以用已测得的量来表示,或者用能与已测得的量相关联的其他量来表示。如超过这些值,应采取相应行动。至于内照射直接相关的摄入量参考水平,通常是以待积有效剂量 $E(50)$ 为基础,与各类参考水平相对应的剂量限值的适当份额,应在考虑到其他照射源的情况下加以确定。在职业照射情况下,调查水平和记录水平是与体内污染监测有关的。

调查水平是指,“诸如有效剂量、摄入量或单位面积或体积的污染水平量值,达到或超过此值时应该进行调查”。对于放射性核素的摄入,调查水平同待积有效剂量有关,超过这个值,就认为监测结果十分重要,以致有理由作进一步调查。管理部门设置的调查水平与计划的目的因所要进行的调查类型而异。对于常规监测,放射性核素摄入量的调查水平的确定,与监测的类型和频度以及摄入量的预计水平和变动情况有关。调查水平的数值取决于对工作场所的了解,可以常规地或临时地为从事某特定作业的个人确定调查水平,也可以为工作场所内的个人拟定一个调查水平而不考虑特定作业。例如,对于有常规监测的常规作业,可以在一年摄入量所产生的待积有效剂量为 5 mSv(0.005 Sv)基础上来设定调查水平 IL。因此,对于每年 N 个监测周期,在任一监测周期中任一放射性核素 j 的摄入量的调查水平(以 Bq 为单位)为

$$\mathrm{IL}_j=\frac{0.005}{Ne(g)_j}$$

式中,$e(g)_j$ 是相应吸入或食入的剂量系数。

记录水平定义为,“监管机构规定的剂量、暴露量或摄入量的水平,处于该水平或超过该水平时,工作人员所受的剂量、暴露量或摄入量的值要纳入他们的个人照射记录中”。例如,放射性核素摄入量的记录水平 RL 可以确定为相应于一年摄入量的待积有效剂量 1 mSv(0.001 Sv)。因此,对于每年 N 个监测周期,在一个监测周期中放射性核素 j 的摄入量的记录水平为

$$\mathrm{RL}_j=\frac{0.001}{Ne(g)_j}$$

对于调查和记录水平,直接使用的剂量量,并不是很方便,而根据剂量导出一些活度、浓度等相关的值用起来更直接,更可操作,称这样的一些值为导出水平。针对调查水平和记录水平导出的值分别称为导出调查水平(DILs)和导出记录水平(DRLs)。往往是个人生物学检验计划中实际测得的量,是体内或排泄物样品中放射性核素的活度。导出调查水平和导出记录水平是针对每个放射性核素分别计算的。它们随工作场所中的放射化学形态而异,而且是自摄入时起算的时间的函数。对于上面给出的例子有

$$\mathrm{DIL}_j=\frac{0.005}{Ne(g)_j}\times m(t_0)$$

式中,t_0 是在生物学检验样品时自摄入时起所经过的典型时间,根据摄入发生在监测周期的中点的假定,t_0 一般计算为 365/2N 天。

$$\mathrm{DRL}_j=\frac{0.001}{Ne(g)_j}\times m(t_0)$$

即使导出的剂量低于相关的记录水平,测量结果总是应该保持在工作场所和个人的辐射监测记录中。在工作人员受到外照射或多种放射性核素照射情况下,管理部门可以决定适当降低单个放射性核素对应的导出水平。

7.4.3 放射性核素摄入与任务相关监测和特殊监测

1. 与任务相关监测

与任务相关监测是指这些监测没有正式排定日程，进行这种监测是为了提供有关某种特定作业信息，并在必要时，为作出进行这种作业的决定提供基础。在不能令人满意的条件下使用短期程序时，这种监测特别有用。与任务相关的监测通常是用与常规监测相同的方式进行的，除非操作情况表明要用不同的方法进行。例如，如果涉及的放射性核素可能不同，或者如果内照射概率或可能性差异较大。

2. 特殊监测

由于已知的或可疑的照射，或者诸如空气或表面样品发生了丧失放射性物质包容这样的异常事件，或者在一次事故之后，进行特殊监测可能是必要的。这种监测常常是由于常规生物学检验结果超过了导出的调查水平而推动进行的。它也可能是由即时性的样品，诸如鼻涕、擦拭物或其他监测而引发的。从测量技术来看，事故推动的特殊监测通常并不进行任何有别于常规测量的工作，虽然可能需要改进灵敏度或加快处理时间。特殊监测应放在常规测量之前进行，其后的监测频度可能要改变。在特殊监测时，可能会面临样品水平远高于常规监测的水平，应注重防护和避免污染的情况出现。

7.5 内照射监测方法

放射性核素的摄入量可由直接法或间接法测定。对沉积于体内的放射性核素所发射的 γ 或 X 射线光子（包括轫致辐射）的直接测量通常称为体活度测量、全身监测或全身计数。间接测量是测量样品中的放射性活度，样品可以是生物学样品（如排泄物）或者实物样品（如空气过滤器）。每种类型的测量有它的优缺点，选择何种测量方法，很大程度上取决于要测量的辐射类型。直接测量只对那些发射足够能量和足够数量的光子，从而能从体内逸出并被外部探测器测得的放射性核素有用。许多裂变产物和活化产物属于这一类。对于不能发射高能光子的放射性核素（例如^{3}H、^{14}C、^{90}Sr/^{90}Y、^{239}Pu），通常只能用间接法测量。但是，有些 β 发射体，特别是那些发射高能 β 的发射体，诸如^{32}P 或^{90}Sr/^{90}Y，有时能通过产生的轫致辐射直接测量。这种轫致辐射测量，由于其最小的可探测放射性活度较大，通常不用于常规监测。

7.5.1 直接测量方法

直接测量方法具有能快速和方便地估算出测量时体内或身体的规定部位的总放射性活度的优点，在灵敏度满足要求时，会作为内照射监测优先选用的方法。例如，对于^{131}I 和^{137}Cs，就会优先使用体外直接测量手段。直接测量可提供体内放射性分布，而有助于识别摄入方式。序列性测量，如可能的话，能揭示放射性的重新分布，并给出体内总滞留和放射性核素在体内的生物动力学行为信息。

直接测量法对生物动力学模型的依赖程度低于间接测量法,但是人体模型与真实人体的差异造成较大校准不确定性,特别是对那些低能光子发射体。直接测量可能需要工作人员离开涉及辐射照射的工作一段时间,在这段时间内对滞留特性进行测量,通常需要专门的、屏蔽性能好的设施和设备。

1. 测量的几何条件

为各种特定的目的,已开发出探测器的各种实体布置。对于全身分布的放射性核素,全身的计数或大部分身体的计数提供最大的灵敏度。全身计数可以用静态几何条件,以一个或多个探测器进行,也可以进行扫描——相对于静态的探测器,移动测量对象,或围绕静态的探测对象,移动探测器。静态几何条件由一系列沿着直立或仰卧的测量对象的探测器组成,或者由单个指向坐在斜椅或弧形床架上的人体中心的探测器组成。图 7. 6 示出计数几何条件的几个实例。

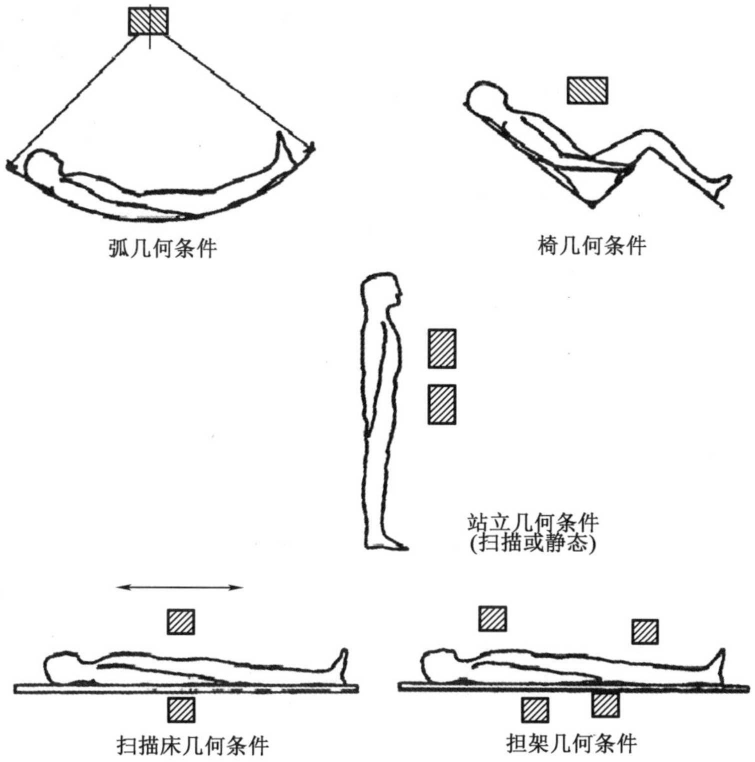

图 7. 6　计数几何条件实例

对于还集中在身体特定器官或组织中的放射性核素,可通过监测具体部位以更好地获取核素的多种信息。例如,放射性碘被甲状腺吸收,可采取甲状腺器官体外放射性测量;再如,吸入放射性颗粒停留在肺部,对肺进行测量;摄入是通过伤口途径,可以对伤口等局部进行测量。在任何情况下,应将从测量对象测得的信号,同相同条件下由包含与已知量有关的放射性核素人体模型或其他代用品测得的信号作比较。放射性核素在体模中的分布应该尽可能同在测量对象中的分布一致。

2. 测量常用探测器

不同探测系统用于不同的目的。高原子序数材料的无机晶体，常用的铊激活碘化钠[NaI(Tl)]，通常用于探测高能光子，如许多裂变产物和活化产物发射的光子。铊激活碘化钠的探测系统，由于能量分辨率较低，更适用于核素种类简单情况，但由于晶体可以做得很大，往往是对体内污染最灵敏的方法。低能光子，诸如由^{239}Pu 发射的光子(13~20 keV)和^{241}Am 发射的光子(60 keV)，可用薄的 NaI(Tl)晶体探测，它的探测效率与较大的晶体相似，但本底低得多。附加第二个晶体[通常是 Cs(Tl)]作为反符合保护，由于消除了高能光子的作用从而改进了探测器灵敏度。

半导体探测器在能量分辨率方面有很大优势，适用于鉴别混合物中存在的核素种类。例如，高纯锗(HPGe)探测器目前是在需要识别核素种类的多种场所的首选探测器，但有时因需要制冷显得不是很方便；另外由于半导体探测器灵敏体积往往不如闪烁体，也会降低探测系统的灵敏度。通过多探头阵列方式可以充分发挥出半导体探测器的高分辨率、低本底的特点，对低能光子探测性能优异，但将极大增加使用成本。小型半导体探测器，特别是可在室温下工作的化合物半导体材料，正越来越多地被使用。

3. 测量程序

直接测量的对象应去除体表的污染，穿新衣物测量(往往是一次性的纸衣物)，身体上的所有饰物都要取掉。这样的措施可避免将体表污染当作体内摄入量，也可避免污染探测装置。被测人员应在实际可能的程度上处在一个确定的位置上，以确保连续测量的可重复性，能更好与刻度结果比照。在某些情况下，测量对象需要保持静止状态达一个小时以上，以满足测量精度的要求。

内照射测量中的本底是重要的干扰因素，在测量程序和方法中应专门进行考虑，并采取合适的解决方案。探测器中出现的本底计数通常有四个来源：

①来自天然源的环境本底辐射，如宇宙射线或氡及其衰变产物；

②来自屏蔽材料和其他设备中的放射性本底辐射；

③来自测量对象中天然放射性辐射；

④由于测量对象同环境辐射相互作用而散射到探测器的辐射。

对于基于 NaI(Tl)晶体的探测系统的本底计数，应当使用一个体模(尽可能类似于要计数的测量对象，而且置于限定的计数位置)来测定。对于全身计数，用性别、身高和体重方面相符的未受污染的测量对象来测定本底计数，将能改进测量结果。但是，完全相符是不能的，诸如^{40}K 含量等因素就是不能控制的，因而较好的结果能从相符合的控制方案或者从开始工作前对特定个人所作的测量中获得。对于计数器中本底的测量，在时间上应尽可能与测量对象的测量接近，理想的情况是刚刚在其前或恰巧在其后。用半导体测量时，以相符的体模进行本底计数是不必要的。

7.5.2 间接测量方法

内照射的间接测量方法涉及较多的取样、化学制样和专门的分析测量手段，在本书中不进行详细讲述，本节只对测量方法进行概述。间接测量对被测人员的工作任务干扰较少,但需要一个放射化学方面的处理和分析过程。在间接测量法中,如排泄物测量可测定放射性物质通过某一特定途径排出体外的速率,但需要通过生物动力学模型将它同体内含量和摄入量关联起来。放射化学的分析手段往往可以探测出低水平的放射性活度,所以排泄物的测量通常能灵敏地探测体内的放射性活度。

空气样品的测量也是间接测量的重要内容。空气浓度的测量,同关于呼吸率和呼吸量的假定以及测得的照射次数结合起来,就能用于估算摄入量。如果空气取样器所在位置并不是工作人员呼吸区空气的放射性核素浓度区,会给测量带来很大误差;但是,置于工作人员衣领或保护帽上的个人空气取样器(PAS)能收集到代表工作人员吸入的空气中放射性浓度的样品(样品中只包含极少量污染粒子的情况除外)。颗粒大小会影响呼吸系统对吸入微粒的沉积,因此关于颗粒大小的分布信息,对于正确解释生物学检验结果及其后的剂量评估是需要的。在许多情况下,对于气载颗粒大小的分布,应用级联冲击器或其他方法测定。空气取样测量法适用于^{14}C(微粒形态)、^{239}Pu、^{232}Th、^{235}U等放射性核素的摄入量估算,而对于这些核素,评定体内放射性核素的直接测量法或基于排泄物的间接测量法都不够灵敏。个人空气取样器仅能用于估算摄入量,而不能用于依据个人滞留特性精确地给出剂量。空气取样是不可重复测量的方法,一旦出现分析结果丢失将出现不可挽回的情况。

用于个人监测的分析方法,有时对于探测所关心的放射性水平没有足够的灵敏度。如果个人监测是可行的,那么应使用一种工作场所和全体人员的监测系统,以尽可能确定可能已被某个个人所摄入的放射性核素的量。固定的(静态的)空气取样器或个人空气取样器可用于确定气载放射性物质的浓度,其结果可以再与关于物质的物理化学形态以及工作人员呼吸率和受照射时间的标准假定,或针对厂址的具体假定结合起来,估算出吸入量。同样,表面监测可用于指出摄入的可能性,或表明需要进行更详细的区域监测,但不适于由表面污染估算摄入量。

7.6 内照射剂量估算

7.6.1 比有效能量SEE($T \leftarrow S$)

为计算内照射剂量,ICRP第30号出版物引入了比有效能量SEE($T \leftarrow S$)的概念。它把器官(或组织)分为源器官(或源组织)和靶器官(或靶组织)两类。放射性核素被摄入体内后,放射性核素含量显著的器官,称为源器官,吸收辐射的器官称为靶器官。源器官和靶器官可以是同一器官也可是不同的器官。例如:肺里沉积了γ放射性核素,故肺是源器官,而由肺中沉积的γ射线不但使肺本身受到照射,而且使邻近器官(如心脏)也受到照射,故肺和心脏都称为靶器官。所谓比有效能量是指在源器官(S)内,每次核转变所发射的某一特定的辐射i,授与每克靶器官的能量(MeV),并用辐射权重因子进行修正后的值。

源器官S中的放射性核素j对靶器官T所产生的比有效能量SEE$(T \leftarrow S)_j$,用下式计算:

$$\mathrm{SEE}(T \leftarrow S)_j = \sum \frac{Y_i E_i \mathrm{AF}(T \leftarrow S) W_{R_i}}{M_T} \cdot \frac{\mathrm{Mev}}{g \cdot 转变}$$

式中，Y_i 为放射性核素 j 每次核转变时产生辐射 i 的产额；E_i 为辐射 i 的能量或其平均能量 MeV；$\mathrm{AF}(T \leftarrow S)_i$ 为源器官 S 中，每发射一次辐射 i，靶器官 T 所吸收的辐射能量的份额；W_{R_i} 为辐射 i 的辐射权重因子；M_T 为靶器官 T 的质量，g。

该式包括了在源器官 S 中由放射性核素 i 每次转变所产生的所有辐射。

7.6.2 待积当量剂量的计算

靶器官的待积当量剂量可用下式计算：

$$H_{50}(T \leftarrow S)_j = 1.6 \times 10^{-10} \left[U_s \sum_i \mathrm{SEE}(T \leftarrow S)_i \right]_j \quad \mathrm{Sv}$$

式中，U_S 为摄入放射性核素后 50 年内，源器官 S 所含放射性核素 j 所发生的核转变数；$\mathrm{SEE}(T \leftarrow S)_i$ 为源器官 S 中每次核转变所发射的辐射 i 授与靶器官 T 的比有效能量（MeV/g · 转变）；1.6×10^{-10} 为每兆电子伏转换为焦耳，以及 g^{-1} 转换为 kg^{-1} 的系数。对于一般情况，靶器官可以同时受到若干个源器官的照射，则公式变为

$$H_{50,T} = 1.6 \times 10^{-10} \sum_S \sum_j \left[U_S \sum_i \mathrm{SEE}(T \leftarrow S) i \right]_j \quad \mathrm{Sv}$$

7.6.3 待积有效剂量的计算

对每个靶器官的待积当量剂量与相应的组织权重因子相乘后求和就得到待积有效剂量：

$$E = \sum_T W_T H_{50}, T$$

式中，W_T 为靶器官 T 的组织权重因子。

7.6.4 摄入滞留函数与摄入排泄函数

根据推荐的代谢模式，就可以算出体内各隔室中核素活度。沿着各条转移链，假定物质从各个隔室中的廓清服从一阶动力学议程，那么就可以列出描述各隔室中放射性物质变化率的一组联立一阶微分方程。为了方便，仍以 ICRP 第 30 号出版物的模型为例，对于单次吸入后，物质从肺中的廓清可以用下列联立微分方程组来描述：

$$\frac{\mathrm{d}q_a(t)}{\mathrm{d}t} = \dot{I}(t) \cdot D_{N-P} \cdot F_a - \lambda_a q_a(t) - \lambda_R q_a(t)$$

$$\frac{\mathrm{d}q_b(t)}{\mathrm{d}t} = \dot{I}(t) \cdot D_{N-P} \cdot F_b - \lambda_b q_b(t) - \lambda_R q_b(t)$$

$$\frac{\mathrm{d}q_c(t)}{\mathrm{d}t} = \dot{I}(t) \cdot D_{T-B} \cdot F_c - \lambda_c q_c(t) - \lambda_R q_c D(t)$$

$$\frac{\mathrm{d}q_d(t)}{\mathrm{d}t} = \dot{I}(t) \cdot D_{T-b} \cdot F_d + \lambda_f q_f(t) + \lambda_g q_g(t) - \lambda_o q_d(t) - \lambda_R q_d(t)$$

$$\frac{\mathrm{d}q_e(t)}{\mathrm{d}t}=\dot{I}(t)\cdot D_p\cdot F_e-\lambda_e q_e(t)-\lambda_R q_e(t)$$

$$\frac{\mathrm{d}q_f(t)}{\mathrm{d}t}=\dot{I}(t)\cdot D_p\cdot F_f-\lambda_f q_f(t)-\lambda_R q_f(t)$$

$$\frac{\mathrm{d}q_g(t)}{\mathrm{d}t}=\dot{I}(t)\cdot D_p\cdot F_g-\lambda_g q_g(t)-\lambda_R q_g(t)$$

$$\frac{\mathrm{d}q_h(t)}{\mathrm{d}t}=\dot{I}(t)\cdot D_p\cdot F_h-\lambda_h q_h(t)-\lambda_R q_h(t)$$

$$\frac{\mathrm{d}q_i(t)}{\mathrm{d}t}=F_i\lambda_h q_h(t)-\lambda_i q_i(t)-\lambda_R q_i(t)$$

$$\frac{\mathrm{d}q_j(t)}{\mathrm{d}t}=F_j\lambda_h q_h(t)-\lambda_R q_j(t)$$

式中，$q_a(t)$、$q_b(t)$等是t时刻在a、b等隔室中被吸入的放射性素的活度；$\dot{I}(t)$是放射性核素活度的单次吸入速率；λ_a到λ_i是隔室a到隔室i的生物廓清速率；λ_R是放射性核素的放射性衰变常数；F_a到F_j是进入肺的各部位的物质在该部位所包含的各个隔室中的分配份额。

要求出每个隔室中各时刻的核素活度，就要求解相应的微分方程组。它们的一般解有如下形式：

$$q_n(t)=\sum_{i=1}^{i=n}\left\{\left[\left(\prod_{j=1}^{j=n-1}\lambda_{(j,j+1)}\right)\right]\sum_{j=i}^{j=n}\left[\frac{q_i^o \mathrm{e}^{-\lambda_i t}}{\prod\limits_{\substack{p=i\\p\neq j}}^{p=n}(\lambda_p-\lambda_j)}+\frac{p_i(1-\mathrm{e}^{-\lambda_j t})}{\lambda_j\prod\limits_{\substack{p=i\\p\neq j}}^{p=n}(\lambda_p-\lambda_j)}\right]\right\}$$

式中，$\lambda_{(j,j+1)}$是物质从隔室j转移到隔室$j+1$的速率常数；$q_n(t)$是t时刻代谢链第n个隔室中的核素活度；q_i^o是$t=0$时，存在于第i个隔室中的核素活度；p_i是由系统外进入隔室i的核素活度的恒定摄入速率。

由于常见的情况是放射性核素只是在$t=0$时瞬时沉积在该链的第一个隔室内，并且此后不再有放射性从系统外面摄入到核链的任何一个隔室中。由上式中$q_i^o=q_1^o$，即对于$i=2$到$i=n$的隔室$q_i(0)$都等于0。而p_i也都等于0。此时，第n个隔室中的核素活度可简化为

$$q_n(t)=\left\{\left[\left(\prod_{j=1}^{j=n-1}\lambda_{(j,j+1)}\right)\right]\sum_{k=1}^{k=n}\left[\frac{q_1^o \mathrm{e}^{-\lambda_k t}}{\prod\limits_{\substack{p=1\\p\neq k}}^{n}(\lambda_p-\lambda_k)}\right]\right\}$$

为了求得摄入滞留函数或摄入排泄函数，只要求得当摄入量为单位活度时（即$q_i^o=1$）的$q_n(t)$［用$I_n(t)$表示］即可。只要改变前面的参考量就可以得出不同的滞留和排泄函数，如对应于单位摄入量的可以得出摄入滞留或排泄函数，对应于单位吸收量的，可以得出吸收滞留或排出函数。30号出版物给出的代谢模式和参数也都是对应吸收量而不是摄入量的。这些滞留或排泄函数可用下式表示：

$$I_n(t)=\sum_c F_c\left[\prod_{p=1}^{n=1}K_{p,p+1}\left(\sum_{j=1}^{n}\frac{\mathrm{e}^{-k_j t}}{\prod\limits_{\substack{p=1\\p\neq j}}^{n}(K_p-K_j)}\right)\right]$$

式中，$I_n(t)$ 为在一次单位摄入后时间 t 预期滞留在第 n 个隔室内的放射性核素的份额，也即该隔室的滞留函数（或排泄函数）；c 为通向考虑的第 n 个隔室的衰变链中的一条；F_c 为沉积在衰变链 c 的第一个隔室中的摄入量份额；$K_{p,p+1}$ 为描述元素从第 p 个隔室转移到第 $(p+1)$ 个隔室的转移速率常数；K_j 为描述放射性元素从第 j 个隔室中总的转移特性的速率常数，它等于总的生物学转移速率常数，它等总的生物学转移速率常数 K_j 和放射性核素的衰变常数 K_R 之和，K_P 和 K_j 类似。

基于新的呼吸道模型求得的函数可从 ICRP 78 号出版物查得。例如，对 ^{60}Co 的摄入滞留或排泄函数见图 7-7。

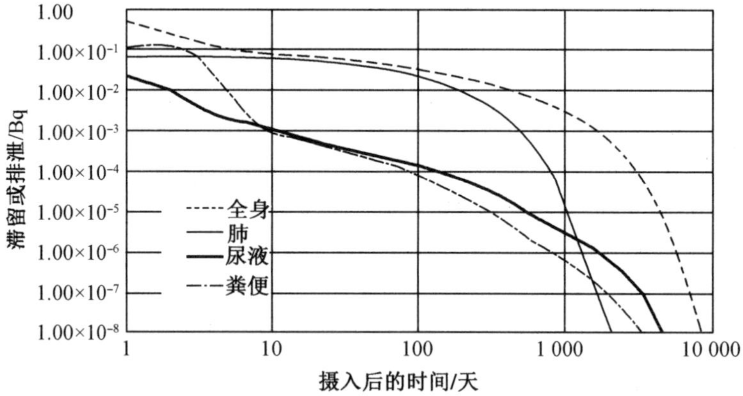

(a) ^{60}Co(M类)的摄入滞留或排泄函数

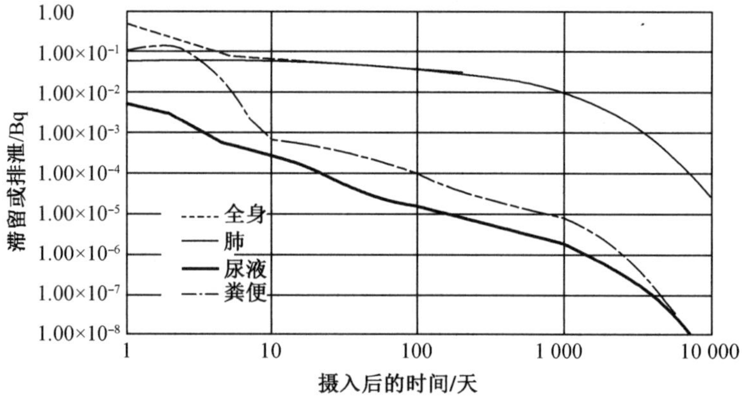

(b) ^{60}Co(S类)的摄入滞留或排泄函数

图 7.7　对 ^{60}Co 的摄入滞留或排泄函数

7.6.5　摄入量和内照射剂量的估算与评价

内照射剂量不能测定，只能利用直接或间接测量提供的存在于体内、身体一部分（诸如特定器官或组织）或排泄物生物样品中的放射性核素量的信息，先求得摄入量，再乘以公认的剂量转换因子计算获得。可见摄入量是可以测定的,因此它作为内照射评估的操作实用量。但由于测量通常都是在摄入之后的某一时间进行的(常规监测还不易知道两者之间的时间差),因此为了计算摄入量 I,还必修利用摄入滞留或摄入排泄函数 $m(t)$ 对测量值 M 进行修正,摄入量用 I 表示,则有

$$I = \frac{M}{m(t)}$$

ICRP 第 78 号出版物等已发表了选定放射性核素在全身或某组织中或排出物中通用摄入滞留或排泄函数 $m(t)$ 值(例如图 7.7)。图 7.8 简要地显示了通用的内照射剂量的计算与评估方法。

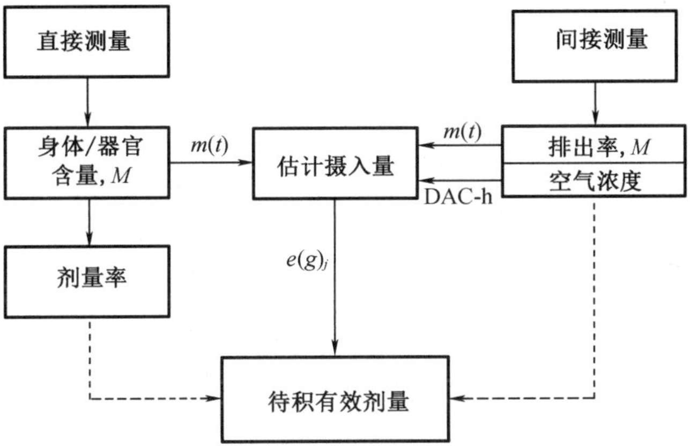

图 7.8　利用内照射监测测量结果进行内照射剂量计算与评价示意图

当发生较大量的摄入时(一般须特殊监测),应尽可能收集受照个人特有的相关参数(如个人的排泄特性,摄入污染物物理化学特性等)。同时尽可能进行系列性多次测量,以便更精确的计算。如果有多次测量结果可供利用,那么由此可获得摄入量的一个最佳估算值。它通常是利用最小二乘法根据 X^2 统计量[测量值 M_i 和期望值<$m(t)_i I$>的差的平方]对摄入量最佳估算值的微分为零推导出来,其表达式为

$$I = \frac{\sum_i m_i(t) M_i}{\sum_i^2 (t)}$$

式中,I 为摄入量的最佳估计值,mg 或 Bq;M_i 为样品的测量值,mg 或 Bq;$m_i(t)$ 为在第 i 次测量时摄入滞留或摄入排泄函数;i 为测量的次数。

根据监测结果可以算得放射性核素的摄入量,再乘以相应的剂量系数(可在基本安全标准等文献中可查得),即可求得元素待积有效剂量。在获得待积有效剂量后,可通过它与调查水平(或剂量约束值)或更高水平和剂量限值的比较对结果的重要性进行评价。

例如:某工作人员的一次常规全身计数监测(监测周期为一年)发现有 ^{60}Co 和 ^{137}Cs 污染,它们的测量值分别为:$M(^{60}Co) = 19\ 200$ Bq;和 $M(^{137}Cs) = 5\ 200$ Bq。根据对他们的操作情况分析,污染物化学形态分别为 M 和 F 类,最可能是吸入途径。由于摄入时间无法获知,只能假定发生在监测周期($T = 1$ 年)的中点,即取 $t = 183$ 天。由 ICRP 第 78 号出版物提供

的摄入滞留函数分别为：$m(^{60}Co)(183)=3.0\times10^{-2}$；$m(^{137}Cs)(183)=1.0\times10^{-1}$，可得到^{60}Co和^{137}Cs 的摄入量分别为：$I(^{60}Co)=19\ 200\ Bq/3.0\times10^{-2}=640\ kBq$；$I(^{137}Cs)=5.2\ kBq/1.0\times10^{-1}=52\ kBq$。基本安全标准提供的有效剂量转换因子分别为：$7.1\times10^{-9}$ Sv/Bq，和 6.7×10^{-9} Sv/Bq。由此就可求得这次摄入产生的总待积有效剂量为：$H_{50}=(640\ kBq\times7.1\times10^{-9}\ Sv/Bq)+(52\ kBq\times6.7\times10^{-9}\ Sv/Bq)=(4\ 544+348.4)\times10^{-6}\ Sv=4.9\ mSv$。

例 7.3 某实验室一天发生了一次小规模的^{60}Co 溶液(M 类)气化泄漏事件。因此就进行了一次 24 小时尿样的特殊监测，共作了四次监测(表 7.5)。

表 7.5 四次 24 小时尿样监测结果及分别求得的摄入量 I

事件后到测量的时间 t/天	摄入排泄函数 $m(t)$	24 h 尿样监测值 M/Bq	摄入量 $I/10^3$ Bq
1	3.0×10^{-2}	101.0	3.4
5	4.0×10^{-3}	14.5	3.6
10	1.0×10^{-3}	3.4	3.4
50	5.0×10^{-4}	1.9	3.8

对这种多次测量结果可以有以下不同的处理方法：

①简单平均法求摄入量 I。

由上表中四次分别求得的摄入量取平均：

$$I=(3.4+3.6+3.4+3.8)\times10^3\ Bq/4=3.5\times10^3\ Bq$$

②利用公式求摄入量的最佳估计值。

$$I=\frac{\sum_i m_i(t)M_i}{\sum_i^2(t)}$$

则有

$$I=(3.03+0.058+0.003\ 4+0.000\ 95)/(9.0\times10^{-4}+1.6\times10^{-5}+1.0\times10^{-6}+2.5\times10^{-8})$$
$$=3.09/(9.17\times10^{-4})$$
$$=3.4\times10^3\ Bq$$

对于以上数据，两种方法的计算结果差别不大，但对其他数据就可能出现较大的差异。

③利用个体化修正的 $m(t)$ 求摄入量的最佳估计值。

以上计算中的 $m(t)$ 是采用通用的推荐函数，如果摄入量较大时就要求有更小的误差，就要作更多次测量并通过个体化的参数拟合和比较对通用的 $m(t)$ 进行修正而得到更接近个体特性的 $m(t)$ 函数，再用它来代替通用的 $m(t)$ 进行上述计算，这样可获得更好的结果。

本章前面已提到，ICRP 从 2015 年左右开始不断发布系列性报告(从第 130 出版物开始)。在“新的计算框架”下计算了比吸收份额、职业照射及公众照射剂量转换系数等最新结果，同时还给出了在单次摄入单位活度的放射性核素后，t 时间参考人器官或 24 小时排泄物样品中的放射性核素的活度含量函数 $Z(t)$ 对应的待积有效剂量[$Z(t)$(Sv · Bq^{-1})]。

由于 $Z(t)=E(50)/m(t)$，因此就可以避开 $m(t)$，而直接由某时刻的测量结果 M 与 $Z(t)$ 相乘而求得待积有效剂量：$E(50)=M\times Z(t)$。因此估计以后计算可以更简单些。

另外一种方法是用计算得出的摄入量除于相应的年摄入量限值再乘以年剂量限值求得待积有效剂量，即

$$H_{50}(g)_i=\frac{I_i}{I_{i,L}}\times L$$

7.6.6 内照射剂量计算不确定度相关问题

由于内照射剂量计算涉及因数多，个体差异大，常规情况下计数水平低，不确定度通常都较大，以下列举一些须关注的相关问题。

①本章以上提及的内容基本适用于常规管理情况，主要考虑随机效应危害，对事故情况下大量摄入急性内照射的评估须参考其他章节及文献。

②对常规管理情况，ICRP 明确认定："由委员会或其他组织选定的量，如剂量约束值、权重因子、剂量系数，是作为固定的点值而选定的，并且假定不具有不确定性的。"

因此在计算中的 $m(t)$、$E(g)$ 都可以不考虑它们的不确定度，只需考虑监测值 M 的不确定度（往往可能很大）。

③当计算待积有效剂量这类进行积分计算的量时，要注意不同时间的系列计算中，上一时间的计算结果对下一时间的结果可能有覆盖。如果两次计算的时间间隔与核素的有效半衰期相比还不够大从而对下一段计算值的贡献大于 10%，或者摄入后采用了促排干预措施，那都应对计算结果作相应的修正。

7.6.7 事故或事件后的评估

存在着某些涉及使用放射性物质，而在使用中运行控制失效的情况。事故或事件可能造成放射性物质释放到工作环境中，对工作人员造成高剂量的照射。

事故发生之后，辐射后果可能因工作人员受到外伤或其他健康影响而复杂化。对伤处的医疗处理，特别是那些有可能威胁生命的损伤，通常要优先于放射性方面的步骤，包括对照射的评价。在这种情况下，事故后的照射评价应当在情况得到控制时再进行。

一旦内照射评价开始，应尽实际可能收集更多信息。例如，关于事件的时间、性质和所涉及的放射性核素，以及关于生物学检验样品和体内放射性测量的时间安排方面的信息。这些信息，不仅对照射量评定是必要的，而且对协助医疗评定、指导受害者的医疗处理（可能包括用螯合物的治疗和伤口的切除），以及对以后事故或事件本身的重现和从长远来说，对受害者的医疗随访，也都是必要的。

由于与事故或事件有关的摄入可造成接近或超过剂量限值的待积有效剂量，照射评定通常需要受照个人和摄入物质特有的数据。这些数据包括关于放射性核素的化学和物理形态，颗粒大小，空气中的浓度，表面污染水平，受影响个人的滞留特性，鼻涕、擦脸物和其他皮肤污染水平以及外部剂量测量结果等方面的信息。各项数据往往似乎是不一致的或矛盾的，特别是如果摄入期不能肯定时更是如此。只有在考虑了所有这些数据、尽可能解

决了不一致的根源和确定了照射的最可能和最坏的情景以及摄入的量值之后，才能作出适当的剂量评估。

对于事故应急时的内照射评价，除了要考虑与随机性效应有关的常用量（剂量当量，待积有效剂量等）外，还需引入防止确定性效应有关的量（如 RBE 权重吸收剂量、AD_T 等）。

7.7　内照射防护

由于内照射危害是以污染物从包容中的泄出，及其在环境中的弥散为基础的，因此要确保内照射防护，必须以严格作好污染源的包容以及切断污染物的弥散途经为根本。相对于外照射防护而言，它更加需要强调坚持“人的防护与源的包容并重”，以及“纵深防御”的原则。把内照射防护理解为“只要作好个人防护就行了”的看法是十分片面而有害的。从总体上看，要作好内照射防护必须从源头抓起，至少可以包含以下五个层次：

①有关内照射防护的法规标准，规章制度，操作程序的执行。

②工程设计——保证：相关建筑物具有包容功能；操作设备（通风柜、手套箱、热室等）和各种容器具有很强的包容功能；墙壁、地面及各种设备表面要能防止污染集聚和沾污；通风系统按要求进行专门设计（排风过滤、稀释、气流导控）等。

③分级、分区、分流管理——实验室分级，工作场所分区，人流（或物流）运动路线的浊清分流。

④多层次的辐射监测——通过多种监测，如场所监测、人员内照射监测、出入口污染监测、流出物监测、环境监测等，及时发现污染的异常泄出或弥散，及时进行调查与补救。

⑤个人内照射防护——个人内照射防护是“纵深防御”中最后一个十分关键的层次。如果这一层次没有抓好，那么人员得不到防护，就前功尽弃了。反过来也一样，如果前面的层次没有抓好，那么我们就要面临很高的污染水平以及不堪重负的防护要求，这不仅会使工作人员在高风险环境下工作，而且必然也使“个人内照射防护”方案变得复杂，设备多样而沉重。这就不仅大大提高了经济成本，更可能使工作人员的工作效率与工作可靠性大为下降，导致工作时间拖长与发生事件的风险加大。

应该按工作环境的具体特性和风险大小先选择相应的个人内照射防护用品类型，关于个人内照射防护用品的分类可参见专门的防护手册等资料；之后再根据相关的标准以及所需要的“防护因子”来选定防护用品的等级。所谓“防护因子”是指，从空气污染防护用品穿戴者周围空气测到的平均污染浓度与透过和漏入防护用品内测到的平均污染浓度的比值。

参 考 文 献

[1] 江藤秀雄. 辐射防护[M]. 崔朝晖, 译. 北京:原子能出版社,1986.

[2] 国际原子能机构. 摄入放射性核素引起的职业照射评估 安全导则[M]//国际原子能机构《安全标准丛书》: No. RS-G-1.2. 维也纳:国际原子能机构,1999.

[3] IAEA. Assessment of occupational exposure due to intakes of radionuclides [M]//Safety Guide: No. RS-G-1.2. Vienna: IAEA, 1999

[4] ICRP. Publication No. 54: Individual monitoring for Intakes of radionuclides by workers: Design and interpretation[J]. Annals of the ICRP,1989,19(1-3).

[5] ICRP. Publication No. 78: Individual monitoring for internal exposure of workers[J]. Annals of the ICRP, 1997,27(3-4).

[6] ICRP. Publication No. 66: Human respiratory tract model for radiological protection[J]. 1994, 24(1-3).

[7] ICRP. Publication No. 68: Dose coefficients for intakes of radionuclides by workers[J]. 1994, 24(4).

[8] ICRP. Publication No. 67: Age-dependent doses to members of the public from intake of radionuclides: Part 2 ingestion dose coefficients[J]. 1993, 23(3-4).

[9] 夏益华,陈凌,王仲文, 等. 电离辐射防护与安全[M]. 北京:北京理工大学出版社, 2022.

第 8 章　中子剂量计算及其防护

中子是间接致电离辐射，不同能量的中子与物质相互作用过程有很大区别，具体相互作用过程前面已经述及。本章主要讨论中子剂量计算及中子防护的一般知识。

8.1　中子源

按中子的产生方式，中子源可分为反应堆中子源、加速器中子源和同位素中子源；按中子能谱，中子源可分为单能中子源和多能中子源。

反应堆中子源的中子来自堆内自持的链式反应，这种中子源产生的中子数量大，能谱较宽。加速器中子源是利用加速的离子轰击靶（某一种元素）来产生中子，中子产额高，中子能量与入射离子的能量及中子角分布有关。通常加速离子是氘（d）或质子（p），主要反应有 $T(d,n)^{4}He$、$D(d,n)^{3}He$、$^{12}C(d,n)^{13}N$、$T(p,n)^{3}He$ 及 $^{7}Li(p,n)^{7}Be$ 等。同位素中子源有两种类型：一种是利用放射性核素放出的 α 粒子轰击某种靶物质，通过（α，n）反应产生中子，如 $^{210}Po-Be$，$^{241}Am-Be$ 等反应，中子平均能量约为 5 MeV，产额为 $10^{5}\sim10^{7}\ s^{-1}$；另一种是自发裂变同位素中子源，目前只有 ^{252}Cf 中子源有实用价值，^{252}Cf 的半衰期为 2.65 a，自发裂变半衰期 85.5 a，中子产额 $2.31\times10^{12}/s\cdot g$，平均中子能量 2.348 MeV，1 g ^{252}Cf 产生的中子数量相当于一个微型反应堆。表 8.1 中列出几种中子源及其产生的中子能量。

表 8.1　中子产生方式及中子能量

中子源	反应方式	能量范围	平均能量/MeV
$^{124}Sb-Be$	(γ,n)	单能	0.024
$^{88}Y-Be$	(γ,n)	单能	0.16
$^{24}Na-D_2O$	(γ,n)	单能	0.22
$^{88}Y-Be$	(γ,n)	单能	0.31
$^{24}Na-Be$	(γ,n)	单能	0.83
裂变	(n,n)	0~8 MeV	2
$^{2}H-^{2}H(D-D)$	(d,n)	单能	3.27
$^{226}Ra-Be$	(α,n)	0~8 MeV	5
$^{239}Pu-Be$	(α,n)	0~8 MeV	4.5
^{252}Cf	自发裂变	0~10 MeV	2.3
$^{2}H-^{3}H(D-T)$	(d,n)	单能	14.1

注：表中“单能”与源自吸收有关。

8.2 中子剂量计算

中子与人体组织中的氢、碳、氮、氧等原子核发生弹性和非弹性碰撞，将能量传递给人体组织而被慢化，当其慢化到热能范围时，通过 $^1H(n,\gamma)D$ 和 $^{14}N(n,p)^{14}C$ 碰撞反应被俘获吸收。计算中子的吸收剂量，应分别考虑慢化和俘获吸收过程中的剂量。

8.2.1 快中子剂量计算

在较高的能量范围(0.5～20 MeV)内，中子主要与组织中的氢、氮、碳、氧发生弹性碰撞，组织内大约90%以上的剂量是这些元素的反冲核电离作用产生的，特别是反冲氢核(质子)占更大比例。

在计算人体吸收剂量时，首次碰撞剂量(first collision dose)的概念被用来描述反冲氢核(质子)能量沉积。快中子与氢核碰撞后，散射中子一般会直接逃逸出人体，在体内发生二次碰撞的机会较小。如一个5 MeV能量的中子在软组织中宏观截面是0.051 cm^{-1}，对应的平均自由程是1/0.051≈20 cm，可见5 MeV的中子穿透人体的过程中，基本只出现一次碰撞反应。表8.2列出能量为5 MeV中子同组织元素相互作用的相关常数。

表8.2 5 MeV中子同组织元素相互作用的相关常数

元素	N_i/g^{-1}	f_i	σ_s/cm^2	$N_i\sigma_s f_i/(cm^2/g)$
H	5.98×10^{22}	0.500	1.50×10^{-24}	4.485×10^{-2}
O	2.69×10^{22}	0.111	1.55×10^{-24}	4.628×10^{-3}
C	6.41×10^{21}	0.142	1.65×10^{-24}	1.502×10^{-3}
N	1.49×10^{21}	0.124	1.00×10^{-24}	1.848×10^{-4}
Na	3.93×10^{19}	0.080	2.3×10^{-24}	7.231×10^{-6}
Cl	1.70×10^{19}	0.053	2.8×10^{-24}	2.523×10^{-6}
				$\sum_i N_i\sigma_s f = 0.0512$

注：表中 N_i 为组织中各元素的原子数密度，单位是 g^{-1} 或 cm^{-3}；f_i 是发生单次核碰撞转移的能量比例；$N_i\sigma_s f_i$ 为质能吸收系数。

注量为 Φ 的中子在组织内的吸收剂量为

$$\begin{aligned} D &= \Phi\left(\frac{\mu_{en}}{\rho}\right)E \\ &= \Phi\times0.00512\ m^2/kg\times5\ MeV\times1.6022\times10^{-13} J/MeV \\ &= \Phi\times4.1\times10^{-15}\ Gy\cdot m^2 \end{aligned}$$

若利用中子与组织内氢核首次碰撞剂量进行计算，组织内氢原子数密度为

$5.98\times10^{22}g^{-1}$（或cm^{-3}），首次碰撞平均转移初始能量一般为 2.5 MeV，弹性散射截面是 $1.50\times10^{-24}\ cm^2$，注量为 Φ 的中子首次碰撞剂量为 $D=\Phi\times3.6\times10^{-15}\ Gy\cdot m^2$。可见用中子的氢核首次碰撞剂量代替中子在组织内的吸收剂量，只略低 12%左右。

8.2.2 热中子剂量计算

热中子在人体组织中主要发生俘获吸收反应，包括$^1H(n,\gamma)D$ 和$^{14}N(n,p)^{14}C$ 反应。前者释放出 2.225 MeV 的 γ 射线，在人体组织内沉积部分能量，吸收剂量为 D_γ；后者产生 0.626 MeV 的反冲质子，完全阻止沉积全部能量，吸收剂量为 D_p，热中子剂量为二者之和。设组织内热中子注量为 Φ

在人体组织中，氢原子均匀分布，$^1H(n,\gamma)D$ 反应释放 γ 射线，人体既是"源"也是"靶"。^1H 热中子反应截面为 $\sigma_H=0.333\times10^{-24}\ cm^2$，则$^1H(n,\gamma)D$ 反应 γ 射线强度为

$$\Phi\times N_H\times\sigma_H=1.99\times10^{-3}m^2/kg\times\Phi \tag{8.1}$$

2.225 MeV 的 γ 射线，在人体内吸收份额（全身←全身）是 0.278，吸收剂量 D_γ 为

$$\begin{aligned}D_\gamma&=\Phi\times N_H\times\sigma_H\times E_\gamma\times0.278\\&=1.99\times10^{-3}\ m^2/kg\times\Phi\times2.225\ MeV\times1.6022\times10^{-13}\ J/MeV\times0.278\\&=\Phi\times1.972\times10^{-16}\ Gy\cdot m^2\end{aligned}$$

在人体组织中，中子与氮原子核碰撞，反冲质子能量为 0.626 MeV，氮核的热中子吸收截面 $\sigma_N=1.83\times10^{-24}\ cm^2$，则组织吸收剂量 D_p 为

$$\begin{aligned}D_p&=\Phi\times N_N\times\sigma_N\times E_p\\&=2.7267\times10^{-4}m^2/kg\times\Phi\times0.626\ MeV\times1.6022\times10^{-13}\ J/MeV\\&=\Phi\times2.735\times10^{-17}\ Gy\cdot m^2\end{aligned}$$

热中子在组织中的总吸收剂量 $D=D_\gamma+D_p$，再根据热中子的辐射权重因子，可计算热中子在组织内的当量剂量或人体的有效剂量。

8.2.3 比释动能计算法

从上述中子剂量计算过程可知，计算中子剂量时，必须知道中子的注量、能谱、组织成分的百分比及各种反应截面。当满足带电粒子平衡条件时，吸收剂量与比释动能近似相等，可以利用求解比释动能来计算粒子的吸收剂量。当中子能谱已知，可利用公式（8.2）计算中子的吸收剂量：

$$K=\int\frac{d\Phi(E)}{dE}\left(\frac{\mu_{tr}}{\rho}\right)EdE \tag{8.2}$$

积分号内的函数，表示中子能量在 E 到 $E+dE$ 之间的比释动能。联合中子的辐射权重因子，可求得中子的当量剂量值。

对于单能中子的比释动能可用式（8.3）表示：

$$K=f_K\Phi \tag{8.3}$$

式中，$f_K=(\mu_{tr}/\rho)E$ 是中子比释动能因子，它表示单位中子注量的比释动能；Φ 是单能中子注量。

8.2.4 剂量转换系数法

可将各种常用同位素中子源和单能中子的剂量转换系数(d_H)列表,然后根据某一源或确定能量的中子注量,查表求得转换系数,按公式(8.4)计算中子的剂量。关于剂量转换系数,请参考 ICRP 和 ICRU 发布的有关出版物。

$$H=\Phi d_H \tag{8.4}$$

8.2.5 蒙特卡洛模拟计算法

利用蒙特卡洛模拟方法,对中子在组织内的输运进行精确计算,可以求解复杂的中子剂量计算问题。蒙特卡洛模拟方法参考有关专著。

8.3 中子防护

中子和 γ 射线一样,是一种穿透力很强的间接致电离粒子。它在物质中的减弱是一个复杂的物理过程,在屏蔽计算时一般应该考虑这些物理过程。中子源发射出来的中子几乎都是快中子,在屏蔽层中主要通过弹性散射和非弹性散射损失能量,最后被物质吸收,主要放出 γ 射线。因此,中子的屏蔽一般较为复杂,除考虑快中子的减弱和吸收过程外,还应考虑 γ 射线的屏蔽。

对于中子的屏蔽,除了反应堆、高能加速器、克级以上 ^{252}Cf 中子源需要进行较为复杂的精确计算外,一般小型的同位素中子源、中子发生器多采用较为简单的计算方法,如以实验为基础的张弛长度法、分出截面法、实验曲线法等,本节会对前两种方法进行介绍。

8.3.1 中子屏蔽材料

在辐射防护中,选择中子屏蔽材料的原则,是将中子慢化为低能中子。后者被具有大吸收截面的材料吸收。最有效的中子慢化材料是低原子序数的元素,所以含氢材料是绝大多数屏蔽材料的主要成分。常用的材料有水、石蜡、混凝土、聚乙烯、聚丙烯、聚苯乙烯、聚酯等。快中子在这类材料中的平均自由程一般为几十厘米。

重元素或具有大吸收截面的元素及其化合物也可用以减速快中子并吸收次级 γ 射线。重元素可阻滞快中子,截面大的元素能同时阻滞快中子并吸收慢中子,且不释放 γ 光子。常用的重元素有铅、钨、铁、钡等。中子被慢化后,再通过俘获效应被吸收。作为慢化剂用的含氢物质中的氢,是一种很好的慢中子吸收剂,不过其俘获截面较小,所以热中子可能扩散相当距离后才被吸收。为此,通常应在中子屏蔽材料内加入其他慢(热)中子吸收剂。它可以与慢化剂均匀混合,也可以作为吸收层置于慢化剂与被屏蔽体之间。

硼和锂是中子屏蔽中常见的组成部分。硼对低能中子俘获截面很大,并且容易掺入石蜡或其他慢化介质中。硼俘获反应使产物核处于激发态,退激而释放出 0.48 MeV 的 γ 射线。锂俘获中子之后不发射任何 γ 射线,反应产物核皆处于基态。^{3}He 对慢中子的俘获是可取的中子屏蔽反应,但因氦是惰性气体,没有合适的化合物可用,不适于中子屏蔽。

镉是广泛应用的中子吸收剂,热中子吸收截面大,薄的镉片对热中子基本不透明。但中子俘获后的 γ 发射使镉的使用受到限制。

8.3.2 中子屏蔽的计算

1. 张弛长度法

中子衰减实验及理论计算发现,中子注量率(或剂量当量率)在屏蔽材料内的衰减(不包括几何衰减)很好地符合指数规律,如公式(8.5)所示:

$$\varphi(d)=\varphi_0\exp(-d/L) \tag{8.5}$$

式中,d 为屏蔽材料厚度;$\varphi(d)$ 是 d 处的中子注量率(或剂量当量率);φ_0 是 d 为零处的中子注量率(或剂量当量率);L 为中子在该屏蔽材料中的张弛长度。张弛长度是介质内由于中子同核相互作用而使中子注量率(或剂量当量率)衰减到 1/e 的长度。一般情况下,它与源中子的能量、材料的厚度、屏蔽的几何安置、被探测中子的能量等有关。多数情况下,仅对 d 的某一确定变化范围,张弛长度 L 才与屏蔽厚度无关。所以给出 L 值时往往要注明适用的屏蔽厚度区间。

2. 分出截面法

分出截面法的基本出发点为:选择合适的屏蔽材料使得中子在屏蔽层中一经散射便能在很短的距离内迅速慢化并保证能在屏蔽层内被吸收。也就是说,那些经历了散射作用的中子被有效地从穿出屏蔽层的中子束中“分出”去了,使穿过屏蔽层的中子都是那些未经相互作用的中子。在这种情况下,即使是宽束中子,它在屏蔽层中的减弱也能满足简单的指数规律。

使用分出截面法,屏蔽材料必须满足下述条件:

①屏蔽层足够厚,使得在屏蔽层后的剂量主要是由中子束中贯穿能力最强的中子的贡献造成的;

②屏蔽层内含有像铁、铅之类的中等重的或重的材料,以使中子能量通过非弹性散射很快降到 1 MeV 左右;

③屏蔽层内要含有足够的氢,以保证在很短的距离内使中子能量从 1 MeV 左右很快地降到热能,且使其在屏蔽层内被吸收。

满足上述条件时,可用公式(8.6)、公式(8.7)描述宽束中子在屏蔽体中的减弱:

$$\varphi_{\mathrm{r}}(d)=\varphi_{\mathrm{r}_0}\mathrm{e}^{-\Sigma_{\mathrm{R}}d} \tag{8.6}$$

$$H_{\mathrm{r}}(d)=H_{\mathrm{r}_0}\mathrm{e}^{-\Sigma_{\mathrm{R}}d} \tag{8.7}$$

式中,φ_{r_0}、H_{r_0} 是没有设置屏蔽体时,辐射场中某一点的中子注量率和剂量率;$\varphi_{\mathrm{r}}(d)$、$H_{\mathrm{r}}(d)$ 是设置厚度为 d 的屏蔽体后,辐射场中同一点的中子注量率和剂量率;Σ_{R} 是屏蔽材料对中子的宏观分出截面;d 是屏蔽层厚度。

对裂变中子,屏蔽材料的宏观分出截面 Σ_{R} 与其微观分出截面的关系表示为

$$\Sigma_{\mathrm{R}}=\frac{0.602\rho}{M_{\mathrm{A}}}\sigma_{\mathrm{R}} \tag{8.8}$$

式中，Σ_{R} 是宏观分出截面，cm^{-1}；M_{A} 是核素的摩尔质量，$\mathrm{g \cdot mol^{-1}}$；$\rho$ 是材料的密度，$\mathrm{g \cdot cm^{-3}}$。

如屏蔽材料为混合物或化合物，则用公式(8.9)表示总的宏观分出截面：

$$\Sigma_{\mathrm{R}} = \sum_{i} N_i \sigma_{Ri} = 0.602\rho \sum_{i} \frac{Q_i}{M_{\mathrm{A}i}} \sigma_{Ri} \tag{8.9}$$

式中，Q_i 是第 i 种核素在混合物中所占的质量百分比；$M_{\mathrm{A}i}$ 是第 i 种核素的摩尔质量，$\mathrm{g \cdot mol^{-1}}$；$\sigma_{\mathrm{R}i}$ 是第 i 种核素的微观分出截面；$0.602\rho \dfrac{Q_i}{M_{\mathrm{A}i}}$是单位体积内第 i 种核素的原子个数 N_i。

在进行中子屏蔽计算时会用到中子辐射透射系数、中子透射比、减弱倍数和十倍减弱厚度这四个参数。

①中子辐射透射系数：中子源发出的单位中子注量在屏蔽体后造成的剂量，单位是 $\mathrm{Sv \cdot cm^2}$，用符号 ξ_{n} 表示。

②中子透射比：中子辐射场中的某点，有屏蔽体时的剂量与没有屏蔽体时的剂量之比。用符号 η_{n} 表示，无量纲，且 $\eta_{\mathrm{n}}<1$。

③减弱倍数：中子辐射场中，没有屏蔽体时的剂量与有屏蔽体时的剂量之比。它表示屏蔽材料对辐射的屏蔽能力，用符号 K_{n} 表示，无量纲，且与 η_{n} 互为倒数关系。

④十倍减弱厚度：使入射方向的中子注量减少到原来的 1/10 的屏蔽体厚度，用符号 $\Delta_{1/10}$ 表示。

为使参考点上的中子注量率降低到 $\varphi_{\mathrm{L}}(\mathrm{m^{-2} \cdot s^{-1}})$ 所需的屏蔽层厚度为

$$\varphi_{\mathrm{r}} = \varphi_0 B_{\mathrm{n}} q \mathrm{e}^{\Sigma_{\mathrm{R}} d} \leqslant \varphi_{\mathrm{L}} \tag{8.10}$$

所以，屏蔽层厚度用公式(8.11)计算：

$$d = \frac{1}{\Sigma_{\mathrm{R}}} \ln\left(\frac{AyB_{\mathrm{n}}q}{4\pi r^2 \varphi_{\mathrm{L}}}\right) \tag{8.11}$$

式中，d 是屏蔽层厚度，cm；Σ_{R} 是屏蔽材料的宏观分出截面，cm^{-1}；A 是放射性核素中子源的放射性核素活度，Bq；y 是放射性核素中子源的产额，$\mathrm{Bq^{-1} \cdot s^{-1}}$；$B_{\mathrm{n}}$ 是中子积累因子；q 是居留因子；r 参考点离源的距离。

参考文献

[1] 李星洪. 辐射防护基础[M]. 北京：原子能出版社，1982.

[2] MARTIN J E. Physics radiation protection[M]. 2nd ed. Berlin：Wiley-VCH，2006.

[3] 丁大钊. 中子物理学：原理、方法与应用[M]. 北京：原子能出版. 2005.

[4] 吴治华，赵国庆，陆福全，等. 原子核物理实验方法[M]. 北京：原子能出版，1982.

[5] 夏益华，陈凌，王仲文，等. 电离辐射防护与安全[M]. 北京：北京理工大学出版社，2022.

第 9 章　辐 射 监 测

用于辐射防护目的的辐射监测活动主要包括现场监测、环境样品和生物样品采集、实验室测量分析以及数据处理等。本章根据有关法规、标准、技术规范和技术文件，介绍辐射监测涉及的相关内容。

不同的辐射监测活动侧重于不同的目的，例如，对工作实践的合规性程度以及对有关标准的符合情况进行确认；提供有关工作场所和环境的安全状况的信息；提供有关操作工艺的改变所引起的辐射工作条件的改善或恶化的识别方面的信息；提供有关事故性辐射照射的信息；估计人员受到的辐射剂量，以证明符合监管要求；根据对个人和群体的监测数据的审查和评价来制定或改进操作规程；提供有助于工作人员了解他们是如何、何时、何地受到辐射照射的信息等。辐射监测数据还可用于风险-利益分析、支持医学记录、流行病学调查等用途。

9.1　辐射监测目的与分类

9.1.1　辐射监测的目的

辐射监测的主要目的是为估算和控制放射性物质（含放射源）所产生的辐射照射而进行的环境监测和测量分析。用于辐射防护目的的监测不同于一般的普通测量，辐射监测和测量分析活动本身不是最终目的，而是要为辐射防护提供依据，因此是辐射防护的重要组成部分。辐射监测应当包括监测的设计、测量和分析技术的应用以及测量结果的分析和解释等。特别是监测方案制定必须以辐射防护原则和目标为指导，充分考虑到辐射防护评价的要求。

9.1.2　辐射监测的分类

根据监测的目的，辐射监测可以分为以下两类：

①常规监测。按事先制定的监测计划定期进行监测，其目的是证明当时的工作条件（包括个人所受的剂量水平）是否符合监管要求。因此，常规监测在本质上大都属于验证性监测。

②特殊监测。此类监测可以为某种非常规性的特殊操作提供管理方面的决策依据，进而为辐射防护最优化提供支持。特殊监测通常是在缺乏足够的信息以证明防护措施是充分的时候实施的，通常应在新设施运行前、设施或程序做了重大变更后，或在异常（如事故）情况下进行。

按监测对象的不同，辐射监测又可以分为以下几类：

①个人剂量监测。即利用个人所佩戴的辐射剂量计或者剂量率仪等测量设备，对人员受到的外照射剂量和皮肤污染所进行的监测。

②工作场所监测。即利用固定式或可移动测量设备，对工作场所中进行外照射辐射水平、空气放射性污染和地面及设备表面污染所进行的监测。

③环境辐射监测。即利用现场直接测量、取样后实验室测量等多种方法，对设施周围环境中的辐射水平和放射性污染水平所进行的测量。

④流出物监测。即利用现场直接测量、取样后实验室测量等多种方法，对设施向环境的释放（气、液态）情况所进行的测量。

9.2　辐射监测实用量

辐射防护工作要求对人体暴露于电离辐射的情况进行某种量化。为此，ICRP 第 103 号出版物提出了以下防护量：器官/组织的平均吸收剂量 D_T；器官/组织的当量剂量 H_T；人体全身有效剂量 E。这几个防护量用于帮助实施剂量限值和辐射防护最优化。

ICRP 定义的防护量中的有效剂量 E，被认为是用于评估随机性辐射效应风险的相关量，主要用途是规划和优化辐射防护的预期风险评估，以及用于监管目的的剂量限值的合规性展示。

在辐射防护实践中，防护量实际上是不可测量的。因此要利用实用量（或操作量）来估算人体组织或器官中的当量剂量以及有效剂量，其用途在于为人员在大多数受照条件下的一次照射或潜在照射相关的防护量的值提供一种定量估计。实用量是可测量的量，用于外照射的场所监测和个人剂量监测的实用量，由 ICRU 进行定义，近几十年来，先后进行过多次修订。

ICRP 第 103 号出版物《国际放射防护委员会 2007 年建议书》（2007. 3）和 ICRU 第 95 号报告《用于外照射的运行实用量》（2020. 11）中建议了以下几个“量”：

①物理量：射线（粒子）注量 Φ；比释动能 K；吸收剂量 D。

②防护量：器官吸收剂量 D_T；器官当量剂量 H_T；有效剂量 E。

③实用量：对于区域监测，定义了周围剂量 H^* 和定向吸收剂量 $D'(\Omega)$ 两个量；对于个体监测，定义了个人剂量 H_p 和个人吸收剂量 D_p 两个量。

ICRU 建议的实用量的作用是：提供可接受的防护量估计值，用于控制措施和优化的前瞻性规划，以及对法律限值合规性的回顾性评估。

计算 ICRP 定义的防护量一般有三步：

①计算人体器官和组织的平均吸收剂量；

②计算人体器官和组织的当量剂量；

③计算有效剂量。

外照射监测实用量的用途归纳见表 9. 1。

表 9.1　ICRU 第 95 号报告中防护量与实用量的关系

	全身	眼晶体	局部皮肤
防护量	有效剂量 E	眼晶体当量剂量 $H_{T,\ lens}$	局部皮肤当量剂量 $H_{T,\ local\ skin}$
实用量(操作量)			
场所监测	周围剂量 H^*	眼晶体定向吸收剂量 $D'_{lens}(\Omega)$	局部皮肤定向吸收剂量 $D'_{local\ skin}(\Omega)$
个体监测	个人剂量 H_p	眼晶体个人吸收剂量 $D_{p,\ lens}$	局部皮肤个人吸收剂量 $D_{p,\ local\ skin}$

对于内照射情况,目前还没定义出可对内照射当量剂量或有效剂量进行直接估算的实用量。一般情况下,可以把通过不同测定方法所确定的摄入量作为估算内照射剂量的实用量。

9.3　个人剂量监测

根据国家标准《电离辐射防护与辐射源安全基本标准》(GB 18871—2002)的相关要求,任何在控制区工作的人员,或有时进入控制区工作并可能受到显著职业照射的人员,或其职业照射剂量可能大于 5 mSv/a 的工作人员,均应进行个人剂量监测。对于在监督区或偶尔进入控制区的工作人员,如果预计其职业照射剂量在 1~5 mSv/a 范围内,则应尽可能进行个人剂量监测。对于内照射来说,需要进行个人监测的照射水平,同样要满足上面所介绍的 GB 18871—2002 中所规定的进行个人监测的总体要求。

9.4　工作场所监测

工作场所监测一般包括 X 射线、γ 射线、β 以及中子外照射剂量率及累积剂量监测,表面(特别是工作台面和地面)污染监测,空气气溶胶放射性污染监测。工作场所监测的性质和频度一般应足以评价所有工作场所内的辐射防护条件,足以进行控制区和监督区内的辐射照射水平评价,进而核实控制区和监督区的划分是否适当。

国际原子能机构《国际辐射防护和辐射源安全基本安全标准》(GSR Part 3)(2014. 12)关于工作场所辐射监测的类型和频度的要求简要介绍如下。

①必须足以能够完成以下内容。

a. 评价所有工作场所的辐射状况;b. 评价控制区和监督区的照射情况;c. 审查控制区和监督区的划分情况。

②必须基于剂量率、空气中放射性浓度和表面污染以及它们预期的波动情况,并基于预期运行事件和事故工况下照射的可能性和受照程度。

9.4.1 工作场所外照射监测

工作场所外照射常规监测计划的制定，应当以新装置(设施)投入使用(运行)前或现有装置(设施)发生重要变化时所进行的全面调查为基础。工作场所外照射常规监测的频度取决于辐射环境的可能变化。

若工作场所的辐射防护屏蔽措施或所进行的操作过程预计不会发生重大改变，工作场所的辐射场变化预期不可能很迅速或很激烈时，那么只需要在预先设定的监测点进行定期的或偶尔的核对性监测，就可以充分而又及时地得到监测结果，进而验核工作场所满足相关监管要求。

若工作场所的辐射场可能迅速和不可预见地增大到严重的水平时，除使用个人剂量计以外，还需要使用剂量/剂量率报警仪(安放在工作场所或佩戴在工作人员身上)，以防止短时间内出现工作人员受到大剂量照射的危险情况。

9.4.2 工作场所表面污染监测

在容易发生放射性污染的工作场所，应对其工作台面、设备表面、地面等进行常规的表面污染监测。另外，还应在更衣室和工作区出口处对工作人员体表进行表面污染监测，防止污染范围扩大。一般可采用便携式 α、β、γ 表面污染监测仪和/或门式人体表面污染监测仪直接进行人体表面和其他表面污染监测，必要时还可采用擦拭法等方法进行间接监测。

9.4.3 空气放射性污染水平监测

空气辐射水平监测的任务，是对工作场所内的气载污染物(一般包括惰性气体和氚、放射性气溶胶、碘)的种类和浓度进行监测。可采用固定式、移动式以及个人佩戴的取样器进行监测，根据实际需要恰当地选择一种或多种监测手段。一般来说，对于那些在空气中容易弥散的化合物，诸如放射性气体和蒸气(如$^{14}CO_2$和氚化水)，合理配置固定式取样器就可以较合理地获得有代表性的样品(特别是对于面积较小的工作场所)。但对于另外一些污染源，诸如悬浮尘埃，它们在空气中的放射性浓度会由于产生、凝并、沉降、气流交换等多种作用而随时间和空间发生较大的变化，因此只依靠固定式取样器很难获得有代表性的样品。改进办法是采用移动式取样系统在有代表性的区域取样，但最好的办法是采用个人取样器，它一般佩戴在工作人员的衣领或帽子上，以合适的速率从最接近呼吸带处抽取样品。由于它始终跟随工作人员移动和工作，因此所得到的空气放射性浓度在时间、空间分布上具有更好的代表性。

9.5 环境辐射监测

环境辐射监测是为了评判特定辐射源(包括核材料与其他放射性物质)生产加工或伴有的辐射活动对周围环境是否造成影响及影响程度而进行的监测，目的是为环境监督管理提供依据，为公众提供环境辐射信息，监测辐射源排放情况，核验排放量，检查营运单位的环境管理效能，评价排放对环境的影响，检查和证实环境影响评价中的假设和结论。当然，环境辐射监测所获得的数据也可用于有关科学研究。

具体来讲，环境辐射监测的具体目的也可有以下不同的侧重面：

①评价核设施运行释放到环境中的放射性物质对人体产生的实际的或潜在的辐射照射水平，或估计这种辐射照射的上限，并监测和评价其长期趋势，以发现问题并及时改进；

②收集核设施运行状态与放射性污染物进入环境的历程的相关信息，产生的环境辐射水平等因素之间的相关性资料，发现尚未注意到的辐射照射途径和释放方式，或其他释放源带来的影响；

③当发生异常放射性释放或发生事故时，做出迅速响应，通过环境辐射监测，为事故后果评价和应急决策提供依据；

④证明向环境的放射性释放符合相应的国家法规和标准的要求，向公众提供相关信息，提高透明度和公众对核活动的信心。

9.5.1 环境辐射监测的分类

环境辐射监测按实施主体可以分为政府主管部门实施的监督性监测和核设施营运单位实施的自行监测，两种监测的目的有所不同。

主管部门监督性监测的目的主要是：监控辐射源的环境排放，为辐射环境监管提供科学依据；监测辐射源周围环境质量，为公众提供环境辐射安全信息；预警核与辐射事件/事故，确保公众和环境安全。

营运单位自行监测的目的主要是：检验和评价营运核设施对放射性物质包容的安全性和流出物排放控制的有效性，反馈有利于优化或改进放射性物质排放和辐射防护设施的信息；对流出物或环境中的异常或意外情况提供报警，在合适的时候启动专门程序；检验排放对环境影响程度是否控制在目标值内；评价公众受到的实际照射及潜在剂量，证明核设施对环境的影响是否符合国家标准。

虽然两种监测的目的有所不同，监测方案各有侧重，但监测内容总体上基本一致，监测数据经过比对认可后可以互补，但两种监测不能互相替代。营运单位的自主监测方案应当系统全面，而政府主管部门实施的监督性监测方案，在满足监测目的的条件下可以适当优化。

本节主要以核动力厂为例，简要描述核动力厂运行期间辐射环境监测方案。其他类型的核设施，如核电厂之外的核燃料循环设施运行期间辐射环境监测方案，可参照核动力厂运行期间辐射环境监测方案，根据源项情况适当增加或减少监测项目。

表 9.2 给出了核动力厂运行期间辐射环境监测方案。

表 9.2 核动力厂运行期间辐射环境监测方案

监测对象		布点原则	监测项目	监测频次	
				采样	分析
γ辐射	γ辐射空气吸收剂量率	设置连续监测自动站，原则上在烟羽应急计划区范围内 16 个方位布设监测站点，沿海核动力厂，靠海一侧可根据需要布设监测站点；设置对照点	γ 辐射空气吸收剂量率	连续	连续
γ辐射	γ 辐射累积剂量	厂外烟羽最大浓度落点处；厂界周围 8 个方位角按半径 2 km、5 km、10 km、20 km 的圆所形成的各扇形区域内陆地（岛屿）布点；设置对照点	γ 辐射累积剂量	连续	1 次/季
空气	气溶胶①	尽量选择主导风下风向处设置点位，也可在厂区边界、厂外烟羽最大浓度落点处、主导风下风向距厂区边界<10 km 的居民区任选其中一个点	24 小时连续采样，每天测量一次总 β 活度浓度或/和每周测量一次 γ 能谱，当总 β 活度浓度大于该站点周平均值的 10 倍或 γ 能谱中发现人工放射性核素异常升高，则将滤膜样品取回实验室进行 γ 能谱分析	连续	总 β 活度浓度：1 次/日；γ 能谱：1 次/周
空气	气溶胶①	厂区边界、厂外烟羽最大浓度落点处、主导风下风向距厂区边界 <10 km 的居民区；设置对照点	γ 能谱；年度混合样品分析 ^{90}Sr	累积采样，1 次/月，采样体积不低于 10 000 m^3	1 次/月
空气	沉降物①	厂区边界、厂外烟羽最大浓度落点处、主导风下风向距厂区边界<10 km 的居民区；设置对照点	γ 能谱；年度混合样品分析 ^{90}Sr	累积采样，1 次/季	1 次/季
空气	气体	厂区边界、厂外烟羽最大浓度落点处，主导风下风向距厂区边界<10 km 的居民区；设置对照点	^{3}H(HTO)、^{14}C、^{131}I	累积采样，1 次/月	1 次/月

表 9.2(续 1)

监测对象			布点原则	监测项目	监测频次	
					采样	分析
空气	气体		厂区边界、厂外烟羽最大浓度落点处、主导风下风向距厂区边界<10 km 的居民区任选其中 1~2 个点	^{3}H(HTO)	连续	1 次/周或在线监测
空气	降水		厂区边界、厂外烟羽最大浓度落点处、主导风下风向距厂区边界<10 km 的居民区;设置对照点	^{3}H	累积采样,有雨、雪或冰雹时	混合样品 1 次/月
陆地	表层土壤		<10 km,16 个方位角内(主导风下风向适当加密),部分点位可同农作物采样点;设置对照点	^{90}Sr、γ 能谱,每个方位最近的 1 个点加测 ^{239}Pu,^{240}Pu	1 次/年	1 次/年
陆地	植物②	农作物	主导风下风向厂外最近的村镇;设置对照点	^{3}H(TFWT,OBT)、^{14}C、γ 能谱,每类至少选择一个样品进行 ^{90}Sr 分析	收获期	1 次/年
陆地	动物②	禽、畜	主导风下风向厂外最近的村镇;设置对照点	^{3}H(TFWT,OBT)、^{14}C、γ 能谱,每类至少选择一个样品进行 ^{90}Sr 分析	1 次/年	1 次/年
陆地	动物②	牛(羊)奶	主导风下风向厂外最近的奶场;设置对照点	^{131}I	每季采样	1 次/季
陆地	指示生物		尽量选择厂外烟羽最大浓度落点处	根据指示生物浓集特性确定监测核素种类	收获期	1 次/年
陆地水	地表水③		预计受沉降影响的地表水;上游对照点,可选择部分点位分析 ^{14}C	总 β、γ 能谱、^{3}H、^{14}C	平水期、枯水期	平、枯水期各 1 次
陆地水	地表水(受纳水体)③		在取水口、总排水口、总排水口下游 1 km 处;排放口下游混合均匀处	总 α、总 β、γ 能谱、^{131}I、^{90}Sr、^{3}H、^{14}C	1 次/半年	1 次/半年
陆地水	地表水沉积物		同地表水采样点	^{90}Sr、γ 能谱,10 km 范围内的水体加测 ^{239}Pu,^{240}Pu	1 次/年	1 次/年

表 9.2(续 2)

监测对象			布点原则	监测项目	监测频次	
					采样	分析
陆地水	地下水③		厂内监测井	γ 能谱、^{90}Sr、^{3}H,可选择部分点位分析^{14}C	1 次/月,抽测	1 次/月
			可能受影响的地下水;设置对照点		平水期、枯水期	平、枯水期各 1 次
	饮用水③		关键人群组饮水及可能受影响的水源	^{3}H、γ 能谱、总 α、总 β,可选择部分点位分析^{90}Sr、^{14}C	平水期、枯水期	平、枯水期各 1 次
	陆地水生物②	植物	受纳水体排放口附近;主导风下风向厂外或流域覆盖厂址区域面积最大的水体;设置对照点	^{90}Sr、^{14}C、γ 能谱,受纳水体则增加^{3}H(TFWT,OBT)	收获期	1 次/年
		动物	受纳水体排放口附近;主导风下风向厂外或流域覆盖厂址区域面积最大的水体;设置对照点	^{90}Sr、^{14}C、γ 能谱,受纳水体则增加^{3}H(TFWT,OBT)	1 次/年	1 次/年
		指示生物	受纳水体排放口附近	根据指示生物浓集特性确定监测核素种类	1 次/年	1 次/年
海洋	海水③		排放口附近海域;设置对照点	^{3}H、总 β、^{40}K,可选择部分点位分析^{14}C、^{90}Sr、γ 能谱	1 次/半年	1 次/半年
	海洋沉积物		同海水采样点,包括潮间带土、潮下带土和海底沉积物;设置对照点	^{90}Sr、γ 能谱,在排放口方位 5 km 范围内选择点位加测^{239}Pu,^{240}Pu	1 次/年	1 次/年
	海洋生物②	植物	排放口附近海域藻类等植物(含指示生物)	^{3}H(TFWT,OBT)、^{14}C、^{90}Sr、γ 能谱(包括^{131}I)	收获期	1 次/年
		动物	排放口附近海域鱼类、海藻、软体类以及甲壳类生物(含指示生物)	^{3}H(TFWT,OBT)、^{14}C、^{90}Sr、γ 能谱(包括^{131}I)	1 次/年	1 次/年

注:①γ 能谱分析应重点关注核设施排放的特征核素,可根据核设施排放的特征核素来选择分析的核素,气溶胶及沉降物 γ 能谱分析项目一般可选择但不限于^{7}Be(质量控制用)、^{54}Mn、^{58}Co、^{60}Co、^{95}Zr、^{131}I、^{137}Cs、^{134}Cs、^{144}Ce 等放射性核素。

②生物、土壤、沉积物中 γ 能谱分析项目一般可选择但不限于^{54}Mn、^{58}Co、^{60}Co、^{95}Zr、^{110m}Ag、^{137}Cs、^{134}Cs、^{144}Ce 等放射性核素。

③水中 γ 能谱分析项目一般可选择但不限于^{54}Mn、^{58}Co、^{60}Co、^{106}Ru、^{65}Zn、^{95}Zr、^{110m}Ag、^{124}Sb、^{137}Cs、^{134}Cs、^{144}Ce 等放射性核素。

9.5.2 几种类型的环境辐射监测

核设施周围辐射环境监测包括运行前环境辐射水平调查、运行期间环境监测和流出物监测、事故情况下场外应急监测和退役监测。本节以核动力厂为例进行介绍，核动力厂以外的其他核燃料循环设施，可根据核设施场址和运行情况，适当增加或减少监测内容。

(1)运行前环境辐射水平调查(辐射本底/现状调查)

①调查内容。调查环境 γ 辐射水平和主要环境介质中重要放射性核素的活度浓度。

②调查时间。环境辐射水平调查持续时间不少于两年，并应在核动力厂运行前完成。对于同一场址后续建造的机组，调查时间不少于 1 年，并应在续建机组运行前完成。

③调查范围。环境 γ 辐射空气吸收剂量率水平及其他项目的调查范围，以核动力厂为中心、半径 50 km 内，其余项目调查范围半径为 20~30 km 内。对照点和个别敏感地区，如居民集中点、学校、医院、饮用水源、自然保护区等，可以适当超过上述范围。

④调查监测内容与频次。参照国家现行有效的标准和规范执行。由于各场址的自然环境、气象及所选堆型不同，监测内容与频次可相应调整。

(2)运行期间辐射环境监测

①监测内容。监测内容一般包括：环境 γ 辐射水平和核动力厂放射性排放有关的主要放射性核素的活度浓度。运行期间辐射环境监测的环境介质、监测内容原则上与运行前本底/现状调查相同。

②监测时间。核动力厂运行后开始监测。

③监测范围。环境 γ 辐射水平的监测范围一般为厂区半径 20 km，其余项目监测范围为半径 5~10 km 范围内区域。运行期间的环境监测范围、点位、项目和频次在运行前环境辐射水平调查的基础上确定，在取得足够的运行经验和环境监测数据后，可适当调整监测范围、项目和频次。

④调查监测内容与频次。可参照《核动力厂运行前辐射环境本底调查技术规范》(HJ 969—2018)执行。由于各场址的自然环境、气象及所选堆型不同，监测内容与频次可相应调整。

(3)核事故场外应急监测

核事故场外应急监测分早期、中期和晚期监测，根据事先制定的应急监测计划，实施应急情况下辐射监测。具体技术要求可参照《核动力厂核事故环境应急监测技术规范》(HJ 1128—2020)执行。

(4)退役期间环境辐射监测

根据核动力厂退役过程中放射性废物源项调查，以及退役过程的辐射环境影响，相应调整监测范围、项目和频次。退役环境辐射监测，目的是为相应阶段的环境评价提供依据，并证明退役过程和退役终态的环境影响符合国家相关标准的要求。退役阶段的环境辐射监测要求，基本上和运行阶段的环境辐射监测要求相同，只需针对退役操作与正常运行操作的差别作出一些变更。但退役终态环境辐射监测的要求，是要验证场址退役和开放后其环境影响符合国家场址开放的要求。这时评价的对象已不再是流出物的影响，而是环境中残留放射性在今后相当长时间内的影响。因此从辐射照射情景、照射途径和监测灵敏度等方面来讲都会有所不同。

9.5.3 运行期间流出物监测

核设施在运行过程中，通过烟囱排出的气载放射性污物流，或通过管道、水渠排入污水接纳体的液态放射性污染物流称为放射性流出物。

为了评价和控制核设施排放的放射性流出物对周围环境和居民产生的辐射影响，应通过对流出物进行采样、测量和分析，弄清流出物特征。除了在某些特殊的环境介质中可能发生放射性物质浓集的情况外，一般来讲，在排入环境之前流出物中的放射性浓度会比排入环境后的浓度高得多，因此流出物监测可以以较高的准确度来鉴别和确定释放到环境中的放射性核素的组成和量。由于流出物与核设施运行的归属关系十分清楚，因此进行流出物监测特别有利于污染源的控制和评价。

流出物监测和环境辐射监测二者应该相互补充。这种相互补充可以将作为源项数据的流出物监测结果与作为环境污染后果数据的环境辐射监测结果通过一定的模式定量地联系起来，这对于验证和改进放射性核素在环境中的转移模式和参数也是很重要的。

核动力厂运行期间流出物监督性监测内容要求可参考表 9.3 和表 9.4，监督性监测样品数量根据核动力厂营运单位流出物自行监测样品总量，按一定的比例进行抽测。放射性流出物采样与监测项目应根据不同堆型和不同燃料产生的流出物源项特点进行选择。

表 9.3 核动力厂气载流出物监督性监测

监测项目	取样方式	测量方式
惰性气体①	连续	连续在线②
颗粒物总 β/总 γ	连续	连续在线②
颗粒物 γ 能谱③	累积	定期
颗粒物混合样④ ^{89}Sr、^{90}Sr	累积	定期
颗粒物混合样④ ^{238}Pu、^{239}Pu、^{240}Pu、^{241}Am、^{242}Cm、^{244}Cm	累积	定期
^{131}I、^{133}I	连续	定期
^{3}H	累积	定期
^{14}C	累积	定期

注：①惰性气体一般可选择但不限于 ^{41}Ar、^{85}Kr、^{131m}Xe、^{133}Xe、^{133m}Xe、^{135}Xe。根据流出物源项确定测量核素。

②可同步共享核动力厂的数据。

③γ 能谱分析核素一般可选择但不限于 ^{51}Cr、^{54}Mn、^{57}Co、^{58}Co、^{59}Fe、^{60}Co、^{65}Zn、^{95}Zr、^{95}Nb、^{103}Ru、^{106}Ru、^{110m}Ag、^{124}Sb、^{134}Cs、^{137}Cs、^{140}Ba、^{140}La、^{141}Ce、^{144}Ce。根据流出物实际源项确定待测量核素。

④颗粒物混合样根据流出物实际源项选择测量核素。

表 9.4 核动力厂液态流出物监督性监测

监测对象	采样方式	监测项目	测量方式
储存罐	排放前采样	^{3}H、^{14}C、总α、总β①及γ能谱②等	抽样测量
排放口	定期采样(或等比采样)		抽样测量

注:①若总α、总β放射性浓度超过设定值,根据流出物实际源项选择测量核素,一般可选择但不限于^{89}Sr、^{90}Sr、^{55}Fe、^{63}Ni或^{238}Pu、^{239}Pu、^{240}Pu、^{241}Am、^{242}Cm、^{244}Cm。

②根据流出物实际源项选择测量核素,一般可选择但不限于^{51}Cr、^{54}Mn、^{57}Co、^{58}Co、^{59}Fe、^{60}Co、^{65}Zn、^{95}Zr、^{95}Nb、^{103}Ru、^{106}Ru、^{110m}Ag、^{124}Sb、^{131}I、^{133}I、^{134}Cs、^{137}Cs、^{140}Ba、^{140}La、^{141}Ce、^{144}Ce。

表 9.5 和表 9.6 给出了两种情况的辐射环境监测方案。

表 9.5 中低放射性废物处置场辐射环境监测方案

监测对象	布点原则	监测项目	监测频次
γ辐射	按设施周围 4~16 个方位布设γ辐射空气吸收剂量率连续监测点;设置对照点	γ辐射空气吸收剂量率	连续
	场内设置点位;场外以处置场为中心,测量范围内 16 个方位角布设点位;设置对照点	γ辐射累积剂量	1 次/季
气溶胶、沉降物	场内设置点位;场外在主导风下风向、可能的关键人群组、环境敏感点等设置点位;设置对照点	总α、总β、^{90}Sr、^{99}Tc②、^{239}Pu、^{240}Pu、γ能谱③	1 次/半年
空气	与气溶胶点位重合;设置对照点	^{3}H(HTO)、^{14}C、^{129}I②	1 次/半年
中子剂量①	处置场边界外,四个方位	中子剂量当量率	1 次/半年
土壤	场内设置点位;场外在γ辐射空气吸收剂量率测点中选择点位;设置在无水土流失的原野或田间;设置对照点	总α、总β、^{90}Sr、^{239}Pu、^{240}Pu、γ能谱③	1 次/年
地表水	调查范围内河流上游、下游,水库/池塘,集中用水点各设置点位;设置对照点	总α、总β、γ能谱③	1 次/半年
沉积物	与地表水点位重合;设置对照点	总α、总β、^{99}Tc、^{129}I②、^{90}Sr、^{239}Pu、^{240}Pu、γ能谱③	1 次/年
地下水	厂址范围及周边地下水下游监测井、附近主要居民点设置点位;设置对照点	总α、总β、^{90}Sr、^{99}Tc、^{129}I②、^{239}Pu、^{240}Pu、γ能谱③、^{3}H、^{14}C	1 次/半年

表 9.5(续)

监测对象	布点原则	监测项目	监测频次
生物	选择当地居民摄入量较多、种植面积大的谷物、蔬菜、家禽、家畜各设置 1~2 个采样点;牧草(如果有)、水生生物(如果有)设置点位;设置对照点	γ 能谱③、^{90}Sr、^{99}Tc、^{129}I②、^{239}Pu、^{240}Pu	1 次/年
指示生物①	设置 1~2 个点位	根据指示生物浓集特性确定监测核素种类	1 次/年
渗析水①	渗析水收集处	总 α、总 β、γ 能谱③	1 次/半年

注:①运行期间开展监测。

②根据废物的来源,如有来自后处理设施的废物,则应监测^{99}Tc、^{129}I。

③根据废物的来源,参考核动力厂、后处理设施等的实际源项选择测量核素。

表 9.6 核燃料后处理设施辐射环境监测方案

监测对象		布点原则	监测项目①	监测频次
γ 辐射		10 km 范围内的 16 个方位角内,主要包括主导风下风向,最大浓度落点处,关键人群组,设施周围(1 km)边界等;设置对照点	γ 辐射空气吸收剂量率(连续)	连续
		8 个方位半径为 2 km、5 km、10 km、20 km 的圆所形成的各扇形区域内陆地(岛屿)上布点测量;设置对照点	γ 辐射累积剂量(TLD)	1 次/季
空气	气溶胶	主导风下风向厂区边界,最大浓度落点处,关键人群组;设置对照点	总 α、总 β、^{90}Sr、^{234}U、^{235}U、^{236}U、^{238}U、^{238}Pu、^{239}Pu、^{240}Pu、γ 能谱②	1 次/月(累积),采样体积应不低于 10 000 m^3
	沉降物			1 次/季(累积)
	气体		^{3}H(HTO)、^{14}C、^{85}Kr、^{129}I、^{131}I	1 次/月(累积)
土壤	表层土壤	<5 km,8 个方位角内(排放口下游、主导风下风向适当加密);设置对照点	^{90}Sr、^{238}Pu、^{239}Pu、^{240}Pu 和 γ 能谱②	1 次/年

表 9.6(续)

监测对象		布点原则	监测项目①	监测频次
水	地表水	排放口附近水域、排放口下游厂外第 1 取水点;上游设置对照点	总 α、总 β、^{3}H、γ 能谱②,受纳水体加测 ^{14}C、^{90}Sr、^{99}Tc、^{129}I、^{238}Pu、^{239}Pu、^{240}Pu	1 次/季
	地下水	设施的监测井及设施周围地下水;设置对照点		1 次/季
	饮用水	设施周围及关键人群组饮用水;设置对照点	总 α、总 β、^{3}H、γ 能谱②	1 次/季
	海水	设施周围的海水,重点监测排放口附近区域海水;设置对照点	总 α、总 β、^{40}K、^{3}H、^{14}C、^{90}Sr、^{99}Tc、^{129}I、^{239}Pu、^{240}Pu、γ 能谱②	1 次/季
沉积物	地表水沉积物	同地表水采样点	^{90}Sr、^{99}Tc、^{129}I、^{234}U、^{235}U、^{236}U、^{238}U、^{238}Pu、^{239}Pu、^{240}Pu、^{237}Np、^{241}Am、^{244}Cm、γ 能谱②	1 次/半年
	海洋沉积物	同海水采样点		
生物	植物(含指示生物)	厂区边界附近就地生长的植物样	^{3}H(OBT)、^{14}C、γ 能谱②	1 次/月
			^{90}Sr、^{99}Tc、^{129}I、^{238}Pu、^{239}Pu、^{240}Pu、^{241}Am、^{244}Cm	1 次/年(每月采集,分析年度累积样)
	农产品	厂区边界附近就地生长的蔬菜、水果谷物及饲养畜类;设置对照点	^{3}H(OBT)、^{14}C、γ 能谱②,个别样品测量 ^{90}Sr、^{99}Tc、^{129}I 及 ^{238}Pu、^{239}Pu、^{240}Pu	1 次/年
	牧草	设施边界周围牧场	^{3}H(OBT)、^{14}C、^{129}I、γ 能谱②	1 次/月
			^{241}Am、^{244}Cm、^{238}Pu、^{239}Pu、^{240}Pu	1 次/年(每月采集,分析年度累积样)
	牛(羊)奶	设施边界周围牧场,以上述牧草为主要饲料	^{3}H、^{14}C、γ 能谱②,个别样品测量 ^{90}Sr、^{129}I	1 次/月
	水生生物(含指示生物)	设施排放口附近海域和附近养殖区	^{3}H(OBT)、^{14}C、^{90}Sr、^{99}Tc、^{129}I、^{238}Pu、^{239}Pu、^{240}Pu、^{237}Np、^{241}Am、^{244}Cm 和 γ 能谱②	1 次/季

注:①不同堆型的核燃料后处理过程中产生的放射性核素组分差别悬殊,可选择实际需要的核素监测。

②γ 能谱分析应重点关注设施排放的特征核素,气溶胶、沉降物 γ 能谱分析项目一般可选择但不限于 ^{60}Co、^{134}Cs、^{137}Cs、^{106}Ru、^{125}Sb、^{154}Eu 等;土壤 γ 能谱分析项目一般可选择但不限于 ^{137}Cs、^{134}Cs、^{125}Sb、^{60}Co、^{106}Ru 等;沉积物 γ 能谱分析项目一般可选择但不限于 ^{137}Cs、^{134}Cs、^{125}Sb、^{60}Co、^{106}Ru 等;水 γ 能谱分析项目一般可选择但不限于 ^{60}Co、^{134}Cs、^{137}Cs、^{106}Ru、^{125}Sb、^{154}Eu 等;牛奶、生物 γ 能谱分析项目一般可选择但不限于 ^{137}Cs、^{106}Ru、^{134}Cs、^{125}Sb、^{60}Co 等。

9.5.4 流出物监测的法规要求

《中华人民共和国放射性污染防治法》(简称“放污法”)明确规定:“核设施营运单位应当对核设施周围环境中所含的放射性核素的种类、浓度和核设施流出物中的放射性核素总量实施监测,并定期向国务院环境保护行政主管部门所在地省、自治区、直辖市人民政府环境保护行政主管部门报告监测结果”,放污法还规定:“国务院环境保护行政主管部门负责对核动力厂等重要核设施实施监督性监测,并根据需要对其他核设施的流出物实施监测。”

我国《电离辐射防护与辐射源安全基本标准》(GB 18871—2002)对流出物监测的要求规定得更加具体,对营运单位提出的主要要求有以下几方面:

①制定并实施详细的监测大纲,以保证有关辐射源所致公众照射的各项要求得以满足,并可以对这类照射进行评价;

②制定并实施详细的监测大纲,以保证有关放射性物质向环境排放的各项要求和审管部门所制定的各项要求得以满足,使审管部门能够确认在推导排放管理限值时的假设条件继续有效,并能依据监测结果估算关键人群组的受照剂量;

③按规定保存好监测记录;

④按规定期限向审管部门提交监测结果的摘要报告;

⑤及时向审管部门报告环境辐射水平或污染显著增加的情况;若这种增加可能是由其所负责源的辐射或放射性流出物所造成的,则应迅速报告;

⑥建立和保持实施应急监测的能力。

9.6 环境样品采集与管理

9.6.1 采样原则

①从采样点布设到样品分析前的全过程,都必须在严格的质量控制措施下进行,现场监测和采样应至少有2名监测人员在场。

②采集的样品必须有代表性,即该样品的监测结果能够反映采样点的环境。

③根据监测目的、内容和现场具体情况,有针对性地确定相应的采样方案,包括项目、采样容器、采样方法、采集点的布置和采样量。采样量除保证分析测量用以外,应当有足够的余量,以备复查。

④采样器具和容器的选用,必须满足监测项目的具体要求,并符合国家技术标准的规定。采样器具和容器使用前须进行清洁并经过检验,保证采样器具和样品容器的合格与清洁,容器壁不应吸收或吸附待测的放射性核素(或采取措施有效避免),容器材质不应与样品中的成分发生化学反应。

⑤在样品采集和制备过程中,应严防交叉污染和制备过程中的其他污染,包括通过空气、水和其他可能与样品接触的物质带来的污染,以及加入试剂带来的干扰或污染。

9.6.2 采样量的要求

采样量的大小直接影响取样代表性的好坏。对采样量的要求是随采样目的、样品种类、分析测量内容、样品制备方法,以及分析测量方法的灵敏度不同而不同的,因此不能一概而论。从理论上来讲,取样对象(样品总体)本身越均匀、采样量(样本)占总体的份额越大,取样的代表性就越好。因此对采样量的具体要求必须考虑取样的具体目的(包括具体的容许偏差)和实际可行性(包括代价)。由于情况繁多,除了关于取样总数中必须保证有5%~20%的平行样要求以外,目前尚未见到标准中有关采样量的统一定量准则。

影响采样量要求的主要因素有两种:①从统计学角度来讲采样量越大,统计代表性越好;②样品的分析测量方法灵敏度对最小采样量所提出的要求。因为任何一种取样测量方法可探测的样品中放射性活度浓度与相关参量之间存在以下关系:

$$A_{\mathrm{m}}=K\frac{(t\cdot L_D)}{V\cdot f\cdot r\cdot \eta\cdot t}$$

式中 A_{m}——利用该测量程序定量测量的最小活度浓度,即该程序(测量方法)最小探测限(MDL);

t——样品的测量时间;

L_{D}——利用给定的测量程序可探测到的真实样品的最小净计数率;

V——所收集样品的量(体积或质量);

f——所收集样品量中用于制样(纯化)和计数的份额;

r——样品制备过程对所测核素的分析回收率;

η——探测器对所测核素的计数效率(每次衰变的计数);

K——单位换算系数。

式中 V、$(t\cdot L_{\mathrm{D}})$、η、r 各项的值都受监测程序中各相关硬件、软件、人员技术水平和可能付出的努力(成本、时间、实际可行性等)的制约。由上式可知,为了保证某取样和分析程序能满足监测计划对介质中最小放射性度活浓度 A_{m} 的要求而决定的最小取样量可由下式给出:

$$V=K\frac{t\cdot L_D}{A_m\cdot f\cdot r\cdot \eta\cdot t}$$

很显然,可以选择上式中各相关参数的不同组合来满足监测计划的要求。在实际工作中,为了提高统计精度,在满足最小采样量 V 的前提下,常常会根据实际可能增大采样量。这就应当对取样和分析程序进行优化分析,评价多种参数的试用组合,再从这些方案中选择优化的方案。

9.6.3 样品的管理

(1)现场记录

①所有采样过程中记录的信息应原始、全面、翔实,必要时可用卫星定位、摄像和数码拍照等方式记录现场,以保证现场监测或采样过程客观、真实和可追溯。电子介质存储的

记录应采取适当措施备份保存,保证可追溯和可读取,以防止记录丢失、失效或被篡改。

②采样人员要及时真实地填写采样记录表和样品卡(或样品标签)并签名。记录表和样品卡需由他人复核并签名。保持样品卡字迹清楚,不能涂改。所有对记录的更改(包括电子记录)要全程留痕,包括更改人签字。样品卡不得与样品分开。记录表的内容要尽量详尽,其格式与内容可以随采样类别的不同而不同。

(2)样品的运输

①样品采集完毕应尽快运输至分析实验室,应采用专门的样品运输车辆进行运输,在法律法规许可条件下,可以委托物流公司运送,但必须保证样品不被污染和发生性状改变。

②应对样品进行妥善包装,防止样品受到污染,也需防止样品破损洒落污染其他样品,特别是水样瓶颈部和瓶盖在运输过程中不应破损或丢失,注意包装材料本身不能污染样品。

③为避免样品容器在运输过程中因震动碰撞而破碎,应用合适的装箱和采取必要的减震措施。

④需要冷藏的样品(如生物样品)必须达到冷藏要求,运输车辆需经特别改装。水样存放点要尽量远离热源,不要放在可能导致水温升高的地方(如汽车发动机、制冷机旁),避免阳光直射。冬季采集的水样可能结冰,如容器是玻璃瓶,则应采取保温措施防止破裂。

⑤对于半衰期特别短的样品,要保证运输时间不影响测量。

⑥严禁环境样品与放射性水平特别高的样品(如流出物样品)一起运输。

(3)样品的保存

①经过现场预处理的水样,应尽快分析测定,保存期一般不超过 2 个月。

②密封后的土壤样品必须在 7 天内测定其含水率,晾干保存。

③生物样品在采集和现场预处理后要注意保鲜。牛(羊)奶样品采集后,立即加适量甲醛,防止变质。

④采集后的样品要分类分区保存,并有明显标识, 以免混淆和交叉污染。

⑤测量后的样品,仍应按要求保存相当长一段时间,以备以后复查。对于运行前本底调查样品以及部分重要样品,需要保存至设施退役后若干年(如 10 年)。

(4)样品的交接、验收和领取

①送样人员、接样人员会同质量保证人员,按送样单和样品卡信息认真清点样品,接样人员应对样品的时效性、完整性和保存条件进行检查和记录,对不符合要求的样品可以拒收,或明确告知送样人有关样品偏离情况,并在报告中注明。确认无误后,双方在送样单上签字。

②样品验收后,存放在样品贮存间或实验室指定区域,由样品管理人员妥善保管,严防丢失、混淆和污染,注意保存期限。

③分析人员按规定程序领取样品。

(5)建立样品库

①监测完成后的样品可入库保存。放射性活度较高的样品由委托单位收回或暂存至城市放射性废物库。

②进库的样品应为物理化学性质相对稳定的固体环境样品,适合长期保存。

③样品库应为独立房间,并应防止外界污染,保证安全。样品库的环境条件应满足长期稳定保存样品,并根据样品的性质合理分区。

④样品库由样品管理人员负责,并建立样品保存档案。

9.7 监测人员素质要求

对监测人员的素质要求如下:

①监测机构应保证人员数量及其专业技术背景、工作经历、监测能力等与所开展的监测活动相匹配,中级及以上专业技术职称或同等能力的人员数量应不少于监测人员总数的15%。

②监测人员应具备良好的敬业精神和职业操守,认真执行国家生态环境和其他有关法规标准。坚持实事求是、探索求真的科学态度和踏实诚信的工作作风。

③从事辐射环境监测人员应接受相应的教育和培训,具备与其承担工作相适应的能力,掌握辐射防护基本知识,掌握辐射环境监测操作技术和质量控制程序,掌握数理统计方法。

④从事辐射环境监测的人员应具备一定的专业技术水平,一般要持证上岗。

9.8 辐射照射评价

9.8.1 职业照射

对于职业放射性工作人员的外照射监测,个人剂量计测量的数据被认为是近似的个人剂量(H_p)。在全身均匀照射的假定下,该测量值被近似用来对有效剂量进行评价。

在弱贯穿辐射(如β射线)对外照射会有显著贡献的情况下,主要考虑局部皮肤个人吸收剂量($D_{p,\text{local skin}}$)对有效剂量的贡献。来自氡同位素(主要是氡-222)以及它们的衰变子体的辐射剂量可能也需要在总剂量评价中予以考虑。

在某些情况下,并不通过个人剂量计来进行个人辐射监测,可根据工作场所的周围剂量 H^* 监测结果来评估他们的有效剂量,或者根据这些周围剂量数据直接计算出集体有效剂量。

对于内照射,待积有效剂量一般是根据对生物样品分析或其他量(例如滞留在体内的活度或每天排泄物中的活度)的分析所获得的放射性核素摄入量的评估来确定的。

9.8.2 公众照射

评估公众成员有效剂量的基本原理与工作人员相同。公众成员的年有效剂量等于一年内来自外照射的有效剂量与该年内来自放射性核素摄入所产生的待积有效剂量之和。与职业性照射情况相同，该剂量不是通过对个人照射的直接测量得到的，而主要是由放射性流出物和环境测量、生活习性资料以及模式应用来确定的。来自放射性流出物排放的那部分，可以通过对现有核设施的流出物监测来估计。利用流出物和环境中放射性核素浓度的有关资料，结合放射生态模式（环境迁移的途径分析，即通过空气、水体、土壤、沉积物、植物和动物到人）的应用，就可以对来自外照射和放射性核素摄入产生的剂量进行评价。

9.8.3 有效剂量的应用

有效剂量在职业放射性工作人员和广大公众的辐射防护工作中的主要应用有以下两方面：

①用于计划目的和辐射防护最优化分析的前瞻性剂量评价；

②用于验证是否符合剂量限值，或者与剂量约束值或参考水平进行比较的回顾性剂量评价。从这个意义上讲，有效剂量在全世界都是用于监管目的。在实际的辐射防护应用中，有效剂量主要用于对工作人员和公众随机性效应风险的评价。有效剂量或相应的外照射转换系数的计算，以及内照射剂量系数的计算，都是在吸收剂量、辐射权重因数（ω_R）和组织权重因数（ω_T），以及有关人体及其器官和组织的参考值的基础上完成的。有效剂量并不是以个体人员的资料为基础的，而是给出给定照射条件下参考人的剂量。

在对可能显著超过剂量限值的特定个人的辐射剂量进行回顾性评价时，或者需要对辐射剂量和危险进行更精确的评价，则必须对器官和组织剂量作出进一步的特定估计，特别是在对特定个人进行器官危险评估时尤其需要。

9.8.4 集体有效剂量

集体有效剂量是按照在整个时间段内，或所考虑的操作期间内所有个人的有效剂量之和计算的。用于集体有效剂量的特定单位是“人·希沃特”。在优化过程中，对不同的辐射防护措施和操作情景之间的比较，是在对预期的个人和集体有效剂量的评估基础上完成的。

集体有效剂量 S 是以线性无阈（LNT）模型为基础的剂量效应关系假定为基础的。在此基础上，才有可能把有效剂量视为可相加的。集体有效剂量是用于比较不同辐射防护技术和防护程序的优化工具。不能把集体有效剂量作为流行病学研究工具，把它用于危险评估是不合适的。这是由于隐含在集体有效剂量计算中的假定（例如采用 LNT 模型时）具有巨大的生物学和统计学不确定性。特别是根据由大的人群的微小照射组成的集体有效剂量来计算癌症死亡率的做法是不合理的，应当加以避免。

9.9 辐射防护用仪器设备简介

电离辐射具有无色、无味、看不见、摸不到等特点，探测电离辐射的基本方法是，依据电离辐射与物质相互作用的理论基础，结合各种电离辐射自身的物理特征，将看不见、摸不到的电离辐射射线或粒子转换为电信号，再将电信号进行处理、分析、记录，进而判断所关心的场所（环境）是否存在电离辐射以及获得电离辐射的强度。

电离辐射测量仪器设备主要包括探测器部分、信号处理部分、计数器部分及存储和显示部分等。根据电离辐射的类型和使用场所以及测量目的的不同，用于辐射防护领域的电离辐射测量仪器多种多样。限于篇幅，本节仅从辐射探测器和辐射测量仪器的工作方式进行简要介绍，更详细的技术内容在专门的课程中介绍。

9.9.1 辐射探测器

探测器是辐射防护用测量仪器的关键组成部分。辐射探测器的种类很多，对于不同的测量对象和不同的应用需求，往往需要不同的探测器。最常用的探测器包括以下几类。

1. 气体探测器

气体探测器是利用气体电离、放大等机制的一种探测器，是 19 世纪末 20 世纪初 X 射线和放射性被发现时最早被使用的一种探测器，当时使用的主要是空气电离室，它在早期的核物理和核科学研究中起到了重要作用。到 20 世纪 60 年代末，已研制成功了一系列气体辐射探测器。如电离室、G-M 计数管、正比计数管、高压电离室，以及多丝正比室、漂移室、平行板雪崩室等。虽然气体探测器在某些应用领域内已基本上被闪烁体探测器和/或半导体探测器所取代，但气体探测器结构简单、使用方便，可制作成较大灵敏体积的探测器，因此在工业领域和辐射防护领域仍得到了广泛的应用。G-M 计数管作为探测器被广泛应用于辐射防护中个人剂量监测和环境 γ 剂量率监测。

2. 闪烁探测器

闪烁探测器是指由闪烁体（晶体）与光敏元件（包括光导、光学耦合剂、集光系统）和电子学装置等一起组合成的探测器。闪烁体在 20 世纪 40 年代问世，至 20 世纪 50 年代初，NaI(Tl) 闪烁计数器实现商品化，使 γ 射线能谱测量成为一般实验室均能完成的实验。随后又陆续出现了 CsI(Tl)、ZnS(Ag) 等无机闪烁体，蒽晶体、塑料闪烁体等有机闪烁体，以及液体闪烁体。到 20 世纪 70 年代中期，开发出的锗酸铋（BGO，$Bi_4Ge_3O_{12}$）等无机闪烁体，被广泛应用到 X 射线断层成像、工业密度计和测井等。进入 21 世纪后，又研制成功了以氯化镧（$LaCl_3$）和溴化镧（$LaBr_3$）为代表的卤化镧闪烁晶体，以及铝酸盐闪烁晶体、硅酸盐闪烁晶体、石榴石结构闪烁晶体等。

NaI(Tl) 闪烁体的优点是发光效率高，晶体密度较大（3.67 g/cm^3），容易制成大体积的单晶，单个晶体可以做到 2 L 甚至更大。NaI(Tl) 闪烁体探测 γ 射线的效率很高，是用于 γ 射线能量测量的一种较好的闪烁体，而且 NaI(Tl) 闪烁体能量分辨较好（≤8%@662 keV），价格低廉，其应用范围最为广泛。

ZnS(Ag)闪烁体发光效率高，对重带电粒子阻止本领大。ZnS(Ag)为白色多晶粉末，涂层厚度一般为 8~10 mg/cm^2，对 γ 和 β 射线不灵敏，因此适于在有 β、γ 射线本底的条件下探测 α 等重带电粒子。

塑料闪烁体属于有机闪烁体，易于制成极大块的透明体，光透明度高，光传输性能好；塑料闪烁体易于加工成各种形状，如柱、片、环、矩形、井形等，而且性能稳定，机械强度高，耐振动，耐冲击，耐潮湿，不需要封装；塑料闪烁体耐辐照性能居各种闪烁体之首，闪烁衰减时间短，可用于高剂量率辐射场；塑料闪烁体还具有价格低廉等优点，是当今辐射探测领域应用很广的一种闪烁体，多用于 β、γ、中子等的探测。

3. 半导体探测器

半导体探测器的基本原理是，电离辐射进入探测器灵敏体积后产生电子-空穴对，电子-空穴对在电场作用下分别向两个电极运动，最后被电极收集而形成脉冲信号。这些脉冲信号被低噪声电荷灵敏放大器和主放大器放大后，由计数器来记录被测样品中的放射性。

半导体探测器实质上是一个固体电离室，其电离介质是固体，固体密度为气体的 10^3 倍以上。半导体探测器收集到的载流子是电子-空穴对，而气体电离室收集到的是电子和正离子。半导体探测器是发展得很快的一种新型探测器，1962 年，世界上出现了第一个锗锂漂移[Ge(Li)]γ 射线探测器。20 世纪 60 年代末 70 年代初，硅 P-N 结探测器实现了硅探测器的系列化和商品化，高纯锗(HPGe)探测器是目前 γ 能谱测量的“金标”探测器。它具有能量分辨本领好、分辨时间短等优点，所以在辐射探测领域的应用越来越广泛。

根据探测器灵敏体积的材料和制作工艺，半导体探测器可用于 γ 谱仪(包括低能 γ 谱仪、宽能 γ 谱仪等)、α 谱仪，以及直读式个人剂量计和个人剂量率报警仪等。

4. 累积剂量探测器

(1)热释光剂量计

热释光剂量计(thermoluminescence dosimeter, TLD)不像闪烁体那样可以在射线作用下立即发光，而是把接收到的射线能量储存积累起来，在加热测量时发光，根据其发出的光强度总量，估算出热释光剂量计所接受的积累剂量。

根据固体能带理论，热释光剂量计的工作原理为：当磷光体受到电离辐射照射时，在磷光体中产生电离和激发，使磷光体中的价带电子获得足够的能量，电子跃迁到导带，电子在导带中将迁移到一个电子陷阱(即晶格中一个负离子缺失的位置)。在价带中剩下空穴，留下的空穴会迁移到空穴陷阱中。在常温条件下(例如室温)，这些陷阱的势能足够深，可以防止电子或空穴随着滞留时间的延长而逃逸，直到特意加热来释放其中的电子或空穴。当磷光体被加热时，假设电子获得能量首先被释放，也就是说，该磷光体中的电子陷阱比空穴陷阱要浅(情况也可能相反，那么空穴将首先被释放)，电子再次进入导带并迁移到空穴陷阱，在复合过程中将伴随着释放荧光。释放的荧光量与磷光体接受的电离辐射能量有关，通过测量热释光剂量计释放的荧光量，便可得到热释光剂量计所接受的辐射剂量。

热释光剂量计具有体积和质量小、能量响应好、灵敏度较高等特点，可用于测量多种电离辐射的累积剂量。热释光剂量计在辐射防护、放射医学、放射生物学、地质、考古、环境保护等领域都得到广泛应用。在辐射防护领域，氟化锂（LiF）热释光剂量计是目前最常用的个人热释光剂量计，部分原因是其有效原子序数较低，仅略大于人体组织和空气的原子序数。1953 年首次成功地用 LiF 热释光剂量计测量核武器爆炸后的辐射剂量。

LiF 有多种形式，具有三个^{6}Li/Li 比率级别：LiF（TLD－700）剂量计的^{6}Li/Li 比率为 0，LiF（TLD－100）剂量计的^{6}Li/Li 为 7%，LiF（TLD－600）剂量计的^{6}Li/Li 为 96%。^{6}Li 具有较高的（n，α）热中子俘获截面，而^{7}Li 则比较低。因此，在中子和 γ 射线混合辐射场中，LiF（TLD－700）剂量计主要用于测量 γ 射线剂量，而 LiF（TLD－100）或（TLD－600）剂量计也对存在的热中子作出响应，因此被广泛用于人员中子剂量监测。

热释光剂量计的有效剂量范围比较宽，在几 mrad 到～10^3 rad 范围内保持线性。缺点是不能直接读出剂量值，且不能重复读数。

（2）光致发光剂量计

光致发光（optically stimulated luminescence，OSL）剂量计的工作原理与热释光剂量计类似，但加热读出方式不同。OSL 技术采用激光或发光二极管发出的强光，给予陷阱中电荷载流子能量，使它们退激（de－excitation），从而发出荧光。20 世纪 80 年代开始探索利用 OSL 技术测量累积的天然辐射剂量，开展地质和考古断代研究。90 年代中期开始将 OSL 剂量计应用于个人剂量监测。

与 TLD 相比，OSL 剂量计有多个优势：探测下限低，可以达到几 μGy；一次读出只消耗很少（0.2%）的陷阱电荷载流子，所以 OSL 剂量计可以多次重复读出；读出速度快（10 s）；受环境影响小；读出温度不高。市场上常用圆片形塑料薄片中间夹 Al_2O_3：C（又称刚玉或蓝宝石）粉末作为 OSL 剂量计。

9.9.2　按照工作方式分类

本节仅从辐射防护工作实践的角度对电离辐射测量仪器设备进行简要分类，而不是从学术和技术角度来分类。目的是帮助读者对电离辐射测量仪器设备的应用有一个初步的了解。

①实验室测量分析仪器。主要包括低本底总 α、总 β 测量仪，（低本底）γ 谱仪，α 谱仪，液体闪烁计数器，热释光剂量计读出仪等。

②（室外）固定式监测仪器。环境 γ 剂量率仪，环境放射性气溶胶连续测量仪，门式 α、β、γ 人体表面污染测量仪等。

③移动式监测仪器。车载式 γ 剂量率巡测系统，车载式多功能辐射测量分析系统，车载式放射性气溶胶连续监测系统等

④便携式监测仪器。便携式 γ 剂量率仪，便携式中子剂量率仪，便携式 α、β、γ 表面污染监测仪等。

近年来，背包式环境辐射监测系统越来越多地用于辐射防护及核与放射事件响应，主要包括 γ 剂量率仪、中子剂量率仪等。

表 9.7 给出了辐射环境监测常用仪器、样品量和典型探测下限。

表 9.7 辐射环境监测常用仪器、样品量和典型探测下限

测量项目/介质		测量仪器	样品量	典型探测下限①	单位
^{3}H	水	液闪谱仪	1~2.5 L	2.0	Bq/L
	水汽氚			25	mBq/m^3
	生物组织自由水氚		叶菜：2 kg	1.0②	Bq/kg(鲜)
	生物有机结合氚		叶菜：8 kg	0.5②	Bq/kg(鲜)
^{14}C	空气	液闪谱仪	$(3\ m^3)2\ g$	0.1	Bq/g(碳)
	生物		2 g(灰)	0.1	Bq/g(碳)
总 α、总 β	气溶胶	低本底 α/β 测量仪	$10\ 000\ m^3$	α:15；β:10	$\mu Bq/m^3$
	沉降物		$20\ m^2 \cdot d$	α:30；β:20	$mBq/(m^2 \cdot d)$
	土壤		100 mg	α:230；β:50	Bq/kg
	陆地水		2~5 L	α:50；β:30	mBq/L
	生物		100 mg(灰)	α:230；β:50	Bq/kg(灰)
	海水		2 L	α:2；β:0.8	Bq/L
γ 能谱	土壤、沉积物、底泥、潮间带土	γ 能谱仪	300 g(干)	1.0(^{137}Cs)	Bq/kg(干)
	气溶胶		$10\ 000\ m^3$	10(^{137}Cs)	$\mu Bq/m^3$
	沉降物		$20\ m^2 \cdot d$	3.0(^{137}Cs)	$mBq/(m^2 \cdot d)$
	生物		20 kg(鲜)	10(^{137}Cs)	mBq/kg(鲜)
	淡水		30 L	3.0(^{137}Cs)	mBq/L
	海水				
^{90}Sr	气溶胶	低本底 α/β 测量仪	$10\ 000\ m^3$	2.0	$\mu Bq/m^3$
	沉降物		$20\ m^2 \cdot d$	1.0	$mBq/(m^2 \cdot d)$
	水		10 L	1.0	mBq/L
	生物		10 g(灰)	2	mBq/g(灰)
	土壤、沉积物、潮间带土		50 g	0.5	Bq/kg
^{137}Cs	水	低本底 α/β 测量仪	40 L	0.5	mBq/L
	牛奶	γ 能谱仪	1 L	100	mBq/L

表 9.7(续 1)

测量项目/介质		测量仪器	样品量	典型探测下限①	单位
^{131}I	空气	γ 能谱仪	100 m^3	炭盒：2.0	mBq/m^3
			10 000 m^3	滤纸：0.5	
	牛奶	低本底 α/β 测量仪	4 L	5.0	mBq/L
	水		10 L	4.0	mBq/L
	生物		250 g	2.0	mBq/g（灰）
	气溶胶	γ 能谱仪	10 000 m^3	5.0	mBq/m^3
U	气溶胶	激光、荧光铀分析仪	10 000 m^3	1×10^{-4}	$\mu g/m^3$
	沉降物		10 $m^2\cdot d$	0.3	$\mu g/(m^2\cdot d)$
	土壤		1 g	0.5	μg/g
	生物		0.5g(灰)	0.03	μg/g(灰)
	地表水		5 mL	0.05	μg/L
	海水		5 mL	0.2	μg/L
Th	水	分光光度计	2 L	0.05	μg/L
	海水		5 L	0.05	μg/L
Pu	水	α 谱仪	50 L	^{239}Pu 和 ^{240}Pu：1.0×10^{-2}	mBq/L
		质谱仪	20 L	^{239}Pu：0.6；^{240}Pu：1.0	μBq/L
Pu	土壤、沉积物	α 谱仪	30 g	^{239}Pu 和 ^{240}Pu：1.5×10^{-2}	mBq/g
		质谱仪	2 g	^{239}Pu：2.5；^{240}Pu：8.5	mBq/kg
	生物	α 谱仪	2 g(灰)	^{239}Pu 和 ^{240}Pu：1.0×10^{-3}	Bq/g(灰)
^{226}Ra	淡水	氡钍分析仪低本底 α/β 测量仪	2 L	4.0	mBq/L
	海水		4 L		
^{210}Po	水	α 谱仪	5 L	1.0	mBq/L
	气溶胶		10 000 m^3	10	$\mu Bq/m^3$
	生物		10 g(干)	0.1	mBq/g(干)
^{210}Pb	水	低本底 α/β 测量仪	5 L	2.0	mBq/L
	生物		10 g(灰)	1	mBq/g(灰)
	气溶胶	γ 能谱仪	10 000 m^3	20	$\mu Bq/m^3$
^{40}K	水	原子吸收分光光度计	500 mL	1.0	mBq/L

表 9.7(续 2)

测量项目/介质		测量仪器	样品量	典型探测下限①	单位
环境γ辐射空气吸收剂量率	实时连续监测	γ剂量率仪	—	10	nGy/h
	瞬时测量		—	10	nGy/h
	累积剂量	热释光剂量仪	—	10	μGy
氡及其子体	空气	测氡仪	11 L/min	^{222}Rn:0.3	Bq/m^3
				^{222}Rn 子体:5.7	nJ/m^3
氡析出率	空气	氡析出率仪	150 L/h	0.004	Bq/(m^2·s)

注:①探测下限与测量仪器的效率、仪器的本底计数率、样品取样量和测量时间等参数相关,针对不同的测量目的和测量要求,实际测量中的探测下限会与本表所示典型探测下限有所差异,通常本底调查中的探测下限应优于本表的给定值。

②根据水氚的探测下限和典型的生物样品成分计算得到。

9.10 概率统计在放射性测量中的应用

在一定的时间内放射性原子核的衰变数目,带电粒子在介质中产生的电子-离子对数,γ射线与物质相互作用时发生光电效应、康普顿散射和电子对效应的概率,射线在闪烁探测器中产生荧光的数目,电子在光电倍增管中的倍增过程等等,都符合概率统计性。由于这种概率统计性,在实际的放射性测量中必然会带来一定的统计误差,现在更多地用测量结果的不确定度来表示这种统计误差。如果不注明测量误差或测量不确定度,放射性测量的数据是没有意义的。误差与测量过程密切相关,大多数误差是在测量过程中引入的。随着科学技术的发展,测量技术也越来越先进,但由于参与测量的各个要素(测量装置、测量人员、测量方法、测量环境、被测对象)自身都不能够做到完美无缺,这就使得任何量的测量结果与其真值之间的差异无法绝对消除,也就是测量误差必然存在。

9.10.1 误差和不确定度的基本概念

1. 误差

(测量)误差:测量值与被测量的真值之间的差异。

测量误差表示为

$$\xi = x - \mu \tag{9.1}$$

式中,ξ、x 及 μ 分别表示某量值的测量误差、该量的测量值及客观真值。

实际上,真值虽说存在但很难获得,一般用具有适当不确定度的、赋予特定量的约定真值来代替。按照误差的特点与性质,误差可分为系统误差、随机误差和粗大误差。

(1)系统误差

在同一条件下,多次测量同一量值时,测量误差的绝对值和符号保持不变,或在条件改变时,按一定规律变化的误差,称为系统误差。例如,由标准量值的不准确、仪器刻度的不准确引起的误差。

(2)随机误差

在同一测量条件下,多次测量同一量值时,测量误差的绝对值和符号以不可预定方式变化的误差,称为随机误差。例如,由仪器仪表中转动部件的间隙和摩擦、连接件的弹性变形等引起的示值不稳定。

(3)粗大误差

超出在规定条件下预期的误差,称为粗大误差,或称"测量异常值"。例如,测量时对错了标志、读错或记错了数据。

各类误差在一定条件下可以相互转化。对某项具体的误差,在此条件下为系统误差,而在另一个条件下可为随机误差,反之亦然。掌握误差转化的特点,可将系统误差转化为随机误差,用数据统计处理的方法减小误差的影响;或将随机误差转化为系统误差,用修正方法减小其影响。误差转化内容本书不作深入讨论,可参见专门的文献资料。

2. 测量不确定度

测量不确定度:表征合理地赋予被测量之值的分散性,与测量结果相联系的参数。表示测量不确定度的参数可以是诸如标准差或其倍数,或说明了置信水平的区间的半宽度;不确定度恒为正值,当由方差得出时,取其正平方根。

(1)标准不确定度

以标准差表示的测量不确定度。

(2)不确定度的 A 类评定

用对观测列进行统计分析的方法,来评定标准不确定度。

(3)不确定度的 B 类表示

用不同于对观测列进行统计分析的方法,来评定标准不确定度。

(4)合成标准不确定度

当测量结果是由若干个其他量的值求得时,按其他各量的方差或协方差算得的标准不确定度。它是测量结果标准差的估计值。

(5)置信概率

与统计区间或统计包含区间有关的概率值($1-\alpha$),又称置信水平、置信系数,用符号 p 表示,$p=1-\alpha$。

3. 测量不确定度与测量误差的关系

测量误差与测量不确定度都是客观存在的。两者都是评价测量结果可靠性高低的重要指标,都可以作为判断测量结果可靠性的依据。

从概念而言,测量不确定度表明的是对被测量进行多次测量所得到的结果的分散区间,而测量误差是表明测量结果偏离真值的程度。从影响因素而论,对于同一被测量物,不管测量方法是什么,不管测量条件如何,相同测量结果就有相同的测量误差,但相同测量结果的测量不确定度却因方法和条件的不同而不同;当测量方法和测量条件一致时,对同一被测量物,尽管多次测量的测量值可能是不同的,但却有相同的不确定度。从计算方法来看,总误差是各误差分量的代数和;而在计算不确定度时,若各分量彼此独立,则不确定度为各分量不确定度的方根和,若各分量相关时,还必须加入协方差。

值得注意的是测量不确定度不能用来修正测量值,而测量误差可以用来修正测量值。

测量不确定度与测量误差主要有以下几方面区别:

(1)评定目的

测量不确定度为的是表明被测量值的分散性;测量误差为的是表明测量结果偏离真值的程度。

(2)评定结果

测量不确定度是无符号的参数,用标准差或标准差的倍数或置信区间的半宽表示,由人们根据实验、资料、经验等信息进行评定,可以通过 A、B 两类评定方法定量确定;测量误差为有正号或负号的量值,其值为测量结果减去被测量的真值,由于真值未知,往往不能准确得到,当用约定真值代替真值时,只可得到其估计值。

9.10.2 概率统计初步知识

概率论与数理统计是一门内容丰富的学科,本文所述当然只能限于一些初步知识作为入门之助。首先介绍概率统计的基本概念和基本原理,以便在正确理解这些原理的基础上,能够结合放射性测量的具体问题灵活运用各种概率统计方法。

1. 随机变量

一个随机试验有多于一种结果,出现一定结果的可能性的大小即为其对应的概率。为了定量地研究随机试验的结果,揭示随机试验中客观存在的统计规律性,需要引入随机变量的概念。通常随机试验的不同结果可用一组实数来表示,如掷骰子试验中,试验结果“出现 i 点的”($i=1,2,3,4,5,6$)这一事件可用数字 i 表示。这就在随机试验的基本事件(出现 i 点,$i=1,2,3,4,5,6$)与一组数值 1,2,3,4,5,6 之间建立了一一对应的关系。一般地,随机试验样本空间的所有元素可用一组实数 $x_1,x_2,x_3,\cdots$ 来表示。任何一次试验的结果可用一个实数 X 表示,X 取值 $x_1,x_2,x_3,\cdots$ 的概率可用 $p(x_1),p(x_2),p(x_3),\cdots$ 来表示,$p(x_1)$ 是 x_1 对应的元素在随机试验中出现的概率。因此,X 是定义在随机试验样本空间的变量。下面引入随机变量的定义。

设随机试验 E 的样本空间为 S,对于 S 中任意元素 e 存在一个实数 $X(e)$ 与之对应,得到一个定义在 S 上的单值实函数 $X(e)$,称为随机变量。与样本空间 S 的所有元素 $\{e\}$ 相对应,$X(e)$ 可取值的全体称为随机变量的取值域或值域。由定义可见,随机变量 X 与普通变量有本质的不同。普通变量定义在实数轴上,而随机变量是定义在样本空间上的函数(样本空间的元素不一定是实数);普通变量的值一旦确定便是唯一的。而随机变量的取值是随机的,取某一数值的可能性取决于该数值所对应的概率。

引入随机变量后,随机事件可用随机变量描述,就能利用数值分析的方法研究随机试验。随机变量分为离散型和连续型两类。离散型随机变量的取值域是有限个或可列无限多个实数,如掷骰子这一随机试验,相应的随机变量的取值域是 $\{1,2,3,4,5,6\}$ 六个数。连续随机变量的值域是一个区间中的所有值,无法一一列出。如在任何时刻观测时钟上某一指针的角度，则该随机变量的值域为[0°,360°]，这是一个连续随机变量。

2. 随机变量及随机变量函数的分布

要了解一个随机变量 X，不但要知道它的全体可取值，而且要知道它取任一特定值 x 的概率 $p(x)$，也即它的概率分布特性。随机变量的概率分布特性可由它的累积分布函数和概率密度函数描述。

设 X 为一随机变量，其取值的下限和上限分别记为 $x_{\min}$ 和 $x_{\max}$，对于任一实数 x：$x_{\min} \leqslant x \leqslant x_{\max}$，随机变量 X 取值小于等于 x 的概率称为 X 的累积分布函数或分布函数，用 $F(x)$ 表示为

$$F(x) = P(X \leqslant x) \tag{9.2}$$

累积分布函数有以下性质：

①$F(x)$ 是非负函数，且有

$$0 \leqslant F(x) \leqslant 1 \tag{9.3}$$

②$F(x)$ 是非减函数，对于任何 $x_2 > x_1$，有

$$F(x_2) - F(x_1) = P(x_1 < x < x_2) \geqslant 0 \tag{9.4}$$

③$F(x)$ 的值介于 0 和 1 之间：

$$F(x_{\min}) = 0 \tag{9.5}$$

$$F(x_{\max}) = 1 \tag{9.6}$$

式(9.5)与随机试验的概率归一性相对应，也称为随机变量分布函数的归一性，表示随机变量的取值总落在其值域之内。

对于离散随机变量 X，它的可取值是分立的实数 x_i，$i = 1,2,3,\cdots$，取值 x_i 的概率记为 $P(X = x_i) = p_i$，则由概率的定义可知，$p_i \geqslant 0$，$i = 1,2,3,\cdots$

$$\sum p_i = 1 \tag{9.7}$$

根据分布函数的定义，离散随机变量的分布函数可表示为

$$F(x) = \sum_{x_i \leqslant x} p_i \tag{9.8}$$

设 x 为连续随机变量，其值域的上、下限分别记为 $x_{\max}$ 和 $x_{\min}$，若存在非负连续实函数 $f(x)$，对于任何实数 x，下式成立：

$$F(x) = \int_{x_{\min}}^{x} f(t)\,\mathrm{d}t \tag{9.9}$$

则 $f(x)$ 称为随机变量 x 的概率密度函数或概率密度。

$f(x)$ 有如下性质：

①$f(x)$ 是连续非负函数，$f(x) \geqslant 0$；

② $\int_{\Omega} f(x)\,\mathrm{d}x = F(x_{\min}) = 1$，$\Omega$ 为随机变量的值域，该性质也称为概率密度的归一性；

③ $\int_{x_1}^{x_2} f(x) = F(x_2) - F(x_1)$ 对任意 $x_2 > x_1$ 成立；

④$f(x) = F'(x)$。

在放射性测量过程中，存在着许多随机过程，与此相应，许多物理量都是随机变量，因

而可以由其分布函数或概率密度来描述。

在研究概率统计问题时，经常会遇到随机变量的某个函数，该函数值取决于随机变量的随机试验结果，因此，它也是随机变量。这时所面临的问题是怎样从原来的随机变量的分布及给定的函数关系中，找出新的随机变量的分布。

设 x 为一随机变量，函数 y 是与 x 一一对应的变换：

$$y=y(x) \tag{9.10}$$

这时随机变量 y 的分布可由 x 的分布导出。所谓一一对应，指的是对于每个变量值 x，只存在唯一的对应函数值 $y=y(x)$；反之，对于每个函数值 y，只存在唯一的对应变量值 $x=x(y)$，这里，$x(y)$ 是 y 的反函数，通过解方程 $y=y(x)$ 求出，因此，已经要求反函数 $x(y)$ 存在并且唯一。

若随机变量 x 为离散型随机变量。x 取值 $x_1, x_2, x_3, \cdots$ 的概率假定为 $p(x_1), p(x_2), \cdots$，由于 y 与 x 的一一对应关系，显然，y 取值 $y_i=y(x_i)$ 的概率与 x 取值 x_i 的概率相等，即随机变量 y 的概率分布可表示为

$$p(y_i)=p(x_i)=p[x(y_i)] \tag{9.11}$$

若随机变量 x 为连续随机变量，其概率密度用 $f(x)$ 表示。令 y 的概率密度为 $g(y)$，y 在区间 a, b 之间的概率是

$$p(a < Y < b)=\int_a^b g(y)\mathrm{d}y \tag{9.12}$$

由于 x 与 y 之间一一对应的关系，这一概率应与 x 在区间 $x(y=a), x(y=b)$ 内的概率相等，即

$$\int_a^b g(y)\mathrm{d}y = \left|\int_{x(y=a)}^{x(y=b)} f(x)\mathrm{d}x\right| \tag{9.13}$$

等式右边取绝对值是为了保证积分概率的非负性。将上式右边作 $x \to y$ 的变量代换

$$\mathrm{d}x \to \frac{\mathrm{d}x(y)}{\mathrm{d}y}\mathrm{d}y$$

得到

$$\int_a^b g(y)\mathrm{d}y = \int_a^b f[x(y)]\left|\frac{\mathrm{d}x(y)}{\mathrm{d}y}\right|\mathrm{d}y$$

该关系式对于任意(a,b)区间成立，因而可知，随机变量 y 的概率密度为

$$g(y)=f[x(y)]\left|\frac{\mathrm{d}x(y)}{\mathrm{d}y}\right| \tag{9.14}$$

3. 随机变量的数字特征

分布函数或概率密度完整地描述了随机变量的分布特性。但在许多实际问题中，确定随机变量的分布函数或概率密度的具体函数形式相当困难，或者并不需要确切了解随机变量的分布函数，而只希望知道分布的某些特征。同时，对某些特定的随机变量，只要知道了它的一个或几个数字特征，其分布函数和概率密度就完全确定了。本节介绍几个重要的数字特征量。

(1)期望值

设 Y 是随机变量 X 的函数,$Y=g(X)$,g 是某个连续实函数。

X 是离散随机变量,取值 $x_i(i=1,2,\cdots)$ 的概率 $p(x_i)=p(X=x_i)$,则

$$E(Y)=E[g(X)]=\sum_i g(x_i)p(x_i) \tag{9.15}$$

称为随机变量 Y 的期望值。

若 X 是连续随机变量,值域为 Ω,概率密度为 $f(x)$,则 Y 的期望值为

$$E(Y)=E[g(X)]=\int_\Omega g(x)f(x)\,\mathrm{d}x \tag{9.16}$$

由上述定义式可见,为求得随机变量 X 的函数 $Y=g(X)$ 的期望值,并不需要知道 Y 的分布,而可以利用自变量 X 的概率密度求得。

随机变量 X 本身的期望值称为它的数学期望或平均值、均值,用符号 $E(X)$ 或 μ 表示为

$$\mu=E(X)=\sum_i x_i p(x_i) \quad 离散型$$

$$\mu=E(X)=\int_\Omega xf(x)\,\mathrm{d}x \quad 连续型$$

(2)矩和方差

如果随机变量 X 的函数 $g(X)=(X-C)^l$,其中 C 为常数,l 为正整数,则其期望值

$$\alpha_l\equiv E\{(X-C)^l\} \tag{9.17}$$

称为随机变量 X 对于点 C 的 l 阶矩;当取 $C=0$,则称为 X 的 l 阶原点矩或代数矩,记为

$$\lambda_l\equiv E(X^l) \tag{9.18}$$

对平均值 μ 的 l 阶矩,称为 X 的 l 阶中心矩,表示为

$$\mu_l\equiv E\{(X-\mu)^l\} \tag{9.19}$$

其中,随机变量 X 的二阶中心矩

$$\mu_2\equiv V(X)\equiv D(X)\equiv\sigma^2(X)\equiv E\{(X-\mu)^2\} \tag{9.20}$$

称为 X 的方差;它的平方根 $\sigma(X)$ 称为标准差或标准离差,表示 X 对其数学期望 μ 离散程度的大小。

方差的概念可以推广到随机变量的函数。设 $g=g(X)$ 是随机变量 X 的函数,则 $g(X)$ 的方差定义为

$$V\{g(X)\}\equiv E(\{g(x)-E[g(X)]\}^2) \tag{9.21}$$

在物理实验中,如被测物理量是随机变量,测量结果常表示成 $\mu\pm\sigma$ 的形式,μ 和 σ 分别是均值和标准差的估计值,也称 σ 为统计误差或随机误差。

4. 放射性测量中常用统计分布

(1)二项式分布

设某一事件 A 发生的概率为 p,不发生的概率为 q,则 $p+q=1$。如果试验次数为 N_0,那么其中 n 次是 A 的概率 $p(n)$ 为

$$p(n)=\mathrm{C}_{N_0}^n p^n q^{N_0-n}=\frac{N_0!}{(N_0-n)!\ n!}p^n q^{N_0-n} \tag{9.22}$$

式中,$p^n q^{N_0-n}$ 为在 N_0 次试验中特定 n 次发生 A 的概率;$\mathrm{C}_{N_0}^n$ 为 N_0 次试验中取 n 次的组合

数。式(9.22)称为二项式分布。二项式分布具有以下性质:

①二项式分布是归一化的,即总概率 $\sum p(n)=1$;

②期望值或平均值 $m=pN_0$;

③方差 $\sigma^2=pqN_0=m(1-p)$。

放射性原子核的衰变服从二项式分布。设在时间 $t=0$ 时有 N_0 个放射性原子核,根据核衰变的指数规律,t 时刻剩下的放射性原子核的数目为 $N(t)=N_0e^{-\lambda t}$,衰变掉的放射性原子核的数目为 $\Delta N=N_0(1-e^{-\lambda t})$。一个放射性原子核衰变的概率为$\dfrac{\Delta N}{N_0}=1-e^{-\lambda t}$,不衰变的概率为 $e^{-\lambda t}$。根据二项式分布,在 t 时刻有 n 个放射性原子核衰变的概率为

$$p(n)=\frac{N_0!}{(N_0-n)!\ n!}(1-e^{-\lambda t})^n(e^{-\lambda t})^{N_0-n} \tag{9.23}$$

核衰变的平均值 $m=N_0(1-e^{-\lambda t})$,方差 $\sigma^2=me^{-\lambda t}$。

(2)泊松分布

在 N_0 比较大,并且 $N_0\gg m$ 和 $p\ll 1$ 时,二项式分布可以转化为泊松分布。将 $m=pN_0$ 即 $p=\dfrac{m}{N_0}$,$q=1-\dfrac{m}{N_0}$ 代入二项分布,化简可得

$$p(n)=\frac{m^n}{n!}e^{-m} \tag{9.24}$$

该式称为泊松分布。可以证明泊松分布具有以下性质:

①泊松分布是归一化的,总概率 $\sum p(n)=1$;

②期望值 m 等于平均值 $\bar{n}$:$m=\bar{n}$;

③方差等于平均值:$\sigma^2=m$。

泊松分布在 $N_0\gg 100$ 和 $p(n)\approx 0.01$ 的条件下与二项式分布比较接近。在 $n=m$ 处,$p(n)$有极大值。当 m 变大时,泊松分布趋于对称。

(3)高斯分布

高斯分布也称正态分布,其表达式为

$$p(n)=\frac{1}{\sqrt{2\pi}\sigma}e^{-\frac{(n-m)^2}{2\sigma^2}} \tag{9.25}$$

式中,m 为平均值;σ 为方差。当 m 比较大时,高斯分布可以从泊松分布推导出来。高斯分布是对称分布,具有如下性质:

①高斯分布是归一化的,$\int_{-\infty}^{\infty}p(n)\,dn=1$;

②期望值等于平均值:$m=\bar{n}$;

③方差等于平均值:$\sigma^2=m$。

5.统计抽样及统计量

在统计学中,作为研究对象的全部个体所组成的集合称为总体,而总体中的一部分个体所组成的集合称为样本。样本中包含的个体数称为样本容量。在实际工作中常常遇到

这样的问题:由很多个或无限多个个体组成一个集合,所研究或测量的是这些个体的某一指标,但实际上不可能或不容易对全部个体进行观察,而只能抽取其中一部分个体作为样本进行观察。如何合理地抽取样本,并且根据样本的结果来对集合或总体作出某些估计、分析和推断是统计学研究的基本问题。将从总体中抽取一个个体作为样本。从有限次抽样选出的个体来推断总体的性质,如总体分布函数或数字特征等,这类问题称为统计推断。

个体的某种指标的数值,记作 X。抽出来的一个个体的指标 X 可以取这个值或那个值,在观察之前不能预知它取什么值,所以 X 是一个随机变量。假如抽取由 n 个个体组成的一个样本,这个个体的指标是一个 n 元随机变量$(X_1,X_2,\cdots,X_n)$,其中 $X_i(i=1,2,\cdots,n)$是第 i 个个体的指标。样本选定后,经过观测而知道样本中各个个体的指标分别为 $X_1=x_1,X_2=x_2,\cdots,X_n=x_n$,那么$(x_1,x_2,\cdots,x_n)$这一组确定的数值就是这个 n 元随机变量所取的一个值。

通常有两种抽样方法:第一种是先从 N 个个体所组成的总体中随机地抽取出一个个体,进行观察后放回到总体中去,然后再从总体中抽出第二个个体,观察后再放回总体,如此重复进行,直到抽出第 n 个个体,这种抽样方法叫作放回抽样;第二种抽样方法是抽出一个个体后不放回总体,就接连抽出第二个,直到第 n 个,或者从总体中同时抽出 n 个个体,这种抽样方法叫作不放回抽样。如果总体中的个体数 N 远远大于样本容量 n,那么这两种抽样方法所造成的差别很小。根据放回抽样而建立的理论也近似地适用于不放回抽样。

对一个物理量的测量可以归结为抽样观察问题。对某一物理量(如某一放射源的强度)进行一次测量,由于不可避免的随机误差,将得到这样或那样的实验值,测量结果可以看作是一随机变量。测量所得的可能值有无限多个,可以设想为组成一个无限总体。重复进行 n 次测量,就相当于从这个无限总体中抽取了 n 个个体,构成一个样本$(X_1,X_2,\cdots,X_n)$。

样本是总体的“代表”或反映。在抽取样本之后,为了推断总体的性质,需要对样本进行“加工”“提炼”,把样本中包含的有关总体的信息反映出来。这便是针对不同问题构造出样本的某种函数,来推断总体的有关性质。因为样本是关于总体信息的唯一来源,所以这些函数除了样本观测值外不应包含其他未知参数。这种函数一般称为统计量。

设 $X_1,X_2,\cdots,X_n$ 是总体 X 的一个样本,$g(X_1,X_2,\cdots,X_n)$是子样的连续函数,如果 g 不包含任何未知参数,则 $g(X_1,X_2,\cdots,X_n)$称为随机变量 X 样本的统计量。如 $x_1,x_2,\cdots,x_n$ 是子样 $X_1,X_2,\cdots,X_n$ 的观测值,则 $g(x_1,x_2,\cdots,x_n)$是统计量 $g(X_1,X_2,\cdots,X_n)$的一个观测值。由于随机变量的函数也是随机变量,显然统计量本身是随机变量,它有自己的分布函数、数字特征等。常用的统计量有样本平均值、样本方差等,下面分别给出其定义式。

(1)样本平均值

$$\overline{X}=\frac{1}{n}\sum_{i=1}^{n}X_i \tag{9.26}$$

样本统计量的观测值是将样本 $X_1,X_2,\cdots,X_n$ 用其观测值代入。对于样本平均值 $\overline{X}$,其观测值为

$$\bar{x}=\frac{1}{n}\sum_{i=1}^{n}x_i$$

统计量本身是随机变量,可以求取其数学期望及方差。对于样本平均值 $\overline{X}$,其数学期望与总体数学期望相同,证明过程如下。

样本平均值 $\overline{X}$ 的数学期望为

$$E[\overline{X}] = E\left[\frac{1}{n}\sum_{i=1}^{n} X_i\right]$$

$$= E\left[\frac{1}{n}(X_1 + X_2 + \cdots + X_n)\right.$$

$$= \frac{1}{n}(E[X_1] + [EX_2] + \cdots + [EX_n])$$

样本中每一个个体来自同一总体,所以每个 X_i 的数学期望等于总体的数学期望(即总体的平均值)m:

因此

$$E[\overline{X}] = \frac{n}{n}m = m$$

(2)样本方差

$$S^2 = \frac{1}{n-1}\sum_{i=1}^{n}(X_i - \overline{X})^2 = \frac{1}{n-1}\sum_{i=1}^{n}(X_i^2 - n\overline{X}^2) \tag{9.27}$$

S^2 平方根的正值定义为样本标准差 S。

样本方差观测值为

$$s^2 = \frac{1}{n-1}\sum_{i=1}^{n}(x_i - \overline{x})^2 = \frac{1}{n-1}\sum_{i=1}^{n}(x_i^2 - n\overline{x}^2)$$

样本平均值 $\overline{X}$ 的方差(记作 $\sigma_{\overline{X}}^2$)可推导出如下:

$$\sigma_{\overline{X}}^2 = D[\overline{X}] = D\left[\frac{X_1 + X_2 + \cdots + X_n}{n}\right]$$

$$= \frac{1}{n^2}D[X_1 + X_2 + \cdots + X_n]$$

$$= \frac{1}{n^2}(D[X_1] + D[X_2] + \cdots + D[X_n])$$

每个 X_i 来自同一总体,所以每一个 $D[X_i]$ 等于总体方差 σ^2,因此有

$$\sigma_{\overline{X}}^2 = \frac{1}{n^2}n\sigma^2 = \frac{1}{n}\sigma^2\text{,或 } \sigma_{\overline{X}} = \frac{1}{\sqrt{n}}\sigma$$

显然,样本容量 n 越大,$\sigma_{\overline{X}}$ 越小。可以证明,即使总体不服从正态分布,只要样本容量足够大(一般 $n \geqslant 30$),样本平均值也近似服从正态分布。

下面对 σ、S、$\sigma_{\overline{X}}$ 所分别代表的标准差进行总结。

①总体标准差 σ:衡量总体内个体与个体间的差异情况。对于给定总体来说,σ 是常数,不是随机变量。

②样本标准差 S:衡量样本内个体与个体间的差异情况。S 的值随样本而异,所以 S 是

随机变量。

③样本平均值 $\overline{X}$ 的标准差 $\sigma_{\overline{X}}$:衡量样本与样本间的差异,即衡量各样本平均值之间的差异,其值取决于 σ 和样本容量 n,对于给定的 n,$\sigma_{\overline{X}}$ 是一个常数,不是随机变量。

6. 测量结果的记录及分析

进行一次物理测量,其可能得到的观测值不能预知,所以"指标"X 是一个随机变量。进行了 n 次测量相当于抽取了容量为 n 的一个样本,计算出平均值 $\overline{X}$ 和样本标准差 S,并且用 $\overline{X}$ 作为总体平均值 m 的估计值,用 S 作总体标准差 σ 的估计值。

假定 X 是服从正态分布的,可以预知,如再进行单独一次测量,所得观测值大约有 68.3%的概率会落在 $\overline{X}\pm S$ 的范围内;如再进行 n 次测量,所得的平均值大约有 68.3%的概率会落在 $\overline{X}\pm\sigma_{\overline{X}}$ 的范围内。

在服从泊松分布的测量(如辐射测量)中,如果在 n 分钟内依次测得每分钟的计数为 $x_1,x_2,\cdots,x_n$,则总计数为

$$N=\sum_{i=1}^{n}x_i=x_1+x_2+\cdots+x_n$$

标准差为 $\sigma=\sqrt{N}$,所得总计数的结果将记载为 $N\pm\sqrt{N}$。相对百分误差为

$$\frac{\sqrt{N}}{N}\times 100\%=\frac{1}{\sqrt{N}}\times 100\%$$

如先计算每分钟的平均数 $\overline{X}$,然后计算标准差,则得

$$\overline{X}=\frac{1}{n}(x_1+x_2+\cdots+x_n)=\frac{N}{n}$$

$$\sigma=\sqrt{m}\cong\sqrt{\overline{X}}=\sqrt{\frac{N}{n}}$$

$$\sigma_{\overline{X}}=\frac{\sigma}{\sqrt{n}}=\frac{\sqrt{N}}{n}$$

计数率记录为 $\overline{X}\pm\sigma_{\overline{X}}=\frac{1}{n}(N\pm\sqrt{N})$,计数率的相对百分误差记录为

$$\frac{\sigma_{\overline{X}}}{\overline{X}}\times 100\%=\frac{\frac{\sqrt{N}}{n}}{\frac{N}{n}}\times 100\%=\frac{1}{\sqrt{N}}\times 100\%$$

由此可见,所得到的计数率的标准差与总计数率的标准差不同,但计数率的相对误差相同。下面对辐射监测过程中实际测量时常见的几种典型方案进行讨论,给出测量结果的表示方式。

(1)单次测量的标准差及结果表示

在实际应用中,往往用单次测量的计数来表示测量结果。若用有限次测量计数的平均值 $\overline{N}$ 作为期望值 μ 的估计,则符合泊松分布的测量值标准差可以简单标识为 $\sigma=\sqrt{N}$。如果

在测量时间 t 内,可以认为源的活度不变,且平均计数 $\overline{N}$ 较大时,由于核转变的统计涨落,$\overline{N}-N \ll N$,则 $\sigma=\sqrt{\overline{N}}$ 可以写成 $\sigma_N=\sqrt{N}$。这就是说,在上述条件下,单次计数 N 的标准差近似等于 $\sqrt{N}$。因此,一次测量的结果可以表示为

$$N \pm \sqrt{N}$$

(2)单次测量计数率的标准差及结果表示

设在测量时间 t 内,测得总计数为 N,则计数率为 $n=\frac{N}{t}$,根据误差传递关系,可知计数率的标准差为

$$\sigma_n=\frac{\sigma_N}{t}=\frac{\sqrt{N}}{t}=\sqrt{\frac{n}{t}}$$

则测得结果可表示为

$$n \pm \sqrt{\frac{n}{t}}$$

上式表明,测量时间 t 越大,计数率的误差越小。

例 9.1 长寿命样品 10 min 计数为 4 000,求计数率和计数率标准差。

解 计数率为 $r=\frac{4\ 000}{10}=400/\text{min}$

计数率标准差 $\sigma=\frac{\sqrt{4\ 000}}{10}=6.3/\text{min}$ 或 $\sigma=\sqrt{\frac{400}{10}}=6.3/\text{min}$

例 9.2 长寿命样品 10 min 计数 3 000,1 min 本底计数 40,求净计数率和净计数率标准偏差。

解 净计数率为

$$r=\frac{C_{\text{s+b}}}{t_{\text{s+b}}}-\frac{B}{t_{\text{b}}}=\frac{3\ 000}{10}-\frac{40}{1}=260/\text{min}$$

净计数率标准差为

$$\sigma_{\text{net}}=\sqrt{\frac{C_{\text{s+b}}}{t_{\text{s+b}}^2}+\frac{B}{t_{\text{b}}^2}}=\sqrt{\frac{3\ 000}{10^2}+\frac{40}{1^2}}=8.37/\text{min}$$

其中,$C_{\text{s+b}}$ 表示样品加本底计数值;$t_{\text{s+b}}$ 表示样品测量加本底测量时间;B 表示本底计数值;t_{b} 表示本底测量时间。

(3)多次测量平均计数的标准差及测量结果的表示

设对一个放射性样品进行了 m 次测量,每次测量的时间都为 t,得计数 $N_1,N_2,\cdots,N_m$,总计数为

$$N=\sum_{i=1}^{m} N_i$$

则测量时间为 t 的平均计数为

$$\overline{N}=\frac{\sum_{i=1}^{m} N_i}{m}=\frac{N}{m}$$

标准差 $\sigma=\sqrt{\overline{N}}=\sqrt{\frac{N}{m}}$,所以平均计数的标准差为

$$\sigma_{\overline{N}}=\frac{\sigma}{\sqrt{m}}=\sqrt{\frac{\overline{N}}{m}}$$

测量结果可表示为

$$\overline{N}\pm\sqrt{\frac{\overline{N}}{m}}$$

例 9.3 在 10 分钟内测得样品的计数 $N=2\ 990$,求样品计数率的结果表示。

解 $N=2\ 990$ 计数,$t=10$ 分钟,总计数的结果为

$$N\pm\sqrt{N}=(2\ 990\pm55)\text{计数}$$

计数率为 $n=\frac{N}{t}=299$ 计数/分钟,计数率的结果为

$$n\pm\sqrt{\frac{n}{t}}=299\pm\sqrt{\frac{299}{10}}=(299\pm6)\text{计数/分钟}$$

例 9.4 用 G-M 计数管进行本底计数 30 分钟,每分钟记录一次,共得 30 个数据如下:29,36,19,26,24,37,35,29,30,34,27,24,32,21,14,33,30,27,28,30,35,30,27,25,24,32,23,27,33,24,求本底计数率及其误差。

解 这个实验可以看作容量为 $n=30$ 的一个样本,每分钟的计数是一个个体。

样本平均值为

$$\overline{X}=\frac{1}{n}\sum x_i=\frac{1}{30}(29+36+19+\cdots+24)=\frac{845}{30}=28.167\text{ 计数/分钟}$$

标准差为

$$S_X=\sqrt{\frac{\sum(x_i-\overline{X})^2}{n-1}}=\sqrt{\frac{\sum(x_i)^2-(x_i)^2/n}{n-1}}$$

$$=\sqrt{\frac{(29^2+36^2+\cdots+24^2)-845^2/30}{30-1}}$$

$$=\sqrt{27.94}=5.286\text{ 计数/分钟}$$

标准误(即平均值 $\overline{X}$ 的标准差)为

$$S_{\overline{X}}=\frac{\sigma}{\sqrt{n}}$$

由于总体标准差 σ 的数值未知,用样本标准差 S_X 作为它的估计就得到

$$S_{\overline{X}}\cong\frac{S_X}{\sqrt{n}}=\frac{5.29}{\sqrt{30}}=0.966\text{ 计数/分钟}$$

本底计数率的测量结果记载为

$$\overline{X}\pm S_{\overline{X}}=28.167+0.966\text{ 计数/分钟}$$

标准差 S_X 是单次测量(一分钟计数)的误差,就是说,如果再作第 31 次的一分钟计数,它的数值大约有 68%的机会落在 $\overline{X}\pm S_X=28.167\pm5.268$(计数/分钟)的区间之间。

标准误 $S_{\overline{X}}$ 是样本平均值(30 分钟计数所给出的平均计数率)的误差,就是说,如果做了很多次 30 分钟的计数,得出很多个不同区间 $\overline{X}\pm S_{\overline{X}}$,在 100 次中大约有 68 次所得的区间能够把计数率真值包括进去。如果只有一个 30 分钟总计数 845 的数据,我们根据泊松分布计算误差。一分钟记数的期望值 m 未知,我们用 $\overline{X}=\dfrac{854}{30}=28.167$ 作为它的估计值。

标准差

$$\sigma=\sqrt{m}\cong\sqrt{\overline{X}}=\sqrt{28.167}=5.308\text{ 计数/分钟}$$

平均值标准差

$$\sigma_{\overline{X}}=\sqrt{\frac{m}{n}}\cong\sqrt{\frac{28.167}{30}}=0.969\text{ 计数/分钟}$$

9.10.3 误差传递及其在放射性测量中的应用

1. 误差传递

间接测量 y 是 m 个随机变量 $x_1,x_2,\cdots,x_m$ 的函数 $y=f(x_1,x_1,\cdots,x_m)$,那么 y 的方差为

$$\sigma_y^2=\sum_{j=1}^{m}\left(\frac{\partial f}{\partial x_j}\right)^2\sigma_{x_j}^2+2\sum_{j=1}^{m}\sum_{\substack{k=1\\k\neq j}}^{m}\left[\frac{\partial f}{\partial x_j}\frac{\partial f}{\partial x_k}\mathrm{cov}(x_j,x_k)\right]$$
$$=\sum_{j=1}^{m}\left(\frac{\partial f}{\partial x_j}\right)^2\sigma_{x_j}^2+2\sum_{j=1}^{m}\sum_{\substack{k=1\\k\neq j}}^{m}\left(\frac{\partial f}{\partial x_j}\frac{\partial f}{\partial x_k}\rho(x_j,x_k)\sigma_{x_j}\sigma_{x_k}\right)$$

例如:$y=cx$,则 $\sigma_y^2=c^2\sigma_x^2$;$y=x_1\pm x_2$,则 $\sigma_y^2=\sigma_{x_1}^2+\sigma_{x_2}^2$。

2. 放射性测量的两类错误

在放射性测量中,由于测量数据的统计涨落,经常需要对测量结果进行判断。例如,样品是否含有放射性、是否被污染等。

第一类错误:如果样品中没有放射性,而根据测量结果判断其有放射性。第一类错误的概率用 α 表示,称为显著性水平。

第二类错误:如果样品中实际有放射性,而根据测量结果判断其无放射性。第二类错误的概率用 β 表示,$1-\beta$ 表示检测出放射性的能力,称为检出力。

3. 判断限(图 9.1)

为判断样品中有无放射性而引入判断限 L_c,判断限用于检验测量结果是否在统计上与本底有显著性差异,或用于判断两个样品的差异性是否明显。判断限是允许发生第一类错误的概率为 α 时,判断样品中有放射性存在的样品净计数的最小测量值。用 σ_0 表示样品净计数的标准偏差,k_α 是对应显著性水平为 α 时的常数,可通过查单侧正态分布有关数据获得。

$$L_c=k_\alpha\sigma_0=k_\alpha\sqrt{\sigma_{s+b}^2+\sigma_b^2}$$

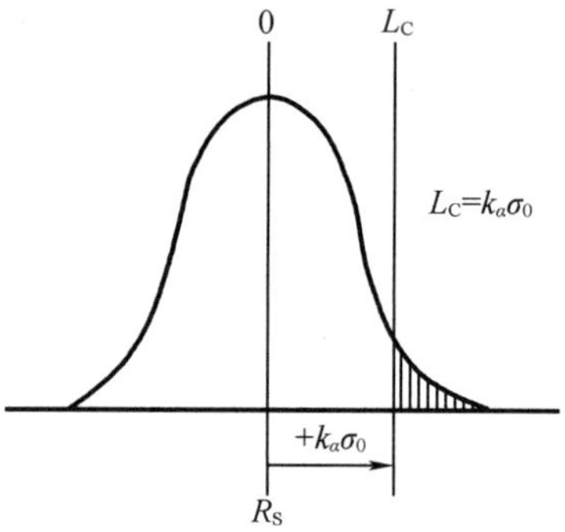

图 9.1　判断限

4. 探测限(图 9.2)

为了以预计的置信水平推断放射性的存在与否,引入探测限 L_D,探测限反映一种特定测量的技术指标,不用于表述测量结果。σ_D 是样品计数的标准偏差,k_β 是对应显著性水平为 β 时的常数,可通过查单侧正态分布有关数据获得。

$$L_D=L_c+k_\beta\sigma_D$$

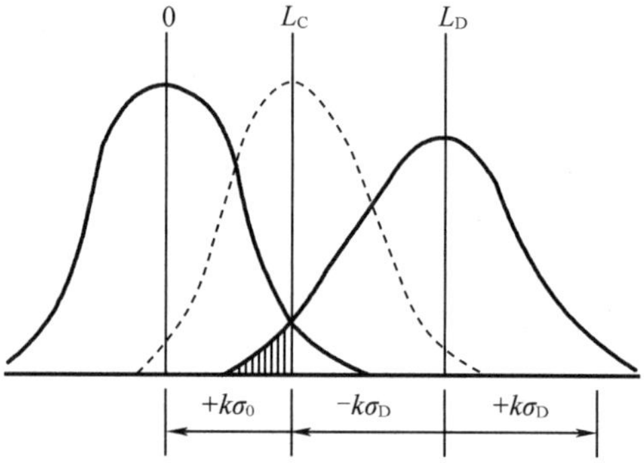

图 9.2　探测限

(1)在本底数学期望未知时

$$\sigma_0=\sqrt{N_{s+b}+N_b},\sigma_D=\sqrt{N_{s+b}+N_b}$$

$$L_D=L_c+k_\beta\sigma_D=(k_\alpha+k_\beta)\sqrt{N_{s+b}+N_b}$$

(2)在本底的数学期望已知时

$$\mu_b=B$$

$$\sigma_D=\sqrt{N_{s+b}+N_b}=\sqrt{\sigma_{s+b}^2+B}=\sqrt{\mu_s+2B}=\sqrt{L_D+2B}$$

$$L_D=2L_c=4.65\sqrt{N_b},\text{单位时间内 } L_D=4.65\sqrt{\frac{n_b}{t_b}}$$

当样品的放射性活度等于或大于 L_D 时,虽然犯第二类错误的概率很小,但这时测量值的相对误差很大。在定量测量中还需要使用定量限 L_Q,定量限是在测量中达到预定精度时,要求样品中含有的最小放射性水平。在放射性测量中除了使用探测限、判断限外,更常用的是将测量计数转化成样品的最小放射性活度或最小可探测浓度等其他直接测量量。在本书中不再做更详尽介绍,可参考有关书籍。

参 考 文 献

[1] 中华人民共和国国家质量监督检验检疫总局. 电离辐射防护与辐射源安全基本标准: GB18871—2002[S]. 北京: 中国标准出版社, 2002.

[2] IAEA. IAEA Safety standards for protecting people and the environment: Radiation protection and safety of radiation sources: International basic safety standards: No. GSR Part 3[S]. Vienna: IAEA, 2017.

[3] ICRU. Operational quantities for external radiation exposure: ICRU Report 95[R]. Maryland: ICRU, 2020;

[4] ICRP. ICRP Publication 103: The 2007 recommendations of the international commission on radiological protection[J]. Ann. ICRP, 2007, 37(2-4).

[5] 中华人民共和国生态环境部. 辐射环境监测技术规范: HJ 61—2021[S]. 北京: 中国环境科学出版社, 2021.

[6] 中华人民共和国生态环境部, 国家市场监督管理总局. 电离辐射监测质量保证通用要求: GB 8999—2021[S]. 北京: 中国环境科学出版社, 2021.

[7] ATTIX F H. Introduction to radiological physics and radiation dosimetry[M]. Berlin: WILEY-VCH, 2004.

[8] KNOLL G F. Radiation detection and measurement[M]. 3rd ed. Hoboken: John Wiley & Sons, Inc., 2000;

[9] MARTIN J E. Physics for Radiation Protection[M]. Berlin: WILEY-VCH, 2006.

[10] 中华人民共和国国家质量监督检验检疫总局. 测量不确定的评定与表示: JJF 1059.1—2012[S]. 北京: 中国标准出版社, 2012.

[11] 朱永生. 实验物理中的概率和统计[M]. 2 版. 北京:科学出版社, 2006.

[12] 夏益华, 陈凌, 王仲文, 等. 电离辐射防护与安全[M]. 北京: 北京理工大学出版社, 2022.

第 10 章　实用辐射防护

10.1　核动力厂辐射防护

10.1.1　概述

核动力厂是指利用可控核反应来获取动力、热量和电能的设施，包括核电厂、核热电厂和核供汽供热厂等。核动力厂使用的核反应堆堆型有多种，较为成熟的有压水堆、沸水堆、石墨气冷堆（CO_2 或氦气冷却）和重水堆等。我国目前已建和拟建的堆型有：压水堆、重水堆和高温气冷堆等。不同堆型核电厂的堆芯结构、冷却剂、慢化剂、辅助系统等也有所不同，所以作为辐射防护设计的基础"辐射源项"（核素种类、活度大小和分布等）也各有不同，但辐射防护的设计原则都一样。本节主要以压水堆型核电厂为例进行相关介绍，其他堆型核电厂的辐射防护也可参考。

压水堆核电厂堆本体及一次冷却剂系统布置在安全壳内；化容控制系统及堆安全系统主要设备都布置在辅助厂房内，部分在安全壳内；燃料操作系统主要在燃料厂房内，部分在安全壳内；三废处理系统布置在辅助厂房内；汽轮机发电系统布置在汽轮机厂房内。压水堆核电厂结构示意图见图 10.1。

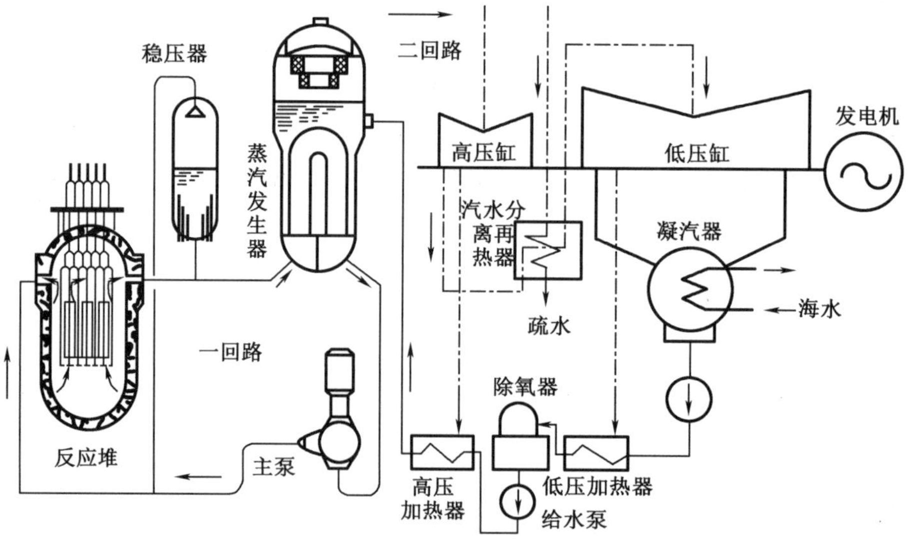

图 10.1　压水堆核电厂结构示意图

堆本体是一个圆柱形压力容器(也称压力壳),内部装有堆芯燃料组件及上下支撑板、控制棒、堆芯筒体、热屏蔽等。冷却剂水进入反应堆后从堆芯筒体和压力容器壁间向下流到堆底后转弯向上,将铀裂变发出的热量带走,从堆芯上部流出。一次冷却剂系统主要由蒸汽发生器、循环泵、稳压器和稳压器泄压罐等组成;主要功能是维持压力壳内的压力并把热量从堆芯内带出,在蒸汽发生器产生蒸汽,供给汽轮机发电机发电。

化容控制系统主要由净化设备、容积控制罐、硼酸罐及一些泵和热交换器组成,主要作用是:

①连续对部分冷却剂进行净化以保持冷却剂的水质和降低冷却剂的放射性水平;

②向一次冷却剂补充冷却剂并补偿由温度变化引起的冷却剂体积的变化,保持稳压器的水位;

③调节冷却剂中硼酸的浓度;

④提供主循环泵的轴封用水等。

堆安全系统主要是针对失水事故设置的,其中包括:

①应急堆芯冷却系统,由蓄压水箱注入,高压注入和低压注入等系统组成,向堆芯提供应急冷却;

②安全壳喷淋系统,用来降低事故时安全壳内的压力、温度及空气中放射性碘和微尘的浓度;

③余热去除系统,用于去除停堆后的堆芯剩余发热;

④安全壳内空气循环过滤系统;

⑤安全壳隔离系统。

燃料操作系统,主要设备有装卸料机、运输小车、运输通道、运输容器、燃料存放池、存放池水的冷却和净化系统等,作用是进行燃料组件的装卸、存放和发送等工作。

二回路汽轮机发电系统与火力发电厂基本相同。但蒸汽压力较低,蒸汽量较大。

三废处理系统:

①放射性废气处理系统,对于放射性微尘(气溶胶)采用高效过滤器进行过滤,对于放射性碘通常采用活性炭吸附,对于惰性气体通常采用压缩贮存或活性炭吸附贮存进行衰变。

②放射性废液处理系统,采用过滤、离子交换、蒸发浓缩的办法进行净化和减容处理;

③放射性固体废物处理系统,常采用去污、压缩,粉碎、焚烧处理,经过整备后,送往低中放废物处置库。

10.1.2 辐射防护目标和安全要求

1. 辐射防护目标和剂量限值

(1)辐射防护目标

核动力厂辐射防护设计必须保证在所有运行状态下,核动力厂内的辐射照射或由于该核动力厂任何计划排放放射性物质引起的辐射照射低于规定限值,且实现可合理达到的尽量低的水平。同时,还应采取措施减轻任何事故的放射性后果。

（2）剂量限值

运行状态下，应当使运行期间产生的辐射照射不超过对工作人员和公众所规定的剂量限值。剂量限值应符合现行强制性国家标准《电离辐射防护与辐射源安全基本标准》（GB 18871—2002）的规定，即职业照射工作人员的年个人剂量限值为 20 mSv（5 年平均值），任何单一年份不应超过 50 mSv。如果将来新标准另有规定，则采用新标准规定的限值。

2. 辐射防护设计要求

（1）辐射源控制

辐射防护设计中应全面识别核动力厂的各种辐射源，将来自各种辐射源的照射和辐射风险保持在可合理达到的尽量低的水平。在合理可行的情况下，用于制造构筑物、系统和部件的材料应选用不易辐照活化的材料。此外，还需要采取措施维持燃料元件包壳的完整性，控制腐蚀产物和活化产物的产生和迁移，防止来自核动力厂的各种放射性物质、放射性废物和污染的释放或扩散。

（2）辐射防护最优化

成本-收益分析是辐射防护最优化的一种定量方法。根据这种方法，通过对防护费用与降低照射剂量所带来的利益进行评价，可确定最优防护水平。最优水平应将总费用（即防护费用和辐射危害费用的总和）达到最少。

3. 辐射防护运行要求

营运单位必须制定和实施辐射防护大纲，以保证在所有的运行状态下由核动力厂的辐射或由核动力厂有计划地释放放射性物质所引起的辐射照射保持在规定的限值以下，并将其保持在合理可行尽量低的水平。该辐射防护大纲必须满足国家核安全监管部门的安全要求，并符合辐射防护和辐射源安全的有关国家标准。

营运单位的辐射防护职能部门必须具有足够的独立性和足够的资源，以便实施辐射防护法规、标准和规程以及安全工作实践并提出建议。所有厂区人员都有责任实施辐射防护大纲中规定的照射控制措施。因此，必须特别强调对所有的厂区人员进行培训，使他们能了解放射性危害和必要的防护措施。

10.1.3　核电厂的辐射源

1. 正常运行期间的主要辐射源

在功率运行期间，由于裂变过程和裂变产物的衰变，燃料元件发射中子和 γ 光子；由于堆芯和周围材料的中子俘获，也会发射 γ 光子。另外，在重水堆的情况下，γ 射线与氢相互作用还发射光中子。在功率运行期间，堆芯和容器区还有其他形式的辐射（诸如 β 粒子和质子），但由于这些带电粒子的穿透能力不强，因而在辐射防护中并不重要。

在核动力厂停堆后，主要的辐射源是来自裂变产物和活化产物的 γ 辐射。在某些重水堆中，由光中子源的次临界倍增所产生的中子，在短期内（约 24 小时）会导致较高的功率水平并产生 γ 辐射。轻水堆的活化产物主要产生于燃料包壳、堆内构件、压力容器本身、水及其所含的杂质中；在压力管式重水堆中，活化产物主要产生于燃料包壳、压力管、排管、控制管、排管箱体和屏蔽箱中。

已辐照燃料由于其中积聚的裂变产物而有很高的放射性。对于不停堆换料系统，还应考虑换料系统中的缓发中子。结构材料的活化形成附加的辐射源。在已辐照燃料的装卸和贮存期间，某些放射性核素向周围冷却剂释放。由于热冲击和机械冲击，放射性腐蚀产物（如燃料包壳的氧化物）可能从燃料组件表面剥落。另外，破损燃料棒可能释放裂变产物，其中最主要的是惰性气体、碘、铯、锶。

2. 事故工况下的辐射源

在对核动力厂进行安全分析时，必须确定事故工况下辐射源的大小。事故工况下的主要辐射源是放射性裂变产物，这些裂变产物或者从正常包容它们的各种系统和设备中释放出来，或者由于失水事故或弹棒事故使燃料包壳部分破损而从燃料元件中释放出来。乏燃料装卸事故也属于这种情况。应考虑事故后在空气过滤器或废液处理系统部件中积累放射性物质的可能性。与裂变产物所发射的辐射相比，活化产物通常是次要的。

3. 废物处理系统

（1）废液处理系统

废液处理系统收集放射性废液并进行净化处理，使之达到能在核动力厂中复用的水平，按规定排放或处理后（如固化等）安全处置。废水处理系统有：工艺疏水处理系统、化学疏水处理系统、地面疏水处理系统、洗衣房水和淋浴水处理系统。其中放射性活度较大的是工艺疏水系统。废液的成分（放射性活度浓度、固态物和化学成分）随它们的来源而不同。通常的做法是按照它们的预计成分进行分类和处理。废液处理系统中的液体的放射性浓度有很宽的范围。

（2）气体处理系统

废气处理系统有：含氢废气处理系统、含氧废气处理系统及放射性厂房的通风系统。其中放射性活度较高的为含氢废气贮罐，它的放射性来源于直接与主冷却剂相关系统的除气。

在水冷堆中，冷却剂的活化将产生一些短寿命的放射性气体（^{16}N、^{19}O、^{13}N）。裂变气体由燃料包壳破损处释放到冷却剂中。必要时，用专门的除气系统把这些气体从冷却剂中排出。在直接循环沸水堆中，这些气体在被除气系统排出之前，会在冷却剂中短暂停留。但是，在间接循环系统（如压水堆）中，只是在停堆之前才需要去除裂变气体。在这种情况下，停堆期间须打开系统时降低系统中的放射性尤为重要。在堆芯中有破损燃料和高除气速率的情况下（例如在沸水堆中），在系统的高放射性部分（端头部位），其浓度可达到 $5\times10^{11}\,Bq/m^3$ 量级。在这种情况下，相当大的份额是由短寿命同位素（例如半衰期少于 1 小时）产生的。当气体在一回路中平均停留时间较长的情况下（例如压水堆运行在低除气速率的情况），长寿命同位素将是放射性的最重要组成部分。

（3）固体废物

除燃料外，在运行期间固体放射性废物的主要来源如下：

①要拆除的活化或污染的部件或构件（例如控制棒、中子源组件、损坏的泵、中子注量率测量组件以及其结构或零件等）；

②气冷堆燃料组件的已辐照部件(这种反应堆中的燃料组件要从核动力厂中拆除);

③离子交换树脂、过滤器材料、过滤器涂层材料、催化剂、干燥剂等;

④蒸发器的浓缩液和沉积物;

⑤污染的工具;

⑥污染的工作服、毛巾、塑料薄膜、纸张等。

4. 辐照过的燃料

在辐照过的燃料中积聚了大量裂变产物和一定数量的超铀元素,因而放射性水平很高。对于不停堆换料系统,还应当考虑换料系统中由燃料发出的缓发中子。燃料组件结构材料的活化形成了附加的辐射源。在装卸和贮存辐照过的燃料期间,一些放射性核素会释放到周围的冷却剂中。当辐照过的燃料在水中转运或贮存时,放射性物质可能以腐蚀产物溶解于水中或以颗粒物的形式释放,即使是部分燃料未泡在水中。

5. 新燃料的贮存

如果燃料元件是利用新铀制造的,那么(未辐照过的)新燃料的放射性水平很低。由于新燃料所发射的大部分辐射是非贯穿辐射,这种辐射将被燃料包壳吸收,因此外照射问题是次要的。在混合氧化燃料(MOX)的情况下,新燃料元件中可能含有再循环产生的钚,在某些元件中还可能使用了再循环铀,因而这种新燃料元件可能是有放射性的。在这种情况下,新燃料将是一个重要的中子和 γ 辐射源,因而直到把它们装入反应堆之前的所有时间内,都应当对它们进行屏蔽和包容。

6. 辅助设施(如去污设施等)

对于压水堆,在辅助回路中放射性活度较高的是直接与主冷却剂系统有关的部分,即化容控制系统、工艺排水处理系统。它们的放射性活度同各净化设备(除盐器、过滤器等)的净化能力、各储存容器的滞留时间和各种核素的化学状态有关。在这些系统中不同设备中的放射性活度相差较大,其差值可达约 6 个量级。其中以净化除盐器中的放射性浓度最高,因它直接来自堆容器的主冷却剂水。

7. 其他辐射源

核动力厂还有其他一些辐射源,例如启动中子源、腐蚀样品、堆芯内外的探测器、仪表标定源以及射线探伤检查用的源等。

10.1.4 辐射防护措施

1. 降低职业照射的防护措施

一般情况下,核电厂工作人员受照射的降低涉及辐射源的控制、部件设计、电厂布置、系统设计、远程操作技术、屏蔽、通风、废物处理,以及运行中的工作管理等多方面,所采用的主要防护技术包括控制运行状态下的辐射源,设计先进的设备和部件,采用可减少工作人员在辐射工作场所停留时间的布置,设置合理的屏蔽层,控制内照射,辐射监测以及实施工作管理。

(1)工作场所的分区和管理

①工作场所分区。为便于辐射防护管理和职业照射控制,应将核电厂的工作场所划分

为辐射工作场所和非辐射工作场所。辐射工作场所分为控制区和监督区,控制区为核电厂需要或可能需要专门的辐射防护手段或安全措施的工作场所;监督区为控制区外围需要定期进行辐射监测的适当区域。非辐射工作场所为在控制区和监督区以外一般不需要进行辐射监测的其他区域。

②控制区的管理。应当明确划定控制区的边界。确定控制区的边界时,应考虑辐射风险的类型、预计的正常照射水平、潜在照射的可能性和大小以及所需要的防护手段与安全措施的性质和范围,包括放射性废物的管理。应尽可能减少控制区和控制区出入口的数目,以便于有效地进行控制区的管理。定期进行控制区辐射水平和污染水平的监测和评价,确定控制区内各区域的辐射水平和污染水平是否发生变化;如果辐射水平或污染水平已经明显变化,则应当考虑:

a. 采取措施降低辐射水平和污染水平;

b. 如果需要,重新划分控制区子区或改变子区的边界;

c. 增加或改进防护手段或安全措施。

③监督区的管理。应在辐射风险评估的基础上划定监督区的边界,并以书面程序或文件规定。监督区通常不需要专门的防护手段或安全措施,但需要定期对其进行辐射水平或污染水平的监测和评估,以确定是否需要采取进一步的防护措施。在该区域内,工作人员一年内预期所接受的剂量不超过 5 mSv。

④非辐射工作场所的管理。在正常运行条件下,非辐射工作场所的辐射风险极低,通常不需要进行定期的监测和评估,只有在某些特定的事故情况下才需要对其进行辐射水平或污染水平的监测,并进行必要的评估。该区域内的工作人员一年内预期所接受的剂量不超过 1 mSv。

表 10.1 给出了核电厂工作场所分区示例。

表 10.1　核电厂工作场所分区示例

<table>
<tr><td colspan="3">分区名称</td><td>区域内的平均剂量率</td></tr>
<tr><td colspan="3">非辐射工作场所</td><td><0.5 μSv/h</td></tr>
<tr><td rowspan="7">辐射工作场所</td><td colspan="2">监督区</td><td>≤2.5 μSv/h</td></tr>
<tr><td rowspan="5">控制区</td><td>子区名称</td><td></td></tr>
<tr><td>绿区</td><td>≤10 μSv/h</td></tr>
<tr><td>黄区</td><td>≤1 mSv/h</td></tr>
<tr><td>橙区</td><td>≤100 mSv/h</td></tr>
<tr><td>红区</td><td>>100 mSv/h</td></tr>
</table>

(2)核电厂的屏蔽

压水堆核电厂的屏蔽设计因不同的系统而采用不同的形式和不同的材料。

①堆本体屏蔽。堆本体屏蔽也称一次屏蔽。在反应堆设计中一般采用两级屏蔽的设计思想。这是因为在反应堆周围布置着主冷却回路的管道和设备(2~4 个泵和蒸发器,稳

压器和阀门等)。当反应堆运行时它们本身也带有较强的放射性,也是不可接近的。所以堆本体的屏蔽主要是防止这些设备和二次载热剂的活化并保证在停堆后屏蔽层外的辐射水平低于这些设备本身的辐射水平。

②主冷却回路的屏蔽。主冷却回路屏蔽也称二次屏蔽。二次屏蔽包括主冷却回路周围的环形吊车承重墙及其上部水泥操作地板。还有人把安全壳的混凝土结构也算作二次屏蔽。主冷却回路的主要辐射源是^{16}N,二次屏蔽的目的就是把它的辐射减弱到安全水平,使工作人员在反应堆满功率运行时能够进入安全壳,进行必要的检查、维护工作。二次屏蔽也有这样的作用,即在反应堆满功率运行时,人们在安全壳外可以连续地进行日常工作。由于安全壳有一定厚度(1 m),所以当堆芯熔化时、大量放射性物质进入并被包容在安全壳内。

③燃料运输屏蔽。燃料运输屏蔽是为了在卸料、燃料运输和燃料储存过程中保护工作人员免受过量的照射。主要屏蔽卸料腔和储存水池的水、卸料腔墙、运输通道的墙、储存水池的墙以及把乏燃料送往后处理厂的金属运输容器。卸出的乏燃料经过连通安全壳和乏燃料存放池的运输通道送入乏燃料存放池,在那里存放一定时间后,在水下装入运输容器送往后处理厂。

④辅助厂房屏蔽。辅助厂房内布置有化容控制、堆安全和废物处理等系统的各种设备,其辐射水平差别很大。屏蔽设计的目的是保证工作人员可以在其附近从事必要的维修工作。这些设备应分别进行屏蔽,以保证邻近的系统和设备在连续运行的条件下工作人员可以进入该设备房间,完成必要的维修工作。

图 10.2 所示为核电厂反应堆厂房一次和二次屏蔽示意图。

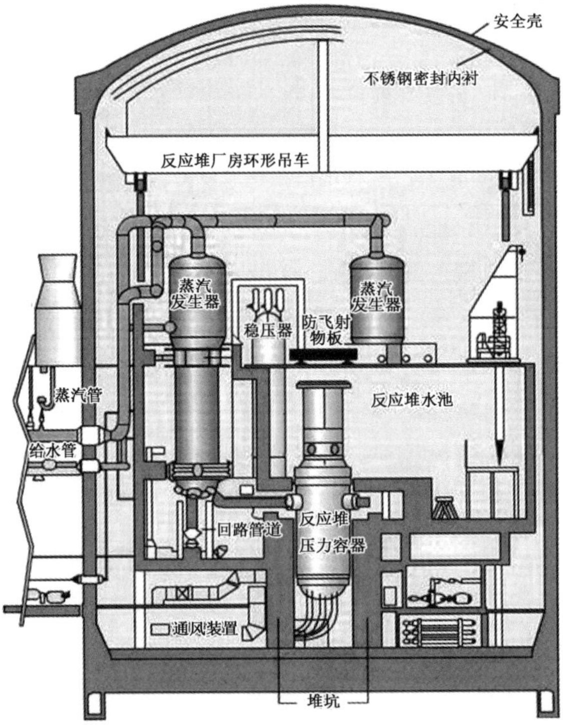

图 10.2　核电厂反应堆厂房一次和二次屏蔽示意图

(3)通风

为了保持辐射防护控制区内的工作场所适宜的清洁条件,应设置专用的通风系统。就辐射防护而言,通风系统的主要目的是控制工作环境的气载放射性污染,以减少佩戴呼吸防护的需要。应当使用空气净化过滤器,保持适当的压差,以限制污染物的扩散和向环境的释放量。过滤器的位置和屏蔽应当尽可能使污染的过滤器对核动力厂工作人员的辐射照射减至最少。通风系统应提供合适的空气条件,使工作人员感到舒适。在设计控制气载放射性污染的通风系统时,应考虑以下方面:

①热力和机械力的混合作用机制;

②在降低气载放射性污染方面,受到稀释效率的限制;

③潜在污染区域内的排气靠近污染源的位置;

④采用与污染区潜在污染水平相匹配的排放速率;

⑤应当保证排出空气的排放点不靠近通风系统的进风口。

(4)控制辐射源

核电厂工作人员的职业照射主要来自停堆期间的维护检修工作,其中主要的辐射源为主冷却剂系统中的^{58}Co和^{60}Co。^{58}Co来自^{58}Ni(n, p)反应,而镍存在于大多数合金中,特别是蒸汽发生器的因科镍合金(Inconel 600)中。^{60}Co是^{59}Co活化产生的,^{59}Co作为一种杂质(一般含量小于0.2%)存在于因科镍合金和不锈钢中,另外也是主泵、控制棒驱动机构及阀门的耐磨部件表面硬化材料的主要成分(含量达50%或更高)。因而降低该系统中的放射性活度水平,对于降低职业照射剂量十分关键。

(5)辐射防护管理

为确保工作人员的辐射安全、降低工作人员可能受到的辐射危害,做好辐射防护管理工作十分重要,一般应包括:

①建立辐射防护组织机构。每个核电厂都必须建立专门的辐射防护组织机构,该机构的主要职责:

a. 辐射监测系统的运行和维护,现场辐射水平监测,人员出入控制;

b. 组织辐射防护培训和再培训,辐射工作许可证签发和检查;

c. 参与制定辐射防护大纲和辐射安全规章制度;

d. 个人剂量监测,数据的分析、评价和管理;

e. 事故(事件)调查、统计、分析和报告。

②制定辐射防护大纲和辐射防护规章。核电厂在首次装料前应制定出并经审批的辐射防护大纲、辐射防护规章制度,指导本核电厂的辐射防护工作。目的是通过管理机构、规章制度和实施程序等来反映辐射防护职责、辐射防护措施的落实程度,能否做到保护工作人员和公众。辐射防护大纲编写的内容一般应包括:

a. 各管理部门的辐射防护与安全职责,包括相应的组织安排、业主、注册者、许可证持有者各自的责任划分;

b. 指定控制区和监督区;

c. 用于进行工作监督的岗位责任;

d. 个人及场所监测的安排,包括如何获得和维护辐射防护仪器;

e. 与控制受照、职业辐射防护及安全相关的决策、个人监测的信息记录与报告系统;

f. 有关危害的性质、防护(包括个人防护用品的使用)与安全的教育与培训;

g. 定期评估和审计辐射防护程序的方法;

h. 干预计划;

i. 健康监护计划;

j. 质量保证与过程改进的相关要求。

③实行放射性厂房的出入控制管理。对进入控制区的人员需严格管理,出入控制应有如下的基本要求:

a. 凡进入控制区的工作人员必须经过严格的辐射防护培训,并取得合格证才能进入控制区。

b. 凡出入控制区的人员都必须通过控制区入口的卫生出入口。在卫生出入口设置有辐射监测系统,该系统将记录各个工作人员出入控制区的日期、工作时间、工作区域、每次所受的剂量等。对于从控制区出来的人员,必须经过该监测系统的检查,检查工作服和身体表面是否受到放射性污染。若工作人员身体表面受到污染并超过规定限值时,卫生出入口的自动门无法打开,工作人员必须进行清洗去污,只有去污并经测量合格后自动门才能开启,工作人员可以从控制区出来。

c. 对于限定工作区和特许工作区内的工作时间,应事先通过测量了解该区的剂量率,并根据待进入人员的辐照历史,经过辐射防护人员核实确认,并得到有关领导批准后才能进入。

d. 在控制区内凡是否需要采取辐射防护措施的工作,都必须执行辐射工作许可证制度,许可证要注明工作场所辐射水平,污染程度,辐射危害类型,防护措施允许工作时间和辐射监测要求等。许可证由负责辐射防护的部门签发。

④建立辐射工作许可证制度。对于高辐射风险的工作,应采取辐射工作许可证制度,该制度一般包括:《高辐射风险工作许可证》《射线探伤许可证》。进入橙区、红区必须办理《高辐射风险工作许可证》,由辐射防护工作人员全程监管。射线探伤工作必须有《射线探伤许可证》,现场的安全措施经过辐射防护工作人员检查确认后方可进行相关工作。

⑤对工作人员的培训、再培训。从事辐射工作的人员必须通过辐射安全和防护专业知识及相关法律法规的培训与考核,其中辐射安全关键岗位应当由注册核安全工程师担任。

工作人员要进行辐射危害和辐射防护基本知识的培训,包括基本培训、定期再培训,以及各项工作的专门培训(如规程演习等)。

进入控制区的工作人员都必须接受严格的初级辐射防护培训,掌握辐射防护基本知识,能实施个人防护措施,学会在工作中自我保护。岗位负责人要接受高级辐射防护培训,组织和实施辐射防护措施,在工作中既能自我保护,又能保护别人。

⑥对工作人员进行医学监督和检查。核电厂对工作人员应定期进行常规医学检查,评价工作人员的健康状况,提供在职或事故辐射照射情况下原始健康状况资料,确定工作人员的健康状况能否从事辐射工作。

核电厂应任命受过医学和辐射医学专门培训的医生,负责处理核电站工作人员的常规医学监督和检查的组织工作。核电厂对受到内、外照射超过年剂量限值的异常受照人员,必须寻求医学咨询,根据实际受照情况,负责医生给出正确、迅速的医学处理。核电厂应就地对较高异常受照人员进行初步的处理和必要的医学检查,必要时应把严重受照人员转移到专业的医疗机构进行治疗。异常受照人员能否继续从事辐射工作,应由负责医生会同辐射防护部门,在考虑受照人员的受照历史情况后作出判断。

2. 降低公众照射的防护措施

有许多措施可以降低公众的照射,这些措施有些是在设计时应该采取的,有的是在核电厂运行时应该采取的,有的是出现事故后应该采取的。这些措施涉及废物处理、安全措施和应急防护行动等。

10.2　研究堆与临界装置辐射防护

10.2.1　概述

研究堆(包括临界装置,下同)用于特定的目的,例如研究、培训、放射性同位素生产和材料试验等。这些目的要求研究堆具有不同的设计特点和不同的运行方式,因此有不同的源项。研究堆的设计和运行特征差别很大,因为实验装置的使用会影响反应堆的性能。此外,研究堆使用的灵活性要求也需要采用不同的方案来实现辐射防护。与动力堆相比,大多数研究堆对环境造成危害的可能性较小,但它们对运行人员可能造成的辐射照射不容忽视。

1. 研究堆的定义、分类和组成

研究堆是指主要用来作为中子源的核反应堆,也称为非动力反应堆。在核能科学与技术发展中,研究堆起着重要的作用,此外,在培训、教育和许多研究计划中也作出了明显的贡献。研究堆数量较多,根据燃料形式、冷却剂种类、中子能量分布、特殊的设计需要等因素,可分成各种不同的类型。

①按中子通量密度的大小分为零功率堆、普通中子辐照反应堆和高通量堆。

②按中子产生的方式分为次临界装置、临界堆和脉冲堆。

③按慢化剂的不同分为重水堆、轻水堆、石墨堆等。

④按中子能谱分为热中子堆和快中子堆。

⑤按堆的布置分为池式研究堆、罐式或壳式研究堆。

⑥按燃料的浓缩度分为高浓缩铀(HEU)堆和低浓缩铀(LEU)堆等。

⑦按燃料的不同分为固体燃料堆、溶液堆和熔盐堆等。

总之,研究堆的设计多种多样。早期的研究堆大都采用高浓缩铀制造燃料,而近 20 年来国际社会从研究堆的安全性和防止核武器扩散方面考虑,建议民用研究堆采用浓缩度不超过 20%的低浓缩铀来制造研究堆燃料。

2. 临界实验装置定义、分类和组成

临界装置(critical assembly)定义为利用维持低功率水平的受控裂变链式反应的易裂变材料、对反应堆堆芯几何位置和组成进行研究的装置。从定义上看,临界装置局限于反应堆临界数据和安全相关的研究。

根据实验目的的差异,临界实验装置分为“干净”临界实验装置和“模拟”临界实验装置两种。所谓干净临界实验装置,就是指实验系统的组成和几何形状比较简单、实验结果具有比较广泛的代表性,并且便于进行链式反应物理分析、检验计算程序和核数据的实验装置。模拟临界实验装置是指以被研究对象为基础进行设计和建造,为获取临界安全知识或者认识动力堆、研究堆等中子学物理特性的实验装置。根据装置内使用的慢化剂和冷却剂的类型,可以分为固体临界实验装置和液体临界实验装置。所有以溶解态易裂变物质存在于实验装置内进行临界实验的装置,都是液态临界实验装置,液体临界实验装置通常是热中子临界实验装置。燃料元件是固体但慢化剂和冷却剂是液体的临界实验装置也可看作液体临界实验装置。固体临界实验装置可以是含固体慢化剂的热中子临界实验装置,也可以是快中子临界实验装置。临界实验装置通常包括临界实验装置本体、安置临界实验装置的大厅、控制室、物理测量工作室、通排风系统、燃料元件和材料储藏室、辐射剂量监测工作室、临界装置维修工作间、更衣和工作服存放间、出入口淋浴室等。

10.2.2 辐射防护目标和基本原则

1. 辐射防护目标和剂量限值

(1)辐射防护目标

在研究堆中建立并保持对电离辐射的有效防护,以保护放射性工作人员、公众和环境免受不当的危害,是研究堆的总体核安全目标。总体核安全目标由辐射防护目标和技术安全目标所支持,这两个目标互相补充,相辅相成。辐射防护目标不排除人员受到有限的照射,也不排除法规许可数量的放射性物质从处于运行状态的研究堆向环境排放。此种照射和排放必须受到严格控制,并且必须符合运行限值和辐射防护标准。

(2)剂量限值

目前,关于研究堆运行期间职业照射和公众照射控制的管理目标值,国内和国际还没有统一的推荐值。在我国,绝大多数研究堆营运单位执行的职业照射控制年个人有效剂量管理目标值为 5 mSv,公众照射控制的年个人有效剂量管理目标值为 0.05 mSv。

2. 辐射防护的基本原则

研究堆的设计、建造和运行要确保以下几个方面的要求:

①合理可行地限制所有运行工况下的辐射照射、放射性释放和放射性废物的产生;

②防止可能对现场工作人员、公众和环境造成影响的事故;

③一旦发生事故,限制和缓解事故后果。

按照从安全分析推导出的一整套可确定运行安全边界的运行限值和条件来控制研究堆的运行,在运行时,尽量减少并控制现场工作人员的辐射照射和放射性物质的释放。通过适当的设计措施和运行实践将放射性废物的产生(活度和体积)保持在实际可能的尽可能低的水平。采取与安全最终处置要求相一致的方式严格控制废物的处理和中间储存。

3. 辐射防护设计要求

(1)运行和退役期间的辐射防护设计

设计团队应有辐射防护专业人员或必要时从相关运行部门和维修部门聘请辐射防护专家,以提出完善的辐射防护要求并提供必要的培训。应将良好的运行经验反馈给设计部门,使设计工作和运行程序之间相互协调。设计部门应当具备辐射防护与安全文化素养,在设计的每一个阶段,都要认识到辐射防护的重要性。

为使辐射防护设计满足要求,应保证将可能影响辐射照射的决定及辐射防护专业人员提出的建议都记录在案,并制定合理的设计过程。应提供适当的手段,确保设计人员在设计过程中的每个阶段都考虑了所要求的辐射防护措施。在整个设计过程中应实施系统化的质量保证大纲。

在确定上述设计目标时,应考虑在辐射防护方面具有良好运行记录的相似研究堆的经验。应考虑参考研究堆与所设计研究堆在设计和运行方面的差别,这些差别可能包括功率水平、使用的材料、燃料类型、燃耗以及实验装置。

4. 辐射防护运行要求

(1)总要求

研究堆设施的辐射照射必须遵守国家核安全监管部门或其他主管部门确定或批准的剂量约束值,以确保不超过相关剂量限值。在所有运行状态下,辐射防护的主要目标必须是避免不必要的辐射照射,保持工作人员剂量低于剂量限值,并保持合理可行尽量低的水平,同时还要考虑社会和经济因素。通过适当的专设安全设施、事故处理规程和应急计划中规定的措施将事故工况下的辐射后果保持在低水平。有关辐射防护的所有文件和活动都必须符合运行质量保证要求。

(2)辐射防护大纲

营运单位必须制订辐射防护大纲。该大纲必须包括营运单位的政策声明,包括辐射防护目标和营运单位对优化防护原则的承诺。辐射防护大纲应参照《国际电离辐射防护和辐射源安全基本安全标准》的要求,并须经国家核安全监管部门批准。

在辐射防护大纲中,营运单位必须负责:

①对因运行和使用研究堆而在现场的人员的辐射剂量进行控制;

②对研究堆释放到环境中的放射性物质总量和厂外辐射剂量水平进行控制;

③做好事故应急管理的准备和与厂外有关部门合作的准备。

(3)辐射防护人员

配备具有运行期间辐射防护知识的合格人员,这些人员必须与反应堆运行小组合作,但具有独立于反应堆管理部门、向营运单位报告的渠道。指定一名合格专家,针对遵守辐射防护大纲的情况为反应堆负责人提供咨询,并且能够与营运单位中负责制定和实施运行规程的管理人员接触。

设施中所有工作人员都必须各负其责,在各自活动领域内将辐射防护大纲中规定的辐照控制措施付诸实施。为此,必须对研究堆设施中的所有工作人员(可能包括非长期工作的人员，如实验人员、学员、访问学者和承包商）进行培训，使他们充分认识到辐射的危害和可供使用的防护措施。

（4）参考水平

为了有利于反应堆管理，确保辐射剂量保持合理、可行、尽量低水平和不超过剂量约束值，营运单位必须设定低于规定释放限值的参考剂量水平和/或剂量率，以及放射性释放参考水平。这些参考水平必须包括在运行限值和条件中，并且必须根据辐射防护目标进行设定。如果超过参考水平，营运单位必须进行调查，以采取纠正行动。

（5）控制职业性照射

按照国家核安全监管部门或其他主管当局的要求，对所有可能受到严重职业照射的人员进行剂量测量、记录和评价，并且这些记录必须可供国家核安全监管部门和国家法规授权的其他主管当局查询。

10.2.3 研究堆的放射性来源及辐射源

1. 放射性来源

对于不同类型和应用的研究堆，辐射源的重要性也不相同，主要取决于以下方面：研究堆的功率水平以及放射性核素积存量；研究堆类型；研究堆的瞬态特性；研究堆堆芯内及堆芯周围的辐照设施和实验设施，特别是束流管及用于将辐照样品送入、送出堆芯的气动“跑兔”系统。

（1）研究堆类型

研究堆类型对辐射防护的要求有很大影响。虽然大多数中、低功率水平的研究堆都具有相似的特性，但对于某些设计，特别是较高功率水平的研究堆，应具有特殊的辐射防护特性和辐射防护大纲。例如，对于重水慢化研究堆，应特别关注^{3}H和^{14}C的产生及其监测。对于液态金属冷却研究堆，应规定应对冷却剂泄漏事故的专门防范措施。对于轻水研究堆，应考虑^{41}Ar和^{16}N产生的γ辐射剂量率。

（2）功率激增（瞬态）

功率激增（瞬态）可能导致相当高的功率水平，如果堆芯没有很好地屏蔽，则会产生较高水平的直接辐射。低功率水平的研究堆或临界装置在正常运行工况下不要求太多屏蔽，因此功率激增对它们特别重要。在辐照设施（如束流管）的设计中，应考虑瞬态引起的直接辐射。如果功率激增是正常运行设计的一部分，监测与防护的设备和装置应能承受高功率水平运行工况。功率激增不仅仅使直接辐射场增强，如果燃料的设计不能应对功率激增，还会加剧燃料的劣化和燃料内裂变产物的释放。

（3）辐照设施和实验设施

基于研究堆的辐照设施和实验设施会应用来自堆芯、辐照后的燃料或活化源的直接辐射。对于这些设施，应考虑提供专门的辐射监测和辐射防护措施。应在辐照前确定辐照设施中放置的材料对堆芯反应性的影响，尤其是辐照材料中含有易裂变或增殖性材料时。

2. 辐射源

在正常运行和可能的异常状态下，这些辐射源及其形态、位置和活度，为屏蔽计算、分区、通风系统设计、监督计划、剂量评价、放射性废物管理和确定流出物排放提供了依据。乏燃料直接辐射及其包壳失效情况下的放射性释放会产生放射性危害，因此应考虑乏燃料的装卸、贮存、运输和后续处置中的辐射防护问题。

(1)反应堆堆芯和燃料

①裂变产物。反应堆堆芯内的主要辐射源是包容在反应堆燃料内的裂变产物。一般来说，持续运行一年后，一个 10 MW 反应堆在停堆时将含有大约 1 018 Bq 的裂变产物。大部分裂变产物是短寿命放射性核素，经过一天的冷却时间，总的放射性活度将降低 2~3 个数量级，经过一个月，总的放射性活度将降低 5~10 个数量级，具体数值取决于运行时间的长短。在裂变过程中，总共形成约 35 种化学元素和 200 多种放射性核素。表 10.2 列出了最重要的放射性核素，并给出了关于它们的特性和其他安全相关性能的详细信息。

表 10.2 研究堆内重要裂变产物

裂变产物	相关特性
$^{88,89}Rb$; $^{134,137,138}Cs$	最容易探测到的燃料元件泄漏指示剂，用气溶胶监测仪测量
$^{85m,85,88}Kr$; $^{133m,133,135,138}Xe$	燃料元件泄漏早期指示剂，可用(惰性)气体监测仪探测以及在冷却剂水中测量
$^{131,132,133,134,135}I$; $^{134,137}Cs$	通常是裂变产物释放引起的辐射照射最重要贡献者
^{132}Te; $^{103,106}Ru$; $^{141,144}Ce$; $^{89,90}Sr$; ^{99}Mo; ^{140}La; ^{140}Ba	堆芯严重损坏事故中新增的辐射照射重要贡献者

在研究堆中，特别是在使用低富集度燃料的研究堆中，^{238}U 俘获中子持续产生 ^{239}Np(半衰期 2.3 天)，^{239}Np 对停堆时堆芯总的 γ 放射性有很大贡献(达 30%)。^{239}Np 经 β 衰变转变为 ^{239}Pu。少量的其他锕系元素是通过其他铀同位素及其衰变产物俘获中子产生的。

②活化产物。活化产物，例如 ^{60}Co，是在包壳、燃料结构部件(例如冷却剂腔室)及燃料中可能存在的杂质中产生的。与堆芯内的裂变产物总量相比，它们通常是不重要的。

③瞬发辐射。在运行期间，堆芯成为强烈的辐射源。

中子：裂变过程中产生的中子的最可几能量是 0.73 MeV(最大 10 MeV)。在热中子反应堆中，中子在慢化剂中慢化到平均能量 0.025 eV。一些裂变产物的衰变(缓发中子)以及一些堆芯材料，如氘(重水中)和铍内的 γ-n 反应也会产生中子。

γ 射线：裂变过程中产生的光子的能量从 0.2 MeV 到数个 MeV。瞬发 γ 射线的总能量大约为 7 MeV/裂变，每个光子的平均能量大约为 1 MeV。

(2)冷却剂和慢化剂

正常状态下冷却剂-慢化剂系统中的放射性来源如下：

①慢化剂-冷却剂材料的活化，例如，氧活化成 ^{16}N，氘活化成氚。对于钠冷堆，^{24}Na 必须作为活化产物考虑。

②冷却剂或慢化剂中所含的杂质的活化，例如，水中的杂质 ^{23}Na 通过中子俘获被活化成 ^{24}Na。

③进入慢化剂-冷却剂系统的来自结构部件的腐蚀产物的活化，例如，铝通过(n,α)反应被活化成^{24}Na；铝中所含的铁和其他常见杂质产生放射性同位素，如^{59}Fe，^{51}Cr，^{60}Co，^{65}Zn等。

④燃料外表面上的铀污染可能导致冷却剂-慢化剂系统中出现非常少量的裂变产物。在燃料元件泄漏时，冷却剂中也会出现裂变产物。

⑤在水冷却剂-慢化剂系统中通常存在溶解的或气态的空气，空气被中子活化产生^{16}N，^{41}Ar和其他同位素。表10.3给出了轻水堆冷却剂中常见的放射性核素及其典型浓度。

表10.3　10兆瓦池式研究堆一回路冷却剂中主要放射性核素的典型浓度

放射性核素	放射性浓度/(Bq/m^3)
^{3}H	3.0×10^8
^{24}Na	9.0×10^8
^{51}Cr	3.0×10^4
^{58}Co	7.4×10^4
^{187}W	1.0×10^7
^{181}Hf	1.0×10^4
^{125}Sb	3.0×10^4
^{65}Zn	3.7×10^4
^{41}Ar	1.0×10^5

(3)空气

研究堆水冷却剂中溶解的空气和气动传送装置中的空气中会含有放射性，例如，氧活化产生的^{16}N，CO_2中的碳活化产生的^{14}C，空气中的^{40}Ar活化产生的^{41}Ar，重水堆空气中的水蒸气活化产生的氚，以及从堆芯覆盖气体系统释放的或从实验装置泄漏的其他气体或蒸汽。空气还可能含有放射性粉尘微粒，以及在维修期间释放到空气中的被活化的腐蚀产物微粒。辐照和各种实验也可能导致空气中的微粒污染。

(4)束流管和样品

研究堆通常设有用于各种实验、辐照或同位素生产的内置设施，这些设施会产生放射性危害。这些设施包括使中子和γ射线到达反应堆堆芯和屏蔽体之外的实验装置的束流管，以及将样品引入堆芯或堆芯附近的专用辐射管。一般从反应堆上部将样品装入堆芯或堆芯附近的指定位置。样品材料，样品容器和辐照装置的其他部件可能具有高放射性。

(5)反应堆部件

在反应堆运行一段时间后，堆芯内和堆芯周围的反应堆部件由于活化和污染而带有放射性。这些部件包括：结构材料、堆芯部件(如控制棒及其相关部件)、导向管、通量和温度测量仪表、燃料元件模拟物、实验装置部件、反射层和屏蔽材料。一些其他部件，例如通风系统、气体净化系统中的过滤器，以及用于水净化的过滤器和离子交换器树脂，收集放射性杂质,可能成为辐射源。放射性污垢和淤泥在管道内的沉积也会污染反应堆部件,并可能在堆芯区域之外产生辐射和污染。

(6)放射性废物和乏燃料

实验操作、维修、污染物项去污、乏燃料贮存池中水的更换、堆芯及其相连系统的溢出或泄漏导致产生放射性废物。这些废物逐渐累积,必须适当地收集和处理。此外,乏燃料辐射水平比较高,需要专门考虑乏燃料的装卸、贮存、运输和后续处置。

(7)特殊辐射源

研究堆设施可能利用各种类型的辐射源。这些辐射源包括:

①启动反应堆的中子源。该中子源可能被安全地存放在堆芯内,或堆芯外的反应堆水池内,或屏蔽容器内;

②用于标定和校核监测仪表的中子源和 γ 源;

③用于放射性同位素生产和中子活化分析的辐照靶件。

研究堆被广泛用于放射性同位素生产。在生产过程中,各种靶件材料在反应堆内接受辐照。在很多情况下,对富集的易裂变材料(^{235}U)进行辐照,以生产放射性同位素(如^{99}Mo)。辐照靶件可能暂时贮存在反应堆厂房的热室内,随后转移到专用的放射性核素处理设施。一些放射性废物来自专用设施内进行的辐照靶件化学处理,另一些废物可能来自失败的辐照、损坏的辐照罐以及检查与传送辐照样品的过程。

10.2.4 辐射防护措施

1. 降低职业照射的防护措施

(1)构筑物、系统和部件的设计

研究堆构筑物、系统和部件的设计要求和建议应充分考虑运行设施在降低辐射照射方面的经验反馈,并应该遵守《研究堆设计安全规定》(HAF 201—1995)。

在系统设计中应采用降低辐射照射的措施包括:

①在需要进行日常维修的高辐射水平工作场所与附近的辐射源之间设置屏蔽;

②将不必安装在放射性部件附近的非放射性部件安装在控制区之外;

③将在控制区内使用的部件设计成便于拆除;

④提供的放射性液体取样技术应使操作人员受照剂量最小;

⑤考虑必要的对策,避免放射性淤泥在管道和容器内沉积。

在设计中降低辐射照射的主要方法是采用高可靠性部件,以使监督、维修、试验和标定等工作减至最少。使反应堆部件中的放射性物质减至最少,以减少对厂区工作人员的照射。应尽可能避免可能聚集放射性颗粒物的凹坑和粗糙表面,使用光滑的表面,确保可能被污染的部件和厂房区域易于去污,为含放射性液体的回路提供隔离、冲洗和排水的手段。

(2)去污

在设计阶段考虑去污的必要性。如果通过去污能够明显降低辐射照射,则应设置去污装置,并考虑预计与一回路冷却剂或废物接触的所有部件。对所有可能发生污染液体泄漏或溢出的区域给予特殊考虑。把这些区域设计成易于去污和易于控制污染物的扩散。提供必要的去污装置，以对需要进行检修的部件、工具和设备进行去污，以及在装运前对运输屏蔽罐和货包(例如已辐照燃料元件运输容器或废物货包)表面进行去污。

(3)屏蔽设计

对于特定辐射源的屏蔽设计，基于在该区域中预期停留的频度和持续时间来确定目标剂量率。在确定该目标剂量率时，还应考虑辐射源强度的不确定性以及预期剂量率分析的不确定性。屏蔽材料的选择应基于辐射特性(如中子和 γ 射线，或者只有 γ 射线)，材料的屏蔽性能(如散射、吸收、二次辐射的产生、活化)，机械性能和其他性能(如稳定性、与其他材料的相容性、结构特性)，以及空间和质量的限制。

为了获得对堆芯或其他中子源的最佳屏蔽设计，可能需要采用组合屏蔽材料。某些具有很高弹性散射或者非弹性散射截面的材料，如铁或钢，可用来降低高能中子的能量。某些含有低原子序数元素的材料，如水或混凝土，可用来更快(或有效)地降低中子的能量。

(4)通风

为了使控制区内工作场所维持适宜的清洁环境，应设置专用的能动通风系统。就辐射防护而言，通风系统的主要目的是控制工作环境的气载放射性污染，减少佩戴呼吸防护设备的需要。应采取措施满足事故工况下的通风要求。通风系统中的气流组织，应使空气污染水平较低区域处的压力高于空气污染水平较高区域处的压力。通风系统中的气流应从空气污染水平较低的区域流向空气污染水平较高的区域，并从空气污染水平较高的区域排出。如果这样不可行，应为两个区域提供单独的通风系统。

(5)辐射源的控制

在反应堆和实验的设计阶段，在考虑了中子活化截面、半衰期和抗腐蚀性能后，特别应注意选择不易活化的材料。反应堆冷却剂尽可能保持无杂质，使来自冷却剂活化造成的剂量率最小，这也有助于使污染最小。尽管这样，应监测与反应堆冷却剂接触的物项的污染水平。应采取措施，确保反应堆冷却剂不会泄漏及污染不会扩散。维持良好的冷却剂水化学条件还可以减小腐蚀，并使腐蚀产物的活化最小。采用过滤器和离子交换器等净化系统，从反应堆冷却剂中去除污染物。

中子束流孔道和类似的装置是直接照射的重要部位，因而应对其进行仔细的设计、屏蔽、控制和监测。中子束流孔道不用时，应适当地封闭和屏蔽。

2. 降低公众照射的防护措施

(1)厂址评价

研究堆厂址评价的主要安全目的是保护公众和环境免受放射性物质的正常释放和事故释放所引起的辐射。在评价研究堆厂址适宜性时，必须考虑下列因素：

①厂址所在区域可能发生的外部事件的影响；

②可能影响所释放的放射性物质向人体迁移的厂址特征及其环境的特征；

③与可能的应急措施和评价个人和群体风险有关的外围地带的人口密度、分布以及其他的特征；

④厂址中的其他核设施；

⑤厂址最终的热阱能力。

选择厂址时，要调查运行状态和事故工况下，可能受反应堆放射性释放的辐射后果影响的区域的环境特征。在分析所选厂址的适宜性时，应考虑新燃料、乏燃料及放射性废物的储存和运输问题。拟选地区厂址特征的特定要求：掌握放射性物质在大气中的弥散数据，评价释放的放射性物质在大气中可能的弥散规律。掌握放射性物质通过地表水的扩散数据，评价地表水污染对关键人群组的可能影响；掌握放射性物质通过地下水的扩散资料，评价地下水污染对关键人群的可能影响；了解人口分布现状和未来资料，在对厂址中放射性物质的释放对公众的可能影响进行评价时，应当利用人口分布资料；掌握所在地区土地利用和水的使用情况，评价拟建研究堆对厂址区域的可能影响；在研究堆调试之前，必要时确定厂址附近区域大气、水、土壤和生物中的环境放射性，以便能够连续评价研究堆对环境中放射性的影响。

(2)放射性废物管理

研究堆和临界装置在实验操作、维修、污染物项去污，乏燃料贮存池中水的更换、堆芯及其相连系统的溢出或泄漏，会产生放射性废物。这些废物逐渐累积，必须适当地收集和处理。研究堆和临界装置运行期间应尽量减少各种放射性废物的产生，并便于废物的处理和处置。落实研究堆设施中固体、气体放射性废物及其从设施中最终转移的管理措施。根据质量保证大纲的要求进行放射性排出流和放射性废物方面的所有活动。

(3)流出物排放控制

对于大多数研究堆，公众可达的区域离辐射源都足够远，能确保正常运行工况下公众所受的直接外照射剂量忽略不计。公众的剂量通常来源于反应堆及其相关设施放射性流出物的不同排放途径。公众的辐射照射方式有直接外照射、浸没外照射、食入内照射、吸入内照射或通过皮肤和伤口吸收的内照射。辐射防护的目标是确保有效控制公众的内照射和外照射以及向环境的排放，确保满足所有的监管要求，并确保进一步使运行实践最优化。

10.3 核燃料循环设施辐射防护

核燃料循环是指核燃料所经历的生产、加工、使用、储存、后处理以及放射性废物管理等一系列工艺过程的总称，本节仅涉及铀燃料循环，包括铀矿开采、铀矿选冶、铀转化、铀浓缩、核燃料元件制造、核反应堆运行和乏燃料后处理等，以及与上述活动有关的研究和开发活动。核燃料循环以反应堆为中心，划分为前段（核燃料进入反应堆之前）和后段（核燃料从反应堆卸出以后）。

10.3.1 铀矿开采和铀矿选冶的辐射防护

1. 铀矿开采和加工带来的辐射

铀矿冶设施是指具有一定规模的从事铀矿开采、选冶的设施，主要包括：铀矿生产、冶炼的实验设施和场所；铀矿山（露天矿、地下矿）场所；铀选矿厂和水冶厂；铀矿堆浸场地和地浸采铀井场；铀矿冶尾矿处理、贮存设施。在铀矿冶过程中，主要的放射性污染物有铀矿尘、α 气溶胶和氡及其子体,以氡及其子体为主,这些都是对工作人员产生辐射照射的重要因素。铀矿勘探开采和加工过程中,主要接触的是天然放射性核素铀、钍、镭、氡及氡子体等,虽然放射性水平不高,但是数量庞大。

2. 辐射防护目标

(1)剂量限值

①铀矿冶从业人员职业照射有效剂量限值连续 5 年的年平均值不应超过 20 mSv,任何一年不应超过 50 mSv。

②铀矿冶以及其他辐射实践累计所致公众年有效剂量限值不超过 1 mSv,特殊情况下,如果 5 个连续年的年平均有效剂量不超过 1 mSv,则某一单一年份的有效剂量可提高至 5 mSv。

(2)剂量约束值

铀矿冶营运单位应根据辐射防护最优化的原则制定其实践所致职业照射和公众照射的有效剂量约束值。

①一般情况下,职业照射的有效剂量约束值取连续 5 年的平均有效剂量不超过 15 mSv/a;

②特殊情况下,职业照射的有效剂量约束值可以大于 15 mSv/a,但不得超过 20 mSv/a;

③运行期公众照射的剂量约束值取连续 5 年的平均有效剂量不超过 0.5 mSv/a;

④退役与关闭后公众照射的剂量约束值不超过 0.3 mSv/a。

3. 铀矿开采期间的辐射防护

(1)铀矿开采期间氡及氡子体的防护

我国在铀矿开采初期,矿井主要采用通风稀释控制氡。到了 20 世纪 70 年代以后,由于氡及氡子体 α 潜能浓度控制标准更加严格,只靠加强通风稀释已不能满足要求,所以,人们又通过控制氡源来减少氡的析出和释放量。采取了综合降氡方法,主要有:通风降氡,根据氡及氡子体的总析出量和浓度设计通风量;密闭氡源,密闭废旧巷道和采空区;喷涂防氡保护层;控制入风流污染;排除矿坑水;正压通风;分区通风;清除堆积的铀矿石。

(2)常规铀矿井降氡方法

①铀矿降氡防护的原则。常规铀矿开采主要采用通风稀释控制氡,其通风量设计必须按排除矿井氡及氡子体进行计算。氡析出量和氡子体浓度增长与矿井通风状况密切相关,正压时氡析出量少,负压时氡析出量高。特别是岩矿体裂隙多的矿山、开采多年的老矿山,风压状态和风压分布对氡析出的影响非常大。因此密闭废旧巷道和采空区的通风,是降低氡及氡子体浓度的重要手段。

②铀矿通风防护要求。建立完善的通风系统。通风系统有进风井、回风井、坑口等,其间距应满足规程要求,且保证通风条件不受气象条件变化的干扰;通风机工作方式,即压入式或抽出式的选择要合理,使通风空间氡析出量尽可能低;有完整的通风网络,保证入风流不被污染;抽出式通风系统的有组织进风量不应小于总风量的 80%;合理的局部通风;有科学的通风构筑物,如主扇风硐、主扇扩散器、排风扩散塔、风桥、导风墙、风门、风幕、风窗等。

(3)原地爆破浸出矿井降氡方法

与常规铀矿井相比,原地爆破浸出法采铀的矿井中,由于矿体爆破,使积储在矿岩体和矿岩细微裂隙中的氡会突然释放出来,矿块粒度小、矿石量存量大、浸出后溶浸液中也溶解着大量的氡,因此原地爆破浸出矿井氡析出率比一般采矿过程高几倍至一个量级。通常采用如下措施,降低原地爆破浸出矿井中氡及其子体的浓度。

①改变氡的渗流和扩散方向。将原地爆破堆矿区矿房氧的渗流和扩散方向指向无人的井巷,并且最好直接排向地表,避免氡向井下有人作业区硐室的渗流和扩散。

②加强对矿井通风建(构)筑物的维护和管理,随时调整井下通风压力分布,使风流按最佳流向流动,尽可能避免高含氡风流进入有人工作区。

③减少入风污染,防止井下通风风流的老化。有条件时,尽可能采取分区通风,缩短风流在井下的停留时间,最大限度地减少氡子体的携带,防止风流老化。

④控制氡源,减少氡的产生量。密闭巷道的密闭墙的防氡效果与密闭质量有直接关系,气密性好的密闭墙,防氡效果可达80%以上。在必要的部位喷涂防氡保护层,对防氡密闭材料的要求是:具有较强的防渗透性、良好的附着性、较好的稳定性、材料无毒、经济性好和施工简便。防氡保护层可以有效地减少氡的析出达60%以上。混凝土水泥砂浆价格低廉,经验证明喷涂混凝土防氡层厚度在1~5 cm时,可以降低氧析出量78%~95%。

⑤加强对原地爆破采场的管理,尽可能使崩落矿石充分被浸出剂封闭,并用管道直接输送浸出液,尽量减少浸出原液的暴露面积。同时对浸出液积液池进行密闭,并对积液池采取必要的通风排氡措施,防止浸出原液和集液池的高浓度氡扩散到矿井大气。

⑥尽可能缩短工人在布液巷道的停留时间,以及控制工作人员在高氡浓度区作业和停留,减少工人的受照时间。建议在原地爆破浸出矿井中采用压入式通风降氡,可有效减少氡的析出量。

4. 铀矿水冶设施的辐射防护

铀矿选矿、破碎、磨矿、浸出、离子交换或萃取、沉淀等加工过程,均是在铀矿选冶厂进行加工的,因此必须对上述过程采取系统、全面的防护措施。

(1)选冶加工的总体防护

铀选冶厂生产过程的前一段的主要危害来自铀矿尘、氡气、γ外照射;后一段的主要危害来自铀化合物,放射性表面污染和各种酸、碱蒸气。根据水冶厂不同工作岗位的特点,分别采取各自有效的防护技术措施。

在选冶前一段的矿石准备阶段,如对于矿石仓库和给料机岗位、选矿岗位,要加强密闭抽风,防止氡、铀矿尘、α气溶胶泄漏到车间,保证车间内空气质量要求。对于矿石破碎、振动筛分、选矿、磨矿岗位,要做好密闭抽风、除尘净化工作,并注意减振和防噪声工作。

在水冶后一段的浸出部分,如对于浸出、固液分离岗位,要做好局部通风和整体通风,控制和降低氡、α气溶胶、酸碱气对车间的污染,同时应做好表面污染的去污工作。在水冶后一段的纯化部分,如对于离子交换、淋洗、萃取、反萃取、过滤、压滤岗位,要注意车间通风,控制α气溶胶、酸碱气及有机物对空气的污染。同时应做好表面污染去污工作。

地浸采铀主要地浸液抽出地面后氡的释放,主要集中在集液池和水冶车间,防止集液池中氡向周边扩散,影响工作人员的职业健康:一是要按照 GB 23727—2020 中的要求,将集液池进行密闭,将大量的氡"憋"在集液池中进行衰变;二是做好集液池的选址工作,远离公众和工作人员较集中的地方。同时要做好水冶车间的通风工作,减少车间中氡的浓度。

(2)选冶加工的防尘措施

密闭铀矿尘源的目的是将粉尘限制在一个极小的局部范围内,使其不污染作业环境的空气,并为通风除尘创造条件。密闭要根据产生粉尘的具体情况设计,可采用局部密闭、整体密闭和大体积密闭的形式。密闭要保证设备内部有良好的通风,保持负压,防止粉尘外逸和抽出含尘气体。由于破碎,矿石的比表面积剧增,短时间内产生大量矿尘,单靠密闭和通风难以达到防护标准要求,必须配合洒水,实行湿法作业,才能达到规定的标准。铀矿物料一般加湿到 7%~12%较为适宜。此外,还应加强对排尘的净化,最大限度地控制向外界环境排放有毒有害物质,减少对环境的污染,保护公众安全。

(3)选冶厂的降氡和防 α 气溶胶措施

选冶厂的矿仓、给矿、输送、破碎、筛分、磨矿、浸出等岗位都是氡析出和释放较高的地方,主要采取通风排氡措施。铀纯化系统的煅烧、冷却、称量、包装岗位是产生高活性氧化铀微尘的干法作业场所。因此,必须对煅烧、冷却炉进行密封,特别是对进出口部位进行严格密封,并应在每次投料前进行气密性检查,防止炉内铀微尘外逸。

为了保证上述岗位和大厅空气中铀微尘和 α 放射性气溶胶不超过规定的限值,还应在煅烧炉和冷却炉的进出料口加设密闭通风装置。其密闭方法是在炉头和炉尾加装密闭罩,在冷却包装小室的门缝进行密闭,并应在密闭罩和冷却包装小室进行通风抽气,保持负压,防止铀微尘和 α 放射性气溶胶外逸。铀纯化厂是将煅烧及冷却岗位和控制区隔离。同时必须对抽出的废气进行净化过滤,回收排风中的铀微尘。由于种种条件的限制,不可能对所有的设备和设施进行完全妥善的密闭。为了保证作业人员的安全和健康,改善整个车间的操作环境,必须对车间进行全面换气。

(4)表面放射性污染的控制

铀选冶生产过程中可能会造成人体、工作服、设备、墙壁和地面放射性污染。在浸出以前的各工序的表面污染主要是铀矿尘、α 气溶胶、氡子体的附着,基本属于物理接触,易清洗和去污。浸出以后的各工序,由于各种铀化学物料的化学作用,造成表面化学反应或料液渗入,使得去污较为困难。

铀矿冶工作人员在工作前必须穿戴好工作服和劳动保护用品,工作结束后应在卫生通过间进行淋浴。淋浴后体表放射性污染的去污率一般可达 85%以上。污染的工作服应在专用洗衣房进行洗涤去污。

放射性表面污染去污处理的难易与材料的种类、结构、性质有关。因此在铀选冶厂中,应根据放射性污染的种类、性质和水平,采用不同建筑材料。如在浸出、纯化等岗位应选用去污性能较好的建筑材料(如瓷砖等),以利于表面污染的去污处理。

(5)铀选冶厂的 β、γ 防护

加工过程中的铀品位不高时,其 γ 射线外照射剂量一般不会超过国家标准。只有在铀品位大于 1.0%时才应考虑 γ 射线外照射防护问题。因此在加工处理极高品位的铀矿石时，必须注意 γ 防护问题。如加强和提高工艺过程的机械化、自动化水平，减少人员的直接接触。

铀矿石加工过程中，矿石基本都是在设备中进行加工处理，β 辐射的危害可以不必多虑。β 辐射危害主要存在于铀水冶加工的后半部工序，β 射线强度与放射性物质的总量没有绝对关系，只与暴露面积有关。在黄饼生产岗位 β 粒子通量可达 80β/(cm^2 · s)，煅烧和结晶工段可达 100β/(cm^2 · s)。在无屏蔽情况下，如在各种工艺槽、塔、罐内部检修时，β 粒子通量可高达 4 800β/(cm^2 · s)，可对眼晶体造成危害。因此在进行各种工艺槽、塔、罐内部检修时，应戴防护眼镜，防止 β 射线对眼晶体的损伤。

10.3.2 铀转化和铀浓缩设施的辐射防护

1. 概述

铀加工设施包括铀转化、铀浓缩和铀燃料元件制造设施。从铀水冶厂得到的精制天然纯化铀，或从后处理厂来的回收铀(通称堆后铀)通常是铀的氧化物形态，经过铀转化厂处理将其转化为 UF_6，再经铀浓缩厂进行铀同位素分离生产出各种 ^{235}U 富集度的 UF_6，最后经过铀燃料元件制造厂将低浓 UF_6 制成核动力堆或其他类型反应堆用的燃料元件；将高浓 UF_6 制成高通量堆、快中子堆用的燃料元件；重水堆的燃料元件一般由精制天然铀或用等效天然铀直接加工而成。在上述铀转化、铀浓缩和燃料元件制造生产环节，对铀进行化学的、物理的或机械的加工，因此，对于各种铀加工操作，都要进行辐射防护。

2. 铀加工过程中的辐射

在铀转化和铀浓缩生产过程中，主要危害因素是吸入铀化合物引起内照射，其次是 β、γ 引起的外照射。在动力堆铀燃料元件加工设施生产过程中，操作物料主要是低浓铀，内照射和外照射总体上各占一半。铀及其化合物不仅引起辐射照射，还具有化学毒性。

铀浓缩厂主要工作物质是 UF_6，主要污染物是铀及其氟化物。

UF_6 的化学性质较活泼，可与水和有机物等发生反应，具有较强的化学毒性。UF_6 落到皮肤上会起泡发痒，能刺激眼睛，腐蚀上呼吸道，大量吸入可引起肺水肿。UF_6 在空气中遇水能形成氢氟酸微滴而发烟，氟化氢对人体的呼吸系统和黏膜有较强的刺激和腐蚀作用。UF_6 除对人体有化学毒性以外，还具有 α 辐射并伴有铀衰变系列的 β 辐射和少量的 γ 辐射，对 UF_6 的辐射防护应主要防止将其吸入体内，造成内照射。

放射性污染物释放的主要途径有：主工艺系统正常运行中容器、工艺台架、部件和管道拆装过程中少量 UF_6 工作物料的泄漏；容器、阀门等工艺设备清洗检修过程中的 UF_6 的释放；异常情况下可能产生的少量 UF_6 泄漏等。现场污染因素主要表现为：含有各类化合物的放射性气溶胶，以 α 辐射为主的放射性表面污染，个别场所的 β 外照射，放射性废液和少量固体放射性废物。

(1)气载污染

铀浓缩正常生产过程中，铀同位素分离器处于密闭、负压状态，造成气载放射性污染有限。在设备检修、料瓶拆装、容器清洗以及铀化工回收等某些开放式操作中，有可能使 UF_6 或其他铀化合物释放，造成空气污染。铀转化和燃料元件加工过程中，氟化铀酰气溶胶、四氟化铀、氧化铀的微粒进入空气，也会造成气载放射性污染。

（2）β、γ外照射

在铀浓缩厂，UF_6 供料系统（容器、过滤器、供料干管及供料点）和铀转化厂的 UF_6 生产系统（氟化炉、除尘器和渣罐等）积累了大量的铀子体 UX1 和 UX2，具有较强的 β、γ 放射性。当容器中的 UF_6 气体输送到分离器级联时，这些铀子体就积聚在料瓶底部或沉积在干管和设备的壁上。图 10.3 为铀转化厂主要工艺路线。

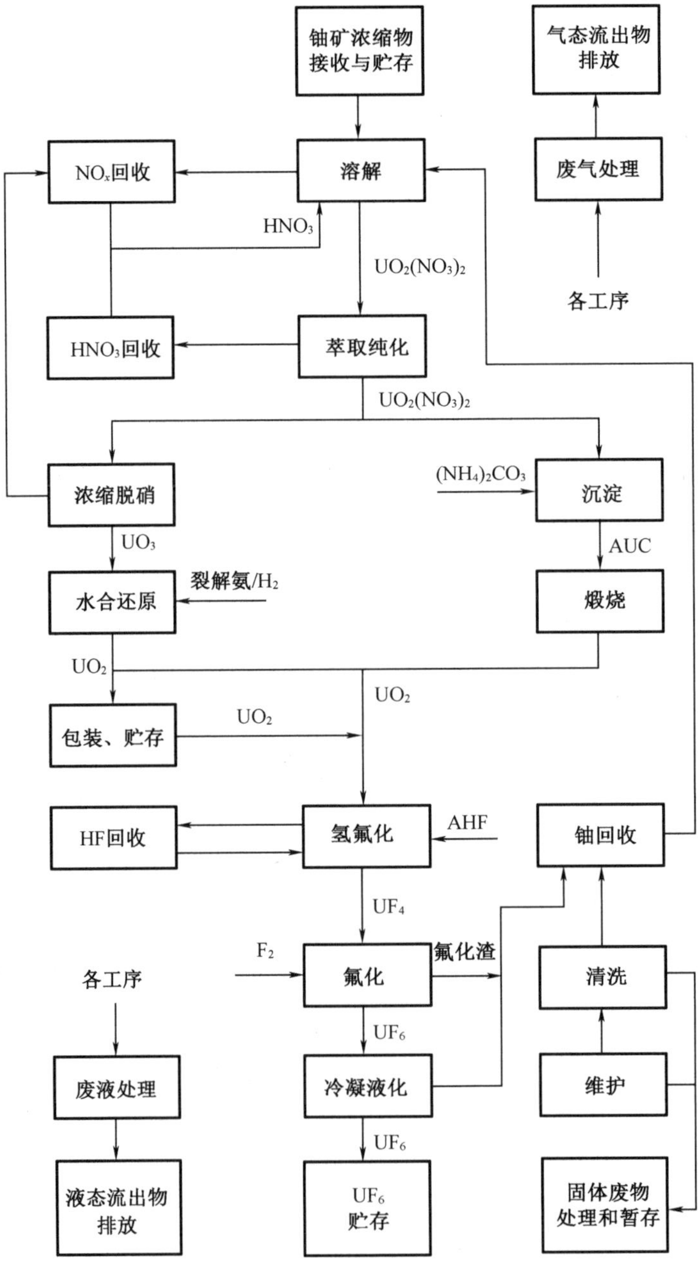

图 10.3　铀转化厂主要工艺路线

在铀转化的氟化反应炉内,将四氟化铀转化为六氟化铀时,铀子体钍(^{234}Th)转化为氟化钍。氟化钍在氟化反应温度下具有挥发性,随后在工艺设备壁上冷凝,可使密闭设备周围的γ照射量率显著升高。在维修系统敞开的情况下,β、γ剂量率更高。铀提取精制后放置的时间越长,UX1与母体越接近平衡(钍越多);UF越纯氟化越有效(氟化钍越多)这两种因素使氟化反应炉周围的剂量率增高。当使用回收铀时,物料中夹带的微量裂变产物和超铀元素将与铀子体一起积存在氟化反应炉渣罐和铀浓缩供料干管中。图10.4为铀浓缩厂主要工艺路线。

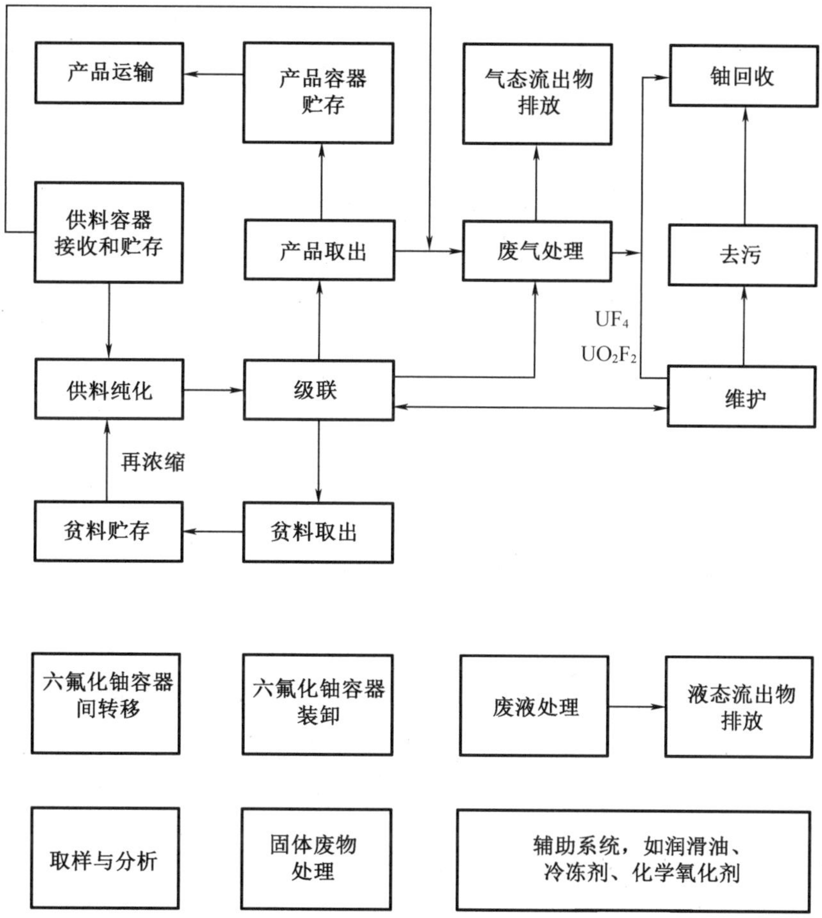

图10.4 铀浓缩厂主要工艺路线

(3)UF_6泄漏

元件加工厂用UF_6作原料,无论干法还是湿法生产UO_2粉末,在正常生产之前,设备系统进行密封压力试验,在300 kPa的压力下,泄漏率$<1\%$,因此在正常生产情况下,一般不会产生UF_6的明显泄漏。在生产过程中,只有在加热温度失控,或设备有缺陷(特别是阀门与管道连接处)又缺乏及时维修的情况下,会发生UF_6不同程度的泄漏。在发生少量泄漏污染操作场所时,操作人员采取适当措施,防止事态扩大。在发生大量泄漏事故时,不仅污染操作场所,还可能污染环境,操作人员必须按预定应急方案撤离。在铀转化和铀浓缩和燃

料元件加工生产过程中，凡操作 UF_6 的岗位都存在 UF_6 泄漏的风险。

3. 辐射防护措施

(1)加强管理

①营运单位建立辐射防护组织机构。对设施的设计、建造、运行和退役期间的辐射防护进行全面的安全监督和管理。

②设施的设计、建造、运行和退役期间都要制定完善的辐射防护大纲，并有效执行。

③对从事与电离辐射有关的所有工作人员进行辐射防护培训再培训，并考核合格后上岗。对从事与辐射相关的特殊作业人员，进行特殊培训；对于从事辐射风险较高工作的人员，不仅进行专项培训，还要进行模拟演练。

④加强设施运行和维修管理，建立完善的规章制度，制定事故处理规程和应急预案。在事故发生时能够及时应对和处理。

(2)放射性污染控制

降低工作场所铀气溶胶浓度，防止铀气溶胶的扩散，控制放射性污染。

①区域布置。对放射性工作区域、非放射性工作区域及其不同污染水平的区域采用小室、密封罩、排风罩的方法分开布置；各厂房分别设有人流和物流路线和进出口，防止交叉污染。

②设备布置。工艺设备的布置，按工艺流程的顺序和可能造成放射性污染程度的不同，在厂房内分区集中布置，以减少区域之间的相互污染，放射性污染较严重的设备布置在排风侧。

③多重密闭。设计多重密闭屏障，直接接触放射性物料的工艺设备、管道是第一道密闭屏障，这些设备、管道均选用耐腐蚀的材料，并防止泄漏；手套箱、通风柜及其排风净化系统是第二道密闭屏障，在箱、室内保持一定的负压，保证气流定向流动；厂房构筑物是第三道密闭屏障，构筑物包容功能主要靠维持一定的负压(10~20 Pa)来实现。

④通风。厂房设有全面排风和设备的局部排风及其净化系统，合理组织气流。

⑤监测。所有辐射工作场所进行常规监测，包括工作场所空气中的 α 放射性浓度、γ 辐射水平、表面污染水平。对于受照剂量比较大的操作，如停产设备检修、事件和事故的处理，进行特殊监测。

⑥维护与去污。定期检查设备的密封性，发现问题及时维修。对于放射性污染，应及时去污、清理。

(3)污染与辐射水平控制

①维修。主工艺维修工作主要指对分离设备(扩散机或离心机)、容器、阀门和管道等工艺设备清洗检修，分为计划检修、临时检修和事故状态下的临时性抢修。为保证检修人员的身体健康，应制定严格的防护措施和规定，其主要内容如下：

a. 对各类主工艺设备、仪器、管道，在检修前要由专人用氮气对其内腔进行吹洗、置换，排除内腔中的 UF_6 工作气体或其他有害气体。吹洗后的内腔气体由防护监测人员取样分析，合格方可进行检修工作。

b. 对检修工作场所的通排风，均有一定的要求和规定。

c. 检修工作人员要佩戴一定的个人防护用品。

d. 每次检修时，防护监测人员要跟班对现场空气的污染情况进行取样监测。对检修人员尿铀定期进行监测。

e. 检修完成后，要有专人清洗现场。检修过程中产生的废液和放射性固体废物分类放入专用容器。现场检修后的设备、地面经去污并由防护监测人员测量合格后，方可交使用单位接收。

②去污。正常情况下每天定时对地面和设备管道进行清扫。在设备检修后，剂量防护人员要对检修现场进行监测。当发现有污染超标时，须进行去污清洗。

4. 辐射监测与评价

必须设置专门的机构进行剂量监测和辐射安全监测。剂量监测应主要考虑以下几个方面。

①放射性工作场所监测，包括放射性气溶胶，α/β 表面污染，β、γ 辐射场；

②放射性工作人员个人剂量监测；

③工作人员手脚沾污监测；

④厂区、居民区及对照点的监测：定期对空气中的气溶胶放射性物质和其他有害物质进行监测，定期监测液态、气态排出流中放射性物质的浓度和流量等。

10.3.3　燃料元件制造过程中的辐射防护

在铀燃料元件现代化制造厂，从 UF_6 生产 UO_2 粉末，从 UO_2 粉末生产 UO_2 陶瓷体芯块，然后再装配成燃料棒，这些铀化工、冶金、机械加工过程，主要操作都在密闭条件下进行。但在固体粉末加料、出料、处理熔渣、清除炉底、芯块压制、车削、芯块装管和各种检修工作中，铀屑、铀尘和气溶胶是主要危害来源。

燃料元件加工厂曾发生 UF_6 泄漏事件或事故，主要发生在 UF_6 的气化岗位。泄漏的主要原因是阀门或法兰的密封圈磨损，管道腐蚀，操作人员误操作等。为了防止 UF_6 泄漏，通常的措施有：严格控制 UF_6 气化的温度；设有电导率或 pH 值的连续监测，一旦出现气化罐泄漏能及时发出报警，提醒操作人员采取相关措施；加强操作人员的业务和安全文化的培训，减少误操作；采用可靠的系统部件，并定期进行维修保养；等。

10.3.4　后处理设施的辐射防护

1. 概述

经反应堆辐照过的核燃料称为乏燃料，乏燃料有极强的放射性，由于乏燃料后处理厂加工处理的对象是经过解体的强放射性乏燃料，它们含有未裂变的铀-235、新产生的易裂变材料钚-239、未被转换的核材料铀-238、镎-237，以及裂变产物锶-90、铯-137 等，它们产生极强的 β、γ 射线和中子辐射，含有碘-129、氪-85 等放射性核素的废气以及高、中放废液等。这些均是需要严加控制的对象，因此，辐射防护是后处理厂的重点工作之一。后处理厂辐射防护设计的主要内容为辐射安全、辐射屏蔽和辐射剂量监测。

2. 后处理工艺流程简介

后处理厂辐射源的空间分布与工艺流程、厂房布置的关系非常密切。乏燃料芯块未经剪切、溶解前，其放射性组分一般只随冷却时间而变化；但在芯块溶解后，各核素在处理过程中的去向主要由工艺流程和操作条件决定。因此，不同工艺设备内放射性核素的组分可能相差悬殊。在正常运行情况下，全部放射性物质均处于密封容器或管道内，逸出的可能性很小，只有废气及低放废液经过净化符合排放控制值才排入环境。

后处理厂产生的放射性物质绝大部分集中在高、中放废液和固体废物内，且主要集中在高放废液中，因此高放废液贮存、浓缩和玻璃固化车间辐射水平极强。主工艺厂房各工序物料的 γ 辐射水平可以大致分为高、中、低三类。

①高辐射水平的岗位，如剪切、溶解、共去污、高放废液浓缩和玻璃固化、高放固体废物贮存；

②中等辐射水平的岗位，如中放废液处理、铀净化、钚净化；

③低辐射水平的岗位，如溶剂再生、低放废液处理、铀和钚的尾端处理等。

钚生产线 α 放射性活度最高，在共去污、铀钚分离后（即钚与铀、裂变产物分离），钚被进一步净化并逐渐浓集，钚污染空气的潜在危险也随之增加。在生产工艺条件异常时，工艺系统内的放射性物料可能重新分布。如果工艺设备或防护措施损坏，可使局部辐射水平升高，使空气受到污染。

3. 辐射源的分布

凡外照射水平较高的设备、仪表、管道、试样、产品、废物等均应设置足够的屏蔽层，将其辐射水平降低至规定水平以下。后处理厂中需要屏蔽的主要是 γ 辐射、中子辐射。

（1）辐射源

后处理厂的各种放射性核素均来自乏燃料元件，辐射时间越长，燃耗越深，元件内积累的裂变产物和超铀核素越多；随着冷却时间增加，半衰期短的核素将越来越少，半衰期长的核素所占的比例逐渐增加。送到后处理厂的乏燃料元件，一般冷却 5 年以上，其中需要考虑的放射性裂变产物约有三四十种。

（2）γ 辐射

裂变产物是 γ 辐射的主要来源，乏燃料未经剪切、溶解前，裂变产物的组分只随冷却时间变化；元件芯块经溶解后，各核素在处理过程中的去向则主要由工艺流程和操作条件决定。因此不同工艺设备内放射性核素的组分可能相差悬殊。冷却 100～300 天时，Zr、Nb 等核素起主要作用，冷却 3 年以后，Cs 对总 γ 放射性活度的贡献最大。燃料组件的结构材料经反应堆辐射后，也会因活化反应产生很强的 γ 辐射。

（3）中子辐射

后处理厂的中子辐射主要是由重核自发裂变产生中子，以及自发裂变产生的 α 粒子与轻核发生（α，n）反应时产生的。乏燃料的燃耗越深，所含超铀元素越多，α 放射性增强，则中子发射率也越高。在 Purex 流程中，产生（α，n）反应的主要靶核是氧和碳。在乏燃料中，对中子辐射贡献最大的核素是 ^{244}Cm、^{246}Cm、^{238}Pu、^{240}Pu 和 ^{242}Pu（图 10.5）。

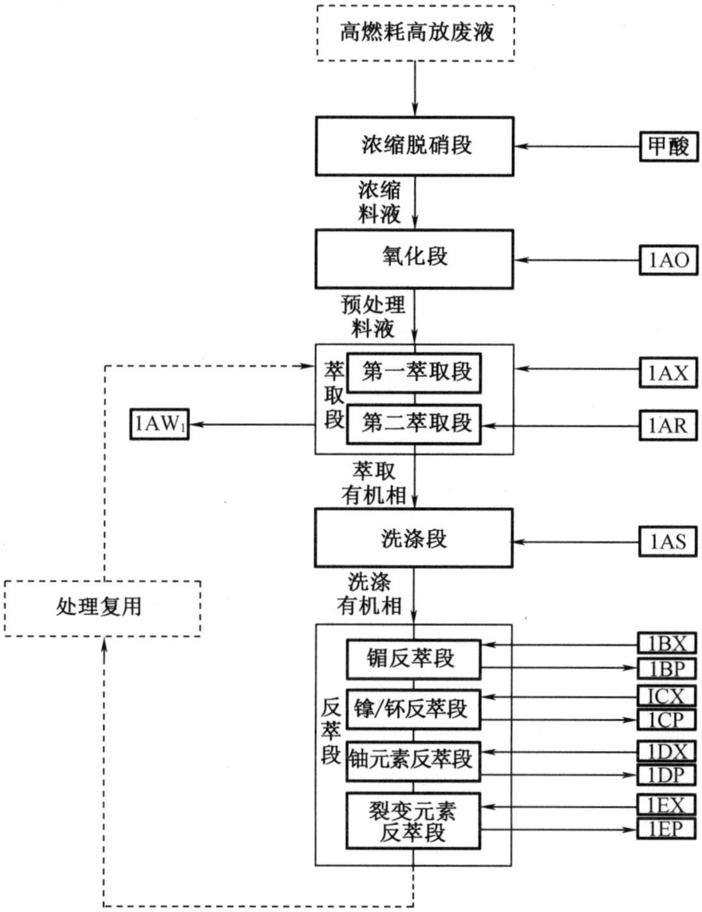

图 10.5 乏燃料后处理的 Purex 流程

(4)辐射源的分布和特点

后处理厂的放射性物质大部分集中在首端。共去污循环及其前段 γ 辐射水平和中子辐射水平均很高,共去污循环之后则迅速降低,绝大部分裂变产物进入高放废液。铀线的中子辐射可忽略,钚线的中子辐射则必须加以考虑。

后处理厂的辐射源具有以下特点:

①工艺设备和管道内的最大放射性活度会随工艺参数的变换而波动,可能对后续工序产生影响。

②放射性物质在处理过程中会在净化、过滤设备内积累。

③放射性物质吸附在器壁上会使辐射水平升高。

④放射性物质可能在局部沉积而产生辐射水平很高的“热点”。

⑤放射性雾滴的夹带和冷凝会使排气管道的辐射水平显著升高。

⑥在设备产生故障或误操作情况下,放射性物质可能进入与其相连的非放射性管道。

⑦含钚量越多,中子辐射越强。

计算屏蔽层厚度时,必须充分考虑上述特点并对辐射源加以修正。

(5)事故情况下的辐射危险

由于操作失误或厂房内某些设备失效而引起的事故,如设备密封破坏、管道泄漏、工艺过滤器效率下降,会使工艺系统内的气体进入设备室,或是少量物料散落、滴漏、喷溅在设备室内,会增加放射性物质向环境的释放。对环境影响较大的都是偶然发生的重大事故。应对工厂进行周密设计和对运行进行严格管理,力求使重大事故的发生概率降低到非常小。后处理厂可能发生的重大事故:

①乏燃料组件跌落。由于起重设备失灵或操作错误,整个组件中的燃料棒可能在吊运过程中摔破。包壳破裂后,其中的气态裂变产物^{85}Kr、^{129}I会经烟囱大量释放排入大气。

②将冷却时间短的乏燃料误投入溶解器溶解。冷却时间短的乏燃料内所含挥发性和短寿命核素的数量远高于冷却时间长的乏燃料。例如,燃耗为 40 000 MWd/t,比功率 40 MW/t 的低浓铀元件,每吨铀所含的^{131}I、^{131}Xe和^{133}Xe,冷却 90 天时比冷却 150 天时多数十倍到数千倍。美国萨凡那河后处理厂曾经发生一次误投料事故,四天内大约 5.66 TBq 的放射性碘由烟囱排入环境。

③蒸发器“红油”爆炸。料液中夹带的有机溶剂及其降解产物能在蒸发过程中硝化。此硝化产物呈红色,称为“红油”,积累到一定数量且温度超过 130 ℃时能引起剧烈分解反应而爆炸。爆炸将使蒸发器损坏,蒸浓液会流到设备室内,其气溶胶和爆炸时产生的放射性气体、雾滴,经排风系统排入环境。

④硝酸钚贮罐氢爆炸。硝酸钚水溶液受 α 射线辐照产生氢气。如果氢气积累到一定数量并遇明火,将引起爆炸。爆炸可使贮罐损坏,并释放大量含钚气溶胶。

⑤高放废液玻璃固化煅烧器爆炸。一旦出现这种事故,设备室内将充满含固体微粒的气溶胶,在处理事故过程中,部分强放射性物质会进入环境。

⑥碘吸收塔爆炸。工艺过程中叠氮酸(HN_3)与碘吸附塔内的银反应生成不稳定的 AgN_3 能自行催化分解,引起爆炸。部分放射性碘会由破裂的设备、管道进入设备室,经排风系统排至厂外。汉福特后处理厂曾经发生过这种事故。

⑦处理废有机溶剂的离子交换柱爆炸并着火。有机溶剂用碳酸钠洗涤,为了提高复用溶剂的性能,用离子交换柱处理溶剂。核化工厂曾多次发生阴离子交换树脂着火、爆炸事故。其原因主要是阴离子交换树脂与硝酸接触,形成易燃、易爆的硝化产物,反应热及衰变热可使其着火、爆炸。

⑧共去污萃取柱溶剂着火。在设备泄漏、有机溶剂蒸气被偶然出现的明火点着时,将使放射性核素气化,燃烧气体夹带的油烟及其他颗粒状的气溶胶都是气载污染源。

⑨锆包壳着火。锆屑能够自燃,废锆包壳在运输贮存过程中可能引起着火。锆包壳内平均含低于 0.1%的原始芯料、大约 15%的氚及一些寿命较长的活化产物。锆包壳燃烧时,氚、氪、氙、碘等极易进入环境。

⑩贮存料液的设备内发生临界事故。料液中含有易裂变核素,由于操作失误或其他原因引起自持链式裂变反应,发生临界事故。一旦这种事故发生,在裂变峰产生的压力可能使密封破坏,气态裂变产物将进入设备室,由烟囱排入环境。

4. 辐射防护措施

(1)辐射防护大纲

辐射防护大纲应考虑源的积累和多样性、后处理设施的规模和复杂性。运行阶段辐射防护大纲应包括监测相关设备或房间辐射状态变化的规定,如涉及对流出物监测或环境辐射监测的规定。应由经过培训的人员对工作场所进行定期、例行监测,并尽可能地对整个后处理设施现场开展定期工作场所监测。应特别注意记录、标识或张贴、评价和报告异常辐射水平或异常情况。工作场所监测的频率应与区域辐射或污染的相对风险相关。辐射防护人员应根据易识别的边界,考虑制定对每个设施区域的监测频率。辐射防护人员应当参与到与运行管理相关的辐射防护最优化要求的决策过程中。

(2)辐射防护的设计要求

辐射防护设计的目的是通过单独或组合使用下列措施,使剂量低于国家相关法规和标准中规定的限值:

①通过工艺控制和管理,以及去污或清洗,尽可能限制运行与维修期间辐射源项;

②采用适当屏蔽措施屏蔽辐射源;

③通过合理设计工作位置或采用远程控制操作等增加辐射源与工作人员之间的距离;

④限制人员受照时间和受照人数;

⑤对进入有外照射风险的区域进行控制;

⑥采用个人辐射防护设备,如躯干屏蔽与器官屏蔽,设计上应将在正常运行条件下需要个人防护设备的数量降至最低。

安装在高放热室内的设备,应考虑其维修需求,包括检验、检查和测试等活动,尤其应关注全寿期内的辐射水平和污染水平。

①对于高放射性单元的机械和电气部件,其设备的设计和布局应允许实现远程维修,例如利用“主-从”机械手。

②应根据工艺需求、液体放射性和液体物理特性等选择输送设备,设计上应首选免维修输送设备,例如空气提升、压空喷射器、蒸汽喷射泵等。如果采用机械设备,如泵和阀,应设计成可远程维修或更换。

设计和安全评价计算时所使用的放射性物质存量应考虑放射性物料及其衰变子体在设备和管道内的沉积,例如管道(含高放物料的部分)和手套箱内放射性材料颗粒与结垢等。后处理设施的工艺控制依赖于样品分析数据。为了尽量减少职业照射,对于取样装置、通往实验室的样品传输网络和实验室分析,应优先考虑采用自动和远程操作。依据相关法规和安全评价,辐射防护监测系统应主要包括以下内容:

①工作场所固定式光子与中子辐射监测设备和仪表,以及工作场所固定式气溶胶监测设备和仪表;

②工作场所移动式光子与中子辐射监测设备和仪表,移动式气溶胶监测设备和仪表以及空气采样器;

③与辐射类型相匹配的工作人员个人剂量计。

(3)屏蔽

屏蔽是降低外照射的主要手段之一。对于 γ 辐射水平较高的设备、仪表、管道等均应设置足够的屏蔽层,将辐射水平降到规定限值以下。对于屏蔽计算应充分考虑化工系统的特点:由于工艺参数波动,分离、净化效率下降,大量放射性裂变产物可能向后续工序转移;处理过程中,裂变产物可能在局部积累;放射性雾滴的夹带和吸附会使所有工艺排气管道(如真空、压空、鼓泡管道)的辐射水平升高;对放射性设备、管道、阀门进行屏蔽设计时,考虑吸附系数应留有一定的裕度;在可能发生临界事故的地点,其屏蔽厚度应按临界事故考虑;要考虑一旦发生设备故障或人员误操作时与放射性设备相连的非放射性管道被污染的可能性。

(4)密闭和通风

放射性物质的包容是后处理厂的基本安全功能之一,包容放射性物质通过密封来实现。放射性物质的毒性越高、活度浓度越大,则潜在的危害越大,对密封的要求也就越严格。密闭是操作开放源时防止放射性物质弥散的主要手段。放射性越强,毒性越高,危害越大,则对密闭的要求越严。后处理厂通常采取三级密闭措施。

①对直接与高、中放溶液,气体,物料接触的工艺设备和管道采取第一级密闭措施。这些设备和管道应耐腐蚀、不泄漏、不需要维修或很容易维修;维修困难的应考虑备用设备和管道。尽可能用焊接方式连接,对焊缝和接头要进行严格检验以保证质量。

②对手套箱、工作箱、取样柜、热室、设备室采取第二级密闭措施。它们与外界相通的门窗、孔洞、缝隙、套管、接头等必须进行密封处理。密封材料应能耐腐蚀、抗辐照,且不易老化。箱室内部要保持一定的负压;有爆炸危险时应能承受事故产生的压力,防止放射性物质泄漏。

④对建筑物采取第三级密闭措施。高、中放厂房应为密闭型建筑,能将事故或其他原因泄漏出来放射性物质包容在内。

(5)设备、材料选择

事故及事故处理是导致大剂量照射的主要原因,因此设计时必须选用结构简单、操作维修简便、故障发生率很低的设备和仪表,以减少维修带来的不必要照射。选择简单、可靠的工艺设备和仪表,对减少维修时间、降低事故发生率都有非常重要的意义。结构复杂的设备需要经常维修,有运动部件的设备容易磨损。泵、阀在后处理厂维修工作量最大。因此,在强辐射区内应尽量不用或少用这类设备。

测量放射性介质的流量、液位、温度、压力等参数的检测仪表,其探测部件通常应装在人员不易接近的地方。为了减少维修人员受照剂量,与放射性介质接触的部分要求简单、可靠,最好能长期运行而不需要维修,或者能在有防护的情况下快速更换和校准。所选材料除满足工艺要求外,要着重考虑其耐腐蚀性、易去污性和辐照稳定性,以免在强照射下材料性能下降或产生有害的辐解产物、缩短使用寿命。

(6)去污

在后处理生产中,由于腐蚀、磨损、老化及辐射损伤等原因,设备、仪表、管件等需定期检修或更换。检修去污分离循环前的高、中放系统的设备(如元件运输容器、剪切机、溶解器、蒸发器及相应的泵、阀等)时,外照射是主要危害。检修钚线和铀线的设备时,空气污染和表面污染严重,内照射是主要危险。

①系统存在不便去污的因素。设备室内的辐射水平很高,除了使用遥控设备远距离进行检修外,还必须将工艺设备内的溶液全部倒空,经过去污清洗,使辐射水平、气溶胶降到操作人员能够靠近的水平,才能直接检修。对于料液放射性浓度很高的工艺设备,内部倒空后再经过清洗,辐射水平可降 2 至 3 个量级。对于料液放射性浓度较低的设备,倒空后,其表面的辐射水平下降比例不多,注满清水,也只能比原来低一半左右。因此,必须采用有效的去污方法,反复进行清洗。

②沉积物产生的"热"点,也会使局部的辐射水平很高。在这种情况下直接检修,应采取临时屏蔽措施。有时由于操作受到所处位置和操作要求的限制,造成局部受照剂量可能很高,检修时的剂量控制应将这些情况考虑在内。

③拆开裂变产物污染的工艺设备和管道的维修,还会受到 β 粒子的直接照射。在操作距离很近(例如 10 cm 内)时,裂变产物的 β 剂量率比 γ 剂量率高 2~3 个量级。因为 β 粒子在人体组织中的射程较短,表层组织所受 β 剂量最大,容易引起烧伤,需要特别关注及防护。

④对于可能有易燃易爆物质、化学有毒物质积累的设备维修,存在燃爆和中毒的危险。

若有易燃、易爆物质(如氢、氨、煤油及有机溶剂),检修又需用切割、焊接,应事先分析易燃、易爆物质的含量

在 Purex 流程中,可能有叠氮酸和叠氮酸盐。叠氮酸盐若沉积在不常开关的阀门、管道内,检修时一旦受到撞击,将可能会发生爆炸。此外,检修某些设备时存在其他化学中毒的危险,必须采取针对性措施减少对操作人员的危害。

(7)事故预防及检修

①事故预防。实践证明,正常运行时,工作人员所受的职业照射较小,但在事故和去污检修期间,接受的照射剂量较大。预防事故的发生、做好去污检修时的防护,对降低工作人员的职业照射,减轻环境污染,都有重要意义。引起事故的原因有设计不完善、人为因素(如不遵守操作规程、操作失误等)和设备缺陷(如设备磨损、腐蚀,密封材料老化或因辐射损伤而失效等)。为了防止事故的发生:

a. 加强辐射防护管理,建立健全规章制度,完善各项操作规程,对参加放射性操作人员实行培训和再培训,使他们掌握防护知识和技术,提高遵守安全操作规程的自觉性,及处理意外事件和事故的应变能力。

b. 在良好的设计和选择可靠设备的基础上,加强对设备的检查和维修,消除事故隐患。要特别注意检查容易磨损、腐蚀、老化的设备、仪表、部件和密封材料,发现问题及时修复与更换。

②检修。直接检修放射性设备、仪表和管道,容易受到较高的照射,应尽量采取远距离操作机具(如自动切管机、自动焊接机)和检修用防护容器(如检修泵、阀、仪表及更换过滤器用的各种防护容器)。正常检修前,要有充分的时间制定检修方案、准备检修工具和防护器材、配备技术力量。

检修方案(包括相应的防护措施)遵循辐射防护最优化原则,必须经有关领导批准,以

确保检修工作的顺利进行，使检修人员个人和集体所受照射剂量达到尽可能低的水平。

凡在辐射水平较高的地方检修或需破坏原来的密封状态进行操作时，应先将内部的物料排空，再去污清洗，使检修地点的辐射水平低于规定限值。反复清洗后若外辐射水平仍较高，则应限制每个检修人员的作业时间，必要时人员可以轮换。对局部辐射水平很高的部位应设有临时屏蔽。在β辐射水平较高的地方检修，应佩戴面罩或用特殊工具操作，严禁手部（即使戴乳胶手套）或身体其他部位与严重污染了的物品、工具和废物接触。检修人员应避免在污染源的下风向操作，以防受到严重污染。

事故情况下的紧急抢修，必须按预定方案有组织地进行。紧急检修的工作条件一般比较恶劣。如果场地狭窄，辐射水平较高，可能还有酸、碱和其他不安全因素。一定要准备两个以上的检修方案，做好模拟训练，尽量缩短受照时间。

检修前应对工作场所辐射水平和空气污染程度进行系统、周密监测，还要对易燃、易爆和有毒物质的含量进行分析、测定。实行检修任务书制度，保证安全检修。特别注意防范有毒物质（肼及水合肼），易燃易爆物质（氢气、锆屑、溶剂硝化产物、过氧化氢、亚硝酸钠、叠氮酸和叠氮酸盐、煤油、磷酸三丁酯等）。

检修后应对被污染的工具、设备、地面等立即去污、清洗。检修时产生的废物应妥善收集处理，保持工作场所的清洁。降低操作人员受照剂量最有效的方法还是从根本上改善工作条件，提高自动控制、流线分析、远距离操作和间接维修的水平。在可能条件下适当延长元件的冷却时间，有助于全面降低各类放射性物质的照射水平。

③临界控制。乏燃料后处理厂是典型的加工、处理易裂变材料的核设施，工艺操作的物料不仅含有^{235}U，而且还有相当含量的钚，因此核临界安全控制占有特殊重要地位。核临界安全控制的手段包括：几何控制、质量控制、浓度控制、反射层控制、慢化控制、间距控制、毒物控制。

对于后处理临界安全控制，尽可能采用几何控制，即设备设计成几何安全的，在几何控制难以实现的容器和设备，采用可溶的或固定的中子毒物控制。有时几种控制方法综合使用，保证临界安全。另外，几何控制加上浓度控制或其他控制，可在保证安全的基础上，提高工艺系统、设备生产能力。

10.4 核技术利用（放射性同位素与射线装置）辐射防护

10.4.1 概述

核技术利用范围非常广泛，包括除在核能开发领域（在此领域称为核设施）之外的所有领域中的应用。具体说来则是指密封放射源、非密封放射源和射线装置在医疗、工业、农业地质调查、科学研究和教学等领域中的使用。这类应用主要包括，工业无损探伤，料位测量；科研领域的示踪试验；医学领域的诊断和治疗；公安领域的烟雾报警；海关上使用的钴-60 γ 射线检测仪；地矿部门使用的中子及 γ 测井；农业领域使用的辐射育种、降解等。

1. 放射源的分类

我国参照国际原子能机构的有关规定，按照放射源的活度，从高到低将放射源分为Ⅰ、Ⅱ、Ⅲ、Ⅳ、Ⅴ类，Ⅴ类源的下限活度值为该种核素的豁免活度。

(1) Ⅰ类放射源

如果不被安全管理或可靠保护，将很可能对处理或接触这类源超过几分钟的人员造成永久性伤害。如果接近无屏蔽的Ⅰ类放射源几分钟至1小时，伤害可能是致命的。这些源通常用于热放射发生器、辐照器和辐射远距治疗等实践。

(2) Ⅱ类放射源

如果不被安全管理或可靠保护，可能对在短时间（几分钟至几小时）内处理或接触这类源的人员造成永久性伤害。如果接近无屏蔽的Ⅱ类放射源几小时至几天，伤害可能是致命的。这些源通常用于工业 γ 射线照相、高剂量率近距治疗和中剂量率近距治疗等实践。

(3) Ⅲ类放射源

如果不被安全管理或可靠保护，可能对处理或接触这类源达数小时的人员造成永久性伤害。如果接近无屏蔽的Ⅲ类放射源达几天至几周，伤害可能是致命的（尽管不大可能）。这些源通常用于涉及高活度源的固定式工业测量仪器（例如水平测量仪、挖掘机测量仪、输送机测量仪和旋转式管道测量仪）和测井等实践。

(4) Ⅳ类放射源为低危险源

基本不会对人造成永久性损伤，但对长时间、近距离接触这些放射源的人，可能造成可恢复的临时性损伤。

(5) Ⅴ类放射源为极低危险源

不会对人造成永久性损伤。

常用不同核素的64种放射源按表10.4进行分类。

表 10.4 放射源分类表

单位：Bq

核素名称	Ⅰ类源	Ⅱ类源	Ⅲ类源	Ⅳ类源	Ⅴ类源
^{241}Am	$\geq 6\times10^{13}$	$\geq 6\times10^{11}$	$\geq 6\times10^{10}$	$\geq 6\times10^{8}$	$\geq 1\times10^{4}$
$^{241}Am/Be$	$\geq 6\times10^{13}$	$\geq 6\times10^{11}$	$\geq 6\times10^{10}$	$\geq 6\times10^{8}$	$\geq 1\times10^{4}$
^{198}Au	$\geq 2\times10^{14}$	$\geq 2\times10^{12}$	$\geq 2\times10^{11}$	$\geq 2\times10^{9}$	$\geq 1\times10^{6}$
^{133}Ba	$\geq 2\times10^{14}$	$\geq 2\times10^{12}$	$\geq 2\times10^{11}$	$\geq 2\times10^{9}$	$\geq 1\times10^{6}$
^{14}C	$\geq 5\times10^{16}$	$\geq 5\times10^{14}$	$\geq 5\times10^{13}$	$\geq 5\times10^{11}$	$\geq 1\times10^{7}$
^{109}Cd	$\geq 2\times10^{16}$	$\geq 2\times10^{14}$	$\geq 2\times10^{13}$	$\geq 2\times10^{11}$	$\geq 1\times10^{6}$
^{141}Ce	$\geq 1\times10^{15}$	$\geq 1\times10^{13}$	$\geq 1\times10^{12}$	$\geq 1\times10^{10}$	$\geq 1\times10^{7}$
^{144}Ce	$\geq 9\times10^{14}$	$\geq 9\times10^{12}$	$\geq 9\times10^{11}$	$\geq 9\times10^{9}$	$\geq 1\times10^{5}$
^{252}Cf	$\geq 2\times10^{13}$	$\geq 2\times10^{11}$	$\geq 2\times10^{10}$	$\geq 2\times10^{8}$	$\geq 1\times10^{4}$
^{36}Cl	$\geq 2\times10^{16}$	$\geq 2\times10^{14}$	$\geq 2\times10^{13}$	$\geq 2\times10^{11}$	$\geq 1\times10^{6}$
^{242}Cm	$\geq 4\times10^{13}$	$\geq 4\times10^{11}$	$\geq 4\times10^{10}$	$\geq 4\times10^{8}$	$\geq 1\times10^{5}$

表 10.4(续 1)

核素名称	Ⅰ类源	Ⅱ类源	Ⅲ类源	Ⅳ类源	Ⅴ类源
^{244}Cm	$\geqslant 5\times10^{13}$	$\geqslant 5\times10^{11}$	$\geqslant 5\times10^{10}$	$\geqslant 5\times10^{8}$	$\geqslant 1\times10^{4}$
^{57}Co	$\geqslant 7\times10^{14}$	$\geqslant 7\times10^{12}$	$\geqslant 7\times10^{11}$	$\geqslant 7\times10^{9}$	$\geqslant 1\times10^{6}$
^{60}Co	$\geqslant 3\times10^{13}$	$\geqslant 3\times10^{11}$	$\geqslant 3\times10^{10}$	$\geqslant 3\times10^{8}$	$\geqslant 1\times10^{5}$
^{51}Cr	$\geqslant 2\times10^{15}$	$\geqslant 2\times10^{13}$	$\geqslant 2\times10^{12}$	$\geqslant 2\times10^{10}$	$\geqslant 1\times10^{7}$
^{134}Cs	$\geqslant 4\times10^{13}$	$\geqslant 4\times10^{11}$	$\geqslant 4\times10^{10}$	$\geqslant 4\times10^{8}$	$\geqslant 1\times10^{4}$
^{137}Cs	$\geqslant 1\times10^{14}$	$\geqslant 1\times10^{12}$	$\geqslant 1\times10^{11}$	$\geqslant 1\times10^{9}$	$\geqslant 1\times10^{4}$
^{152}Eu	$\geqslant 6\times10^{13}$	$\geqslant 6\times10^{11}$	$\geqslant 6\times10^{10}$	$\geqslant 6\times10^{8}$	$\geqslant 1\times10^{6}$
^{154}Eu	$\geqslant 6\times10^{13}$	$\geqslant 6\times10^{11}$	$\geqslant 6\times10^{10}$	$\geqslant 6\times10^{8}$	$\geqslant 1\times10^{6}$
^{55}Fe	$\geqslant 8\times10^{17}$	$\geqslant 8\times10^{15}$	$\geqslant 8\times10^{14}$	$\geqslant 8\times10^{12}$	$\geqslant 1\times10^{6}$
^{153}Gd	$\geqslant 1\times10^{15}$	$\geqslant 1\times10^{13}$	$\geqslant 1\times10^{12}$	$\geqslant 1\times10^{10}$	$\geqslant 1\times10^{7}$
^{68}Ge	$\geqslant 7\times10^{14}$	$\geqslant 7\times10^{12}$	$\geqslant 7\times10^{11}$	$\geqslant 7\times10^{9}$	$\geqslant 1\times10^{5}$
^{3}H	$\geqslant 2\times10^{18}$	$\geqslant 2\times10^{16}$	$\geqslant 2\times10^{15}$	$\geqslant 2\times10^{13}$	$\geqslant 1\times10^{9}$
^{203}Hg	$\geqslant 3\times10^{14}$	$\geqslant 3\times10^{12}$	$\geqslant 3\times10^{11}$	$\geqslant 3\times10^{9}$	$\geqslant 1\times10^{5}$
^{125}I	$\geqslant 2\times10^{14}$	$\geqslant 2\times10^{12}$	$\geqslant 2\times10^{11}$	$\geqslant 2\times10^{9}$	$\geqslant 1\times10^{6}$
^{131}I	$\geqslant 2\times10^{14}$	$\geqslant 2\times10^{12}$	$\geqslant 2\times10^{11}$	$\geqslant 2\times10^{9}$	$\geqslant 1\times10^{6}$
^{192}Ir	$\geqslant 8\times10^{13}$	$\geqslant 8\times10^{11}$	$\geqslant 8\times10^{10}$	$\geqslant 8\times10^{8}$	$\geqslant 1\times10^{4}$
^{85}Kr	$\geqslant 3\times10^{16}$	$\geqslant 3\times10^{14}$	$\geqslant 3\times10^{13}$	$\geqslant 3\times10^{11}$	$\geqslant 1\times10^{4}$
^{99}Mo	$\geqslant 3\times10^{14}$	$\geqslant 3\times10^{12}$	$\geqslant 3\times10^{11}$	$\geqslant 3\times10^{9}$	$\geqslant 1\times10^{6}$
^{95}Nb	$\geqslant 9\times10^{13}$	$\geqslant 9\times10^{11}$	$\geqslant 9\times10^{10}$	$\geqslant 9\times10^{8}$	$\geqslant 1\times10^{6}$
^{63}Ni	$\geqslant 6\times10^{16}$	$\geqslant 6\times10^{14}$	$\geqslant 6\times10^{13}$	$\geqslant 6\times10^{11}$	$\geqslant 1\times10^{8}$
$^{237}Np(^{233}Pa)$	$\geqslant 7\times10^{13}$	$\geqslant 7\times10^{11}$	$\geqslant 7\times10^{10}$	$\geqslant 7\times10^{8}$	$\geqslant 1\times10^{3}$
^{32}P	$\geqslant 1\times10^{16}$	$\geqslant 1\times10^{14}$	$\geqslant 1\times10^{13}$	$\geqslant 1\times10^{11}$	$\geqslant 1\times10^{5}$
^{103}Pd	$\geqslant 9\times10^{16}$	$\geqslant 9\times10^{14}$	$\geqslant 9\times10^{13}$	$\geqslant 9\times10^{11}$	$\geqslant 1\times10^{8}$
^{147}Pm	$\geqslant 4\times10^{16}$	$\geqslant 4\times10^{14}$	$\geqslant 4\times10^{13}$	$\geqslant 4\times10^{11}$	$\geqslant 1\times10^{7}$
^{210}Po	$\geqslant 6\times10^{13}$	$\geqslant 6\times10^{11}$	$\geqslant 6\times10^{10}$	$\geqslant 6\times10^{8}$	$\geqslant 1\times10^{4}$
^{238}Pu	$\geqslant 6\times10^{13}$	$\geqslant 6\times10^{11}$	$\geqslant 6\times10^{10}$	$\geqslant 6\times10^{8}$	$\geqslant 1\times10^{4}$
$^{239}Pu/Be$	$\geqslant 6\times10^{13}$	$\geqslant 6\times10^{11}$	$\geqslant 6\times10^{10}$	$\geqslant 6\times10^{8}$	$\geqslant 1\times10^{4}$
^{239}Pu	$\geqslant 6\times10^{13}$	$\geqslant 6\times10^{11}$	$\geqslant 6\times10^{10}$	$\geqslant 6\times10^{8}$	$\geqslant 1\times10^{4}$
^{240}Pu	$\geqslant 6\times10^{13}$	$\geqslant 6\times10^{11}$	$\geqslant 6\times10^{10}$	$\geqslant 6\times10^{8}$	$\geqslant 1\times10^{3}$
^{242}Pu	$\geqslant 7\times10^{13}$	$\geqslant 7\times10^{11}$	$\geqslant 7\times10^{10}$	$\geqslant 7\times10^{8}$	$\geqslant 1\times10^{4}$
^{226}Ra	$\geqslant 4\times10^{13}$	$\geqslant 4\times10^{11}$	$\geqslant 4\times10^{10}$	$\geqslant 4\times10^{8}$	$\geqslant 1\times10^{4}$
^{188}Re	$\geqslant 1\times10^{15}$	$\geqslant 1\times10^{13}$	$\geqslant 1\times10^{12}$	$\geqslant 1\times10^{10}$	$\geqslant 1\times10^{5}$
$^{103}Ru(^{103m}Rh)$	$\geqslant 1\times10^{14}$	$\geqslant 1\times10^{12}$	$\geqslant 1\times10^{11}$	$\geqslant 1\times10^{9}$	$\geqslant 1\times10^{6}$

表 10.4(续 2)

核素名称	Ⅰ类源	Ⅱ类源	Ⅲ类源	Ⅳ类源	Ⅴ类源
$^{106}Ru(^{106}Rh)$	$\geqslant 3\times10^{14}$	$\geqslant 3\times10^{12}$	$\geqslant 3\times10^{11}$	$\geqslant 3\times10^{9}$	$\geqslant 1\times10^{5}$
^{35}S	$\geqslant 6\times10^{16}$	$\geqslant 6\times10^{14}$	$\geqslant 6\times10^{13}$	$\geqslant 6\times10^{11}$	$\geqslant 1\times10^{8}$
^{75}Se	$\geqslant 2\times10^{14}$	$\geqslant 2\times10^{12}$	$\geqslant 2\times10^{11}$	$\geqslant 2\times10^{9}$	$\geqslant 1\times10^{6}$
^{89}Sr	$\geqslant 2\times10^{16}$	$\geqslant 2\times10^{14}$	$\geqslant 2\times10^{13}$	$\geqslant 2\times10^{11}$	$\geqslant 1\times10^{6}$
$^{90}Sr(^{90}Y)$	$\geqslant 1\times10^{15}$	$\geqslant 1\times10^{13}$	$\geqslant 1\times10^{12}$	$\geqslant 1\times10^{10}$	$\geqslant 1\times10^{4}$
^{99m}Tc	$\geqslant 7\times10^{14}$	$\geqslant 7\times10^{12}$	$\geqslant 7\times10^{11}$	$\geqslant 7\times10^{9}$	$\geqslant 1\times10^{7}$
$^{132}Te(^{132}I)$	$\geqslant 3\times10^{13}$	$\geqslant 3\times10^{11}$	$\geqslant 3\times10^{10}$	$\geqslant 3\times10^{8}$	$\geqslant 1\times10^{7}$
^{230}Th	$\geqslant 7\times10^{13}$	$\geqslant 7\times10^{11}$	$\geqslant 7\times10^{10}$	$\geqslant 7\times10^{8}$	$\geqslant 1\times10^{4}$
^{204}Tl	$\geqslant 2\times10^{16}$	$\geqslant 2\times10^{14}$	$\geqslant 2\times10^{13}$	$\geqslant 2\times10^{11}$	$\geqslant 1\times10^{4}$
^{170}Tm	$\geqslant 2\times10^{16}$	$\geqslant 2\times10^{14}$	$\geqslant 2\times10^{13}$	$\geqslant 2\times10^{11}$	$\geqslant 1\times10^{6}$
^{90}Y	$\geqslant 5\times10^{15}$	$\geqslant 5\times10^{13}$	$\geqslant 5\times10^{12}$	$\geqslant 5\times10^{10}$	$\geqslant 1\times10^{5}$
^{91}Y	$\geqslant 8\times10^{15}$	$\geqslant 8\times10^{13}$	$\geqslant 8\times10^{12}$	$\geqslant 8\times10^{10}$	$\geqslant 1\times10^{6}$
^{169}Yb	$\geqslant 3\times10^{14}$	$\geqslant 3\times10^{12}$	$\geqslant 3\times10^{11}$	$\geqslant 3\times10^{9}$	$\geqslant 1\times10^{7}$
^{65}Zn	$\geqslant 1\times10^{14}$	$\geqslant 1\times10^{12}$	$\geqslant 1\times10^{11}$	$\geqslant 1\times10^{9}$	$\geqslant 1\times10^{6}$
^{95}Zr	$\geqslant 4\times10^{13}$	$\geqslant 4\times10^{11}$	$\geqslant 4\times10^{10}$	$\geqslant 4\times10^{8}$	$\geqslant 1\times10^{6}$

注:1. ^{241}Am 用于固定式烟雾报警器时的豁免值为 1×10^{5} 贝可。

2. 核素份额不明的混合源,按其危险度最大的核素分类,其总活度视为该核素的活度。

上述放射源分类原则上对非密封源适用。非密封源工作场所按放射性核素日等效最大操作量分为甲、乙、丙三级,具体分级标准见《电离辐射防护与辐射源安全标准》(GB 18871—2002)。甲级非密封源工作场所的安全管理参照Ⅰ类放射源。乙级和丙级非密封源工作场所的安全管理分别参照Ⅱ、Ⅲ类放射源。

2. 射线装置的分类

根据射线装置对人体健康和环境的潜在危害程度,从高到低将射线装置分为Ⅰ类、Ⅱ类、Ⅲ类。

①Ⅰ类射线装置:事故时短时间照射可以使受到照射的人员产生严重放射损伤,其安全与防护要求高;

②Ⅱ类射线装置:事故时可以使受到照射的人员产生较严重放射损伤,其安全与防护要求较高;

③Ⅲ类射线装置:事故时一般不会使受到照射的人员产生放射损伤,其安全与防护要求相对简单。

常用的射线装置按照用途可分为医用射线装置和非医用射线装置,可按表 10.5 进行分类。

表 10.5　射线装置分类表

装置类别	医用射线装置	非医用射线装置
Ⅰ类射线装置	质子治疗装置	生产放射性同位素用加速器[不含制备正电子发射计算机断层显像装置(PET)用放射性药物的加速器]
	重离子治疗装置	粒子能量大于等于100兆电子伏的非医用加速器
	其他粒子能量大于或等于100兆电子伏的医用加速器	—
Ⅱ类射线装置	粒子能量小于100兆电子伏的医用加速器	粒子能量小于100兆电子伏的非医用加速器
	制备正电子发射计算机断层显像装置放射性药物的加速器	工业辐照用加速器
	X射线治疗机(深部、浅部)	工业探伤用加速器
	术中放射治疗装置	安全检查用加速器
	血管造影用X射线装置①	车辆检查用X射线装置
	—	工业用X射线计算机断层扫描(CT)装置
	—	工业用X射线探伤装置⑤⑥
	—	中子发生器
Ⅲ类射线装置	医用X射线计算机断层扫描(CT)装置②	人体安全检查用X射线装置
	医用诊断X射线装置③	X射线行李包检查装置⑦
	口腔(牙科)X射线装置④	X射线衍射仪
	放射治疗模拟定位装置	X射线荧光仪
	X射线血液辐照仪	其他各类X射线检测装置(测厚、称重、测孔径、测密度等)
	—	离子注(植)入装置
	—	兽用X射线装置
	—	电子束焊机⑧
	其他不能被豁免的X射线装置	

注:①血管造影用X射线装置包括用于心血管介入术、外周血管介入术、神经介入术等的X射线装置,以及含具备数字减影(DSA)血管造影功能的设备。

②医用X射线计算机断层扫描(CT)装置包括医学影像用CT机、放疗CT模拟定位机、核医学SPECT/CT和PET/CT等。

③医用诊断X射线装置包括X射线摄影装置、床旁X射线摄影装置、X射线透视装置、移动X射线C臂机、移动X射线G臂机、手术用X射线机、X射线碎石机、乳腺X射线装置、胃肠X射线机、X射线骨密度仪等常见X射线诊断设备和开展非血管造影用X射线装置。

④口腔(牙科)X射线装置包括口腔内X射线装置(牙片机)、口腔外X射线装置(含全景机和口腔CT机)。

⑤工业用X射线探伤装置分为自屏蔽式X射线探伤装置和其他工业用X射线探伤装置，后者包括固定式X射线探伤系统、便携式X射线探伤机、移动式X射线探伤装置和X射线照相仪等利用X射线进行无损探伤检测的装置。

⑥对自屏蔽式X射线探伤装置的生产、销售活动按Ⅱ类射线装置管理；使用活动按Ⅲ类射线装置管理。

⑦对公共场所柜式X射线行李包检查装置的生产、销售活动按Ⅲ类射线装置管理；对其设备的用户单位实行豁免管理。

⑧对电子束焊机的生产、销售活动按Ⅲ类射线装置管理；对其设备使用用户单位实行豁免管理。

10.4.2 放射性同位素的辐射防护

1. 放射性同位素在医学应用中的辐射防护

(1)辐照剂量的选择与控制

在使用放射性同位素和放射源进行医学诊断和治疗时，要选择合适的放射源，制定合理的照射方案，仔细计算所需的照射剂量，防止病人接受过量照射。例如镭是最早在医疗中广泛使用的放射性核素，但镭的毒性大，属于极毒组，其衰变产物氡是放射性气体，易泄漏。所以，在医用密封源中，镭具有的潜在危险最大。因此，应选择其他放射性核素(如^{60}Co、^{137}Cs、^{192}Ir等)来代替镭源。由于照射剂量的变化可引起生物效应改变，所以，必须准确地控制剂量，除精确计算外，还要加强对辐照剂量的监测。

(2)对注射放射性药物的管理

设立注射放射性药物病人专用候诊室，病人必须在专用候诊室候诊，不得随意走动。病人家属和慰问者尽量远离患者，避免不必要的照射。还应避免病人之间相互影响。对接受了^{131}I治疗的患者，其体内的放射性活度降至低于400 MBq之前不得出院。

(3)放射源使用和贮存的安全

使用β放射源作敷贴器时，当源的活度较高时，必须考虑β粒子产生轫致辐射的防护。敷贴器不用时，应放在有屏蔽能力的容器内。容器内壁应为塑料或有机玻璃等轻质材料，用以屏蔽β粒子；外壁用铅或铸铁屏蔽轫致辐射。由于敷贴器容易接触人体，应特别注意检查源是否泄漏。

使用后装机进行治疗时，要经常检查控制机构和接管的可靠性，防止卡源、掉源或送源不到位。治疗结束后，要用辐射监测仪检查源是否回到安全贮存位置。腔内治疗用的密封源很小，特别要防止在使用和贮存时源的丢失。治疗期间，要检查病人身上植入源的数量和位置；治疗完毕后要仔细清点放射源，防止病人将源带走。

(4)放射性废物的处理处置

在进行放射性药物影像诊断、^{131}I治疗和放射免疫分析时，会产生放射性废水、废气和固体废物。除了操作工艺中可能产生少量放射性废水外，还有清洗器皿、工具等产生的废水，以及病人排泄物，一般采用衰变池或容器贮存衰变方法，经检测达标后排放。

放射性药物的制备、分装等，需在密闭的手套箱或通风柜中进行操作。通风柜操作口的风速和通风管道的高度等应满足规定要求，必要时通风系统加高效过滤器。固体废物主要包括污染的手套、口罩、工作服，注射器、针头、塑料管、原料瓶、棉签等放射性废物应分类存放在放射性废物暂存间，定期送城市放射性废物库。

2. 放射性同位素在工业应用中的辐射防护

(1)辐射防护容器的设计和防护性能检验

核仪表和 γ 射线探伤机等在不使用时，放射源都位于防护容器内并锁在安全位置，此时防护容器外表面的比释动能率应符合国家规定的要求。设计防护容器时，保护和操纵机构要灵活、可靠，要保证在使用过程中放射源不会松脱。既要使放射源便于安装、更换，又要使无关人员无法打开。对辐射源防护容器，要在设计的最大装源量条件下，对防护容器的防护性能进行检验，确保符合国家标准。不符合安全性能要求的不应出厂。

(2)生产线核仪表安装、使用、维修和储存中的辐射安全

生产线上用的核仪表一般没有专用工作场所，应选择合适的安装地点，使射线束避开经常经过的区域。源与工作人员的距离应大于 0.5 m 并便于安装、拆卸和检修。工作完成后，要检测放射源周围的辐射剂量情况，如剂量过高，要采取必要的防护措施。仪表要经常维护，检查源的密封性，检查控制和安全保护系统的可靠性等。

(3)野外和施工现场作业时的辐射安全

在野外和施工现场使用辐射仪表时，特别是辐射剂量较大的仪表，如 γ 射线探伤机，要划出一定范围的控制区域，并设置警戒线和标志，必要时须有专色警戒，以防无关人员进入辐射现场。在离道路、居民区和办公区较近地点进行辐射工作时，要尽量选择夜间或人员较少的时间进行工作，必要时，可与有关部门联系疏散人员后再开始工作。工作结束、放射源使用完毕后，一定要检查放射源是否已收回防护容器，经监测确认放射源已收回防护容器后，才能离开现场。

(4)废放射源的安全处置

对于已不能满足使用要求或不再使用的闲置源，不得自行处理，特别是不能任意丢弃、掩埋和挪作他用，应妥善保管，及时返回厂家或送城市放射性废物库。对关停并转的企业和单位，要有专人负责放射源的安全保卫工作，直至将放射源进行了安全处置。

3. 钴源辐照装置的辐射防护

(1)钴源辐照装置

γ 辐照装置的装源量比较大，活度从 10^{12}Bq(百居里 10^{2}Ci)量级至 10^{16}Bq(百万居里 10^{6}Ci)量级不等。为了防止人员受到大剂量的射线照射，应该加强外照射的防护。设计屏蔽时，除了要保证工作人员自身所受的剂量低于剂量限值外，还必须保证周围公众所受的剂量不超过规定的限值。要设置安全可靠的安全连锁和警告、报警装置，防止人员误照射。

(2)事故情况下钴源辐照装置

①钴源泄漏和贮源井水渗漏。由于源包壳密封性能欠佳或者长期浸泡在水中被腐蚀，可能会造成泄露。微量放射性钴进入井水，使水中的放射性浓度逐渐升高。由于贮源井有不锈钢和防渗水混凝土两道防渗漏屏障，所以钴源泄漏对环境造成影响的可能性很小。另外，这种泄漏的发展过程是缓慢的。只要对井水按时监测，可以在源泄漏发生的初期立即发现并妥善处理，控制事故产生的影响。

对被污染的井水进行净化处理,净化系统的废离子交换树脂作为固体放射性废物送城市放射性废物库储存。贮源井水经环境保护部门监测达标或排放。

如果贮源井水也渗漏,因为井水渗漏属慢性渗漏,渗漏速率不会很大。可由液位信号计监测渗漏,一旦发生源泄漏和井水渗漏,要及时把源取出送生产厂家处理。井水渗漏采取堵漏的办法来补救。小面积焊补或大面积焊补不锈钢衬面均可达到补漏的目的。为防止估源泄漏和井水渗漏,一定要加强源的验收与源井的施工管理、验收,确保质量。营运单位要加强对贮源井水的监测,及早发现源的泄漏,避免事故的扩大。

②源架卡住事故。发生源架卡住的概率十分小,一旦发生这种事故,要根据实际情况采用迫降措施将源架降入贮源水井。源架卡住事故对辐照室周围环境几乎没有什么影响。但排除事故后要注意贮源井水的监测,以了解是否有异常状况出现。若有,说明源棒在排除事故时有破损,将按源棒破损事故处理。另外,一旦发生源架卡住故障,必须及时向有关部门通报,并在有关部门监督指导下排除事故。

③着火。辐照装置本身不会着火,但如果辐照物中含有易燃、易爆物质,则由机械、电器产生的火花会引起着火。着火时室内温度可达600~800 ℃。若此时钴源处于辐照位置,钴源不锈钢包壳的熔点为1 400 ℃;金属钴的熔点为1 495 ℃,故辐照室着火一般情况下不可能造成钴源熔化而导致大面积污染环境的事故,但辐照室着火仍然是一种危险的事故,为此,要防止易燃、易爆物品进入辐照室,禁止在装卸料现场进行明火操作或吸烟,如着火时,应立即启动降源、风机自动关闭的联锁装置,要有感温感烟火灾报警系统,并处于良好的运行状态。

④爆炸。辐照室发生爆炸的可能性很小,但如果辐照物中含有易爆物质或者辐照室长时间不运行、不通风,钴源在井水中使水分解产生氢气,当氢气浓度积累到安全浓度以上,再次启动辐照装置时,由于静电效应、机械摩擦或其他原因产生的火花有可能引起爆炸。

⑤人员误入事故。钴源处于辐照位置时,人员误入辐照室造成人员辐照事故。这种事故对人员构成的危害较大,严重损害身体健康。为防止此类事故的发生,辐照装置要设置有人员安全联锁系统,确保辐照源处于工作状态时,人员通道门不能被打开;当有人在辐照室时,辐照源不可能提升出贮源水井;同时在辐照室进出口门附近的迷道内设置有三道以上防人进入的装置,一旦有人误入,该装置动作,辐照源立即降至贮源井内。

10.4.3 射线装置应用中的辐射防护

1. 加速器的辐射

在加速器中被加速的高能带电粒子与物质相互作用产生瞬发辐射,包括初级辐射(X射线、γ射线和中子等)。产生的这些辐射与周围物质相互作用产生感生放射性(发射β、γ等线),即缓发辐射。前者只有加速器开机时产生,停机后就消失;后者在加速器关机后仍然存在一段时间,其强度随着加速器运行时间的增加而累积。加速器产生的主要辐射有:

(1)贯穿辐射

被加速的高能带电粒子与靶材料相互作用,会产生强度很高的贯穿辐射(中子或γ射线)。加速器运行时产生的中子和γ射线在设计上必须用足够厚的屏蔽材料,它们是加速器屏蔽设计考虑的主要对象。

①中子。在加速器里，中子由多种核反应产生。中子的发射率、能量和角分布与入射粒子种类和能量以及靶材料有关。中子具有很强的穿透能力，如果屏蔽层设计不当，部分中子会穿过屏蔽层对人造成外照射辐射剂量。

②γ 射线。在加速器里由核反应产生的中子辐射总是伴随着发射 γ 射线。这是因为产生中子核反应一般要放出 γ 射线，而快中子和慢中子在多种材料上辐射俘获反应也放出 γ 射线。如果屏蔽层设计不当，部分 γ 射线也会穿过屏蔽层对人引起直接的辐射照射。

(2)感生放射性

加速器感生放射性是由中子引起的，这是因为中子会产生活化效应，感生放射性的辐射水平取决于加速粒子的能量、种类、流强、靶材料和加速器运行时间等因素。感生放射性主要产生在加速器的结构材料、加速器厅(治疗室)和束流传输道中。

①结构材料活化。加速器部件的感生放射性水平与加速粒子的种类、能量和束流强度以及靶材料的性质、开机运行时间等诸多因素有密切关系，特别是受到高能量和强束流的离子或高能量 X 射线照射的部件，如配部件、限束光阑，还有束流损失较大处的束流管、偏转磁铁、结构材料以及出束位置的照射头等。

②空气活化。加速器厅、束流传输道中的空气活化后，产生的感生放射性核素主要是 ^{41}Ar、^{11}C、^{15}O、^{16}N；它们的半衰期在 7.3 s~1.83 h。

③冷却水活化。中子引起加速器冷却水活化，产生的感生放射性核素主要是 ^{15}O、^{16}N；半衰期分别是 2.1 min 和 7.3 s。只要放置一段时间，其活度就可衰减到可忽略的水平。如果循环水是去离子水，还要关注去离子树脂中长寿命放射性核素的积累。

④土壤的活化。穿过设备底层屏蔽而进入土壤的中子会引起土壤的活化，土壤中的核素成分十分复杂，活化产生的放射性核素很多。使用高能量的加速器时应注意这个问题。

2. 加速器应用中的辐射防护

(1)辐射屏蔽

国内医用电子加速器大部分运行在 6~20 MeV 之间。加速器运行时产生的辐射主要有电子轰击靶材料时产生的韧致辐射，当电子能量大于 10 MeV 时，还会产生光中子及感生放射性。所以在加速器屏蔽设计时，要考虑对 X 射线和中子的防护。在屏蔽设计中还要考虑 X 射线和中子的散射辐射。

加速器的通风管道、电缆管道、辐射材料的传输管道等可能穿越屏蔽墙。设计时，这些管道的取向应尽可能避开被加速的射束的方向，管道应取“S”形，或“U”形。电缆沟的入口或出口应有一定厚度的屏蔽盖板。医用加速器和辐照加速器需要运送病人或搬运设备，迷宫的宽度较大，而且弯道较多，迷宫口的辐射水平较高。为了减小这一效应，应在迷宫入口的内侧墙壁上贴一层含硬塑料板，在迷宫门上贴一层铅皮和含硼塑料板。

(2)感生放射性的防护

在加速器运行时，由于有足够的结构屏蔽，所以由部件产生的感生放射性不会对屏蔽体外的工作人员造成危害。但在停机后，工作人员若立即进入加速器厅，则可能受到辐射照射。因为感生放射性的衰变较快，停机后 5~10 min 就可减弱到初始值的一半，所以对感生放射性的有效防护措施之一是等其衰变。对预计可能产生较强感生放射性的部件,应设计成可快速拆卸,必要时将其换下来。

(3)安全联锁装置

联锁装置是指加速器存在某种危险状态(如超剂量照射)时能立即自动切断电源或束流的装置。加速器必须设置安全联锁装置,并且要有两套以上。对放射治疗的加速器,安全联锁装置只有在下列条件满足时,才允许进行照射:

①射线类型、射线能量、吸收剂量预选值、照射方式和过滤器规格等参数已选定;

②控制台必须显示上述辐照参数预选值,并与治疗室的数值一致;

③治疗室迷宫的防护门关闭。

辐射启动必须与控制台显示的辐照参数预选值联锁,在控制台选择各类辐照参数之前,不得启动辐照。安全联锁装置必须定期检查、维护,并配备不间断电源,确保始终保持在良好的工作状态。

(4)剂量监测系统

加速器安装竣工后,必须按规定进行验收监测,经验收合格后才能正式投入运行。运行参数和屏蔽条件发生变化时,必须重新进行监测。在正常运行状况下,对工作场所和周围环境的辐射水平每年监测一次。对剂量监测仪器要定期刻度,工作人员必须进行个人剂量监测,并建立档案。用于放射治疗的剂量监测,应满足下列要求:

①必须安装两套独立的剂量监测系统,并能在控制台上显示监测结果。如果两个系统是双重组合,当吸收剂量达到预选值时,两个系统都必须能使照射停止。

②每一套剂量监测系统必须能单独终止辐照,一个系统发生故障不得影响另一个系统的功能。

③两套系统显示的剂量读数在辐照中断或终止后必须保持不变,并且必须把显示器复位到零,下次辐照才能启动。

④当正常治疗部位的吸收剂量率超过额定值1倍时,能使辐照停止;当两套监测系统监测值之差大于20%时,应能使辐照停止。

(5)对病人的防护

对病人防护的基本原则是保证治疗部位接受适宜剂量的同时,使非治疗部位接受的剂量尽量小。另外,放射治疗应当符合正当化要求,只有当治疗带来的利益大于所付的代价时,照射才允许进行。

①控制照射剂量,减少不必要的照射。对患者施行照射前,应认真设计并仔细核对治疗方案,准确定位。尽量使治疗部位所受剂量控制在临床实际需要的最小值,最大限度地减少不必要的照射。必须避免由于工作人员的失误而使非治疗部位受到有用射线束的照射。

②治疗室设置监视装置及通话装置。治疗室内应设置监视装置(闭路电视)以及与患者的通话装置。照射时,操作人员应始终监视控制台和患者,及时排除异常情况,除正在接受治疗的患者外,治疗室内不应有其他人员。

(6)辐射安全管理

加速器的安全运行和使用不仅取决于各类人员的技术水平,而且取决于辐射安全机构的管理水平。

①辐射安全机构。凡有加速器的单位应根据加速器的数量和复杂程度,成立一个辐射安全机构。安全机构保证辐射安全、设备安全和一般安全。辐射安全机构的职责是:

a. 制定辐射安全规程并监督执行;

b. 监测辐射水平,对异常情况及时报告主管部门;

c. 对有关人员进行辐射安全教育和培训;

d. 定期检查和监督辐射安全装置的使用情况;

e. 参与辐射安全事故的调查和处理;

f. 由于辐射安全方面的原因,有权提出停止加速器运行。

②制定各种规章制度和操作规程。为了有效地实施辐射安全计划,应制定有关规章制度和操作规程,包括:

a. 加速器运行操作规程;

b. 加速器照射程序和患者须知;

c. 剂量监测计划;

d. 事故应急程序等。

(7)安全操作要求

①操作人员必须经辐射安全和辐射防护专业知识及相关法律法规培训,经考试合格后方可上岗;

②操作人员必须遵守有关操作规程,认真检查安全联锁装置,严禁在去除安全联锁装置的情况下开机;

③照射期间,必须有两名操作人员值班,操作人员严禁擅自离开岗位,必须密切注视控制台仪表及患者状况,发现异常及时处理;

④必须防止各类事故,万一发生意外,立即停止照射,及时将患者移出照射野,并注意保护现场,便于正确估算患者受照剂量,做出合理评价。

(8)其他

在电子加速器运行时,还存在臭氧、微波等非辐射危害,也必须采取安全措施,防止发生事故。例如,为了减小臭氧的危害,在人员进入治疗室(辐照室)前,必须采取有效的通风措施。

3. X 射线机应用中的辐射防护

X 射线机包括医用 X 射线机和工业用 X 射线机。与一切外照射源的防护一样,X 射线的基本防护原则是减少照射时间,远离 X 射线源及加以必要的屏蔽。

(1)放射诊断 X 射线机的辐射安全

①慎重使用放射诊断,做到放射诊断正当化。进行放射诊断时,首先要确定照射的正当性。对受检者而言,使疾病得到诊治的利益与放射损伤的危险体现于同一人。因此,慎重考虑该次放射诊断可能提供的有用信息是否大于可能承受的危险,以此判断该次放射诊

断是否应该进行。

②控制工作人员和受检者的照射剂量,实现辐射防护最优化。

a. 为了避免或减少放射工作人员和受检者的放射损伤,应尽量减少不必要的照射。如受检者近期已进行过同类放射诊断,并已具备所需要的资料,则不应再次接受该项放射检查(如近期在其他医院进行过同类检查,也不应重复)。

b. 尽可能用剂量较低的检查代替剂量较高的检查。除了临床必需的透视检查外,应尽量采用摄影检查,以减少受检者和工作人员的受照剂量。

c. 减少透视时间,控制受检者照射剂量。为了减少受检者照射剂量,一方面要提高影像系统的灵敏度,减少受检者的体表剂量率;另一方面要尽量缩短透视时间。采用摄像增强装置,提高影像清晰度,可大大缩短透视时间。

d. 远离照射野。进行 X 射线检查时,除了受检部位外,应使受检者的其他部位远离有用射线束。

③进行必要的辐射屏蔽。有关放射诊断 X 射线机的防护设施要求可参照《放射诊断放射防护要求》(GBZ 130—2020)。如标称 125 kV 以下的摄影机房有用射线束朝向的墙壁应有 2 mm 铅当量的防护厚度,其他侧墙壁和顶棚(多层建筑)应有 1 mm 铅当量的防护厚度。透视机房的墙壁应有 1 mm 铅当量的防护厚度。机房的门、窗必须合理设置,并具有其所在墙壁相同的防护度。

④剂量监测。由于医用诊断 X 射线机的工作条件灵活多变,防护情况复杂。防护设施是否符合防护要求,工作人员的操作方式是否合理等不安全因素都要靠严格的剂量监测来发现。医用诊断 X 射线机的辐射防护监测主要包括下列内容:

a. 出厂前应经国家规定的辐射防护部门鉴定,取得防护性能合格证;

b. X 射线机安装完毕后,应进行机房防护性能的验收监测,验收合格后才能正式投入使用;

c. 工作条件、操作方式和防护设施发生变化时,应进行工作场所和周围环境的辐射剂量监测;

d. 对工作人员进行个人剂量监测,建立个人剂量档案;

e. 定期对 X 射线机的辐射水平进行监测。

⑤制定辐射防护规章制度和操作规程并严格遵守执行。为了使各种防护措施得以实施,确保工作人员、受检者和公众的安全,各医院的放射科乃至每一台 X 射线机都要制定辐射防护规章制度和操作规程,并张贴在墙上。工作人员上岗前需经辐射安全和防护专业知识及相关法律法规培训并考试合格。

(2)放射治疗 X 射线机的辐射安全

①深部 X 射线治疗室的屏蔽。深部治疗 X 射线机设治疗室和控制室,为了对射线进行屏蔽,治疗室应有足够厚的屏蔽层,使工作人员和公众所接受的年有效剂量低于规定的剂量限值。建成后,应对防护设施的防护效果进行验收监测,验收合格后才能正式投入运行。

②安全联锁装置。放射治疗所用的 X 射线的能量一般高于诊断 X 射线,在门和控制台之间必须安装安全联锁装置,用于防止在机器运行时人员误入治疗室。万一门被打开,应

能自动关机。必须对安全联锁装置的功能定期进行检查和维修。

③制定照射方案,减少对患者的副作用。放射治疗对患者会造成一些辐射损伤,所以能用非放射方法治疗的疾患,尽可能用非放射方法代替。进行放射治疗时,要选择合适的照射条件,要特别注意对敏感、关键的正常组织的防护,如对眼晶体、甲状腺、性腺等器官和组织进行屏蔽。

④剂量监测。为了得到较好的放射治疗效果,应定期测量治疗 X 射线的吸收剂量,测量结果的总不确定度应不大于±5%。任何放射治疗设备,均应设有双重测量系统,以便在其中任意一套发生故障时,另一套系统仍能正常工作。

(3)工业用 X 射线机的辐射安全

工业用 X 射线机主要用于工业 CT 和工业探伤。使用时一般有两种情况:室内固定点和现场检查。在室内进行检测时,设计的机房墙壁及门窗屏蔽厚度应符合防护要求,使工作人员和周围公众所受的有效剂量低于国家规定的限值。现场 X 射探伤和安检等情况比较复杂,不仅要考虑职业工作人员的辐射安全,还要考虑邻近工作人员和附近居民的安全。现场探伤和安检时,工作场所的安全防护应做到:

①辐射屏蔽措施。在现场工作时,应有一相对固定的工作场所,工作人员能在防护屏后操作。没有特别的铅防护屏时,可利用大型工件屏蔽,或利用距离防护。

②划定控制区。为了保证周围其他工作人员和居民的安全,应划定控制区,并设置明显的警告标志。警告无关人员不要在 X 射线机运行时进入控制区。

③防止大剂量误照射。现场探伤时,工作人员可能受到较大剂量的照射。特别在进行高空管道 X 射线探伤时,放置 X 射线管头及胶片的工作人员必须与操作控制台的工作人员取得密切联系,只有当确定放置 X 射线管头及胶片的工作人员远离 X 射线管头时,才能开始照射。

④剂量监测。进行常规的环境辐射水平和个人剂量监测,建立环境和个人剂量监档案。

⑤加强管理。现场探伤和安检时,需要制定详细的操作规程,并严格按操作规程进行操作。工作人员需经辐射安全和防护专业知识及相关法律法规培训,经考试合格后才能上岗。

4. 中子发生器应用中的辐射防护

中子发生器通常用 D(d, n)^{3}He 和 T(d, n)^{4}He 反应得到能量分别为 2.5 MeV 和 1 Me 的中子,其中利用 T(d, n)^{4}He 反应得到的中子产额高。强中子发生器使用的旋转靶含氚量高达 1.1×10^{13} Bq(3 000 Ci),所以中子发生器的主要危害来源是中子和氚。另外,X 射线也值得注意,加速器运行而不产生中子期间,X 射线照射量率可高达 1.2×10^{-4} C/(kg·h)。

(1)中子的辐射屏蔽

中子发生器产生快中子,屏蔽快中子的原理是将高能中子慢化到热中子或接近热中子。通常先用重物质(如铁、铅等)通过非弹性散射将快中子慢化到低能中子,富含氢材料(如聚乙烯、石蜡等)通过弹性散射将中子进一步慢化到热中子,最后用硼、镉等材料吸收热中子。另外,由于混凝土具有价廉、坚固以及可以做成需要的形状和大小等优点,因此在结构屏蔽中被广泛使用。由于中子的非弹性散射、辐射俘获反应(n, γ)和活化,在屏蔽中子时会产生 γ 射线,在屏蔽中子的同时还要考虑对 γ 射线的防护。

(2)密封管型中子发生器的辐射防护

密封管型中子发生器(通常称为中子管)往往在野外使用(如中子测井等),此时应用栅柱或绳索限定辐射控制区,防止无关人员进入控制区。中子管本身对氚有一定程度的防护,应避免管子的偶然破裂,造成氚污染。中子管报废后应返回生产厂家处理,不得自行拆卸。

10.4.4 辐射事故及应急预案

1. 辐射事故

一般来说,核设施发生的涉及核材料或放射性物质释放的事故称为核事故,而核技术利用领域发生的涉及辐照源或放射性物质失控的事故则称为辐射事故。工业辐照装置是工作人员受事故辐射照射的主要场所,而公众受事故辐射照射主要来自放射性废源与密封源的失控。另外,医疗辐射事故也可能对接受治疗的人员产生严重的辐射后果。一旦发生辐射事故,需尽快采取相应的应急处置措施,尽量减少其实际后果,控制影响范围。

辐射事故主要包括下述情况:

①核技术在工业、科研和医学等应用领域中发生的事故;

②放射源的丢失、被盗;

③放射性物质(废物)运输事故;

④境外核设施事故对国内的污染;

⑤核恐怖行为(如使用放射性散布装置等)。

1985 年发生在巴西戈亚尼亚(Goiania)的辐射事故是迄今为止最为严重的一起辐射事故。戈亚尼亚辐射事故由失控的 ^{137}Cs 医用辐射源(50.9 TBq)引起。在这次事故中,两位居民将这个辐射源拿回了家中,导致数人受到外照射和内照射。随后,将辐射源的装置卖给了废品收购站,源的碎片(谷粒大小)又流散到数个居民家庭,导致更多的人受到辐射照射。事故 10 Gy 辐射剂导致 4 人死亡,全身受照剂量在 4.5~6 Gy 以上。接受辐射监测的有 11 万人,其中 249 人受到放射性污染。事故使环境受到严重污染,为了确定受污染的区域,出动了装备辐射监测设备的直升机对城区 67 km^2 以上的区域进行了航测。有 85 座房屋被确定为受到明显的污染,其中 41 座房屋中的 200 人紧急撤离。在事故的恢复阶段,所采取的主要措施是对受污染的区域、房屋、公共用地和车辆等实施去污。使用重型机械完成大量土壤的挖运和房屋的拆除工作,储存的废物共有 3 500 m^3。

这次事故的重大教训之一是辐射源的使用单位没有严格遵守辐射源的安全管理规定和有关程序,而安全管理当局对辐射源的使用情况和辐射源位置的变化过程没有进行严格的监督和检查,从而导致辐射源的失控。另外,辐射源缺乏必要的危险警告标记以及居民对辐射源缺乏基本的常识,也是导致这次事故产生严重后果的重要原因。

2. 辐射事故分级

根据辐射事故的性质、严重程度、可控性和影响范围等因素,从重到轻将辐射事故分为特别重大辐射事故、重大辐射事故、较大辐射事故和一般辐射事故四个等级。

①特别重大辐射事故，是指Ⅰ类、Ⅱ类放射源丢失、被盗、失控造成大范围严重辐射污染后果，或者放射性同位素和射线装置失控导致3人以上（含3人）急性死亡；

②重大辐射事故，是指Ⅰ类、Ⅱ类放射源丢失、被盗、失控，或者放射性同位素和射线装置失控导致2人以下（含2人）急性死亡或者10人以上（含10人）急性重度放射病、局部器官残疾；

③较大辐射事故，是指Ⅲ类放射源丢失、被盗、失控，或者放射性同位素和射线装置失控导致9人以下（含9人）急性重度放射病、局部器官残疾；

④一般辐射事故，是指Ⅳ类、Ⅴ类放射源丢失、被盗、失控，或者放射性同位素和射线装置失控导致人员受到超过年剂量限值的照射。

3. 辐射事故应急预案

（1）政府相关部门的应急预案

县级以上人民政府环保主管部门应会同同级公安、卫生、财政等部门，编制辐射事故应急预案，报本级人民政府批准。辐射事故应急预案应当包括下列内容：

①应急机构和职责分工；

②应急人员的组织、培训以及应急和救助的装备、资金、物资准备；

③辐射事故分级与应急响应措施；

④辐射事故调查、报告和处理程序。

（2）营运单位的应急预案

生产、销售、使用放射性同位素和射线装置的单位（营运单位），应当根据可能发生的辐射事故的风险，制定本单位的应急预案，做好应急准备。

对移动放射源（如工业射线成像源或近距离放射治疗用源）的营运单位，由于所要求的应急预案较为简单，应急预案和程序可以合在一起，即应急预案应含有详细的执行程序，其应急预案（程序）的主要内容包括：

①启动条件。应列出预案所涵盖的应急情况，如操作人员受伤，怀疑发生过量的照射，放射源丢失或被盗，放射源操作时被卡住、被损坏或丧失屏蔽的情况，火灾等。

②安全措施。应明确预案启动前要实施的安全措施，列出潜在的危害以及使用的防护设施和采取的措施。

③响应行动。应列出各种可能应急条件下要立即采取的响应行动的程序，如上述过量照射的响应行动程序，放射源丢失的响应行动程序，火灾情况下的响应行动程序。

④附录。列出辐射评价人员、辐射防护人员、场外机构人员等的联系电话以及在出现应急时应向他们提供的信息（如对出现的危害的描述等）。

10.5 放射性物品运输过程中辐射防护

放射性物品运输过程中可能给运输工作人员、公众和环境带来放射性物品污染、超过标准规定的辐照剂量等危害。放射性物品运输风险主要包括交通风险、辐射风险和非辐射风险,其中辐射风险是放射性物品运输特有的风险。辐射风险具有以下特征:

①难以发现。放射性物品产生的电离辐射无色无味,不能被人体所感知,如果发生泄漏或丢失,很难与其他物品区分。

②不易清除。放射性物品的放射性水平,只能按放射性核素自身衰变规律逐步减弱。如果发生泄漏,只能通过物理手段清除,包括吸附、冲洗等。

辐射防护是运输安全中的重要组成部分。通过对内容物、容器、货包、运输工具、装运、辐射防护、安全保卫等明确管理要求,保证放射性物品运输的安全。放射性物品正常运输中的辐射防护,主要考虑在整个运输活动中所有参与运输的工作人员,以及运输路径周围的公众。通过制定合理的辐射防护大纲,采取有效的辐射防护措施,开展对货包的辐射监测以及对工作人员的个人剂量监测。

10.5.1 运输安全基本要求

一般情况下,可通过三道屏障确保放射性物品运输安全,即固有安全性(放射性内容物)、被动安全性(运输容器)和主动安全性(装运活动管理)。

固有安全性(inherent safety)是指放射性物品(包装组合中的放射性内容物)自身的固有安全特性,考虑运输环节的各种可能情景,将抵制有关危险的能力设计成放射性物品的固有属性,如特殊形式放射性物质、低弥散放射性物质等。

被动安全性(passive safety)是指依赖于使用包装容器获得的安全性。在放射性物品运输领域,被认可的被动安全性是包装容器。考虑运输过程中可能的情景,设计有针对性的包装容器。包装容器必须具有一定的结构强度、辐射屏蔽能力、防止核临界事故措施和散热能力,使得装有放射性物品的货包能承受预期的事故情景,保证放射性物品不发生泄漏或泄漏率在可接受范围内,不对工作人员、公众和环境造成不利影响。

主动安全性(active safety)是指通过装运活动管理获得的安全性。在放射性物品的固有安全性和被动安全性都合理可行的基础上,通过实施装运活动管理,进一步保证运输安全。装运活动管理除了包括通用的运输活动管理外,还包括辐射监测、安保措施、应急准备和质量保证等。

我国《放射性物品运输安全管理条例》根据放射性物品的特性及其对人体健康和环境的潜在危害程度,将放射性物品分为一类、二类和三类,对放射性物品实行分类管理。

一类放射性物品,是指Ⅰ类放射源、高水平放射性废物、乏燃料等,如果释放到环境中可能对人体健康和环境产生重大辐射影响。二类放射性物品,是指Ⅱ类和Ⅲ类放射源、中等水平放射性废物等,如果释放到环境中可能对人体健康和环境产生一般辐射影响。三类放射性物品,是指Ⅳ类和Ⅴ类放射源、低水平放射性废物、放射性药品等,如果释放到环境中可能对人体健康和环境产生较小辐射影响。二类、三类放射性物品不包含易裂变核素,或者虽然包含易裂变核素,但属于例外货包。

10.5.2 剂量管理

运输工作人员所受剂量应低于国家标准《电离辐射防护与辐射安全基本标准》(GB 18871—2002)和《放射性物品安全运输规程》(GB 11806—2019)规定的剂量限值。针对放射性物品运输活动,有关规定如下:

①当一年中有效剂量始终不可能超过 1 mSv 时,则不必采用特殊的工作方式,也不必细致监测、制定剂量评定计划和保存个人记录;

②当一年中有效剂量预计可能处于 1~6 mSv 之间时,应尽可能进行个人剂量监测,对这类人员的职业受照情况进行评价,这种评价应以个人监测或工作场所监测结果为基础;

③当一年中有效剂量预计可能超过 6 mSv 时,应进行个人剂量监测和评价,在进行个人监测或工作场所监测时,应保存相关的记录。

10.5.3 辐射防护措施

(1)辐射防护最优化

放射性物品运输的辐射防护最优化包括职业照射和公众照射的最优化,其中职业照射的辐射防护最优化主要针对运输过程中综合考虑辐射防护措施、可供选择的各种运输方案对职业人员的受照剂量等因素,并利用代价利益分析等方法选取职业照射优化运输方案;公众照射辐射防护最优化是指在线路比选、运输方案选择过程中利用代价利益分析等方法选取的公众照射剂量优化的方案。利用已有运输实践的经验反馈,是辐射防护最优化的有效手段。

(2)辐射防护大纲

科学合理地制定并严格执行辐射防护大纲是放射性物品运输过程中辐射防护最重要的管理措施,其目标是:为放射性物品运输提供考虑充分的辐射防护措施;确保充分实施辐射防护质量保证体系;提高放射性物品运输工作中的安全文化素养。

辐射防护大纲的制定过程中要结合辐射防护最优化原则。辐射防护大纲预期采取的辐射控制措施应与放射性物品运输可能引起的辐射危害水平级别相适应。可根据运输货包的类型和级别,制定实用的辐射防护大纲。

一般情况下,辐射防护大纲应包括大纲的范围、各方在执行辐射防护大纲中的职责、剂量限值、剂量约束值、剂量评价、表面污染评价、最优化分析、隔离及其他防护措施、应急准备与响应安排、辐射防护培训、辐射防护质量保证等内容。

(3)培训

托运人和承运人在制定辐射防护大纲时,应明确规定运输工作人员的辐射防护培训要求和具体培训计划,放射性物品运输工作人员的培训应针对其特定的职责和工作环境。辐射防护培训是运输培训的重要内容,包括辐射安全和应急响应知识培训,由托运人和承运人负责实施并考核,颁发合格证并应定期再培训。相关人员也可以参加国务院核安全监管部门授权机构组织的辐射安全培训。对于考核不合格的人员,不得从事放射性物品运输相关工作。此外,从事辐射监测的人员,应当具备辐射监测的相关知识,接受相关培训,获得相应资质。

10.5.4 运输过程中的辐射监测

辐射监测是辐射防护的重要组成部分,是判断货包是否满足运输要求的重要手段,是运输过程和事故应急辐射防护的重要措施,辐射监测也是判断运输工作人员所受剂量是否满足相关要求的重要手段。

放射性物品运输过程中的辐射监测通常包含启运前监测、运输过程监测、接收监测、个人剂量监测和事故监测。启运前监测、运输过程监测和接收监测主要针对的是货包和运输工具;个人剂量监测针对的是运输工作人员;事故监测不但针对的是货包、运输工具和运输工作人员,有时还针对相关公众。

①启运前监测是指托运人或有资质的委托单位在放射性物品运输前对货包及运输车辆进行的辐射监测,主要包括货包和运输车辆的表面剂量率和表面污染水平、1 m 处的剂量率等。启运前监测的目的是:

a. 验证货包及运输车辆的辐射水平和放射性污染水平是否满足运输要求;

b. 验证货包的运输指数是否满足运输要求;

c. 及时发现货包装运过程中可能导致的破损或屏蔽减弱等异常事件。

②运输过程监测是指托运人或承运人在运输过程中(包括临时停放场地)对货包及运输车辆进行的辐射监测,主要包括货包和运输车辆的表面剂量率和表面污染水平、1 m 处的剂量率等。运输过程监测的目的是:

a. 验证货包及运输车辆的辐射水平和放射性污染水平在运输过程中是否发生变化;

b. 及时发现运输过程中可能导致的破损或屏蔽减弱等异常事件。

③接收监测是指接收人或托运人在接收地对货包及运输车辆进行的辐射监测,主要包括货包和运输车辆的表面剂量率和表面污染水平、1 m 处的剂量率等。接收监测的目的是:

a. 验证货包及运输车辆的辐射水平和放射性污染水平与启运前相比是否发生变化;

b. 及时发现运输和卸载过程中可能导致货包破损或屏蔽减弱等异常事件。

④个人剂量监测是指托运人和承运人利用个人佩戴仪器或者其他测量设备,对直接从事放射性物品运输的工作人员受到的辐射照射进行的监测。个人剂量监测的目的是:

a. 控制或评价直接从事放射性物品运输的工作人员的辐射照射剂量,使其满足运输活动的剂量限值和剂量约束值要求;

b. 托运人和承运人可以准确掌握每个直接从事放射性物品运输的工作人员的辐照情况和健康状况,从而合理安排工作内容,避免过量的职业照射;

c. 满足放射性物品运输相关法规标准建立个人剂量档案的相关要求。

⑤事故监测是指包含装卸在内的整个放射性物品运输过程中异常事件或事故情况下进行的辐射监测,主要包括事故源项监测和应急监测。事故监测的目的是:

a. 为制定事故处理方案提供技术支持;

b. 为制定应急防护行动决策提供技术支持;

c. 为事故分级提供基础数据;

d. 为验证应急防护行动的有效性提供技术支持;

e. 为验证事故后果评价提供基础数据。

为了有效地实施监测,应预先制定放射性物品运输辐射监测方案(计划),配置相应的辐射监测人员、配备相应的辐射监测设备和仪器,做好辐射监测记录和复核。在制定放射性物品运输辐射监测方案时,需要综合考虑待运内容物特性、货包类型、运输方式、运输沿线停靠站以及人口分布和自然环境特征等因素,确定辐射监测内容、监测计划等,并应根据辐射防护最优化原则,在经验反馈的基础上逐步完善辐射监测计划。

参考文献

[1] 国家质检总局. 电离辐射防护与放射源安全标准: GB 18871—2002[S]. 北京: 中国环境科学出版社, 2002.

[2] 环境保护部核与辐射安全中心. 核安全专业实务[M]. 北京: 中国原子能出版社, 2018.

[3] 中华人民共和国生态和环境部, 国家市场监督管理总局. 核动力厂环境辐射防护规定:GB 6249—2025[S]. 北京: 中国标准出版社, 2011.

[4] 国家核安全局. 核动力厂辐射防护设计: HAD 102/12—2019[S]. 北京: 国家核安全局,2019.

[5] 国家能源局. 压水堆核动力厂厂内辐射分区设计准则: NB/T 20185—2012[S]. 北京: 原子能出版社, 2013.

[6] 国家能源局. 压水堆核电厂辐射防护设计准则: NB/T 20529—2018[S]. 北京: 原子能出版社, 2019.

[7] IAEA. IAEA safety standards for protecting people and the environment: Safety of research reactors: No. SSR-3[S]. Vienna: IAEA, 2017.

[8] 中华人民共和国生态环境部, 国家市场监督管理总局. 铀矿冶辐射防护和辐射环境保护规定: GB 23727—2020[S]. 北京: 中国环境科学出版社, 2020.

[9] IAEA. Occupational radiation protection in the uranium mining and processing industry: Safety reports series No. 100[R]. Vienna: IAEA, 2020.

[10] 国家核安全局. 铀转化和铀浓缩设施的安全: HAD 301/06—2021[S]. 北京: 国家核安全局, 2021.

[11] 国防科学技术工业委员会. 铀加工与燃料制造设施辐射防护规定: EJ 1056—2018[S]. [出版地不详:出版者不详], 2018.

[12] 国家核安全局. 乏燃料后处理设施安全: HAD 301/05—2021[S]. 北京: 国家核安

全局，2021.
[13] IAEA. IAEA safety standards for protecting people and the environment Specific safety guide: Radiation safety in well logging: No. SSG-57[S]. Vienna: IAEA, 2020.
[14] IAEA. IAEA safety standards for protecting people and the environment Specific safety guide: Radiation safety of X ray generators and other radiation sources used for inspection Purposes and for Non - medical Human Imaging: No. SSG - 55 [S]. Vienna: IAEA, 2020.
[15] IAEA. IAEA safety standards for protecting people and the environment Specific safety guide: Radiation safety of accelerator based radioisotope production facilities: No. SSG-59[S]. Vienna: IAEA, 2020.
[16] IAEA. IAEA safety standards for protecting people and the environment Specific safety requirements: Safety of nuclear fuel cycle facilities: No. SSR - 4 [S]. Vienna: IAEA, 2017.
[17] IAEA. IAEA safety standards for protecting people and the environment Specific safety guide: Safety of nuclear fuel cycle research and development facilities: No. SSG-43[S]. Vienna: IAEA, 2017.
[18] IAEA. IAEA safety standards for protecting people and the environment Specific safety guide: safety of nuclear fuel reprocessing facilities: No. SSG - 42 [S]. Vienna: IAEA, 2017.
[19] 生态环境部，国家市场监督管理总局. 放射性物品安全运输规程：GB 11806—2019 [S]. 北京：中国环境出版社，2019.

第 11 章　核设施退役与放射性废物管理

11.1　核设施退役过程中辐射防护

《中华人民共和国核安全法》规定，核设施包括：核电厂、核热电厂、核供汽供热厂等核动力厂及装置；核动力厂以外的研究堆、实验堆、临界装置等其他反应堆；核燃料生产、加工、贮存和后处理设施等核燃料循环设施；放射性废物的处理、贮存、处置设施。

国际原子能机构《核安全和核安保术语》（*IAEA Nuclear Safety and Security Glossary*）指出：退役是指为解除核设施的部分或全部监管而采取的行政和技术行动。核设施退役通常包括拆除核设施（或其部分）以降低相关的辐射风险……但一个核设施也可以在不被拆除的情况下退役，即将现有核设施结构经清污净化后投入另一种用途。

世界各地的核设施退役活动日益增多。根据国际原子能机构预测，到 2030 年，2020 年核电装机功率的 12%～25%将退役。根据 IAEA Nuclear Technology Review 2024，截至 2023 年 12 月，全球共有 210 座核反应堆永久关闭，其中 23 座完成退役。此外，还有 150 座燃料循环设施和约 450 座研究堆已退役关停。大型核设施，如核电厂、后处理厂的退役，是周期长、涉及面广、投资高的大型工程，需要几年甚至上百年的时间，因此，安全、经济、高效地完成退役任务是当前研发工作的重点之一。

核设施的退役需要尽早考虑，在设计阶段就需制定退役计划，包括退役规划、物理和放射性特性、设施和场址去污、拆除、物料管理等活动。《核动力厂设计安全规定》（HAF 102—2016）第 4.9.1 条要求，在设计阶段，必须专门考虑便于核动力厂放射性废物管理以及核动力厂退役和拆除的特性。《核动力厂调试和运行安全规定》（HAF 103—2022）第 12.1 条要求，营运单位应当编制退役计划，并在核动力厂的整个寿期内维护该计划，以确保退役可以安全完成，并符合规定的最终状态。

当核设施停止运行时，应编制最终退役计划，详细说明退役策略、如何安全拆除设施、如何确保工作人员和公众的辐射防护、如何解决环境影响、如何管理放射性和非放射性物质，以及如何终止对设施和场址的监管授权。《中华人民共和国核安全法》第二十九条规定，核设施终止运行后，核设施营运单位应当采取安全的方式进行停闭管理，保证停闭期间的安全，确保退役所需的基本功能、技术人员和文件。第三十条规定，核设施退役前，核设施营运单位应当向国家核安全监督管理部门提出退役申请，并提交核设施退役申请书，安全分析报告，环境影响评价文件，质量保证文件，法律、行政法规规定的其他材料；核设施退役时，核设施营运单位应当按照合理、可行和尽量低的原则处理、处置核设施场址的放射性物质，将构筑物、系统和设备的放射性水平降低至满足标准的要求；核设施退役后，核设施所在地省、自治区、直辖市人民政府环境保护部门应当对核设施场址及其周围环境中所含的放射性物质的种类和浓度组织监测。

退役活动包括转移放射性物质(如乏燃料、新燃料组件和放射源等)、去污、设备拆卸、房屋拆除、场址清污等系列活动,但不包括放射性废物处置库(场)与尾矿库的关闭。

国际原子能机构《国际辐射防护和辐射源安全基本安全标准 一般安全要求》(GSR Part 3)提出了对职业辐射防护的要求,国际原子能机构《职业辐射防护 一般安全导则》(GSG-7)提出了满足这些要求的建议。国际原子能机构技术文件《核装置退役期间的职业辐射防护 管理、规划和实施的主要方面》(IAEA-TECDOC-1954)总结了退役辐射防护的关键要素和技术方案。

核设施退役属于计划照射情景。退役职业辐射防护方案的目标是优化防护和安全,限制照射,并在工作场所实施辐射防护技术。

11.1.1 核设施退役的辐射防护要求

1. 国际原子能机构辐射防护要求

国际原子能机构《设施退役 一般安全要求 第六部分》(GSR Part 6)规定了退役相关安全、保护工作人员和公众及保护环境的要求。

(1)退役中防护和安全的最优化

退役期间的照射必须被视为计划照射情况,并在退役期间必须相应地适用"基本安全标准"的相关要求。因退役活动而受照射人员的辐射防护必须在适当考虑相关剂量约束值的情况下加以优化。

除了对计划内活动期间防止照射作出规定外,还必须对退役期间防止和减轻因事件所致的照射作出规定。然而,如果事件或特定情况性质上属于需要实施治理或需要在应急工况下密封放射性释放物质,则宜采用国际原子能机构的其他安全标准。

如果设施按未来有限制利用而解除监管控制,则必须在退役期间和以后期间内遵循环境保护相关的国际按法规和参考文献中涉及的环境保护要求。

(2)退役中的分级方法

当确认任一特定设施的详细范围和水平时,分级方法必须适用于退役的各个方面,并与退役所致的潜在辐射风险程度相一致。

退役计划和包括安全评价在内的辅助文件的资料种类和详尽程度必须与设施的类型、规模、复杂性、现状和寿期阶段以及与设施退役相关的危害相一致。

退役活动的开展和监管监督必须以与设施退役相关的危害和风险相一致的方式实施。

(3)退役安全评价

必须对计划实施退役的和正在实施退役的所有设施进行安全评价。最终退役计划必须辅之以安全评价,安全评价应评述计划采取的退役活动和各种事件,包括退役期间可能发生的事故和可能出现的各种情况。许可证持有者必须编制相关安全评价文件。

2. 我国辐射防护要求

退役工程应贯彻执行《中华人民共和国放射性污染防治法》《电离辐射防护与辐射源安

全基本标准》(GB 18871—2002)和国际放射防护委员会建议书中所规定的基本原则,辐射防护三原则:

(1)实践的正当性

退役的目标是使关闭的核设施达到无限制或有限制开放和使用。对于退役,只有在考虑了社会、经济和其他有关因素之后,其对受照个人或社会所带来的利益足以弥补其可能引起的辐照危害时,该退役实践才是正当的。

(2)剂量限值和潜在辐射危险限制

应对核设施退役时个人受到的正常照射加以限制,来自各项获准实践的综合照射所致的个人总有效剂量和有关器官或组织的总当量剂量,不超过所规定的相关剂量限值(见表11.1)。我国《电离辐射防护与辐射源安全基本标准》规定的剂量限值与国际放射防护委员会推荐的剂量限值和国际基本安全标准规定的剂量限值是一致的。剂量约束值为0.3 mSv/a,与之等效的危险约束值为 10^{-5} mSv/a。

表 11.1　职业照射和公众照射的剂量限值

应用范围	职业照射 (任何工作人员)	公众照射 (公众中关键人群组的成员)
有效剂量	连续5年的年平均有效剂量(但不可作任何追溯性平均),20 mSv 任何一年不得超过50 mSv	年有效剂量,1 mSv 特殊情况下,如果5个连续年的年平均剂量不超过1 mSv,则某一单一年份的有效剂量可提高到5 mSv
眼晶体	年当量剂量,150 mSv	年当量剂量,15 mSv
皮肤	年当量剂量,500 mSv	年当量剂量,50 mSv
手和足	年当量剂量,500 mSv	

应对个人所受到的潜在辐射危险加以限制,使来自各项获准实践的所有潜在照射所致的个人危险与正常照射剂量限值所相应的健康危险处于同一数量级水平。对于退役活动,除了考虑正常照射的辐射防护外,还必须考虑事故/事件产生的照射。应论证正常运行集体有效剂量、公众中个人年最大有效剂量与国家相关法规标准符合情况,应估计严重事故情况下工作人员与公众的受照剂量。

(3)防护与安全最优化

对于来自退役中的任一特定源的照射,应使防护与安全最优化,使得在考虑了经济和社会因素之后,在退役实践中个人受照剂量的大小、受照射的人数以及受照射的可能性均保持在可合理达到的尽量低的水平(as low as reasonably achievable, ALARA 原则)。这种最优化应以该源所致个人剂量和潜在照射危险分别低于剂量约束和潜在照射危险约束为前提条件。

11.1.2 核设施退役对工作人员的辐射影响

1. 退役产生的危害

核设施退役期间会产生放射性和工业危害，与运行阶段关注的危害有较大的差异。可能要进入、改装或拆除运行阶段不需要关注或未使用的构筑物和系统，很可能需要建造新的构筑物，而且需要更加重视废物处理相关问题。核设施退役涉及的潜在的危害包括：辐射危害；机械伤害（主要来自切割、吊运和拆卸活动）；化学毒性危害和腐蚀危害（主要来自去污活动）；电磁伤害（主要来自切割和拆卸操作）；有些核设施存在的核临界事故危害（指存在易裂变物质的设施）。

核设施退役常见主要污染物包括：放射性核素，如钚、镭、铀、钍、^{90}Sr、^{137}Cs、^{60}Co 等；有机物，如氰、四氯化碳、三氯甲烷、三氯乙烯、多氯联苯等；重金属，如汞、铅等；石棉废物等。重水堆的退役活动需重视对氚的内照射防护，当拆卸重水系统时，要穿带有呼吸器的防护服。

在退役之前，需要对放射性和非放射性危害以及相关的风险进行全面的评价，包括在退役活动的实施过程中持续对其进行再评价。如果现有的运行阶段的评价流程已完备，就不需要制定新的评价流程。在退役期间，环境将不断地发生变化，例如，基础设施被拆除，工程控制被拆除，原始的或处理后的放射性废物的临时贮存增加。因此需要检查每个工作场所，并识别危险源。此外，需要注意意外危险发生的可能性，其类型和严重程度各不相同。

应分析并持续评价工作人员在退役活动中受到的所有放射性危害，包括评价外照射和内照射，应特别关注 α 粒子的辐射。需要考虑可能存在的 α 污染以及工作人员防护所需的控制措施。对核设施的运行历史的调查，对评价工作人员的潜在辐射风险至关重要，包括核设施运行期间可能发生的任何事故（如核电厂燃料故障）。燃料密封失效可能导致 α 污染扩散到核电厂系统（如管道和部件）。如果此类事故发生在核电厂运行的早期阶段，那么这层 α 污染可能会被其他腐蚀产物所覆盖。因此，从管道和部件的外部或从管道和部件的内部通过直接测量都很难测到 α 污染。在这种情况下，就需要腐蚀产物的样品（不仅仅是擦拭实验）来监测任何可能发生的 α 污染。

核设施的营运单位可采取多种手段识别和解决危险源。例如，与在职员工和退休人员面谈有助于了解运行阶段可能发生的任何异常事件。此外，辐射防护人员应考虑拆除工程控制措施（如拆除永久或临时屏蔽）可能导致的危害，并与工作人员沟通此类危害。可能需要在拆除区域附近建造屏蔽。在系统和部件发生故障时，可能需要额外的通风装置，或者工作人员使用呼吸保护装置，以尽量减少放射性物质的潜在摄入。此外，为了在拆除前消除或减少辐射危害，可能需要冲洗或切割部件，以确保工作人员所受照射最优化。

除辐射危害外，还需要注意非辐射危害，如石棉、电、缺氧环境（如贮存罐）、化学危害、坠落碎片、高空作业、噪声和火灾。在大多数情况下，工业安全与辐射防护和安全的措施一致，有时也存在冲突。例如，工业安全、辐射安全都需要考虑避免切割造成的伤害，避免使用可能引发火灾的技术；然而，使用供气型全身防护服来保护工作人员免受空气传播的放射性污染，会导致固有的工业安全风险，因此需要对使用此类防护服进行利弊分析。

2. 安全评价

在职业健康和安全方面，风险评价是指对工作场所可能对人造成伤害的因素进行全面仔细的检查，衡量是否采取了足够的预防措施，或者是否需要采取更多措施来防止对工作人员和公众造成伤害。国际劳工组织工作场所风险评价指南建议采用五步法进行风险评价：

①识别风险；

②确定谁可能受到伤害以及如何受到伤害；

③评价风险，即识别和决定安全和健康风险控制措施；

④记录谁负责实施哪种风险控制措施；

⑤记录调查结果，监控和审查风险评价，并在必要时对其进行更新。

国际原子能机构《使用放射性物质设施退役的安全评价》（WS-G-5.2）第3.1条规定，“需要安全评价的退役活动的范围要求是广泛的，且安全评价的范围、详细程度和水平应与危害及其潜在后果相称。因此分级方法应被用于安全评价的开发与审查。”第3.3条介绍了在分级方法的应用中，应考虑如下因素：

①安全评价目的（例如，最终退役计划或退役的一个方面，或退役计划的一个阶段）；

②评价范围（例如，设施的一部分，在多设施场址中的单个设施或整个场址）；

③设施大小和类型（包括其复杂性）；

④在退役活动开始时设施的物理和放射性状态（例如正常运行后关闭或事件后关闭、长期缺乏维护后关闭、设施状态的不确定性）以及特别是老化程度可能危及建筑结构或工程安全措施；

⑤退役活动的复杂性；

⑥不确定性问题，例如，被用作安全评价输入数据的设施特性质量、相关辅助信息的可靠性和可用性（如图纸、修改记录）；

⑦放射性危害（源项），例如，设施的活度清单（如表面污染、整体污染），放射性特征（如存在短寿命或长寿命放射性核素、存在 α 放射性核素），放射性材料的化学和物理状态（如固体、液体、气体、密封源、发热材料、易燃材料）；

⑧危害及其潜在未采取任何措施后果的可能性，考虑到场址特征（如地震事件、来自或依靠任何临近设施的影响）与事件/事故序列中潜在始发事件的存在和类型（如人为差错、载荷坠落、建筑物或结构倒塌或故障、化学品、极端温度）；

⑨可能就位或已就位的用于防范或减轻事故后果的安全措施（如工程安全系统、运行控制）的性质与可靠性；

⑩评价结果依据的安全要求与准则；

⑪设施退役的最终状态（如无限制或有限制使用）；

⑫该设施或其他类似设施安全评价的可用性与拟退役活动的新颖性；

⑬退役对在设施或附近设施（如那些共享服务的）的其他地方进行的安全重要操作产生不利影响的程度。

《使用放射性物质设施退役的安全评价》第3.6条提出，在退役安全评价中应考虑所有

与工作人员、公众和环境相关的危害(即伤害源),包括:

①辐射照射,例如,来自直接辐射与其他辐射源(包括临界)的外照射,由于吸入、食入或割伤和擦伤所致的内照射,以及包容失效导致放射性核素失控释放;

②有毒的和其他危险材料,例如,石棉、易燃材料、致癌物质、用于去污的化学品、窒息剂;

③工业危害,例如,载荷坠落、高空作业、火灾、高温、高压、噪声、灰尘与石棉。

3. 安全文化

在退役期间,强大的安全文化对辐射和工业安全至关重要。国际原子能机构《国际辐射防护和辐射源安全基本安全标准 一般安全要求》(GSR Part 3)第2.51条规定,“主要责任方必须促进和保持安全文化”,措施包括:

①促进在组织的各级对防护和安全做成个人和集体承诺;

②确保在组织范围内对重要的安全文化问题达成共识;

③提供组织借以支持个人和团队安全和卓有成效地执行任务的手段,并考虑个人、技术和组织之间的相互作用;

④鼓励工作人员及其代表和其他相关人员参与制定和实施有关防护和安全的政策、规则和程序;

⑤确保在所有级别对组织和个人实行防护和安全问责制。

国际原子能机构一般安全要求《设施退役 一般要求 第六部分》(GSR Part 6)第3.4条规定了“许可证持有者的责任须包括促进安全文化,以鼓励对安全问题采取质疑和学习的态度,以及防止自满情绪”。

核设施的退役可能导致主流安全文化发生改变。人们可能会认为,当从常规运行转变为退役时,一旦核燃料从反应堆堆芯或该厂址移除,辐射安全的重要性就会降低。这种看法可能会对安全文化产生负面影响,因为尽管移除了燃料,但工作人员的风险水平并非一定会降低。退役活动的非常规性和有时需要动手操作的特性意味着,辐射和工业危害的风险与常规运行不同,但仍然很重要。

当核设施停止运行时,可能会对安全文化产生不利影响。在退役时工作人员和设施的前景都存在很多不确定性,尤其是当工作人员被要求停运过去投入大量精力安全运行、维护和可能升级改造过的同一个核电厂时,这可能对工作人员士气产生负面影响,特别是影响可能失去工作的工作人员的绩效。如果一个核电厂有多个机组,其中一些机组退役,另一些机组正在运行,因为工作人员相互交流,也可能会影响安全文化。

退役属于非常规操作,除了运行人员外,还可涉及各类专业承包商和流动人员。需要与承包商(尤其是以前从未在核电站工作过的承包商)沟通安全问题和培训内容,考虑承包商的安全文化,讨论如何对其进行改变,确保与核电厂的安全文化保持一致。此外,还要考虑面对不同监管要求的外国承包商不同的安全文化。

需要注意的是,有经验的工作人员可能认为他们足够了解程序就选择忽略或采取某些捷径,因此授权有经验的工作人员对程序提出改进意见可以减少不合规的情况并改进程序,缺乏经验的工作人员还需要关于退役工作的详细指导说明。

需要培训并提醒工作人员在退役期间,如果发生意外情况(例如,剂量率更高、污染水平更高、工作步骤比预期时间长、误以为管道中的液体已排空、发现石棉),应停止工作。需要评估事故对安全的重要性,如有必要,需要重新制定工作计划。

监管机构和退役项目的管理团队有必要核查安全文化的情况,例如,经常访问工作区,以了解项目状态和新出现的任何问题。在访问前应明确具体的目的,例如,检查内务管理、清洁度和工作人员是否按规程操作。

此外,还可以借助指标间接观察安全文化的情况,例如,个人剂量、集体剂量、污染水平、辐射防护事件、内务管理、厂内的信息传递、决策考虑的因素、员工之间的沟通、员工与监督检查员之间的沟通。还需要在退役期间定期评价并与核电厂管理层讨论工业危害指标。如有必要,及时采取纠正措施。国际辐射防护协会于 2014 年发布了《建立辐射防护文化的指导原则》,其中的总体政策声明可帮助辐射防护机构制定实用的指南和建议。世界核电运营者协会(WANO)和核电运行研究所(INPO)于 2013 年发布了描述健康核安全文化基本特征和属性的相关文件。

国际原子能机构—《职业辐射防护 一般安全导则》(GSG-7)第 8.8 条介绍了服务提供商建立安全文化的多种方法,包括:

①在组织内推动对相关安全标准的了解;

②对所用程序进行风险分析;

③制定适当的规则和程序,遵守监管要求,将风险保持到最低;

④对相关规则和程序的实施和有效性进行定期评价;

⑤聘用相关管理人员和工作人员;

⑥按照培训大纲定期培训工作人员,使他们正确遵守规则和程序;

⑦与受过培训的工作人员讨论既定的培训大纲;

⑧定期更新培训大纲,参照法律和监管机构的要求调整培训大纲,确认大纲的有效性;

⑨传播和推广关于事故和其他事件的知识,从它们的发生和再发生中汲取教训,提高安全文化;

⑩通过激励制度鼓励工作人员提出安全相关建议。

4. 退役策略中的职业辐射防护

在制定退役策略时,需要考虑职业辐射防护的要求。国际原子能机构特定安全导则《核动力厂、研究堆和其他核燃料循环设施的退役》(SSG-47)介绍了从职业辐射防护的角度影响退役策略选择的因素,包括:

①设施内的放射性情况;

②当地是否具有退役经验和相关技术;

③是否具有经验丰富的辐射防护人员和其他退役工作人员;

④承包商参与退役工作的预期水平;

⑤是否有放射性废物处理和贮存设施。

职业辐射防护等方面的考虑是一个反复迭代的过程。为了确保在退役策略选择的过程中考虑到工作人员的安全问题,建议尽早让职业辐射防护和职业健康危害方面的专家参与制定退役计划。

退役策略的选择是许可证持有者的责任，也是高级管理层的决策。因此需要有适当管理级别的负责辐射防护的人员参与。例如安排辐射防护委员会中具有职业辐射防护专业知识的人参与，邀请高级别辐射防护管理人员在退役策略决策和退役计划制定的早期阶段参与讨论。

退役策略可以是立即拆除或延迟拆除，也可以是二者的组合。从职业辐射防护的角度来看，二者皆有利弊。永久停机后立即拆除便于获得运行阶段的历史和设备的知识。考虑到放射性衰变和 α 累积，也存在一些缺点。立陶宛伊格纳利纳核电站的 2 台机组分别于 2004 年和 2009 年永久停运并立即退役。尽管存在退役早期费用较高和放射性核素活动浓度较高的不利因素，但可保留和使用现有的工作人员和基础设施，可以尽早解决潜在的遗留问题，更好地确定供资机构的退役费用。

核设施内的辐射和污染水平以及放射性核素的成分都影响职业辐射防护，因此在高辐射水平的情况下，延迟拆除也可能是更合适的策略，辐射水平随时间而降低。但是也会产生放射性核素组成和拆除技术的新挑战。例如，如果存在半衰期较长的放射性核素（如^{241}Am或^{90}Sr），易于测量的半衰期较短的 γ 辐射源（如^{60}Co和^{137}Cs）的衰变可能会产生难以测量的核素成分。^{241}Am的绝对量也会因^{241}Pu的 β 衰变而升高。此外，如果用手工拆除代替远程拆除，将会导致工作人员剂量的增加。因此通常立即拆除是首选的退役策略。

工作人员在退役期间的大部分照射都来自放射性废物的处理，因此退役策略还应考虑放射性废物管理对职业辐射防护的影响。是否存在放射性废物处理、贮存和处置的设施将会影响工作人员在退役期间的剂量。此外，在拆除任何现有建筑物之前，都应制定废物处理策略。如果废物管理策略不明确，就会导致不必要地重复废物表征和处理，导致工作人员接触更多的废物。例如，核电站的辅助设施通常最先拆除，这会导致废物分类空间不足，工作区附近出现严重拥堵，从而影响职业照射。

拆除可以从低污染区域和系统开始，也可以从高污染区域和系统开始，从职业辐射防护的角度看，二者都各有利弊，取决于废物处理和贮存设施的可用性、通道和运输路径、拆除工作的可用空间，以及拆卸部件的就地处理等。先拆除高放射性区域可大大降低后续拆除步骤的剂量率，而先拆除低放射性区域可以产生更多运输空间和通过衰变降低剂量率。而且先拆除低放射性区域可以在这些低辐射水平的地方学习退役技术。

对于拥有一座以上核设施的厂址，还需要考虑其他影响职业辐射防护的因素：

①多机组厂址退役技术的转移；

②多个设施和集中的辐射防护机构之间人员共享；

③正在运行的核设施和正在退役的核设施可共享辐射防护工作人员；

④共享废物处理和贮存的设施；

⑤共享用于测量、剂量测定和防护的辐射防护设备。

在核设施意外事故提前关闭的情况下，需要制定适当的退役策略。例如，当乏燃料仍在反应堆堆芯中时，拆除工作中的职业辐射防护更具挑战性，需要先从堆芯中取出燃料，因此需要确定拆除的优先顺序，修改退役计划。

11.1.3 制定辐射防护计划

1. 辐射防护计划的一般内容

国际原子能机构一般安全要求《国际辐射防护和辐射源安全基本安全标准》（GSR Part 3）第 24 条关于辐射防护大纲下的要求规定："雇主、注册者和许可证持有者必须在职业照射辐射防护大纲中制定并维持关于控制区和监督区的指定、本地规则以及工作场所监测方面的组织安排、程序安排和技术安排"。该要求也适用于核设施的退役。

国际原子能机构一般安全导则《职业辐射防护》（GSG-7）第 3.49 至 3.158 条提出了关于辐射防护大纲的建议。辐射防护大纲应包含如下要素：外照射和内照射剂量测定安排，出入控制、许可，工作人员工作范围，仪器，呼吸防护，废物处理，环境和医疗健康监测。

当决定核设施要退役时，需要制定并维持退役阶段的职业辐射防护大纲。由于工作环境有许多变化（如辐射风险和危害、辐射源、工作程序和工具），在退役开始时，这些变化必须反映在辐射防护大纲中。因此，需要明确采用符合许可证持有者综合管理体系的程序和文件。组织结构也需要进行调整，以确保退役活动的安全和最优化。辐射防护大纲的实施需要综合考虑工业安全、职业辐射防护和放射性废物管理。

通常，所有的退役活动都可分为不同的退役项目。这些项目可以接续执行，也可以同时执行。因为退役项目引入了新的工作方法、引发工具和放射性条件的变化，这些都需要在辐射防护大纲中予以考虑。

国际原子能机构一般安全要求《设施退役》（GSR Part 6）之要求 2 针对退役中的分级方法规定，"当确认任一特定设施的详细范围和水平时，分级方法必须适用于退役的各个方面，并应与退役所致的潜在辐射风险程度相一致"。对退役相关风险和危害的评价将有助于充分分配资源和修订辐射防护大纲。在退役期间，可能还需要对核电厂中所有非放射性危害采取系统的分级方法。在防护和安全方面使用分级方法对于规划和执行退役活动至关重要。

国际原子能机构一般安全要求《设施退役》（GSR Part 6）第 3.4 条规定，许可证持有者的职责须包括管理退役项目和实施退役活动或对承包商开展的活动进行监督。第 4.3 条规定，"主要安全职责必须仍由许可证持有者负责。许可证持有者可将特定作业委托承包商执行，综合管理体系必须作出规定，以确保对承包商的工作进行适宜的规范和控制，并使承包商能安全地开展工作"。

在退役期间，许多不同的承包商可以并行工作。因此，有必要进行协调，以避免对辐射防护产生负面影响，例如并行作业造成的污染或照射。许可证持有者的工作人员的照射情况通常得到很好的控制。如果是流动人员，特别是专业技术人员到不同的核电厂工作，那么控制他们的照射情况就更加困难，应特别关注这类人员的职业辐射防护问题。

在运行核电站时，通常采用辐射防护最优化委员会或等效方法实现防护和安全的最优化。此类委员会有助于退役期间的安全和辐射防护管理。委员会的成员可能由不同级别的代表组成，包括辐射防护管理者、有资质的专家、管理、运行和维护人员。实施辐射防护最优化委员会方法需要考虑人为因素、组织环境、工作场所情况的变化、安全文化以及其他需要平衡的因素，还要考虑辐射防护和社会经济问题。性能指标通常用于评价与辐射防护大纲有关的辐射防护性能，例如个人和集体剂量（来自外照射、内照射）、人员污染和表面污染。在退役阶段，运行阶段使用的辐射防护指标应与拆除活动相匹配，还需要定义新的辐射防护指数（如空气中的 α 放射性水平）。

辐射防护大纲通常要考虑潜在辐射事件的变化及其应对措施。尽管核设施的放射性源项在退役期间会减少，但放射性事件仍有增加的趋势，例如空气中的高放射性、放射性物质泄露、受污染的伤口或因拆除屏蔽而导致的以外高辐射水平。

许可证持有者需要为其工作人员，以及雇佣的承包商安排处理放射性事件。需要采取措施，防止或减轻对工作人员的健康和安全的危害和不利影响。工作人员，尤其是承包商，需要接受应对所有警报的相关培训（如空气中的高活度）。

在常规运行时，就需要调查放射性事件，调查的程度与事件的实际或潜在放射性后果相称。调查方法包括表面原因分析、根本原因分析和趋势识别。调查结果可用于制定防止再次发生的建议，而且需要立刻采取行动执行建议。对具有放射性后果或可能产生此类后果的未遂事件进行记录是证明退役活动和相关职业辐射照射管理情况的措施之一。

2. 辐射防护组织

（1）结构

退役阶段的辐射防护组织（图 11.1）与运行中的核设施类似，需要指定一名合格的辐射防护经理作为全面负责实施辐射防护大纲的人。需要指派辐射防护领域的主管和技术人员在辐射防护大纲的各个领域提供专业知识。辐射防护组织需要与负责非辐射危害的组织进行适当的联系和整合。

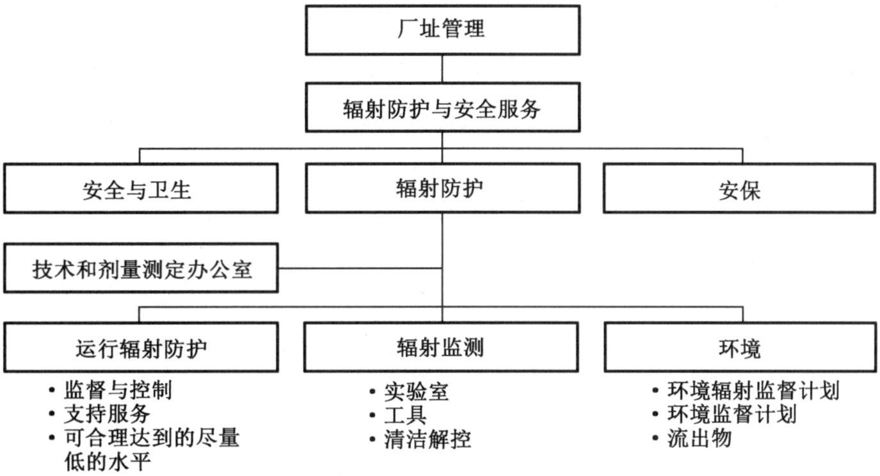

图 11.1　辐射防护组织

需要在核设施的管理系统中明确定义和记录辐射防护大纲中每个部分的作用。整个退役组织应了解辐射防护组织的责任，特别是核电厂的运行职责发生变化的时候。退役期间辐射防护负责人应在厂址管理组织中担任职位，以便于参与高层决策过程。

（2）人力资源

辐射防护管理人员应确定所需的辐射防护资源以及执行退役辐射防护大纲所需的技

能和知识。退役是一项涉及意外辐射和其他职业健康状况的非常规活动。这意味着在辐射防护人员的数量和技能方面的灵活性增加。支持退役的辐射防护资源的可用性是一个需要有效规划和管理的重大问题。随着时间的推移,辐射防护人员的数量和技能因退役阶段而异。这点对延迟拆除尤为重要,因为需要很长时间才能开始退役活动。此外,退役工作需要理论和实操培训,因此规划时需要考虑辐射防护资源的准备时间。管理资源也包括满足对流动人员的监管要求。例如,英国布拉德韦尔核电站需要大量的监测人员完成退役计划,因此与外包公司签订两年合同,培训当地社区的工作人员,以确保有充足的合格的辐射防护人员支持退役工作。

管理层可能会施加压力,要求减少人员编制,以降低退役项目的总体成本,然而,与核电厂正常运行相比,退役过程由于危害程度的增加和危害性质的变化,需要额外的辐射防护、废物管理和职业健康方面的资源。组织结构的任何变化,包括人员编制,都可能需要根据国家立法进行监督审查。监管机构相关人员也需要增加,以便在退役期间开展许可活动、批准和检查。

(3)退役人员的培训和资格鉴定

退役过程的管理人员、安全人员、监管机构都需要不同于设施运行阶段的知识和技能。由于退役阶段引入了新技术和设备,以往的资质和运行经验不足,因此参加退役的人员必须接受相关的辐射和工业风险培训和复训。与运行阶段相比,退役所需的培训和资格认证的重点都会发生变化,培训计划需要调整。

国际原子能机构特定安全导则《核动力厂、研究堆和其他核燃料循环设施的退役》(SSG-47)第 4.16 条规定,“所有执行退役任务的项目人员应接受辐射防护和安全方面的基本培训,或证明他们具有此类知识”。这不仅包括与工作任务相关的危险,还包括与个人防护设备使用相关的危险,比如穿脱防护服的常规流程。还需要考虑具有特殊要求的特定任务的培训和实体模型,比如拆卸人员的远程处理技术,或者辐射防护人员使用气载气溶胶监测设备的操作。实体模型的使用对测试现有设备或开发新工具和新技术都很有用。

为了确定包括辐射防护人员在内的不同工作人员的培训需求,并制定适当的辐射防护培训计划,需要对退役活动和相关危害有很好的了解。需要注意的是,处于退役状态的核设施的管理人员可能会认为放射性风险已大大降低或消除,因此其决定可能对职业辐射防护产生不利影响。辐射防护技术人员可能更熟悉在更稳定的辐射条件下的常规监测。然而退役期间的工作环境可预测性较差。

监管机构还需要考虑退役方面的额外培训。在许可证发放过程中,监管机构有必要了解退役活动和相关危险,使其能够对退役规划和执行进行全面评价。

退役项目中的承包商或流动人员以前可能没有处理过核设施,需要接受辐射防护培训,以及安全措施应用培训。在核领域经验较少或没有经验的退役承包商不一定了解降低剂量的技术和设备,因此需要具体的建议和培训。

(4)辐射防护的信息传递和交互策略

除了培训和资质认证外,在核电站运行人员和退役人员之间传递有关放射性和职业危害的信息也是保护工作人员的重要手段。了解运行阶段的情况,有助于对厂址进行表征。

关于运行情况和事件的历史信息有助于使退役期间的辐射防护人员将意外情况的发生概率降至最低。

这些信息可以通过书面文档、图片文档和回忆获得。具体来源包括核电厂运行记录和报告,以及对长期工作人员(包括退休人员)的访谈。这些信息在新员工与老员工以及各代人之间传递非常重要,尤其是在延迟拆除核电厂的情况下,可能会丢失对了解构筑物、系统和部件(SSC)的历史、危害等有价值的信息。例如,比利时3号反应堆(压水堆)于1962年首次出现故障,1987年永久关闭,2019年基本完成拆除。营运单位将"缺乏构筑物、系统和部件(SSC)的知识"列为退役期间遇到的主要问题之一,核电厂特定的知识随退休人员一起消失了。

营运单位需要保留至少到核设施运行结束前(即退役开始前)进行放射性评价和表征所需的文件。能反映退役问题的运行记录和报告是代际信息传递最重要的工具。常规报告和记录可提供历史事件的潜在影响,如污染或未受污染的液体泄露、燃料故障、历史操作程序、调查结果、设计图纸、修改记录、事件记录以及健康安全方面的年度报告。在延迟退役的情况下,这些报告可用于信息传递和退役规划。美国康涅狄格州的扬基核电站在退役期间发现缺乏信息传递,存在的问题包括常规调查无法检测到未记录的污染土壤(因为污染土壤被铅板和混凝土覆盖),发现了之前未记录的土壤和地下水中的^{90}Sr。

关于退役项目早期已收集信息的可用性,营运单位将采取措施以确保:

①在退役项目的所有阶段,信息都可以访问(可读),需要防止老化,使用新的电子存储介质;

②信息的存储符合所有信息安全要求和监管要求,例如,访问控制、不同位置的副本,以及针对常规风险(如火灾、洪水)的保护。

核设施的运行经验是规划和实施退役项目的重要信息来源。经验交流有助于信息传递,包括参观参考设施,了解退役和相关培训的执行情况。在一些国家,营运单位将工作人员派往外部退役地点进行培训。在国际运行经验报告系统,如国际原子能机构(IAEA)为核电厂、研究堆、核燃料循环设施建立的事件报告系统(IRS)、研究堆事件报告系统(IRSRR)、燃料事件通知及分析系统(FINAS)中,应加强对核设施退役阶段的事件的报告,特别是与职业辐射防护问题有关的事件的报告。

职业照射信息系统(ISOE)为来自世界各地的核电站和国家监管机构的辐射防护专业人员提供了合作平台,通过收集和分析职业照射数据和趋势,并通过交流经验教训,改进核电厂的职业照射管理。职业照射信息系统成立于1992年,由IAEA和经合组织核能署(OECD/NEA)联合运营。职业照射信息数据库包含运行阶段的大量数据和相关运行经验,包括来自主要核电厂维护或改造(如蒸汽发生器或反应堆顶盖更换)的辐射防护数据(如剂量报告、大修报告)。其中部分数据有助于退役规划。职业照射信息系统启动了一个新项目,将当前数据库的范围扩展到核电厂退役期间的职业照射。

良好的沟通是有效开展退役规划和执行的关键。沟通方式包括采访退休人员在内的长期工作人员,组织最高管理层与辐射防护技术人员、执行退役任务(如拆除)工作人员之间的互动,与核电厂组织内多个级别的辐射防护人员的互动。

退役期间的信息传递和经验分享是提高工作效率和确保工作场所高度安全的关键因

素。在规划会议、培训计划、每日或每周会议、措施计划会议(工前会)和已完成工作评价会议(工后会期间),可以进行经验共享。

应开展以工作计划和控制为重点的轮班简报。拆除工作人员和辐射防护人员应讨论并记录执行任务期间遇到的放射性和非放射性条件的任何差异、任务执行期间遇到的任何问题以及解决方案。

许多分包商公司将参与退役项目的各个阶段,因此这些公司的管理层与营运单位的辐射防护管理层之间的沟通非常重要。表 11.2 给出了相关方和信息传递。

表 11.2 核设施退役期间的信息传递

<table>
<tr><th>相关方</th><th>联络机会</th><th>目标</th></tr>
<tr><td rowspan="3">营运单位工作人员和流动工作人员</td><td>培训方案</td><td>向新员工传授知识</td></tr>
<tr><td>工前会</td><td>沟通工作流程</td></tr>
<tr><td>工作后汇报</td><td>评价已开展的工作</td></tr>
<tr><td rowspan="2">辐射防护管理人员和电厂退役管理层</td><td>最初阶段</td><td rowspan="2">有效规划和执行退役</td></tr>
<tr><td>随着退役进展愈加频繁</td></tr>
<tr><td>辐射防护人员和工作人员</td><td>培训方案</td><td>向新员工传授知识</td></tr>
<tr><td rowspan="3">辐射防护管理层和分包商管理层</td><td>工前会</td><td>确保辐射防护人员和工作人员的负责人之间就总体工作计划和针对放射性、非放射性危害制定控制措施达成共识</td></tr>
<tr><td>轮班简报</td><td>专注于工作计划和控制措施。讨论并记录执行任务期间遇到的放射性和非放射性条件差异、任务执行期间遇到的任何问题以及可能的解决方案</td></tr>
<tr><td>持续开展</td><td>确保理解对工作人员表现的期望并正确执行</td></tr>
</table>

3. 防护和安全最优化

实施最优化原则对确保充分的职业辐射防护至关重要。通过选择有效的辐射防护和退役技术,可以在退役项目一开始就对辐射防护进行优化。根据 IAEA GSR Part 3 一般安全要求的定义,防护和安全最优化是指确定将导致受到照射的个人剂量的量值、个人(工作人员和公众成员)的数量和受到照射的可能性达到"合理可行尽量低"的防护和安全水平过程。防护的优化并不等同于剂量的最小化,而是评估个人防护的风险和必要资源,以确定在当前情况下最佳的防护措施。

尽管 IAEA GSR Part 3 一般安全要求也提到了"危险",但是目前还没有针对退役职业照射防护的危险约束值。危险约束是针对潜在照射的,同剂量约束一样,也是与源相关的且原则上应等于同一个源相应的剂量约束值所隐含的健康危害。然而,估计潜在照射所致的危险可能有很大的不确定性,因此,危险约束通常采用通用值。对于公众的危险约束值,ICRP 的建议值为每年 1×10^{-5},相当于每年 0.25 mSv 的剂量。

除了退役活动规划的剂量约束值,还可以使用其他最优化的计划值(例如剂量目标、剂量预算)。如果工作任务的评估剂量不超过选定的数值,那么该工作任务就被认为是可接受的,并且采取了防护最优化。计划值可以按任务和时间(如每日、每月、每季度)确定。法国电力集团(EDF)的剂量约束值由承包商和许可证持有者协调确定。个人剂量约束值设置为每年 2~10 mSv。在退役工作开始之前制定书面程序,以确保工人的剂量保持在限值以下。为避免超出约束值而可能采取的行动包括改变工作程序、增加防护或屏蔽,或更换工人。

此外,用于进行退役活动的剂量控制工具包括行动水平、调查水平和剂量预算。加拿大使用行动水平在达到监管剂量限值之前提醒许可证持有者。如果达到许可证中规定的行动水平,需要采取具体行动。

4. 拆除规划

细致的拆除规划和了解可用的去污和拆卸技术对于确保工人的辐射照射保持可合理达到的尽量低的水平至关重要。可使用个体和集体剂量作为标准比较不同的拆卸技术。通过审查其他核设施的退役经验,可以确定防护措施和拆卸工具的可行方案。各种核电站都有相应的退役经验,例如,核电站一回路冷却系统采用不同类型的去污方法(例如化学去污)。

可以根据放射性标准和非放射性标准完成技术与设备的选型。例如,液压剪刀通常用于切割小直径管道,以避免由于管道内存在松散的表面污染(自由污染)而产生气载放射性颗粒物;还可以使用远程操作的气割技术,但是该技术会产生二次废物和气溶胶,并且在某些区域可能出现燃烧的问题。

虽然在规划退役作业时始终应优先考虑职业辐射防护的工程解决方案,但出于安全工作系统和个人防护设备的考虑也可以选择替代方法(例如短期任务)。例如,在选择屏蔽时,需要将屏蔽所获得的预期减少的剂量与安装屏蔽所产生的照射剂量进行比较。其他工程解决方案案例包括移动通风系统、临时围堵系统(例如避免污染扩散的帐篷),以及选择已成熟的工业解决方案,而不是特制核设备。在非核工业中还可以找到一些有用的退役工具,进行调整后用于核设施的退役。IAEA 第 395 号技术报告提供了核设施去污和拆除技术以及防护措施的各种实例。

为了对拆除工作开展更详细的规划和监督,需要制定相关标准,包括预期个人和集体剂量以及引发职业辐射防护问题的特定条件(例如,^{241}Am 和/或其他的放射性核素成分,在剂量率不均匀的小房间中工作)。

详细规划文件应包含推导、证明和验证安全工作所需的所有信息,并确保照射达到可合理达到的尽量低的水平。

为了进行详细规划,必须提供有关辐射情况,构筑物、系统和部件(SSC)的实际安排,拆除本身和计划开展的防护措施的相关信息,包括:

①开展拆卸作业的房间和区域的说明。

②该区域内构筑物、系统和部件(SSC)的描述,以及计划拆卸和不拆卸的构筑物、系统和部件(SSC)的明确说明(作为风险考虑的基础)。

③开始工作的条件描述(例如,系统的安全电气状态、系统泄压、对将要从运行系统或部分运行系统拆卸的系统或系统部件进行隔离、各个厂房的可达性、准备性去污或清洁、通风状态)。

④可以或将要并行执行的拆卸工作或项目的信息以及为什么排除负面影响或如何避免负面影响。

⑤详细的放射性表征数据。

⑥主要工作顺序,包括分配的切割、运输、辐射防护和其他可能与人员照射相关的设备和详细步骤。

⑦运输路线和设备。

⑧进入厂房的通道,包括气闸(例如,适用)。

⑨应急救援路线。

⑩监测器、采样器和其他辐射防护设备以及为计划中的工作工具包选择的防护设备清单。

⑪辐射相关工作步骤专用设备的详细分配。

⑫固定或移动辐射防护监测器的必要调整(例如,剂量率监测器或气溶胶监测器警告级别的变化)。

⑬考虑具体风险和潜在事件以及计划的应对措施。

⑭规划中考虑的可合理达到的尽量低的水平的措施列表以及在工作期间可选的备选措施。例如,这可能与切割设备的选型有关,该设备可以最大限度地减少污染物的释放,但在切割对象的材料和几何形状等方面存在限制。需要考虑辐射防护措施的后果(例如,需要进一步的局部过滤通风)。

⑮人员简介和指导,特别是厂房的任何细节(例如,放射性状况、可用空间、关键工作步骤)。

⑯估算工作步骤和整个工作工具包的内部和外部人员和集体剂量。分别估算不同人员(如辐射防护人员、拆卸人员、监督人员)的剂量。

⑰根据剂量约束值和其他计划值评估剂量估算值。以保守的方式估算工作持续时间和工作步骤,以便允许和激励“安全可靠”的工作,而不是“快速无效”的工作。

⑱剂量估算值不仅限于拆卸,还包括准备工作、拆除后的清理,以及与废物处理相关的活动。后者通常是工作工具包的一部分,直到废物转移到预定废物收集区。

⑲定义和说明当地情况的布局、方案和图片。

详细的规划需要有效的辐射特性描述,尽管在信息有限的情况下可以采取保守的工作人员防护方法。由于防护目标相互矛盾,要找到一种保守的方法并不容易。例如,不必要的辐射防护措施可能会导致常规风险。由于气载 α 污染水平未知,穿着供气(通风)全身防护服可能会影响在狭窄房间内处理重型部件的作业,并引发一定的运输事故风险;而且穿这种套装比穿较轻的衣服需要更长时间,会增加外照射。同样,考虑到工业危害,需要选择合适的呼吸防护设备,以确保必要的防护水平。例如,在切割系统进行拆卸时,不适合穿着供气式全身防护服。

对当地情况搭建实体模型和三维模拟对于规划和了解当地条件和各个工作步骤是必要的。例如,在英国布拉德韦尔核电站退役期间,通过 1 600 人小时模拟试验了解离子交换树脂及其在回收时的行为,并练习了计划任务和应急任务。使用软件模拟工作场所和将要执行的操作,可以为准备阶段以及拆卸作业期间提供有效支持。可以通过基于软件的模拟来实现最优化和保护工作人员。这些软件程序对于规划和培训很有用,需要谨慎使用,并且需要通过测量进行验证。

5. 放射性废物管理

放射性废物的管理是规划和实施退役职业辐射防护措施的一个重要方面。处理不当的放射性废物需要进一步的废物处理,从而导致额外的辐射照射。因此,必须进行全面的预先规划,包括处理和临时贮存放射性废物的适当设施和区域。

英国布拉德韦尔核电站的两个镁诺克斯反应堆于 2002 年停止运行,于 2006 年完成卸料。低水平废物管理设施(LLWMF)于 2009 年开始运行,以处理退役期间产生的废物。低水平废物管理设施设计的重要职业辐射防护特征包括:

①隔间式建筑——带栏杆的窗帘隔断可以隔离不同区域,形成空气污染容器。可控制建筑通风抽气系统,以适应各个区域的需求。

②使用高密度屏蔽砖的砖墙/隔墙,确保等待托运的废物不会提高工作区剂量率或干扰监测仪器标准。创建的低背景环境使得可以在同一建筑内设置场外清洁解控监测站。

③多个大型检修门,使大型物品能够整体运送,以便在更好的辐射和环境条件下进行进一步处理。

④多台起重机的枢轴范围重叠,可在单个起重机停机期间继续工作。

放射性废物管理规划中的一些考虑因素包括:

①需要在减少废物量和控制职业照射之间取得平衡;

②已拆卸的构筑物、系统和部件(SSC)和材料的适当尺寸堆放区;

③建立堆放区控制的参考剂量率和污染水平,包括背景水平控制;

④混凝土去污;

⑤混合废物的处理;

⑥放射性废物(包括吸收剂)的包装和运输。

用于贮存拆卸的构筑物、系统和部件(SSC),混凝土,土壤等贮存区需要有足够的尺寸,以便为放射性废物隔离提供足够的空间,并保持足够的距离,以尽量减少设备和材料积累对工作人员的剂量。良好实践是使用低剂量率的废物包将高剂量率的废物包屏蔽起来。IAEA SSG-40 具体安全导则《核电站和研究堆放射性废物处置前管理》和 SSG-41 具体安全导则《核燃料循环设施放射性废物处置前管理》提供了放射性废物隔离的建议。

工厂和堆放区的内务管理和清洁对于尽可能减少污染传播和降低工作人员辐射照射非常重要。此外,需要这些区域建立和实施剂量率和污染阈值水平。

大型部件(如反应堆压力容器、蒸汽发生器、反应堆封头、稳压器、桥式起重机、反应堆冷却剂泵)也是放射性废物的主要来源。在拆除这些部件之前,负责退役的高级管理层应考虑是否对这些部件进行去污、表面处理和/或分段,以减少污染扩散的可能性,降低工作人员照射或对废物分类降级以便于运输和处置。

混凝土结构(包括墙壁、地板和天花板)可能是放射性废物产生的重要因素。当混凝土变为碎石时,其体积可比原始体积膨胀约40%。因此,不能低估混凝土作为放射性废物的贡献,需要在计划退役时进行全面评估。

在规划过程中,应考虑处理含有放射性和危险材料的混合废物(例如地下管道中的铅密封,以及铅和石棉污染的电线和电缆),以避免因不必要的处理和交叉污染造成的照射。

对于大多数核设施,退役期间放射性废物包装和运输的程序、流程与运行期间核设施的操作程序、流程相似,可依照国家法规《中华人民共和国放射性污染防治法》《放射性废物安全管理条例》执行。然而,随着设备和材料不断进出堆放区,这些活动的规模将大得多。对于这些材料的现场和场外运输,需要经过适当培训且具备辐射防护专业知识的合格人员,以尽量减少对工作人员的照射。IAEA GSR Part 5《放射性废物的处置前管理》和SSR-5具体安全要求《放射性废物处置》分别规定了放射性废物处置前管理和处置要求。IAEA GSR Part 6《设施退役》规定了退役时放射性废物管理的要求。

11.1.4 放射性表征和现场准备

1.放射性表征

放射性表征是指确定核设施中放射性核素的性质、位置和浓度,包括剂量率测量、污染水平评估以及放射性核素成分。运行阶段的知识对开展表征很有价值。放射性表征的结果影响退役的许多方面,包括流出物取样、废物管理、例行调查(例如剂量率、表面和空气监测)、材料清洁解控、培训和仪器。在决定最初和退役过程中所需的表征程度时需要谨慎,告知拟使用的方法,并将剂量和污染危害降至最低。与长期工作人员(可能是退休人员)的面谈以及运行阶段管理良好的文件记录有助于实现有效的放射性表征。

初步的放射性表征的主要目的是选择或调整总体退役策略,包括关于主要去污工作的决定,以及对辐射防护计划相关必要变更的理解。此类变化的原因包括与退役相关的污染水平,以及影响职业辐射防护的α发射体、氚和其他放射性核素。还需要对可能渗入构筑物、部件和系统的活化和污染情况有很好的了解。

广泛的放射性表征可能会导致进行表征的工作人员受到不必要的照射,因此有必要证明任何此类测量的合理性。任何表征的目的都是明确所用的方法和所需的数据。在退役开始之前,可能存在无法进入或非常危险的工厂区域。这些区域可以在退役过程中,在该区域开始任何退役工作之前进行调查。通过权衡早期表征和后期表征的放射性后果影响拆卸过程的可能性做出相关决定。

为了充分了解核设施中的核素成分,推导核素载体,需要考虑以下方面:

①退役期间重要的放射性核素可能与运行期间重要的放射性核素不同,退役开始时,与运行相关的核素载体可能不再相关。

②可以基于最先进的分析技术对一些代表性样本进行全范围放射性核素分析。

③在运行期间不重要的核素可能在退役阶段变得很重要，尤其是 α 发射体。始终需要考虑燃料泄漏的可能性。

④针对不同的职业辐射防护目的(例如，吸入防护、表面污染、清洁解控)表征同一材料的不同核素载体存在一定的边界。

有必要采取具体措施来确定氧化物层覆盖的不可接近区域或表面污染程度，防止通过直接测量的方式检测 α 粒子。放射性核素表征可能需要基于取样和实验室分析，以确定 α、β 和 γ 辐射水平，也可辅以现场 γ 能谱法。预计历史上发生的包壳失效会导致工厂某些区域出现镅、铜、钚和锌污染。退役期间，β 与 α 放射性的比率通常在 50：1～500：1之间，也可以低至 1：1。钚-241(纯 β 发射体)衰变为^{241}Am，半衰期为 14.35 年，因此^{241}Am 的量随时间增加。此外，需要仔细分析氚，因为它很容易渗透和迁移到相邻混凝土中，直到达到平衡浓度状态。

随着拆卸工作的进展，由于系统之间的交叉污染和衰变，核素成分将发生变化。虽然衰变效应很容易考虑，但系统内的扩散和传输很难计算。使用保守的核素载体是有用的，因其简化了决策和过程。然而测量设备的探测限以及潜在的更高风险会带来一定的局限性。因此，不必要的防护措施可能会增加占用时间，并引起工业安全问题。

退役总体规划的初始放射性表征通常不够详细，也不包含详细工作规划的所有必要信息。因此，有必要进行一个持续的、更详细的表征过程。详细的放射性表征通常包括以下要素：

①对每个构筑物、系统和部件，特别是即将拆卸的构筑物、系统和部件所在的厂房/区域开展包括剂量率测量在内的详细调查地图。这包括典型工作地点的剂量率范围、局部热点的剂量率以及低剂量率区域的最小剂量率。测量内容包括不同距离的剂量率，以了解剂量率的变化。必须考虑系统(管道和储罐)填充水平的影响，尤其是在系统准备拆卸和液体释放时进行测量的情况下。

②对每个构筑物、系统和部件，特别是即将拆卸的构筑物、系统和部件所在的厂房/区域开展包括污染测量在内的详细调查地图。需要特别注意必须切割的系统的内部污染。数据的状态(去污或清洁解控之前/之后)需要明确指出，以避免任何误解。

③关于实际核素组成的信息，包括 α 发射体的存在。众所周知，一个系统内的核素成分可能会发生显著变化，因此在一个位置测量的核素数据不一定代表整个系统的特征。

④基于测量和计算的核素载体和需要推导的核素成分信息。核素载体的预定义集合可根据初始放射性表征确定。对于给定的目的(例如，设置气溶胶监测阈值、评估空气样本)和测量设备，需要验证这种预定义核素载体的应用。气溶胶监测器对 β 和 α 辐射敏感。空气样品的分析通常基于 γ 能谱法，因此不同的核素载体或不同的标度系数可能适用于不同的设备。使用污染监测器评估表面污染可能需要针对表面污染的核素载体。尽管可以按照上述说明进行放射性表征，也可能无法获得上述信息。无论表征得多么完善，肯定还会存在需要解决的意外问题。

伽马相机可以用作表征的工具，因为它们可以确定局部核素成分，包括热点。许多核电站在退役或维修期间使用这项技术。然而,考虑到屏蔽效应和与潜在辐射源的距离,对于复杂的几何形状,建议进行仔细分析。关于放射性表征的更多方法和案例,可参照经合组织核能署发布的报告《核设施退役的放射性表征》。

2. 现场准备

在核设施永久关闭之前或从运行过渡到退役期间,许可证持有者需要开展研究,确定运行阶段需要维护或调整的系统、设备和基础设施,以及需要安装的新系统、设备与基础设施。

(1)辐射防护指定区域

基于放射性表征的结果和运行经验对各区域进行总体分类,并确定相应的控制和措施。根据 IAEA GSR Part 3《国际辐射防护和辐射源安全基本标准》,注册者和许可证持有者必须指定受控和监督区域,以控制照射量并防止正常操作中的污染扩散。这些区域需要用物理方法划定,或者在无法采用物理方法的情况下,用其他合适的方法划定(例如,显示警告符号、限制出入)。一些国家使用附加标准来定义退役的受控和监督区域,例如,剂量率、气溶胶浓度或表面污染(包括氚或 α 污染)的水平。

在退役期间,可能需要修改运行阶段建立的受控和监督区域。例如,当必须打开正常运行期间关闭的受污染系统时,或当必须考虑运行期间通常不出现的核素(例如,超铀元素或氚)时,可能需要进行修改。还可能需要扩大现有控制区或指定新的控制区(例如,缓冲贮存的临时建筑)。此外,一些可能是控制区边界部分的建筑物可能会被拆除。此外,在退役阶段,例如当系统被拆除、剂量率和污染水平降低时,有必要定期审查和调整区域和相关辐射防护措施。

考虑到剂量率和污染水平,运行阶段使用的区域分类方案也可在退役期间应用,例如监督区和控制区、“绿色”“黄色”“红色”污染和剂量率通知区域。

在受控区或监督区内,可设置局部污染和剂量率通知区。这些区域可以配备移动测量设备和更衣设施。此类区域的优点是便于安装,在退役过程中不再需要时容易拆除。剂量率升高的区域、厂房或部分用标志和剂量率信息进行标记,并用指示链或移动围栏进行固定。

为防护措施的重新评估确定阈值和行动水平。这些防护措施包括清洁解控和去污、选择适当的拆卸技术、安装额外的移动或固定通风系统或空气过滤器、工作场所的额外监测设备、防护服和呼吸防护装备。行动水平设置在监管水平以下,以提供早期指示,允许进行必要的调整和决策。根据阈值/行动水平的类型,超过这些级别可能意味着进一步调查并向检查员和监管机构报告。报告和调查级别需要明确界定。

辐射防护区的总体秩序和清洁度对于保持低污染水平、营造积极氛围和激励退役人员至关重要。设施的清洁度反映了良好的工作环境,可将放射性污染降至最低,从而避免工人的内部污染。除了有利于清洁,也有利于对退役区域进行喷漆。随着退役的进展,这将使去污更容易,并将积极影响工人的态度。然而,用油漆修复污染的决策将掩盖 α 污染的存在,从而使清洁解控测量更难获得。为了进行良好的辐射特性鉴定,可能需要去除油漆。

如果核设施因延期退役而处于维护和保养状态下,则污染控制涂层可能会退化。此外,随着时间的推移,物理防护可能会退化,导致清洁度降低,放射性污染风险增加。在退役规划期间,需要考虑这些问题。

在不同辐射区域的边界,需要为工作人员、设备和材料提供出口监控。在退役期间,工作人员需要比核设施运行期间更大程度地在区域和区域之间的移动。可能需要在受控区和监管区增加入口和出口,以容纳更多的工作人员以及材料和设备的运输。对于临时出口,可以使用行政措施和移动设备代替永久安装的设备,并且必须严格限制和控制此类临时出口的使用。

根据 IAEA GSR Part 3 一般安全要求第 3.90 条(g)段规定,"注册者和许可证持有者必须适当时在控制区出口处提供:

①监测皮肤和衣物污染用设备;

②监测从该区域移出的任何物品或物质污染用设备;

③清洗或淋浴设施以及其他个人去污设施;

④贮存被污染人员防护设备的合适贮存室。"

辐射防护计划预计将考虑工作人员出口污染监测的实际需求。监测制度可能需要改变,以反映危险的变化。例如,监测 α 污染通常需要更长的计数时间来满足清洁解控的标准;可能需要额外的监测设备确保新的监测制度不会影响人员和物资的有效流动;可以安装最先进的出口污染监测仪器,以有效检测污染的传播,并减少人为因素的影响。在一些国家,在核设施入口处使用出入口辐射监测器和/或快速扫描监测器进行额外的辐射监测。入口监测可能有助于识别来自其他核场所的受污染工人或接受过核医疗的工人。

对于小型个人物品的污染控制,可在受控区域出口安装特殊设备,以便移除物品。其他物品通常由辐射防护人员控制。核素特定标准和几何校准是必要的。如果没有专用仪器,可能需要辐射防护人员进行具体评估。

通常,对于运输和废物管理,定义了建筑物内、现场和场外运输的设备和包装的可接受污染水平。IAEA SSR-6 (Rev. 1)特定安全要求《放射性物质安全运输条例》中规定的相应水平被视为最低标准。预计将制定监测和控制污染和剂量率的特别程序,用于运输从控制区清除的大型物品、设备以及放射性废物。

(2)工作场所监测

需要适当的工作场所监测,以便在受控区和监督区进行辐射评估。IAEA GSR Part 3 一般安全要求第 3.96 条规定:"注册者和许可证持有者在适当情况下与雇主合作,必须在辐射防护负责人或合格专家的监督下制定、维护并经常审查工作场所的监测计划。"

需要根据工作场所的危害,为退役活动制定工作场所监测计划,包括化学品和其他有害物质等职业危害。该计划可能是退役活动开始前许可程序或安全评价的一部分。工作场所的危害因素可能在退役期间发生变化,需要制定评价这些变化的监测计划。监测的目的不仅是为了测量预期的正常放射性情况,还为了指示导致辐射或污染水平变化的任何控制故障,包括持续评估监测设备的背景辐射,并考虑工作环境内的通风气流模式。

考虑三种类型的工作场所监测:

①例行监测,以证明工作环境符合继续退役作业的要求,并且没有发生需要重新评价

作业程序的变化;

②与任务相关的监测,以提供有关特定任务或退役作业的信息,并在必要时为立即决定执行任务提供依据;

③核设施重大变更后的特殊监测(例如,影响屏蔽、包容、通风的变更)。

空气污染监测比表面污染监测更为重要和复杂。空气污染可能表现为:

①颗粒物(如气溶胶、灰尘或烟雾);

②气体(^{85}Kr、^{41}Ar、气态放射性核素);

③蒸汽(含有放射性核素、氚的小液滴)。

IAEA 实用辐射技术指南《工作场所辐射和污染监测》提供了相关信息。

(3)个人监测

放射性危害的表征为退役所需的个人剂量测定的决策提供了关键的输入。用于运行阶段的剂量监测设备通常是法定剂量计和个人电子剂量计,需要进行调整,用于退役阶段。个人剂量评价涉及内照射和外照射以及相关评价方法的使用(剂量测量计划、生物测量计划、工作场所监测)。

退役的外照射测量与运行阶段类似,还需要考虑与更高水平的表面污染和 β 剂量的可能性有关的一些具体方面。IAEA 第 1731 号技术文件提供了眼睛剂量测定需要的信息。

在运行阶段,体内剂量监测通常使用全身计数器估算内照射剂量。在退役阶段,可常规采用其他额外方法。例如,如果存在 α 污染(例如,假设由于燃料故障而存在)或氚污染,则有必要制定生物测定评价计划,从选定的工人那里采集尿液或粪便样本。IAEA GSG-7 一般安全导则中提供了详细信息。个人空气取样也可用于监测内照射。如果不使用个人空气采样,则可能需要其他设备,如工作场所的空气采样器和局地空气监测器。

(4)监测设备

退役期间可使用多种类型的监测设备,包括:

①固定式、移动式和远程剂量率监测设备;

②工作场所、人员或其他区域气载放射性活度的固定式和移动式监测设备和采样器;

③用于直接测量物体和人表面污染的手持式监测设备;

④用于测量人表面污染的手足和全身监测设备;

⑤用于测量体内放射性活度和剂量的器官和全身计数器;

⑥用于材料和设备的测量室(例如 4π 或其他;充气或闪烁探测器);

⑦放射性废物桶测量室;

⑧擦拭测试测量设备,如低水平计数器、移动读数设备(用于 α 和 β 辐射);

⑨用于材料、桶、箱子清洁解控测量的清洁解控室(通常为 4π、闪烁体);

⑩^{3}H、^{14}C、Sr 核素测量专用设备(需要实验室、样品准备);

⑪γ 能谱测量(实验室或现场)。

随着工作的进展,应定期审查这些设备的使用情况。

(5)影响辐射防护的系统和设施

每个核装置都有不同的系统和设施可能影响职业辐射防护。在规划退役项目和整个退役过程中，需要考虑其可用性。这将直接影响职业辐射防护的实施或确定拆卸计划的条件。最重要的系统和设施包括：

①通风系统；

②照明系统；

③供电系统；

④供水和排水系统；

⑤固定式监测系统；

⑥呼吸空气供应；

⑦实验室；

⑧人员住宿设施。

维护、拆除或修改此类系统和设施的决定需要考虑该系统或设施及其适当性能，还需要考虑消防安全等其他要求。在某些情况下（例如延迟拆卸），一些系统在退役时可能无法运行，或者可能不符合当前要求（例如旧的通风系统）。在这种情况下，修改或安装新系统和/或使用便携式设备是合适的。

在规划阶段，辐射防护人员确保为辐射监测器、污染监测器和控制设备等各种类型的设备提供充足和稳定的电源。其他设备可能需要大幅增加功率，例如防护服所需的空气压缩机。对现有系统进行修改或升级（例如额外照明）可能有利于职业防护，尽管这可能会导致一些额外照射。例如，工作场所光线充足可能会缩短工作时间，降低失败和重复工作的可能性，并减少暴露于其他危险的可能性。

构筑物、系统和部件的去污、拆卸操作、人员去污和人员更衣室设施需要供水和排水系统。根据去污类型和应用的拆卸技术，供水可能对尽量减少污染的传播至关重要。供水和排水系统也可能影响人员去污的能力。人员住宿设施（如储存和更换衣服和个人防护设备的设施，淋浴和洗涤设施）应保持到退役结束。

实验室在运行期间用于放射性测量的设备可能不适合退役，因此需要补充。对退役期间不同辐射危害的良好理解有助于确定适当的测量设备及其位置。例如，一些现有测量设备可能不够灵敏，无法检测到低 α 或 β 污染。这些系统的需求和可用性将在最初和退役过程中进行评估。

11.1.5　核设施退役工程辐射防护的特点

核设施退役一般要先运走放射源和运行时所产生的放射性废物，运走化学危险物质，对于反应堆来说要先卸出和运走乏燃料，这会大大降低厂区内辐射水平，但应考虑系统、设备和厂房尚待去污和拆除，设施内残留的污染物和设施活化产物依然存在。退役过程使放射性包容体系破坏，操作人员较多在“开放”的工作环境下操作和接触放射性物质，外照射和内照射的风险都可能增大。如果核设施操作过易裂变物质，退役过程可能导致隐藏的易裂变材料暴露出来或溶解出来而发生核临界事故危险。

退役活动由于以下特性，容易使工作人员遭受辐照影响或危害：

①核设施正常运行期间，放射性物质被封闭在系统和回路内，即使有泄漏，其泄漏量也

是很少的,而核设施退役时,系统和回路被打开了,工作人员将直接接触放射性物质,受照射和被污染的风险大大增加。

②退役时拆除了墙体或屏蔽体,可能破坏了原来对放射性物质的包容能力和改变了负压控制与气流走向。

③切割和拆卸产生较多放射性气溶胶和烟尘。

④为了辐射防护,操作人员需要穿戴面具或气衣(如 α 污染区工作),这可能使工作人员呼吸不舒畅、动作不方便,可能影响人的视听能力,影响与合作者和监护、指挥人员的沟通,影响及时听到警报命令和看到警示信号。

⑤为辐射防护设置的屏蔽、闸门和固定通道,可能影响方便迅速地撤离。

退役工程的辐射安全应重视以下问题:

①个人受照剂量、表面污染水平、工作场所空气中放射性浓度、流出物的控制、剂量约束值和(或)管理目标值。

②退役工作场所的分区、人员和物品进出控制区的控制。

③屏蔽和通风。

④放射性废物的管理。

⑤辐射事故的防止和处理。

核设施退役需要分析退役期间放射性物质和其他危险物扩散的问题,提出安全可靠和经济有效的防止措施,并随着退役进展需要适时调整。因为设备老化或材料降级的原因,经常会出现没有预料到的问题。所以,需要改进通讯、报警设备和警示标志。对可能突发大量泄漏和有毒物释放的地方,要设置事故通排风和实时报警装置,设置方便的应急撤离通道和必要的泄险区,设置医学防护处理室,并有医务人员值班。

退役的辐射防护措施,要根据退役实际情况和环境条件来设计和布置。安全措施未经有关部门审核批准的,不得实施退役。

一般来说,核燃料循环前段设施的铀水冶厂、转化厂、浓缩厂、燃料元件制造厂(不含乏燃料后处理所回收的铀和钚的循环利用)的退役活动辐射潜在危险较低;核燃料循环后段设施(如后处理厂、废物处理和整备工厂)的退役活动辐射潜在危险高。

退役初把辐射源移走时,少数移走辐射源的工作人员可能会受到较高的辐射剂量,但减少了退役过程中较长时间内和较多人员的受照剂量。采用临时屏蔽体,在设立屏蔽体时可能少数人会受到较高的辐射剂量,但减少了以后工作中许多人员的受照剂量。采用远距离操作,远距离操作工具安装和检修的工作人员可能会受到较高的辐射剂量,但减少了其他操作人员的受照剂量,这些措施都要做代价-利益分析,判断其合理性。

实践经验表明,退役时操作人员所受剂量主要来自重污染设备切割解体和所做的检修。对强辐射剂量物件减少切割解体,直接装进大型包装容器,费时间和受照多的切割解体操作在低辐射区内进行是合理的。退役时对公众照射主要产生于流出物排放和乏燃料、废放射源与放射性废物运输,必须严格控制排放和按放射性物质运输规程运作,确保公众的安全。

11.1.6 非放射性危害

核设施的退役涉及许多放射性和非放射性危害。退役的目的是消除放射性和非放射性危害。在退役阶段可能会出现的非放射性危害包括:

①高处坠落;

②切割电缆造成的触电;

③来自密闭空间(如储罐)的缺氧空气;

④通风不足导致空气质量差(化学和粉尘风险);

⑤管道隔热层产生的石棉;

⑥化学危害[如多氯联苯(PCB)、氨];

⑦热切割技术(如等离子切割)和非热切割技术(如使用研磨机和锯)引起的火灾;

⑧穿着塑料套装工作产生的热应力;

⑨照明条件差;

⑩噪声警报和警告听不见(如高辐射水平、空气中高放射性、火灾报警);

⑪起重机和其他起重设备的坠落荷载;

⑫掉落的碎片。

在执行计划工作之前,在辐射防护人员和职业健康负责人之间就防护措施达成协议的情况下,对辐射防护和常规工业危害进行评估。这有助于避免辐射防护要求和其他职业危害要求之间的冲突。需要使用现有的常规风险量化方法。工厂巡查将有助于识别这些危险。

穿戴个人防护装备应与工作场所危险相称。与任何施工或操作环境一样,在退役活动期间,应戴上安全帽、工作手套、安全眼镜和结实的安全鞋,鞋头由钢或复合材料制成。在处理核电厂运行期间或退役时可能使用的特定化学品(如硼、氨),需要橡胶服等专用设备。国家安全法规中规定的防坠落保护措施也可用于工人位于高处的情况。

如果电源未断电,则可能发生触电,这也是一个问题,可在规划过程中予以考虑。为了电气安全,也为了其他常规危险,如压力、温度和危险液体,需要一个合适的标记和清除系统。在进入潜在危险的缺氧环境(即氧气含量<19.5%)之前,需要对密闭空间内的区域进行氧气含量测试,并根据工人进入的需要进行纠正。自给式呼吸器绝不能在区域初始评估之外的缺氧环境中使用,通常不允许工人使用此类呼吸器工作。在允许进入这些区域之前,应确定并纠正缺氧环境。

石棉容易引发呼吸问题,应妥善处理。如果在退役前发现材料中的石棉,则需要进行取样,通常还需要进行外部实验室分析。只有少数石棉实验室被允许处理放射性物质,因此,必须为此目的与这种“有执照”的实验室签订合同。石棉消减技术,包括适当的遮盖和含石棉材料的处理,需要妥善规划和执行,以确保工人接触石棉的风险最小化。

需要考虑火灾危险,例如焊接或热切割引起的火灾。提供设备、程序和训练有素的人员,以防止和应对退役活动期间的火灾。

环境工作条件造成的热应激以及穿戴额外的个人防护设备也是工作人员的担忧。便携式通风装置可用于降低该区域的即时温度；然而，由于潜在的污染扩散和空气污染，风机的使用仅限于清洁区域。在选择防护服或个人防护设备以确保工业安全或在放射性污染区域使用时，所用材料或织物（如布、纸、橡胶）应考虑潜在的热应力和极冷条件。

11.2 放射性废物管理过程中辐射防护

我国政府三个部门联合发布的《放射性废物分类》规定："放射性废物：是指含有放射性核素或者被放射性核素污染，其活度或者比活度大于国家确定的清洁解控水平，预期不再使用的废弃物。"

放射性废物管理是包括废物的预处理、处理、整备、运输、贮存和处置在内的所有行政管理和技术活动。放射性废物管理应实行从"产生"到"处置"的生命周期全过程的优化管理，力求达到最佳的经济、环境和社会效益。放射性废物管理体系可用图 11.2 来表示，其中废物的处理和处置是重点，也是最艰巨的任务。

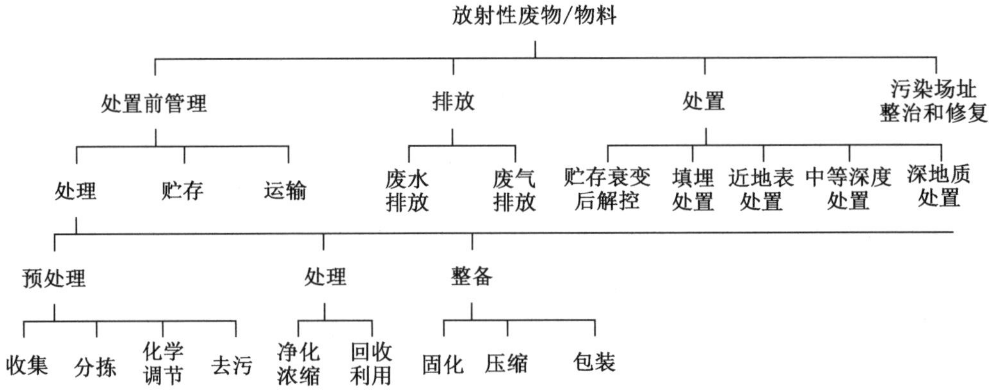

图 11.2　放射性废物管理体系图

11.2.1　放射性废物管理过程中的辐射安全问题

1. 放射性废液的处理

放射性废液种类繁多，成分复杂，如无机废液、有机废液、含氚废液等，在放射性废物处理中占有极为重要的地位。我国国家标准《放射性废物管理规定》（GB 14500—2002）对放射性废液处理提出了基本要求：

①应根据放射性废液的特性（如物理和化学特性、放射性核素种类和活度浓度、有机物含量、含盐量、悬浮物含量、酸碱度等）和排放限值选择合适的处理工艺（如蒸发、离子交换、膜技术、絮凝沉降、吸附、过滤、离心分离等），采用安全、高效、二次废物量少和经济的方法与设备。

②应合理分类处理不同的放射性废液（如高、中、低放废液，有机与无机废液，工艺与非

工艺废液等)以防系统交叉污染、增加处理和整备的复杂性,增加维修和检查的困难。

③当采用蒸发法净化处理高放废液时,应考虑限制蒸发器加热介质的温度,并设置防爆装置。

④高放浓缩液接收槽应考虑设置冷却装置和采取防核临界措施。

⑤当采用热解焚烧或湿法氧化法处理有机废液时,应考虑设置防火、防爆装置。

⑥从废液中回收易裂变材料时,应考虑核临界安全问题。

⑦应考虑经过处理后净化水复用的可能性及其复用的范围。净化水系统应单独设置,并予以严格检验和控制使用。

⑧应从系统、设备、管道、阀门与管件、焊接与安装、维修等各方面加强管理,防止发生放射性废液污染事故。

2. 放射性固体废物的处理

在核燃料循环、核设施退役和核技术应用过程中会产生大量的放射性固体废物。这些废物绝大部分属于中、低放废物,只有极小部分属于高放废物。对于中、低放固体废物,其处理法一般是减容。我国国家标准《放射性废物管理规定》(GB 14500—2002)对放射性固体废物处理提出了基本要求:

①应根据放射性固体废物的特性(如物理、化学和生物特性、放射性核素和活度浓度等)和后续整备、贮存、运输或处置的要求,选择合适的处理工艺,采用安全、高效、二次废物量少、包容性好和经济的方法和设备。

②对固体废物采用焚烧减容处理时,应根据废物特性(如化学成分、热熔、含水率、密度、不可燃物含量等)选择合适的炉型和操作条件,保证燃烧完全,防止炉内架桥、炉箅堵塞和产生有毒物或易爆物。焚烧系统应设置防火、防爆装置,并设有完善的排气净化系统,并保证排入大气的放射性及其他有害物质低于审管部门规定的限值。应根据焚烧灰渣的特性对其作进一步处理。应考虑回收其中有用的物质,或直接进行固定、熔融或暂存在可靠的密封容器内,待整备后送废物处置场处置。

③当对固体废物采用压实减容处理时,应采取措施收集压实时产生的废液,并防止发生气载污染,必要时,压实前可将废物切割成小块或在桶内预压实,以提高压实的减容比。

④处理废锆包壳时,应注意防止自燃或燃烧。

⑤固体废物处理中应考虑材料的回收和利用。

中、低放固体废物减容方法一般包括焚烧、压缩和熔炼等。衡量放射性固体废物减容效果的技术指标主要是减容比。减容比越高,处理效果越好。

焚烧对放射性有机废物(如手套、工作服、橡胶等)减容非常有效。焚烧可分为干法焚烧和湿法焚烧两大类。可燃废物经焚烧后减容比可达 40~100。焚烧过程中产生的焚烧灰可根据其特性进一步处理,如回收其中有用的物质,或直接进行固定、熔融,或暂存在可靠的密封容器内,待整备后送废物处置场处置。考虑到放射性废物焚烧的特殊性,焚烧系统应有严格的防火、防爆措施,并设有完善的排气净化系统,并保证排入大气的放射性及其他有害物质低于审管部门规定的限值。

对于不可燃固体废物,一般采用压缩方法进行处理。研究表明,可压缩固体废物经过切割和压缩处理后，其减容比可达2～10。需要指出的是，在压缩过程中，应采取措施收集该过程产生的废液，并防止发生气载污染。

对于中低放射性金属废物，常采用金属熔炼方法进行处理，处理后的金属可以在核工业系统内部使用。在放射性金属熔炼过程中，会产生大量的烟尘和放射性气溶胶，必须经过严格处理才能排放。

3. 放射性气载废物的处理

放射性气载废物（简称放射性废气）以放射性气体和放射性气溶胶两种形式存在，在有控制地排入大气之前，应从中分离或除去放射性组分、化学污染物，使之符合排放要求。放射性废物处理的目标是保证放射性废气中核素的排放量不超过国家规定的排放控制值或（和）企业在申请许可证时获得批准的排放控制值，包括浓度控制值和总量控制值。

我国国家标准《放射性废物管理规定》（GB 14500—2002）对放射性废气处理提出了基本要求：

①应根据放射性废气的特性（如物理和化学特性，放射性核素种类和活度浓度、有机物浓度、气溶胶浓度、含尘量、含湿量、酸碱度和温度等）和排放限值选择合适的处理工艺（如过滤、吸附和洗涤等），采用安全、高效、二次废物量少和经济的方法和设备。

②为防止污染扩大，应合理组织工艺废气处理系统和放射性工作区通风系统的气流走向，并保持一定的负压和/或换气次数。

③对从事开放型操作、产生粉尘的操作和超铀元素操作的工作项、设备室或区域应考虑分别设置独立的排风处理系统，或净化后并入总的排风系统，以防交叉污染和影响通风系统的正常运行。

④在进行可能引起污染的检修、去污、拆卸操作和发生事故的场所，应考虑设置临时排风装置的可能性。

⑤在可能存在易燃易爆气体的地方应设置必要的防火、防爆装置。

⑥过滤器、吸附器、洗涤器等要定期检查其净化效果和压力降，并及时更换净化介质或部件。

为了保证实现对排放量的控制，需要选择具有不同性能的放射性废物处理技术。常用的净化处理技术主要有过滤、吸附、加压衰变贮存等。通常情况下，往往需要将以上几种方法进行组合使用，以提高放射性废气的处理效率。处理效果用净化系数来评价。

经过处理后的废气，在符合规定的情况下经高架排放到大气进行稀释扩散。需要指出的是，排入大气的废气应为气态，不含固体颗粒和液滴，不会成为降雨的凝结核，也不影响含有溶解于雨水的成分。

在放射性气体废物处理过程中，会产生一些放射性固体废物（如过滤器滤芯）和废液（如洗涤废液），这些废物需要进行妥善的处理。

4. 放射性废物的贮存

放射性废物贮存是指放射性废物在贮存设施中暂时存放，并限期回取的贮存措施。放射性废物贮存的主要目的是，借助于屏障隔离和控制放射性物质以不可接受的量释放到环境中，保证公众和职业人员受到的照射不超过相应的剂量当量限值，并保证可以合理达到尽可能低的水平。

我国制定了一系列放射性废物贮存的标准,如《低、中水平放射性固体废物暂时贮存规定》(GB 11928—1989)、《高水平放射性废液贮存厂房设计规定》(GB 11929—2011)、《放射性废物的管理规定》(GB 14500—2002)等。这些标准规定了放射性废液贮存和贮存厂房的技术要求。

放射性废物的贮存包括包装后的放射性固体废物贮存和放射性废液贮存。

放射性固体废物应按其放射性活度和所含核素半衰期的不同分类贮存。低、中放固体废物的贮存期一般不超过 5 年。在设计上,放射性固体废物贮存厂房必须采取措施,如通风、除湿、防火、防水、防震、防雷击、防撞击、屏蔽、冷却、实物保护、剂量监测等,以保证在规定的贮存期限内废物的安全和容器的完好。必要时,应对废物包进行探测,以便及早发现容器损坏、放射性泄露或容器内有气体产生。经过贮存衰变,如果废物的放射性活度浓度达到免管或极低的水平,经审管部门批准可按免管废物或极低放废物进行处理或处置。

放射性废液可按高放废液和中、低放废液进行分类贮存。高放废液一般贮存在不锈钢贮槽中,而中、低放废液可以贮存在碳钢贮槽中。放射性废液贮存设施设有多重安全屏障,如采用双层贮槽、加托盘和多重检漏装置;设置必要的检测仪表(温度、压力、液位、酸碱度等)以及通风、搅拌、转运和取样装置;采取监控废物特性和防止形成燃爆条件等措施。高放废液贮槽还应设置冷却、防核临界和控制气相中氢气浓度的系统。在核设施运行过程中,采取措施保证运行参数保持在可接受的限值内,防止放射性气溶胶和液态流出物超过规定的限值。

11.2.2 放射性废物管理过程中辐射防护的特点

放射性废物是重要的电离辐射源与环境污染源。放射性废物的处理与处置和核设施的退役,涉及职业照射、公众照射、潜在照射、应急照射和持续照射。从事放射性废物管理的工作人员会受到职业照射。放射性废物的贮存和运输、气载和液态流出物的环境排放、处置的固体放射性废物的某些核素向环境迁移和释放,可能会产生公众照射。贮存的放射性废液和固体放射性废物具有潜在的照射风险。放射性废液处理和处置活动如果发生事故,会带来应急照射。放射性废物中的长寿命核素,特别是高放废物和 α 废物,存在着持续照射风险。

11.2.3 放射性废物管理过程中人员的辐射防护

根据 IAEA GSR Part 3 一般安全要求《国际辐射防护和辐射源安全基本标准》,雇主、注册者和许可证持有者必须负责保护工作人员免受职业照射。雇主、注册者和许可证必须确保防护和安全达到最优化,并确保不超过职业照射的剂量限值。

1. 设计

参照国家标准《电离辐射防护与辐射源安全标准》(GB 18871—2002)的要求,把废物管理设施的辐射工作场所分为控制区和监督区,以便于辐射防护管理和职业照射的控制。在控制区内配备专门的防护手段或安全措施,控制正常工作条件下的职业照射或者防止污染扩散,并预防潜在照射或限制潜在照射的范围。把其他未被确定为控制区的区域设置为监督区,经常对监督区的职业照射进行监督和评价。

在设计废物管理系统和设施时,应考虑如下要素:

①选择液态、气态、固态废物处理系统时,应考虑适合各类废物的收集处理、贮存、运输和处置,以及工艺可靠性和以往的经验;

②放射性废物应分类收集,便于以后的处理和整备;

③为保证需要处理的废物在减容时安全操作而进行的处理;

④保证废物整备到符合运输、贮存和处置要求的形式;

⑤对核设施工作人员的屏蔽和辐射防护;

⑥核实有待处理的废物的来源、数量和物理化学性质;

⑦准备采用的处理或整备工艺的有效性和可靠性;

⑧具备正常运行、停止运行和维修期间所需要的足够的贮存容量和处理能力,以及为意外事件附加的贮存容量;

⑨厂址和环境特征对排出流弥散的影响,以及对正常运行或非计划事件时排放可能造成的影响;

⑩保证各系统具有高度的完整性和适应性;

⑪整备包装后待处置废物的检验;

⑫控制泄露的包容及其相关设备;

⑬有代表性的工艺取样;

⑭系统的安全性、可靠性和维修;

⑮将来的退役工作。

2. 运行

在运行废物管理系统和设施时,应考虑如下要素:

①设施运行要符合设计目标,并得到国家核安全监管部门的许可;

②适当监督所有废物系统的活动,以保证其达到并保持系统操作的响应标准;

③在符合辐射防护的原则下进行维修;

④培训操作人员和维修人员以保证操作符合设计目标和辐射防护原则;

⑤编制正常和意外情况下的操作、维修和工艺手册;

⑥在符合其他要求的前提下,应采取措施使废物的产生量减到最少。

废物管理设施设有卫生通过间。工作人员进入废物管理设施时经过卫生出入口,更换工作服,佩戴相应的个人防护用品;从放射性工作区出来时首先要经过剂量检测,上交剂量监测用品,脱去工作服,淋浴后进行体表放射性污染检查。工作服根据污染程度进行及时清洗。

3. 维修

废物管理设施运行前必须制定维修程序,目的是在增加设施利用率的同时减少检修人员的照射。

4. 监测

辐射剂量监测是为控制和评价辐射危害而进行的监测。剂量监测包括：

①工作场所辐射监测。设置壁挂式γ辐射探测器对工作场所的γ辐射水平进行监测，如果辐射水平超过设定的阈值，就发出声光自动报警。设置便携式γ辐射剂量率仪、便携式α和β表面污染监测仪，对工作场所的γ辐射剂量率、α和β表面污染水平进行定期巡检。

②工作场所气溶胶监测。设置壁挂式气溶胶活度监测仪，自动采集气溶胶样品并实时测量样品的α/β放射性活度，如果辐射水平超过设定的阈值，就发出声光自动报警。

③卫生出入口工作人员表面污染监测。在卫生出入口工作服间和家庭服间设置壁挂式表面污染监测仪，对淋浴后的工作人员进行手脚和全身表面污染监测，保证工作人员不把放射性污染带出污染控制工作区。

④工作人员个人剂量监测。在卫生出入口设置个人电子剂量计，工作人员必须佩戴个人电子剂量计。

气态和液态流出物的监测计划应考虑如下要素：

①需要监测的重要放射性核素以及所要求的测量灵敏度；

②极端情况下的测量范围；

③必要的采样和分析频度；

④采样和测量的代表性；

⑤采样点（特别是意外事件情况时）的可接近性；

⑥分析测量技术的质量控制。

应制定相应措施，监测意外事件发生时或发生后的释放。必须对运出厂外的废物包装进行检测，以符合运输法规的要求。对贮存或处置场址，必须制定和执行勘察监测大纲，以提供现场和环境的基础资料（如水文、地质、气象、地震、放射学等）。该大纲范围必须能满足核电厂主管部门和有关监管部门的要求，从场址调查阶段起就要确定处置场在整个可能运行的时期内的特性。

11.2.4 放射性废物最小化

《电离辐射防护与辐射源安全基本标准》（GB 18871—2002）8.5.1 中规定"注册者和许可证持有者应确保在现实可行的条件下，使其负责实践和源所产生的放射性废物的活度与体积达到并保持最小"。

放射性废物最小化是指，从核与辐射设施或活动的选址、研发、设计、建造、运行或实施，直到其退役或最终废物处置等所有阶段，通过从源头减少放射性核素或污染物的产生、再循环再利用，采用最佳实用处理技术，在充分考虑一次废物和二次废物的情况下，把放射性废物的体积和活度减小至可实际合理达到的最低水平的过程。在这里，最小化是指废物的体积及所含放射性核素活度二者的最小化。废物体积最小化是指实现放射性废物的物理尺寸或所需处置空间最小化；废物活度最小化是指实现放射性核素产生量及污染介质中放射性总活度最小化。

实施放射性废物最小化战略的四项基本要素是减少源、阻止转移扩散、再循环再利用和废物管理最优化(图 11.3)。第一,尽最大实际可能地从源头控制不产生放射性核素污染,或者合理可行尽量地减少放射性活度的产生。第二,尽最大实际可能地控制污染核素的扩散与转移,合理可行尽量地减少放射性污染的体积。第三,尽最大实际可能地对放射性污染物料进行回收、再生、循环利用,提高资源的利用率。第四,实施放射性废物优化管理,合理可行尽量地减少需最终处置的废物包体积。

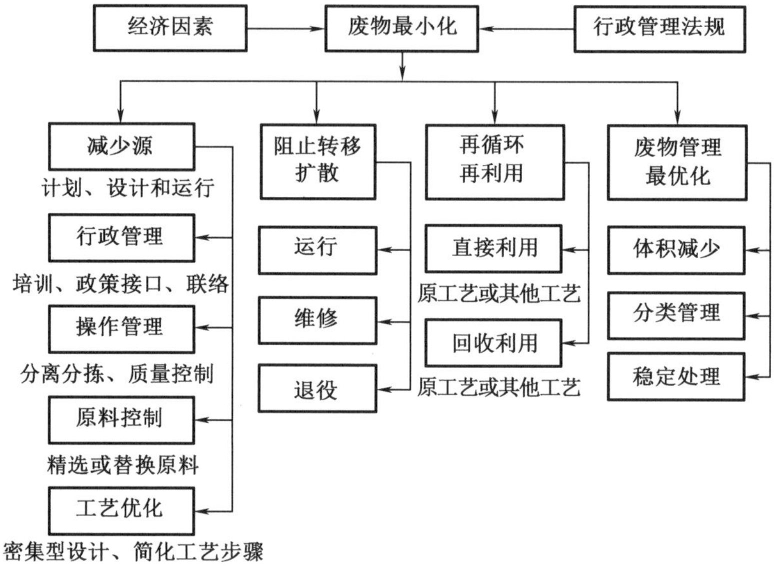

图 11.3　放射性废物最小化基本要素

实施放射性废物最小化战略最重要的任务是,采用最佳实用处理技术和过程监控,对已存在的或将产生的放射性废物实施有效处理和整备。这些技术主要包括:含硼废液高效固化技术,可燃废物焚烧或裂解技术,废树脂湿化氧化、蒸汽重整技术,高温等离子体固化技术,高放废物嬗变分离技术,高整体性容器(HIC)包装技术,以及清洁解控测量技术等。

11.3　核设施退役与放射性废物管理安全全过程系统分析

IAEA GSR Part 5 一般安全要求《放射性废物的处置前管理》规定,针对每个设施或活动都应开发并进行安全全过程系统分析和支撑性安全评价。“全过程”有两层含义:一是放射性废物处置前管理的“全过程”,包括废物收集与分类、预处理、处理、整备、贮存和运输等管理步骤;二是每一个处理设施的“全过程”,包括选址、设计、建造、营运、退役和许可终止等阶段。放射性废物处置前管理设施的安全全过程系统分析应包括对设施的场址、设计、运行、关闭和退役的所有方面及管理控制是如何满足监管要求的情况作出说明。安全全过程系统分析应包括对于正常运行期间和可能的事故情况下减少对工作人员、公众成员和环境造成危害的考虑。

IAEA GSG-3 一般安全导则《放射性废物处置前管理的安全全过程系统分析与安全评价》进一步阐述了安全全过程系统分析与安全评价的具体内容。安全全过程系统分析的组成部分包括背景,安全策略,设施描述,安全评价,限值、控制和条件,迭代和设计优化,不确定性管理,以及安全论据的集合。安全评价的内容包括评价背景、废物设施或活动的描述、情景的开发与合理性、评价模型的构建与执行、计算执行与结果分析、评价结果分析。

核设施退役的关键是通过一系列去污和拆除的活动逐步消除危害因素,这些活动必须是在经批准的安全全过程系统分析的范围内安全地进行。

安全全过程系统系统分析是证明设施或活动安全的论据和证据的集合。核设施退役的安全全过程系统分析在某些方面不同于运行安全全过程系统分析。“安全评价”和“环境影响评价”都是在设施生命周期特定阶段的某个时间点开展的离散行动,而安全全过程系统分析则适用于核设施的整个生命周期,必须根据设施的情况(包括管理、变更和发展)保持更新。

在核设施停止运行时,运行安全全过程系统分析必须转变为退役安全全过程系统分析,并进行适当的危险分析和制定计划以消除危害因素。在核设施设计和运行的早期阶段就应当根据核电厂的经验和其他设施退役的经验编制初步退役计划。

放射性废物处置前管理的总体过程如图 11.4 所示。包括识别废物的类型、加工、贮存、计划和实施补救行动、清洁解控和排放等。对于加工、贮存、计划和实施补救行动、清洁解控和排放等步骤,需要进行安全评价。

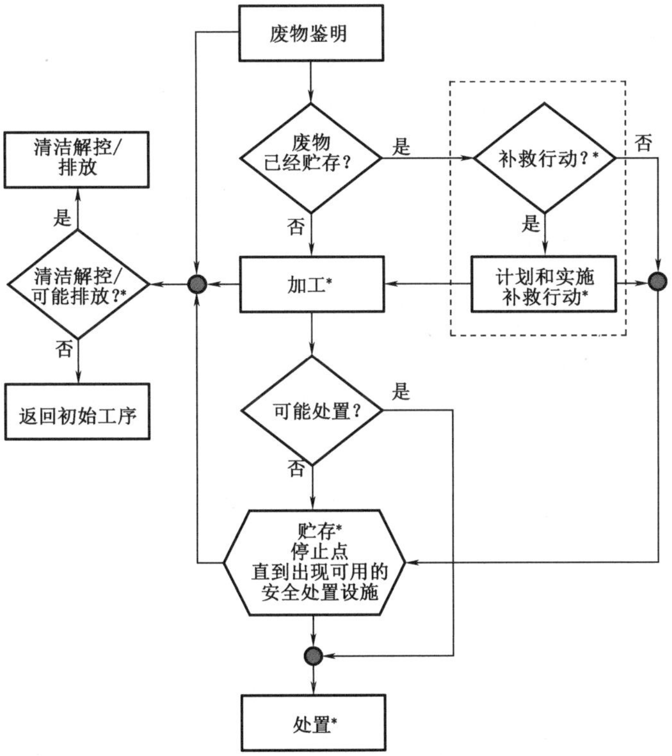

图 11.4 放射性废物处置前管理的总体过程

(星号代表需要进行决策以及安全评价的活动)

IAEA 于 2004 年启动了一个题为《推动放射性废物管理解决方案的国际安全评价》(SADRWMS)的国际比对和协调项目。该项目从 2004 年 11 月持续到 2010 年 4 月,其产出的流程图纳入 GSG-3 中,并于 2005 年开发了安全评价框架(SAFRAN)软件工具,用于实现 SADRWMS 提出的流程图。SAFRAN 工具以及 SADRWMS 方法学已经应用于泰国核技术研究所(TINT)放射性废物管理中心的处置前管理设施。

安全评价的评价终点包括:①考虑放射影响的评价终点,例如剂量或危险;②其他安全指标,例如剂量率、放射性核素释放量、环境中放射性核素浓度、非放射性污染物的浓度和释放量以及对非人类物种的影响;③有关如何使用评价终点的描述,例如,确定遵守放射性或环境标准。

安全评价需要筛选所有被鉴明的危害对工作人员造成伤害的潜在照射途径,例如:①来自设施中污染物和(或)结构物、部件、建筑物、表面的活化或来自放射性物质(例如密封源、放射性废物包、来自发射 γ 射线核素的直接辐射)的外照射;②在设施运行或活动期间,或事故(例如火灾)后吸入或摄入气载释放物(尤其是烟、气溶胶和颗粒物);③沉积在皮肤或衣物上的放射性物质引起的皮肤剂量;④污染物和机械伤害的结合(例如伤口污染)。

安全评价需要考虑的情景包括:①外部始发事件,(a)自然事件,例如不利气象条件(如风、雪、雨、冰、温度异常、洪水、闪电),地震或生物闯入;(b)人为事件,例如空难(有或没有随后的火灾)、爆炸、火灾、失去电力或其他服务,以及未批准进入;②设施或场址的内部始发事件,例如火灾、爆炸、结构物倒塌、泄漏或溢出、通风失效、重物落下、保护措施失效(如屏蔽、个人防护设备);③人为始发事件,例如操作员失误和违规、错误识别以及执行不相容活动。应当考虑在事故演变期间由减轻事故后果的行为引起的潜在的新的始发事件。

安全评价的结果分析包括:

①将评价终点与评价准则进行比较。

②为了证明所作防护可视为最优化,应提供以下论据:①已对设施开发、建造和运行中各个阶段不同设计方案的安全影响给予了足够的关注;②已经通过选址或设计在合理范围内尽量降低发生干扰设施性能或活动开展而导致较高剂量或危险的事件的可能性。

③如果安全评价结果表明不符合安全要求或准则,应根据提出的修改方案、附加的安全措施修改安全评价,以确保遵守相关要求和准则。应对安全评价中处理和减少不确定性进行审查,并在必要时进行修改。

④审查与修改评价模型:根据进一步收集的数据,以及在模型应用与结果解释中得到的经验教训,重新考虑在模型开发中做出的假设和决定,改进模型,使用更复杂的计算机程序执行。

参考文献

[1] 中华人民共和国国务院. 放射性废物安全管理条例: 中华人民共和国国务院令[2011]612 号[A/OL]. (2011-12-19)[2024-06-14]. https://www.mee.gov.cn/

ywgz/fgbz/xzfg/201811/t20181129_676337.shtml.

[2] 环境保护部,工业和信息化部,国家国防科技工业局. 放射性废物分类：[2017]65号[A/OL].(2017-12-01)[2024-06-18]. https://www.mee.gov.cn/gkml/hbb/bgg/201712/t20171212_427756.htm.

[3] 国家核安全局. 核动力厂设计安全规定：HAF 102—2016[S]. 北京：国家核安全局, 2016.

[4] 国家核安全局. 核动力厂调试和运行安全规定：HAF103—2022[S]. 北京：国家核安全局, 2022.

[5] 罗上庚. 放射性废物处理与处置[M]. 北京：中国环境科学出版社, 2007.

[6] 生态环境部, 国家统计局, 农业农村部. 第二次全国污染源普查公报[R]. [出版地不详:出版者不详],2020.

[7] 中华人民共和国国家质量监督检验检疫总局. 电离辐射防护与辐射源安全基本标准:GB 18871—2002[S]. 北京：中国标准出版社, 2002.

[8] 放射性废物管理发展战略研究课题组. 我国放射性废物管理发展战略研究[M]. 北京:中国原子能出版社,2021.

[9] 国际原子能机构. 国际原子能机构安全标准丛书 一般安全要求：放射性废物的处置前管理：第 GSR Part 5 号[S]. 维也纳：国际原子能机构, 2009.

[10] 国际原子能机构. 国际原子能机构安全标准丛书:放射性废物的处置:第 SSR-5 号[S]. 维也纳：国际原子能机构, 2011.

[11] 国际原子能机构. 国际原子能机构安全标准丛书 一般安全要求：设施退役：第 GSR Part 6 号[S]. 维也纳：国际原子能机构, 2014.

[12] 国际原子能机构. 国际原子能机构安全标准丛书 一般安全要求:国际辐射防护和辐射源安全基本标准:第 GSR Part 3 号[S]. 维也纳：国际原子能机构,2014.

[13] 国际原子能机. 国际原子能机构安全标准丛书 一般安全导则：职业辐射防护：第 GSG-7 号[S]. 维也纳：国际原子能机构, 2022.

[14] LI J F, PAN Z Q, JIANG Z Y ,et al. Stack releases of radionuclides from an integrated steel plant in China[J]. Journal of Environmental Radioactivity, 2018, 195: 97-103.

[15] LI J F, WANG C G , PAN Z Q, et al. Analysis of 210Pb and 210Po emissions from coal-fired power plants[J]. Fuel, 2019, 236: 278-283.

[16] IAEA. Workplace monitoring for radiation and contamination: Practical radiation technical manual No. 1 (Rev. 1)[M]. Vienna: IAEA, 2004.

[17] IAEA. The safety case and safety assessment for the predisposal management of radioactive waste: No. GSG-3[S]. Vienna: IAEA, 2013.

[18] IAEA. Implications for occupational radiation protection of the new dose limit for the lens of the eye: IAEA-TECDOC-1731[R]. Vienna: IAEA, 2013.

[19] IAEA. Predisposal management of radioactive waste from nuclear power plants and research reactors: No. SSG-40[S]. Vienna: IAEA, 2016.

[20] IAEA. Predisposal management of radioactive waste from nuclear fuel cycle facilities: No. SSG-41[S]. Vienna: IAEA, 2016.

[21] IAEA. Occupational Radiation protection during the decommissioning of nuclear installations: Main aspects of management, planning and conduct: IAEA-TECDOC-1954[R]. Vienna: IAEA, 2021.

[22] NEA. Radiological characterisation for decommissioning of nuclear installations: Final report of the task group on radiological characterisation and decommissioning (RCD) of the working party on decommissioning and dismantling (WPDD): NEA/RWM/WPDD (2013)2[R]. Paris: NEA, 2013.

第 12 章　核与辐射应急

12.1　概　　述

12.1.1　什么是核应急

根据 IAEA GSR Part 7 一般安全要求《核或辐射应急准备和响应》,应急(紧急情况)是指非常规情况或事件,需要立即采取行动,主要目的是减轻对人类生命、健康、财产或环境的危害或不利后果。这包括核与辐射应急,以及火灾、危险化学品释放、风暴或地震等常规应急,需要立即采取行动以减轻已感知的危险影响的情况。IAEA 发布的最新版应急准备与响应文件《制定核或辐射应急保护策略时的考虑因素》(2021.4)中也采用此定义。

12.1.2　核应急工作方针和原则

根据《国家核应急预案》(2013 年版),国家核应急工作贯彻执行常备不懈、积极兼容,统一指挥、大力协同,保护公众、保护环境的工作方针;坚持统一领导、分级负责、条块结合、快速反应、科学处置的工作原则。

核事故发生后,核设施营运单位、地方政府及其有关部门和国家核事故应急协调委员会成员单位立即自动按照职责分工和相关预案开展前期处置工作。

核设施营运单位是核事故场内应急工作的主体,省级人民政府是本行政区域核事故场外应急工作的主体。国家根据核应急工作的需要给予必要的协调和支持。

12.1.3　应急计划

根据 IAEA 2015 年 11 月发布的一般安全要求《核或辐射应急准备和响应》,应急计划用来描述应急响应的目标、政策和行动概念,以及系统、协调和有效响应的结构、权限和责任,应急计划是制定其他计划、程序和清单的基础。

12.1.4　应急准备与响应的目标

应急准备的目标是,在运行组织内部以及地方、区域和国家层级,以及酌情在国际一级,确保准备好足够的能力,对核或辐射紧急情况作出有效反应。这种能力涉及一整套基础设施要素,包括但不限于:权力和责任;组织和人员配备;协作计划和程序;工具、设备和设施;培训、演练和演习;管理系统。

核或辐射紧急情况可能会产生广泛的后果,有效的应急响应必须从整体上解决这些后果。虽然最初的重点是保护公众免受辐射损害,但也需要及时解决其他后果。核或辐射紧急情况可能会产生不利的非辐射(经济、社会和心理)后果,可能会超过辐射后果。为了尽可能将后果降至最低,应急响应的目标是:

①重新控制局势并缓解后果;

②抢救生命;

③避免或尽量减少严重的确定性效应;

④实施急救,提供关键的医疗处理和管理辐射损伤的治疗;

⑤降低随机效应的风险;

⑥保持公众知情,维护公众信任;

⑦在可行的范围内减轻非放射性后果;

⑧在可行范围内保护财产和环境;

⑨在可行的范围内,为恢复正常的社会和经济活动做好准备。

12.2 应急计划制定

对核或辐射紧急情况做出响应可能涉及多个部门。其中一些部门在针对核或辐射紧急情况方面的职能将会与针对常规应急方面的职能是一样的。然而,在对核或辐射应急情况作出响应时,会涉及高度专业化的机构和技术专家。因此,为了确保成效,在对核或辐射紧急情况作出响应时,应充分协调,必须使有关安排与常规应急方面的安排适当结合起来。需要注意的是,许多有关核或辐射紧急情况及辐射照射的潜在健康影响的误解,可能导致采取不适当的行动,因此,根据国家有关法规和标准,以及现有的辐射防护要求和安全原则,预先制定好应急计划,是有效响应核或辐射紧急情况所必需的。按照制定应急计划的组织机构划分,应急计划可分为国家、省、设施三级应急计划;按应急计划的性质可分为场内应急计划和场外应急计划。

12.2.1 应急准备与应急状态的类别

政府应确保进行危害评估,为核或辐射应急准备和响应的分级方案提供依据。应识别危害并评估紧急情况的潜在后果,为制定核或辐射应急准备和响应安排提供依据,这些安排应与已识别的危害和紧急情况的潜在后果相称。根据 IAEA《核或辐射应急准备和响应》,把经评估的危害分组到五个应急准备类别(表 12.1),为分级方案以及为核或辐射应急准备和响应制定总体合理和优化的安排奠定基础。

从表 12.1 可以看出,前三类属于核设施,第Ⅳ类是针对核活动,第Ⅴ类是针对跨国界影响。

表 12.1 应急准备类别

应急准备类别	
类别	设施(活动)描述
Ⅰ	核设施如核电厂的现场事件(包括在设计中未考虑的事件)可能会在核设施场外产生严重的确定性效应,从而需要采取预防性紧急保护措施(precautionary urgent protective actions)、紧急保护措施或早期保护措施,以及其他响应行动,以实现符合国际标准的应急响应目标;或此类事件已在类似核设施中发生
Ⅱ	核设施如某些类型的研究堆和核反应堆,用于为轮船(如船舶和潜艇)的推进提供动力,假设现场事件可能会给场外人员造成剂量,需要采取紧急保护行动或早期保护行动和其他响应行动,以实现国际标准规定的应急响应目标;或者此类事件已在类似核设施中发生。第Ⅱ类(与第Ⅰ类不同)不包括假设现场事件(包括设计中未考虑的事件)可能在场外产生严重确定性效应的核设施;或此类事件已在类似核设施中发生
Ⅲ	核设施如工业辐照设施或一些医院,假设现场事件可能需要在现场采取保护措施和其他响应措施,以实现符合国际标准的应急响应目标;或此类事件已在类似设施中发生。第Ⅲ类(与第Ⅱ类不同)不包括假设的事件可能需要紧急保护行动或场外早期保护行动的设施;或此类事件已在类似设施中发生
Ⅳ	可能导致核或辐射紧急情况的活动和行为,需要采取保护行动和其他响应行动,以便在不可预见的地点按照国际标准实现应急响应的目标。这些活动和行为包括:(a)运输核材料或放射性物质,以及涉及工业放射源、核动力卫星或放射性同位素热电发电机等移动危险源的其他授权活动;(b)盗窃危险源和使用放射性散布装置或辐射照射装置。这一类别还包括:(ⅰ)探测来源不明的辐射水平升高或受污染的商品;(ⅱ)识别因暴露于辐射而产生的临床症状;(ⅲ)由另一国的核或辐射紧急情况引起的不属于第Ⅴ类的跨国紧急情况。第Ⅳ类代表了适用于所有国家和管辖区的危险等级
Ⅴ	对于位于另一国家的Ⅰ类或Ⅱ类设施,一国的应急计划区和应急计划距离之内的区域

第Ⅰ、Ⅱ、Ⅲ或第Ⅳ类设施或活动的营运单位应作出安排,根据危害评估,迅速对核或辐射应急进行分类,确保采取保护行动和其他响应行动,保护工作人员、应急响应人员、公众,以及相关人员,如应急情况下的患者和助手。根据IAEA《核或辐射应急准备和响应》,核或辐射应急分为以下五类。

(1)总体应急

对于Ⅰ类或Ⅱ类设施的应急,需要在场内和场外采取预防性紧急保护措施、紧急保护措施、早期保护措施和其他响应措施。宣布该应急等级后,应根据与紧急情况相关的可用信息,立即采取适当行动,以减轻现场紧急情况的后果,并保护现场内外的人员。

(2)场区应急

对于Ⅰ类或Ⅱ类设施的应急,需要在现场和现场附近采取保护措施和其他响应措施。宣布该应急等级后,应立即采取措施:(ⅰ)减轻现场紧急情况的后果,并保护现场人员;(ⅱ)根据可观察的条件、可靠的评估和/或监测结果,在必要时,提高在场外采取保护措施和其他响应措施的准备就绪程度;(ⅲ)进行场外监测、采样和分析。

(3)设施应急(厂房应急)

对于Ⅰ类、Ⅱ类或Ⅲ类设施的应急,需要在设施和现场采取保护措施和其他响应措施,但不需要在场外采取保护措施。宣布该应急等级后,应立即采取措施减轻紧急情况的后果,并保护设施和现场的人员。此类紧急情况不会造成场外危险。

(4)警戒(应急待命)

对于Ⅰ类、Ⅱ类或Ⅲ类设施的应急,需要采取行动评估和减轻设施中潜在后果的事件。宣布该应急等级后,应立即采取行动,评估和减轻事件的潜在后果,并提高现场响应的准备就绪程度。

(5)其他核或辐射应急

对于第Ⅳ类紧急情况的应急,需要在任何地点采取保护措施和其他响应措施。宣布该应急等级后,应立即采取措施减轻现场紧急情况的后果,保护附近人员(如工作人员、应急响应人员和公众),并确定保护行动和其他响应行动的地点和保护对象。

对于Ⅰ类、Ⅱ类或Ⅲ类设施以及Ⅳ类活动,应作出安排,根据任何新信息审查宣布的应急等级,酌情对其进行修订。

对于Ⅰ类、Ⅱ类或Ⅲ类设施以及Ⅳ类活动,应急分类应考虑所有假定的紧急情况,包括极低概率事件引起的紧急情况。分类的操作标准应包括应急行动水平和其他可观察的条件(即"可观察的信息")以及设施和/或现场或场外条件的指标。应急分类系统的建立,应以及时启动有效响应为目的,即使在可用信息不确定的情况下。应确保按照国际核与辐射事件等级(INES)对任何事件进行评级的过程不会延迟应急分类或应急响应行动。

12.2.2 应急计划需考虑的有关因素

制定应急计划的依据,应包括从国家、地区和地方各级相关组织以及监管机构和营运单位获得的数据和信息。对于某些地区,也可能需要与邻国的有关代表或组织合作,在可能发生跨国界核或辐射紧急事件的情况下,为收集相关数据和信息提供相互支持。

在制定保护战略和相关的应急计划时,非常重要的是,要明确基础设施以及可用于支持实施保护战略和响应行动的人力、技术和财政资源。相关的信息范围广泛,需要从各种来源进行整理。因此,有必要让多个组织和利益相关方参与应急计划基础信息的归类、收集和应用。

制定保护战略和相关应急计划,需要详细了解应急情况下必要和可用的人力资源,包括响应人员的数量、资质和培训(以及相关的培训需求)。技术资源可能涉及多种类型的设备,包括消防车、辐射监测设备等一系列通用设备和专用设备。还需要确定在不同情况下可用的财政资源以及提供这些资源的机制。

政府应该确保应急响应组织、营运单位和监管机构拥有必要的人力、财力和其他资源,考虑到其预期作用和责任以及经评估的危害,准备和处理核或辐射紧急情况的放射后果和非放射后果,无论紧急情况发生在国内还是国外。

12.2.3 应急计划需考虑的保护策略

政府应确保根据已识别的危害和核或辐射紧急情况的潜在后果，在准备阶段制定、合理化和优化保护策略，以便在核或辐射紧急情况下有效采取保护行动和其他响应行动，实现应急响应目标。保护策略的制定应包括但不限于以下内容：

①应考虑采取措施避免或尽量减少严重的确定性效应，并降低随机性效应的风险。

②应设定以残余剂量表示的短期或年度参考水平，包括通过所有照射途径的剂量贡献。该参考水平应与应急响应目标和实现特定目标的具体时间框架结合使用。

③一旦保护策略得到合理化和优化，并制定了一套国家通用标准，应依据通用标准制定启动应急计划以及采取保护行动和其他响应行动的操作准则（如应急行动水平（EAL）和操作干预水平（OIL））。在发生核或辐射紧急情况时，应提前作出安排，酌情修订这些操作准则，并考虑到现场条件的演变。

12.2.4 应急响应需考虑的相关因素

政府应确保为应对核或辐射紧急情况而采取的行动做出适当安排，以进行适当管理。对于Ⅰ类、Ⅱ类和Ⅲ类设施，应作出安排，以便在不影响设施和同一场址的任何其他设施持续运行安全和安保功能的情况下，迅速实施和管理现场应急响应。应明确规定设施现场从正常运行到紧急情况下运行的过渡条件，并应有效执行。紧急情况下现场所有人员的职责应指定为该过渡安排的一部分。应确保过渡到应急响应和实施初始响应行动不会损害操作人员（如控制室的操作人员）在采取缓解措施时确保安全运行的能力。

对于Ⅰ类、Ⅱ类和Ⅲ类设施，以及在适当情况下，对于第Ⅳ类活动，应作出安排，以便迅速执行、有效管理场外应急响应，并与现场应急响应相协调。同时要确保设施或活动拥有一个或多个核安保系统，能够在核或辐射紧急情况下发挥作用。对核或辐射紧急情况的安排应与地方、区域和国家各级应对常规紧急情况和核安保事件的安排进行协调和整合。这些安排应考虑到在核或辐射紧急情况的起始原因在响应的早期阶段可能不知道。

应作出安排，建立和使用明确规定的统一指挥和控制系统，以针对所有危害进行应急响应，作为应急管理系统的一部分。指挥和控制系统应为现场和场外响应的有效协调提供充分保证，明确分配指导应急响应活动和决定采取何种应急响应行动的权力和责任。在接到应急通知后，指导应急响应活动和决定采取何种应急响应行动的责任应立即得到落实。

对于Ⅰ类或Ⅱ类设施和第Ⅴ类区域，应作出安排，协调应急计划区和应急计划距离内的应急组织（包括其他国家的应急组织）之间的应急响应，并提供相互支持。

12.3 应急响应计划与程序

政府应确保制定有效应对核或辐射紧急情况所需的计划、程序和其他安排，包括协调机制、协议书或法律文书，以协调国家应急响应。协调国家应急响应的安排应包括以下内容：

①应指定负责制定和维护有关安排的组织；

②应说明运营机构和其他响应机构的职责；

③应说明这些安排与应对常规紧急情况和核安保事件的安排之间的协调情况。

在这些计划、程序和其他安排中，应考虑保护可能是机密信息的必要性。各响应组织应按有关规定，并根据危害评估和保护策略，编制一份或多份应急计划，以协调和履行其所分配的职能。应在国家一级制定应急计划，以协调的方式整合所有相关应急响应计划，并纳入全部危害应对方案。应急计划应规定如何在现场、场外和酌情跨境履行应急响应中的运营管理职责。应急计划应与可能在核或辐射紧急情况下实施的其他计划和程序相协调，以确保同时实施这些计划不会降低其有效性或引起冲突。此类其他计划和程序包括：

①在Ⅴ类区域内针对Ⅰ类设施的应急预案；

②安保计划和突发事件计划；

③核安保事件调查程序，包括识别、收集、包装和运输受放射性核素污染的证据、核法证学和相关活动；

④疏散计划；

⑤消防计划。

有关主管部门应确保：

①应急响应的“行动概念”是在准备阶段开始时制定的。

②为可能引起紧急情况的任何设施或活动、区域或地点制定应急计划和程序，并酌情批准，以保证采取保护措施和其他响应措施。

③响应组织和运营组织（视情况而定）参与应急计划和程序的编制。

④应急计划的内容、特点和范围应考虑任何危害评估的结果，以及运行经验和以往紧急情况（包括常规紧急情况）的任何教训。

⑤应急计划和程序定期审查和更新。

Ⅰ类、Ⅱ类、Ⅲ类设施或Ⅳ类活动的营运单位应编制应急计划。本应急计划应与负责核或辐射紧急情况的所有其他机构（包括公共机构）协调，并应提交监管机构批准。

营运单位和响应组织应制定必要的程序和分析工具，以便能够履行相关职能，以实现应急响应的目标，并使应急响应活动有效。

响应程序和分析工具应在模拟紧急情况下进行测试，并在初次使用前进行验证。在应急响应早期使用分析工具以支持保护行动和其他响应行动的决策的任何安排，应充分认识到此类分析工具的局限性（此类限制的一个例子是，核电站在紧急情况下放射性释放的时间和大小可能无法预测，需要在放射性释放之前或之后不久采取预防性紧急保护行动和现场外紧急保护行动。此外，放射性释放可能会持续几天，导致现场外出现复杂的沉积模式），并以不会降低响应行动有效性的方式进行。这些限制应向决策负责人解释清楚，并应得到其认可。

12.4 核应急基础设施

总体来讲,核应急准备与响应基础设施包括许多方面:例如,国家主管当局,核应急准备与响应组织和人员配备,核应急准备与响应的计划和持续以及协调,核应急准备与响应的保障条件,应急演练与演习,以及质量保证等。本节主要介绍核应急准备与响应相关的后勤保障条件,其他内容在别的章节有所涉及。

政府应确保提供足够的后勤支持和设施,以便在核或辐射紧急情况下有效履行应急响应职能。

应提供足够的工具、仪器、用品、设备、通信系统、设施和文件(如程序文件、检查清单、手册、电话号码和电子邮件地址),这些物项和设施应能在应急响应中可能遇到的条件(如辐射条件、工作条件和环境条件)下运行,并酌情与其他响应程序和设备兼容(例如,与其他响应组织使用的通信频率兼容)。这些支持项目的位置或提供方式应确保其在假设的紧急情况下有效使用。

对于Ⅰ类和Ⅱ类设施,作为应急措施,应确保采取现场缓解措施的替代供应,例如替代供水和替代供电,包括必要的设备。这些设备的位置和维护应确保其功能正常,并在需要时易于操控。

应指定应急响应设施或位置,以支持在各种假定的危险条件下的应急响应,并应酌情分配以下功能:

①接收通知并启动响应;

②协调和指导现场响应行动;

③为在设施内执行任务的人员和场外响应的人员提供技术支持和运行支持;

④指导场外响应行动,并与现场响应行动协调;

⑤协调国家响应行动;

⑥协调与公众的沟通;

⑦协调监测、采样和分析;

⑧管理被疏散的人员(包括接待、登记、监测和去污,以及满足其个人需求,包括居住、食品和卫生设施);

⑨管理必要资源的储存;

⑩为遭受辐射照射或污染的个人提供适当的医疗照顾,包括医疗处理。

对于Ⅰ类设施,应提供与控制室和辅助控制室分开的应急响应设施(应急响应设施可以这样配置,即他们的功能可以从单个应急响应设施或地点实现,前提是确保它们在执行其指定功能时不会相互冲突,并且与控制室分开),以便:

①应急情况下,可向控制室操作人员提供技术支持(从技术支持中心);

②在设施或设施附近执行任务的人员可以维持运行控制(从运行支持中心);

③现场应急响应由应急中心管理。

这些应急响应设施应作为一个支持应急响应的一体化系统运行，彼此之间的功能不冲突，并应提供合理的保证，确保在一系列假定的危险条件下（包括设计中未考虑的条件）可运行和可居留。

为了应急响应和酌情进行健康筛查，应安排对样品进行适当和可靠的分析（分析工作的安排可以包括，例如，对环境和生物样本进行分析的安排，以及对从设施中采集的其他样本进行分析，以评估其运行状态），并测量内部污染。此类安排应包括指定在假定的紧急情况下运行的实验室。

应作出安排，从负责在常规紧急情况下为后勤和通信、社会福利和其他领域提供支持的组织处获得适当支持。

12.5 现行国家标准关于核应急规定

本章介绍的大部分内容，基本上借鉴了国际原子能机构发布的核应急准备与响应相关的最新标准和导则，为了全面和完整起见，本节简要描述我国现行标准有关内容。

我国现行的《电离辐射防护与辐射源安全基本标准》（GB 18871—2002）是基于国际放射防护委员会第60号出版物提出的建议制定的，相关术语和防护规定以及剂量限值均等效采用该出版物。关于应急准备与响应，有关内容如下。

12.5.1 应急照射情况的管理

在应急照射情况下，除非超过或可能超过旨在保护公众成员的干预水平或行动水平（见标准的附录E），否则一般不需要采取防护行动。

每一注册者或许可证持有者，如果其所负责的源可能发生需要紧急干预的情况，则应制定相应的应急计划或程序，并经审管部门认可；应急计划应规定注册者或许可证持有者的场内应急职责，并考虑与其所负责的源相适应的场外应急责任；同时注册者或许可证持有者应为实施所规定的各种防护行动作好准备。

有关干预组织应根据可能出现的紧急干预情况的严重程度和可能涉及的场外范围制定相应的总体应急计划，据以协调场区内、外的应急行动和实施所需要的场外防护行动，以支持和补充根据注册者或许可证持有者应急计划实施的各种防护行动。场外应急计划应由相应的干预组织负责实施。

有关干预组织还应为应付其他各种可能要求紧急干预的意外情况（如源非法入境、带源的卫星坠入境内或境外事故释放的放射性物质进入境内等）做出安排。

12.5.2 应急照射情况的干预

（1）责任

注册者或许可证持有者以及有关干预组织和审管部门，应按国家有关法规和本标准的要求承担对应急照射情况下干预的准备、实施和管理方面的责任。

(2)应急计划

应根据源的类型、规模和场址特征制定应急计划,将场内、场外应承担的应急干预的准备、实施和管理责任规定清楚并做出相应的安排。场内应急计划和场外应急计划应相互衔接和协调。

注册者或许可证持有者和相应的干预组织及审管部门应保证:

①对可能需要进行应急干预的任何实践或源均已制定应急计划,并履行了相应的批准程序;

②干预组织参与相关应急计划的制定;

③确定应急计划的性质、内容和范围时,不但考虑了对该源进行事故分析的结果,而且考虑了由同类源的运行操作和发生过的事故所吸取的经验与教训;

④对应急计划定期进行复审和修订;

⑤对参与实施应急计划人员的培训做出规定,并对以适当的间隔进行应急响应演习做出安排;

⑥向预计可能会受到事故影响的公众成员提供早期信息。

应急计划应根据情况包括下列内容:

①在报告有关负责部门和启动干预行动方面的责任的划分与安排;

②对可能导致应急干预情况的源的各种运行操作条件和其他条件的鉴别;

③根据本标准的附录 E 中给出的准则并考虑可能发生的事故或紧急事件的严重程度所确定的有关防护行动的干预水平及它们的适用范围;

④与有关干预组织进行联系的程序(包括通信安排)和由消防、医疗、公安和其他有关组织获得支援的程序;

⑤用于评价事故及其场内、外后果的方法与仪器的描述;

⑥事故情况下发布公众信息的安排;

⑦终止每种防护行动的准则。

注册者和许可证持有者应保证为迅速获得并向有关应急组织传递足够的资料做出适当安排,以便:

①对放射性物质向环境的任何事故性排放的范围和严重程度进行早期预测或评价;

②随着事故的发展对事故进行快速和连续的跟踪评价;

③确定对防护行动的需求。

12.5.3 干预的决策与干预水平

(1)一般要求

应依据干预水平和行动水平来实施应急照射情况下的干预。干预水平用干预中采取某一特定防护行动时预计可以防止的剂量来表示;行动水平则用放射性核素在食品、水和农作物等中的放射性活度浓度来表示,有时也可用预期剂量率或预期剂量来表示。

相应于有关防护行动的干预水平和行动水平应是最优化的,但不允许超过本标准的附录 E 所给出的任何情况下均要求进行干预的急性照射剂量行动水平。应急计划中所确定的干预水平值只应作为实施防护行动的初始准则；应在对事故进行响应的过程中，在考虑当时的主导情况及其可能的演变的基础上对有关干预水平值进行相应的修改。

(2) 干预的正当性

如果任何个人所受的预期剂量（而不是可防止的剂量）或剂量率接近或预计会接近可能导致严重损伤的阈值，则采取防护行动几乎总是正当的。在这种情况下，对任何不采取紧急防护行动的决策，必须对其正当性进行判断。

(3) 防护行动的最优化：紧急防护行动的干预水平和行动水平

采取紧急防护行动的决策应以事故时的主导情况为基础。实际可行时，则应根据放射性物质向环境释放的预计情景来做出，但不能为了要验证释放而推迟到根据释放开始后的测量结果来做出。除了这些紧急防护行动之外，还有其他一些在特定情况下可能实行的防护行动，如人员去污或简易的呼吸道防护等，但本标准未对这类防护行动规定专门的干预水平。

应在应急计划中根据本标准的附录 E 所给出的准则明确规定相应于紧急防护行动（包括隐蔽、撤离和碘预防）的干预水平；不管什么群体，当其可防止的剂量预计会超过所规定的干预水平时，则应考虑实施相应的防护行动。

需要时，应在应急计划中规定用于停止和替代特定食品与饮水供应的行动水平。

如果不存在食品短缺和其他强制性的社会或经济因素，则停止和替代特定食品与饮水供应的行动水平应根据附录 E2.2 所给出的准则确定。应将所确定的行动水平应用于可直接食用的食品和经稀释或恢复水分后再食用的干燥的或浓缩的食品。

某些情况下，如果食品短缺或有其他重要的社会或经济因素考虑，可以采用数值稍高一些的优化的食品与饮水行动水平。但是，当所使用的行动水平高于本标准的附录 E 所给出的行动水平时，则采取行动的决策必须经过干预的正当性判断和行动水平的最优化分析。

对于消费数量很少（如少于每人每年 12 kg）的食品，如香料，由于它们在人们的全部膳食中所占的份额很小，使个人照射的增加也很小，因此，可以采用比主要食品高 12 倍的行动水平。

(4) 防护行动的最优化：较长期防护行动的干预水平和行动水平

应根据事故后土壤或水体的污染情况考虑农业、水文和其他技术或工业方面的防护行动。

受放射性核素污染食品的国际贸易应遵循本标准的附录 E 中所规定的准则。

应在应急计划中根据本标准的附录 E 所给出的准则规定适用于受照人员临时避迁和返回的干预水平。

干预组织应使临时避迁人员了解他们返回家园的大体时间和他们的财产的保护状况。

下列情况下，应根据本标准的附录 E 所规定的准则考虑受照人员的永久再定居：

①预计临时避迁的时间会超过所约定的期限；

②根据可防止的剂量，判定永久再定居是正当的。

在开始实施永久再定居计划之前，应与可能受影响的人们进行充分的协商。

12.5.4 事故后的评价和监测

应采取一切合理的步骤，对事故使公众成员所受到的照射进行评价，并应通过适当的方式将评价结果向公众公布。

评价应以已获得的最有价值的资料为基础，并应根据实质上能产生更准确结果的任何新资料及时加以修改。

应将各项评价和它们的修改以及对工作人员、公众和环境监测的结果进行全面记录，并予以妥善保存。

如果评价表明，继续实施防护行动已不再是正当的，则应停止所实施的防护行动。

12.5.5 从事干预的工作人员的防护

除下列情况而采取行动以外，从事干预的工作人员所受到的照射不得超过本标准的附录 B 中所规定的职业照射的最大单一年份剂量限值：

①为抢救生命或避免严重损伤；

②为避免大的集体剂量；

③为防止演变成灾难性情况。

在这些情况下从事干预时，除了抢救生命的行动外，必须尽一切合理的努力，将工作人员所受到的剂量保持在最大单一年份剂量限值的两倍以下；对于抢救生命的行动，应做出各种努力，将工作人员的受照剂量保持在最大单一年份剂量限值的 12 倍以下，以防止确定性健康效应的发生。此外，当采取行动的工作人员的受照剂量可能达到或超过最大单一年份剂量限值的 12 倍时，只有在行动给他人带来的利益明显大于工作人员本人所承受的危险时，才应采取该行动。

采取行动使工作人员所受的剂量可能超过最大单一年份剂量限值时，采取这些行动的工作人员应是自愿的；应事先将采取行动所要面临的健康危险清楚而全面地通知工作人员，并应在实际可行的范围内，就需要采取的行动对他们进行培训。

应在应急计划中明确规定负责确保本标准所规定的要求得以满足的法人。

一旦应急干预阶段结束，从事恢复工作（如工厂与建筑物修理、废物处置，或厂区及周围地区去污等）的工作人员所受的照射则应满足本标准所规定的有关职业照射的全部具体要求。

应采取一切合理的步骤为应急干预提供适当的防护，并对参与应急干预的工作人员的受照剂量进行评价和记录。干预结束时，应向有关工作人员通告他们所接受的剂量和可能带来的健康危险。

不得因工作人员在应急照射情况下接受了剂量而拒绝他们今后再从事伴有职业照射的工作。但是，如果经历过应急照射的工作人员所受到的剂量超过了最大单一年份剂量限值的 12 倍，或者工作人员自己提出要求，则在他们进一步接受任何照射之前，应认真听取医生的医学劝告。

12.6 照射途径与防护措施

12.6.1 照射途径

在核与辐射应急响应期间,假如有较大规模的放射性核素大气释放,那么人员可能受到的照射途径就比较多(图 12.1)。主要途径有:来自地面的直接外照射;放射性烟羽造成浸没外照射;放射性烟羽被吸入体内而产生的内照射(包括地面沉积再悬浮内照射);食人污染食物和污染水所致的内照射;皮肤、衣服放射性污染沉积而产生的内照射和外照射。针对各种照射途径应采取不同的防护措施,见表 12.2。

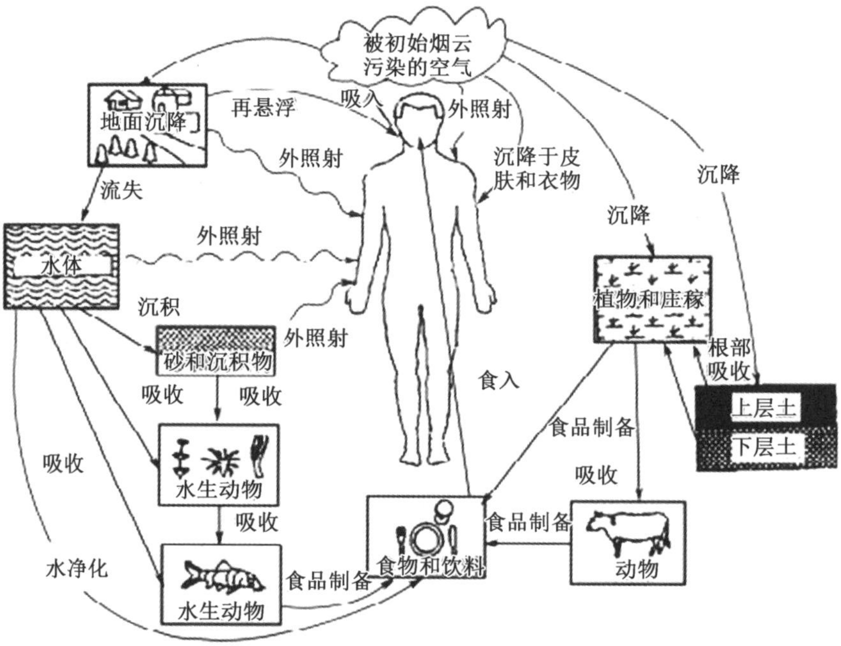

图 12.1 人类受照途径示意图

12.6.2 可采取的防护措施

表 12.2 针对各种不同的照射途径可采取的防护措施

照射途径	防护措施
来自设施、烟羽和地面沉积的外照射	紧急撤离
烟羽中放射性物质的吸入内照射	隐蔽
衣服和皮肤上沉积物可能引起的内外照射	出入口控制

表 12.2(续)

照射途径	防护措施
地面沉积的外照射; 食入受污染的食物和水; 吸入再悬浮的放射性核素	暂时避迁和永久性再定居; 提供临时呼吸道防护
食入受污染的食物和水	食物和饮水控制、限制和禁用
食入或吸入放射性碘	服用稳定碘、碘化合物
内照射或(和)外照射	人体和衣物去污

12.7 应急干预与应急人员防护

我国国家标准《电离辐射防护与辐射源安全基本标准》(GB 18871—2002)规定,应急响应组织应根据可能出现的紧急情况的严重程度和可能涉及的场外范围,做出相应的干预安排。

12.7.1 应急响应期间的干预水平

表 12.3 所示为紧急防护措施推荐的通用干预水平。

表 12.3 紧急防护措施推荐的通用干预水平

措施	通用优化干预水平(CIL)	备注
隐蔽	10 mSv	2 天以内由措施所减少可防止的剂量
撤离	50 mSv	一周以内由措施所减少可防止的剂量
服碘	100 mGy	服碘后甲状腺可防止的待积吸收剂量

表 12.4 所示为较长期防护行动的干预水平。

表 12.4 较长期防护行动的干预水平

措施	通用优化干预水平	备注
避迁开始	30 mSv	当一个月内避迁的可防止剂量达到或超过此水平,则开始避迁
避迁终止	10 mSv	当一个月内避迁的可防止剂量回落到此水平以下时,则终止避迁,返回原地
永久性再定居	当预计在 1 或 2 年内一个月的避迁的可防止剂量不会降低到 10 mSv 以下,或不采取避迁时终身累积剂量会超过 1 Sv,则实施永久性再定居	

表 12.5 所示为食物通用行动水平。

表 12.5　食物通用行动水平

放射性核素	一般消费品/(kBq/kg)	牛奶、婴儿食品和饮水/(kBq/kg)
^{134}Cs, ^{137}Cs, ^{103}Ru, ^{106}Ru, ^{89}Sr	1	1
^{131}I	1	0.1
^{90}Sr	0.1	0.1
^{241}Am, ^{238}Pu, ^{239}Pu	0.01	0.001

12.7.2　应急工作人员的剂量控制

对承担应急响应任务的工作人员必须按要求进行必要的防护。除了对他们的响应行动加强管理和剂量监督以外,还应对他们可能受到的照射加以控制,按照他们承担的行动的重要性来控制他们可能受到的照射水平,对于较高水平的照射必须经较高级别的负责人批准。表 12.6 所示为应急工作人员的剂量控制。

表 12.6　应急工作人员的剂量控制

应急行动类别	控制剂量	要求
一般应急行动	50 mSv	尽可能不超过控制水平
为避免大的集体剂量或防止演变成灾难性情况	100 mSv	尽一切可能限制在控制水平以下,应急人员应是自愿的
为抢救生命或避免严重损伤	500 mSv	应作出各种努力限制在控制水平以下,以防止严重确定性效应。只有行动给他人带来的利益明显大于本人所受危险才采取行动,并且应急人员应是自愿的

作为进一步参考,IAEA GSR Part 3《国际辐射防护和辐射源安全基本安全标准》建议的应急工作人员剂量指导值见表 12.7。

表 12.7　限制应急工作人员所受照射的指导值

任务	指导值①
抢救生命行动	$H_P(10)$② <500 mSv 在给他人带来的预期利益明显大于应急工作人员自身的健康危险,而且应急工作人员自愿采取行动并了解和接受这些健康危险的情况下,可超出这一数值
防止严重确定性效应的行动和防止可能对人类和环境产生重大影响的灾难情况发展的行动	$H_P(10)<500$ mSv
避免大量集体剂量的行动	$H_P(10)<100$ mSv

注：①这些数值仅适用于外部强贯穿辐射照射产生的剂量。需要采取一切可能的手段防止弱贯穿性外部辐射照射和摄入或皮肤污染产生的剂量。如果这样不可行，必须限制组织或器官所受的有效剂量和当量剂量，以便最大限度地减少对个人造成与本表给出的指导值有关的危险相符的健康危险。
②$H_P(10)$是个人剂量当量 $H_P(d)$，其中 $d = 10$ mm。

12.8 日本福岛核事故应急响应经验教训

2011 年 3 月 11 日，日本发生了被称为“日本东部大地震”的强烈地震。地震后随即发生海啸，导致海浪高达 10 米以上。地震和海啸的综合影响和间接影响，在日本东北部造成了巨大的生命损失和广泛的财产破坏。地震和海啸对福岛核电站的破坏相当严重，这里仅列出几个代表性情况：核电站基础设施（包括通往核电站的道路、供电、供水等设施）严重损坏，场区内应急柴油发电机被海水淹没而损坏，核电站场区内应急响应中心因停电、不具备居留条件等而不能使用。

针对地震和海啸造成的破坏，日本政府和东京电力公司以及福岛核电站工作人员组织实施了相应的应急响应措施，以国际原子能机构为代表的国际社会也对福岛核事故应急响应提供了各种支持。关于应急响应的结果和经验教训，日本政府组织的东京电力公司福岛核电站事故调查委员会在 2012 年 7 月提交了最终调查报告，国际原子能机构总干事 2015 年 7 月提交了关于日本福岛核事故应急准备与响应的最终报告。两个报告对福岛核事故应急准备和响应工作进行了全面的描述，并总结了一些观察结果和经验教训。

由于篇幅限制，本节只从前述两个报告中提炼一些关于日本福岛核电站应急准备与响应方面的经验教训。

12.8.1 关于核应急事件的严重性

在准备应对可能发生的核应急情况时，有必要考虑可能对反应堆堆芯中核燃料或现场乏燃料造成严重损害的紧急情况，包括可能与自然灾害同时发生的涉及同一场址多个核电机组的紧急情况。

无论事故原因如何，需要考虑发生严重核事故的可能性，事故可能涉及同一个现场的多个机组，并与自然灾害同时发生，这可能导致现场和当地基础设施被破坏。在这种情况下，需要确保为现场和非现场响应提供基本信息的系统、通信和监测设备能够运行。

12.8.2 应急响应基础设施和应急响应管理

对响应措施进行管理的设施（如现场和场外应急响应中心）需要妥善地选择或设计，使其能够在各种紧急情况下（放射、工作和环境条件）运行，并需要具有适当的位置和/或保护措施，以确保其在此类情况下的可操作性和可居住性。

用于核应急情况的应急管理系统，需要包括明确规定的运行机构以及地方和国家当局的角色和责任。该系统（包括运行机构和当局之间的互动）需要在演习过程中定期测试。

需要作出安排，将针对核应急与针对自然灾害和人为灾害（如地震、洪水和火灾）的应急响应活动集成起来。

现场响应需要由位于现场的人员进行管理，这些人员了解工厂和现场状况。需要根据预先计划的安排，对现场响应和非现场响应进行协调。

12.8.3 应急响应工作人员

无论为哪个组织工作，都需明确指定应急响应人员，为其分配清晰界定的职责，对其进行充分的培训，并在应急响应期间得到适当保护。还需要作出安排，将那些在紧急情况发生之前未被指定的应急工作人员以及自愿协助应急响应的“助手”纳入应急响应行动中。

保护应急工作人员的实际安排，需要在相关计划和程序中以始终如一的方式进行处理，并有足够的细节。需要考虑那些在应急准备阶段可能没有被指定为应急工作人员的人员。应急工作人员的剂量标准需要提前设定，并以一致的方式应用于指定的应急职责。需要作出安排，确保应急工作人员的福利（包括与家人的联系）。

此外，需要预先为自愿协助应急行动的公众成员（称为“助手”）作出安排，以便纳入应急响应组织中，并提供足够的辐射防护。

12.8.4 应急响应行动的实施

需要作出安排，以便根据预先确定的核电厂（核设施）现场条件，决定对公众实施预先确定的紧急保护行动。

这些安排是必要的，因为决策支持系统，包括那些使用计算机模型的系统，在紧急情况下可能无法足够迅速或准确地预测放射性释放（“源项”）的大小和时间、烟羽的运动、沉降水平或产生的剂量，以便能够为决定初始紧急保护行动提供唯一的依据。

在准备阶段，需要根据可观察的条件和可衡量的标准（应急行动水平）制定应急分类系统。在探测到核电厂的状况，表明核燃料实际的或预计的损坏后不久，该系统将启动宣布紧急情况，并在营运单位对紧急情况进行分类之后，立即在预定区域内对公众采取预先确定的紧急保护行动。这种应急分类系统需要涵盖核电厂所有的异常条件。

需要作出安排，以便能够根据不断发展的核电厂条件或监测结果，延长或修改紧急保护行动。还需要作出安排，以便能够根据监测结果采取早期保护行动。

在准备阶段，除其他事项外，需要建立以下安排：①确定应急计划区；②制定采取紧急保护行动和其他响应措施的剂量标准和操作标准（可测量量的水平），包括处理应急计划区域内的特殊人群（如医院中的患者）；③在放射性物质释放之前或之后不久采取紧急保护行动；④在采取紧急保护行动的区域迅速建立出入控制；⑤必要时，将保护行动扩展到已建立的应急计划区之外；⑥为采取正当的和优化的早期保护行动以及其他响应行动（如临时避迁和食品限制）制定剂量标准和操作标准，同时考虑到一系列因素，如放射性和非放射性后果，包括经济、社会和心理；⑦建立修订操作标准的安排，以便根据当前的实际状况采取早期保护行动。

12.8.5 应急响应行动需考虑所有危害

需要作出安排，确保核应急情况下的保护行动和其他响应行动弊大于利。需要为做出决策制定全面措施，以确保实现这一平衡。

在制定这些安排时，需要清楚地理解核应急情况下可能出现的所有健康危害，以及任何保护措施可能产生的放射性和非放射性后果。

在考虑到各种可能的不利条件(如恶劣天气或基础设施损坏)下,应该及时、安全地采取保护行动。必须提前做好准备,确保医院和疗养院等特殊设施的安全疏散;必须为有需求的人提供持续的护理或监督。

12.8.6 应急响应期间的公众沟通

需要作出安排,协助决策者、公众和其他人(如医务人员)理解核应急情况下的放射性健康危害,以便就保护行动作出知情的决定。还需要作出安排,解决地方、国家和国际上的公众关切。

在核应急响应过程中,需要有效解决公众关注的问题。这包括将可测量量(例如剂量率)和预期辐射剂量与辐射健康危害联系起来的工具,使决策者(和公众)能够就保护措施作出风险知情的决定。解决公众关注的问题有助于减轻紧急情况的放射性后果和非放射性后果。

可以通过认证制度来部分解决国际关切,证明可贸易的货物符合国际标准,并使进口国和公众放心。

12.8.7 应急响应行动的终止

需要在准备阶段就制定安排,以终止保护行动和其他响应行动,并过渡到恢复阶段。

在准备阶段,就需要对从应急阶段过渡到长期恢复阶段做出计划,并做出恢复到正常的社会和经济活动的计划。这些安排需要实行以下目标:①建立正式程序,决定终止保护行动和其他响应行动;②明确分配职责;③制定终止保护行动和其他响应行动的标准;④提供与公众沟通的策略和流程。

12.8.8 总结经验教训

及时分析紧急情况及其响应措施,吸取教训并识别可能的改进措施,可加强应急响应安排。

这种分析需要包括对所有相关安排的审查,包括国家法律和法规、权力和责任的分配、应急响应计划和程序、设施、设备、培训和演习。分析活动为修订相应的安排提供了基础。修订后的应急响应安排是否充分,需要通过演习来证明。

用于通报和援助国际安排的执行,需要进一步加强。对核或放射紧急情况下通报和援助的国际安排,以及现有运行机制的认识需要进一步提高,包括通报和信息交流、请求和提供国际援助等方面的机制和程序。还需要加强关于《及早通报核事故公约》和《核事故与辐射紧急情况援助公约》运行方面的培训和演习。

参与根据《核事故与辐射紧急情况援助公约》提供国际援助的现有机制,应该成为国家应急准备工作的一个组成部分。在准备阶段就需要作出安排,以便在核或放射紧急情况下(根据双边协议或《核事故与辐射紧急情况援助公约》)请求和接受援助。

根据《及早通报核事故公约》和《核事故与辐射紧急情况援助公约》的要求,官方指定的联络点名单需要持续地更新,以便在国际原子能机构要求时立即提供信息。

在国家层面应用国际原子能机构关于应急准备和响应的安全标准,将会改善应急准备和响应,促进紧急情况下的沟通,并有助于保护行动和其他响应行动的国家标准的一致化。

需要改进各国之间关于保护行动和其他响应行动的磋商和信息共享。在应急响应过程中,各国之间就保护行动和其他响应行动进行磋商和分享信息,有助于确保始终一致性地采取行动。此外,对保护行动和其他响应行动做出决定的技术基础作出清晰的和可理解的解释,对于提高国家级和国际级的公众理解和接受程度至关重要。

参 考 文 献

[1] IAEA. Preparedness and response for a nuclear or radiological emergency: GSR Part 7 [S]. Vienna: IAEA, 2015.

[2] IAEA . Considerations in the development of a protection strategy for a nuclear or radiological emergency[M]. Vienna: IAEA, 2021.

[3] IAEA. Radiation protection and safety of radiation sources : international basic safety standards: GSR Part 3[S]. Vienna: IAEA, 2014.

[4] 中华人民共和国国家质量监督检验检疫总局. 电离辐射防护与辐射源安全基本标准: 中 GB 18871—2002[S]. 北京: 中国标准出版社.

[5] IAEA. The Fukushima Daiichi Accident: Report by the Director General: GC(59)[R]. Vienna: IAEA, 2015.

[6] INVESTIGATION COMMITTEE ON THE ACCIDENT AT THE FUKUSHIMA NUCLEAR POWER STATIONS OF TOKYO ELECTRIC POWER COMPANY. Final report on the accident at Fukushima Nuclear Power Stations of Tokyo Electric Power Company[R]. [S. l.]: Cabinet Secretariat of the Government of Japan, 2012.

第 13 章　辐射防护发展

13.1　辐射防护作用与地位

辐射防护技术体系是建立在物理学、数学、工程和医学等自然科学基础上的，但实践表明，如果要确保整个辐射防护体系有效运行，则还需要经济学、社会学、管理学和哲学等社会科学的支持与辅助。

在实施辐射防护体系的实践过程中，还应处理道德观和价值观问题，尽可能让各利益相关方也参与进来，并考虑经济和社会等方面的问题。此外，关于辐射风险的有效沟通，一直是辐射防护界普遍存在和公认的挑战。

13.1.1　辐射防护的作用

一个多世纪以来，辐射防护在支持核科学技术研究、核能与核技术利用，促进整个核行业的安全、高效和可持续发展，保证工作人员、公众和环境免受不当的辐射危害等方面，起到了非常重要和必不可少的作用。所有核相关的领域，必然有辐射防护之一席之地。

13.1.2　辐射防护的地位

在核科学技术研究、核技术利用以及核能安全、高效和可持续发展，助力经济社会发展、实现绿色经济等方面，辐射防护既不可或缺，又不是主角，实践证明，辐射防护所发挥的作用主要是支持性和保障性的。从事辐射防护工作的技术研发人员、管理人员以及政府监管机构等，对此需要有清醒和明确的认识，在履行各自的职责时，扮演好自己的角色。

13.2　空间辐射防护

空间中的辐射场与地球上的环境辐射场大不相同，无论是涉及的辐射类型还是辐射场强度等方面。“空间”一词通常指地球航空高度以外的银河系空间。地球表面的辐射场主要由低传能线密度（LET）辐射组成，只具有很小的高 LET 辐射成分，包括来自宇宙辐射的中子和来自地面放射性核素的 α 粒子。相比之下，空间中的主要辐射场包括电子、质子、中子、α 粒子和能量极高的重离子。附加的次级辐射（如伽马辐射、电子、μ 子、中子、π 介子、碰撞和抛射碎片）是由空间辐射与航天器及其设备材料以及航天员自身的相互作用产生的。

在载人航天飞行中,航天员可能会经历三种不同情况下的照射条件。第一种情况是在近地轨道(LEO),根据航天器在地球磁场中的倾斜度,航天器受到相应的保护,免受来自银河系和太阳系的低能粒子的影响。然而,这种地球磁场是形成俘获辐射带的原因,在近地轨道上,航天员暴露于太阳和银河粒子与地球大气层核相互作用产生的反散射辐射粒子中。第二,当在行星际飞行任务中离开地球磁场到深空时,辐射照射完全是由于太阳和银河系的粒子造成的,这些粒子直接入射到航天器上。第三,在星际飞行任务中,来自大约一个半球的辐射受到行星质量的屏蔽。如果没有大气,初级辐射与土壤的核相互作用,产生具有高 LET 辐射成分的高剂量贡献的次级粒子。如果存在稀薄的大气层,比如火星大气层和土壤中的相互作用都会导致次级辐射。此外,在太阳粒子事件(SPE)中,航天员可以偶尔接触到来自太阳的高能电子和质子。

航天员长期生活和工作在近地轨道上,并参与深空任务。他们生活的环境条件与地球上的环境条件截然不同。对于地磁层以外的任务,电离辐射被认为是影响机组人员健康和绩效的关键因素。显然,辐射环境与地球上的辐射环境截然不同;人类在太空中受到的辐射剂量远高于地球,对于 SPE 以外的其他空间辐射,屏蔽基本上不起作用。导致这一情况的原因有空间辐射场中粒子的能量极高且在物质中穿透深度大,以及初级辐射与材料相互作用时释放的次级辐射(例如碎片、中子和光子)。航天员在太空中的辐照是环境照射的一种特殊情况,ICRP 将其定义为现有的照射情况。在长期任务中,航天员受到的剂量将高于地球上工作人员每年的剂量限值。ICRP 第 103 号出版物指出,“空间辐射照射的特殊情况,如太空旅行中的照射,其剂量可能很大,需要实施某种控制,但应单独处理”。因此,尽管航天员在其职业活动中暴露于电离辐射,但根据 ICRP 辐射防护体系,他们通常不会被归类为类似地球上的工作人员和航空机组人员的职业照射。因此,对于特定的任务,剂量或风险的参考值可以选择适当的水平,但对于给定的具体任务不适用剂量限制。

在过去二十年中,太空活动有了显著的发展,参与太空任务的航天员人数有所增加。尽管如此,即使在今天,与地球上民用航空职业照射人员相比,航天员的数量仍然很少。然而,考虑到这一群体的特殊照射情况,需要针对空间环境和长期空间飞行任务的具体情况,明确界定并切实实施辐射防护措施。

13.2.1 空间辐射环境

太空中的辐射环境是太阳和银河系起源的粒子的复杂混合物,具有广泛的能量范围。相关的辐射场是银河宇宙辐射(GCR)、SPE 期间从太阳喷出的粒子,以及通过与行星大气核相互作用产生的次级辐射。关于太阳风粒子,即使由于较高的太阳活动而增强,但其能量相对较低,因此可以在非常薄的屏蔽材料中被吸收,不会对人类的辐射照射产生显著影响。然而,与太阳风相关的磁场,对能量低于 1GeV/u 的 GCR 粒子注量率有调节作用,太阳活动较高的时期与太阳活动最低的时期相比,宇宙辐射注量率降低一个数量级以上。

以太阳为中心的太阳系嵌入电离辐射 GCR 的复杂混合物中,GCR 从各个方向连续进入日光层。在太阳球内部,GCR 注量率和粒子能量分布由太阳连续发射的带电粒子产生的行星际磁场(即所谓的“太阳风”)调节。

除了太阳风之外,太阳偶尔会发射出异常大的高能粒子脉冲,其中大部分是质子和电子,氦和重离子的贡献很小且不稳定,这些粒子是由这些太阳爆发喷射到太空中的。这些SPE中最重要的是由日冕物质抛射产生的大量物质。

像地球一样具有磁矩的天体被环形粒子辐射带所包围,这些辐射带不断被太阳粒子以及太阳和银河粒子与大气相互作用产生的次级粒子所补充。这种辐射带构成了一个重要的第三主要照射源。图 13.1 简要展示了这三种空间电离辐射源。

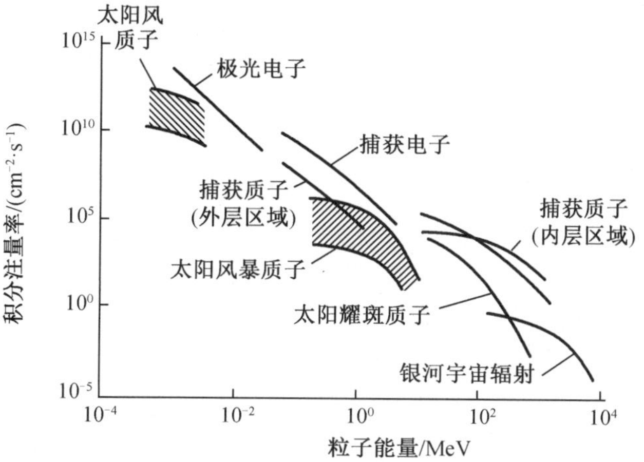

图 13.1 空间辐射积分粒子注量率与粒子能量上限关系分布概图

1. 银河宇宙辐射

GCR 起源于太阳系之外,并各向同性地入射到地球上。关于加速带电粒子的机制,目前还没有确凿的证据。由于这些粒子在朝向地球的过程中受到不规则星际磁场的干扰,因此没有关于它们来源的方向位置等相关信息。由于它们具有高能量(高达 10^{20} eV),它们很可能来自超新星爆炸、中子星、脉冲星或其他高能现象。探测到的辐射由 98%的重子和 2%的电子组成。重子成分主要由高能质子(约 85%)、α 粒子(约 14%)和较重的高原子序数高能(HZE)粒子(约 1%)组成。重离子的原子序数高达 28,能量从小于约 1 MeV 到大于约 10 GeV。它们具有很强的穿透性,不易被屏蔽层衰减或阻挡。图 13.2 显示了这些元素(直到铁)相对于硅的丰度。比 α 粒子重的离子被称为 HZE 粒子[高电荷(电荷数$Z>2$)和高能量]。尽管铁离子的含量是碳或氧的十分之一,但它们对组织中吸收剂量的贡献很大,因为剂量与粒子电荷的平方成正比。图 13.3 为银河宇宙辐射四种粒子的辐射强度与粒子能量的分布及其在一个天体单位处的修正。

2. 太阳宇宙辐射(solar cosmic radiation, SCR)

除了电磁辐射外,太阳还连续发射粒子辐射,即太阳风,主要由质子和电子组成。这些低能粒子的强度在 $10^{10} \sim 10^{12}$ 个粒子/($cm^2 \cdot s \cdot sr^{-1}$)之间变化。就速度而言,这种粒子流的特征速度在 300~800 $km \cdot s^{-1}$ 之间或更高。然而,这些粒子的能量非常低(对于质子,在 100 eV 和 3.5 keV 之间),粒子将会在未屏蔽皮肤的最初几微米内停止。因此,不必担心它们对人类的辐射效应。尽管如此,太阳风的时间变化是决定 GCR 在空间中辐射照射的主要驱动因素，至少在内部日光层内是这样。日光层本身可以被定义为星际空间的一个区域，太阳风中充满了太阳风粒子。基于太阳风的磁场提供了与地磁场类似的屏蔽，其屏蔽强度可以用伪静电日心势来模拟，当带电粒子从本地星际介质进入日球层时，日心势必然对其起作用。这个电势改变了 GCR 能量分布的程度与行星际磁场相同。

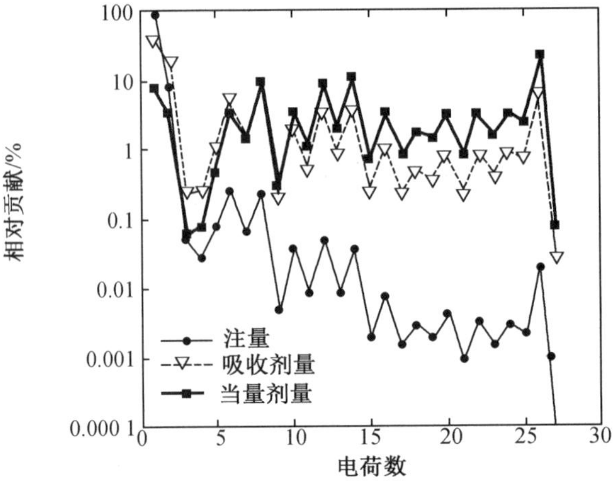

图 13.2　自由空间中银河带电粒子的元素组成及其对组织中吸收剂量和剂量当量的相对贡献

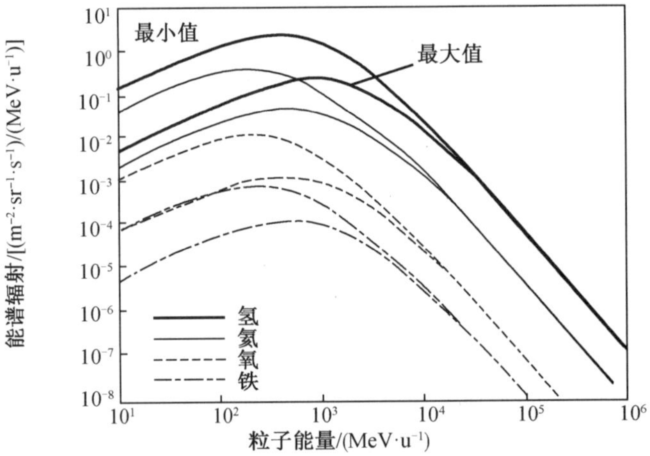

图 13.3　银河宇宙辐射四种粒子的辐射强度与粒子能量的分布及其在一个天体单位处的修正[太阳活动最小值(1977)和太阳活动最大值(1959)]

太阳表面会偶尔以伽马辐射、硬 X 射线和软 X 射线以及宽频带无线电波(日冕物质抛射)的形式突然局部爆发，并释放大量能量。在这些太阳粒子事件中，太阳日冕中的大电流和移动磁场使太阳物质加速。能量高达几 GeV 的日冕粒子逃逸到行星际空间，它们绕着行星际磁场线旋转。在黄道平面内，磁力线从太阳延伸到行星际介质，就像从旋转的花园软管流出的水流。它们将地球与太阳西部的某个地点连接起来，在地球上观察到的太阳粒子事件粒子的数量和能量分布与银河宇宙辐射不同。太阳粒子事件在粒子注量率和能量分布方面表现出巨大的可变性，并有可能使航天员暴露于有生命威胁的高剂量中。

在地球上观测到的具有高粒子注量率的太阳粒子事件是一种罕见事件,是频率较低的随机事件,通常每月一次,持续数小时或数天。具有较高能量质子的显著注量率的事件可以利用中子监测器观察为“地面事件”(ground-level events, GLE)。

由于高能粒子首先到达,然后是较低能量的粒子,地球上观测到的太阳粒子事件粒子的能量分布取决于事件发生后的时间 t。在大约 10 MeV 的能量以上,太阳粒子事件粒子能量分布大致遵循指数规律,$I(E)=I_0E^{-\gamma}$,其中 I 是在时间 t 内所考虑类型的粒子总数,E 是粒子的能量,γ 是一个参数,$I(E)$ 是粒子数量相对于 E 的分布。事件发生后,指数 γ 随时间减小,这意味着高能粒子的贡献在事件期间内随时间而降低。常数 I_0 显示了由行星际介质中场的无规律性和激波结构引起的事件期间的大量结构。由于太阳粒子事件随机发生,预测太阳粒子事件及其强度的能力非常有限,如果能够改进此类事件的建模和预测,对于执行空间长期任务将非常有用。

如果来自强太阳粒子事件的粒子在屏蔽层外被捕获,可能会导致航天员的皮肤产生不良反应。因为能量大于 10 MeV 的质子可以穿透宇航服,到达皮肤或眼睛的晶状体。根据粒子的强度,它们可能会在眼睛晶状体内引起红斑或引发晚期辐射性白内障,虽然白内障需要几年才能发展,因而不会对安全完成任务构成威胁,但严重红斑可能会导致工作性能下降,从而危及任务成功。还可能出现厌食、疲劳、恶心、呕吐和腹泻,这些症状几乎不会构成严重威胁,除非在出舱活动期间出现呕吐。

自 1955 年以来,已经观察到五个太阳粒子事件,其强度和能量足以在正常甚至增强的航天器屏蔽条件下危及人员健康。通过卫星仪器对这些强事件测量了积分注量分布,见图 13.4。1956 年事件的注量分布是通过对记录感应次级中子的地面中子监测器计数率的分析推断出来的,利用世界范围内中子监测站网络进行监测,监测到中子计数率的提高。其中一个选定的子集构成了所谓的“地球飞船”。“地面事件”能量高于 450 MeV 的太阳粒子事件质子足够多,足以将海平面中子注量率提高至少 5%。

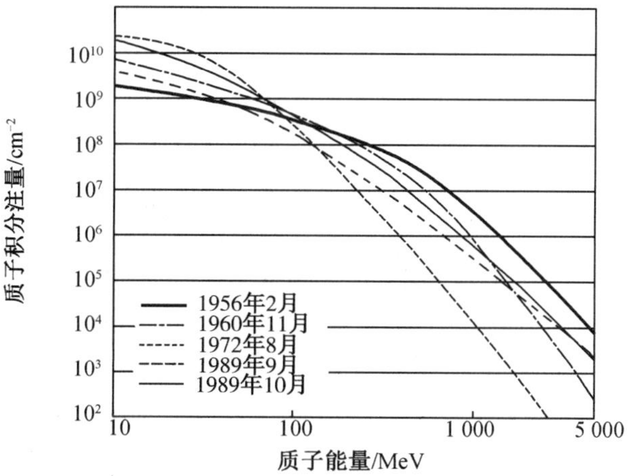

图 13.4 历史“最坏情况”太阳粒子事件中质子的积分注量谱

3. 俘获辐射(trapped radiation)

围绕地球的辐射场构成了第三个空间辐射源。范艾伦(Van Allen)发现的辐射带中捕获的粒子是银河宇宙辐射、太阳宇宙辐射与地球磁场和大气相互作用的结果。辐射带由电子、质子和一些较重的离子组成。电子的能量可达 7 MeV,质子的能量可达 700 MeV。重离子的能量低于 50 MeV/u,由于其穿透能力有限,对卫星电子学线路或人类的辐射防护没有任何影响。具有这些能量的带电粒子如果移动到偶极场中,永远不能进入这个场的内部区域。然而,如果它们因为某种原因被驱逐到这一区域,则它们会被限制在某些位置而无法逃脱。带电粒子沿着地磁场磁力线呈螺旋状移动,并在磁极之间反射回来,磁极充当了镜像点。不同的过程对填充辐射带中的粒子做出贡献,已观察到被捕获粒子的两个主要区域。

内带主要由衰变的中子形成,来自宇宙粒子与大气层相互作用,并产生质子和电子。外层带主要由捕获的太阳粒子组成,主要由电子填充。在与太阳耀斑相关的磁暴对磁层的扰动期间,地磁截止值通常被抑制,能量较低的粒子可以从外部渗透到内部区域并填充它们。辐射带围绕地磁赤道,高度大约从 200 千米延伸到约 75 000 千米。

近几十年来,在合适轨道上的多颗卫星上使用更先进的专用仪器进行了广泛的测量,得出了主要的定量数据库,然后将其整合到 AP-8 地磁捕获质子模型中,该模型提供了静磁层条件下平均质子注量率的能量分布。AP-8 模型的一个主要应用是评估在国际空间站(ISS)近地轨道载人飞行任务期间捕获辐射的照射剂量。AE-8 捕获电子模型主要用于地球静止轨道的辐射剂量,其中高能电子是电离辐射的主要来源。

地磁捕获质子注量率存在强烈的东西向效应。在其围绕磁力线的路径底部,质子向东移动,而在其路径顶部,质子向西移动。向西移动的粒子是在较低海拔的大气层区域出现的。因此,它们遇到了更稠密的大气层,并通过与大气层核的相互作用被更有效地去除。

图 13.5 展示了 0.5 MeV 以上电子注量率的空间分布(右)和 4 MeV 以上质子注量率(左),在该能量下,质子能够穿透约 1.4 g · cm^{-2} Al,这是由较轻的航天器提供的屏蔽。内带的质子注量率很高,质子具有足够的能量以穿透航天器壁和设备提供的屏蔽层。

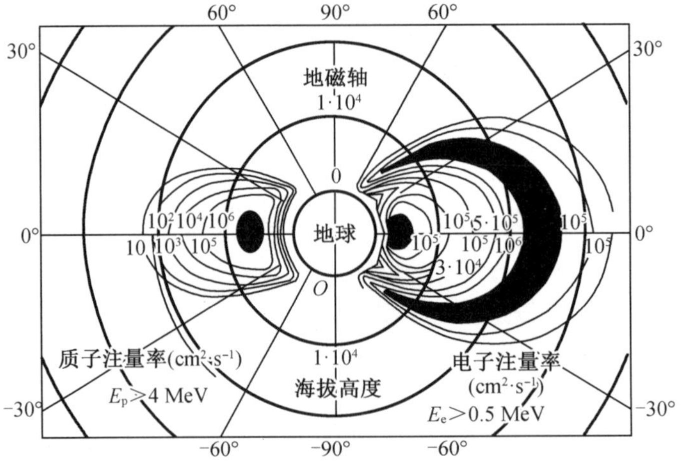

图 13.5　内带和外层带中地磁捕获质子和电子的注量率(cm^{-2} · s^{-1})

捕获辐射受太阳周期调制，随着太阳活动的增加，质子强度降低，而电子强度增加。在外层电子带可以观测到6~16倍的日变化，磁暴引起的短期变化可能会使平均注量率提高2到3个数量级。内带中心处相当稳定，特别是质子。然而，在内带的下部边缘，电子和质子强度的变化可能高达5倍。对于大多数近地轨道空间任务，质子是航天器内部辐射照射的重要部分。由于质子具有较高的能量和较长的射程，在屏蔽厚度约为0.3 g·cm^{-2} Al时，质子总剂量超过了电子总剂量。在较低的屏蔽[例如在出舱活动(EVA)期间]情况下，皮肤的吸收剂量主要取决于电子的贡献，每天可能达到10 mGy。

对近地轨道特别重要的是南大西洋异常区(SAA)，这是巴西海岸上的一个区域，辐射带延伸至200 km的高度。这种现象是由于地球的地磁偶极子轴从其旋转轴向北美倾斜11°，偶极子中心向西太平洋偏移500 km，相应的磁场强度值显著降低。低倾角近地轨道接收的辐射包括银河宇宙辐射和通过南大西洋异常区期间的辐射。在倾角28.5°的轨道上，每天通过南大西洋异常区6次，而每天有9次轨道旋转不通过该区。尽管每次穿越南大西洋异常区所需时间不到15分钟，在轨道上所占时间不到10%，但该区域占总剂量的很大一部分。

除了在辐射带中捕获的带电粒子外，银河宇宙辐射还通过地球上层大气中的核反应产生次级中子。中子由两个过程在两个能量区产生。在1~10 MeV范围内的中子主要是高度激发的原子核的蒸发产物，具有各向同性的角分布。高能中子主要起源于外围碰撞或高能质子的电荷交换反应中的撞击中子。它们的能量分布峰值约为100 MeV。它们泄漏到外逸层，对航天器中的辐射照射也有贡献。

4. 与磁场的相互作用

为了到达近地轨道的航天器，来自银河宇宙辐射或太阳宇宙辐射的带电粒子必须穿透地球磁场。穿透性是一种与离子的磁刚度有关的特性，磁刚度由离子的动量除以其电荷得出。所有具有相同磁刚度的粒子在给定磁场中遵循具有相同曲率的轨迹。对于磁层内部的每个点和从该点开始的每个方向，都有一个刚性阈值，如果低于该阈值，宇宙粒子无法到达该点。这种刚度称为“地磁截止刚度”，与垂直于粒子运动方向的磁场分量成正比。例如，对于向地球中心移动的粒子，截止刚度在赤道处具有最大值，因为粒子垂直于场线移动，而截止刚度则在极点处消失。因此，对高倾角轨道的地磁屏蔽效果不如对低倾角轨道。这意味着在低倾角轨道上，只有高能粒子可以进入。进入到更高的倾角，会观察到更多的能量较低的粒子。对于地磁纬度 λ，垂直截止刚度 R_c 可以近似计算为：$R_c = 14.9\cos^4\lambda/(r/r_e)^2$，其中 r/r_e 是到偶极子中心的距离 r 与地球半径 r_e 之比。从非垂直方向到达的粒子的刚性取决于入射角。由于屏蔽效果与纬度相关，入射到正在飞行的轨道航天器的粒子数量随着倾角的增加而增加。

在近地轨道和航空高度，必须在银河宇宙辐射或太阳粒子事件的离子输运中加入第二层屏蔽机制。地磁场虽然是近地轨道中因捕获辐射而增加辐射照射的原因，但它也会导致辐射照射大幅度减少，至少在地磁赤道(与地理赤道不同)附近是如此，这源于磁场对带电粒子的洛伦兹力造成的偏转。

13.2.2 近地轨道空间辐射防护

1. 航天器内的辐射场

由于地球磁场和厚度约为1 000 g · cm^{-2} 的大气层屏蔽,使地球表面的宇宙辐射剂量率被降低至较低水平。离开地球后,航天器结构及其内部器材的平均屏蔽层厚度约为20 g · cm^{-2},该厚度接近火星大气层屏蔽厚度;在近地轨道上,航天器和航天员受到地球磁场的保护,地球磁场将太阳高能粒子的辐射水平限制在远低于人类早期辐射生物效应的水平。在没有太阳粒子事件的情况下,近地轨道中的辐射照射——航天器内部的辐射水平主要由银河宇宙辐射(质子和重离子)和地磁捕获的质子决定。由于地磁偶极子轴偏离地球自旋轴,在南大西洋异常区靠近地球表面的局部辐射带,质子的贡献占主导地位。在航天器外出舱活动期间,航天员的辐射照射主要是辐射带中电子的贡献。

在地球上,工作人员的辐射防护和规定的剂量限值旨在将随机性效应(例如,癌症或遗传效应的风险)的发生概率限制在与人类生产生活中其他健康风险相比可接受的水平,同时避免确定性效应(组织反应)对人类器官造成损害。出于实际原因,主要限值是以剂量(皮肤、手、脚和眼睛晶状体的剂量)来定义的,这些剂量可以在辐射防护应用中以足够的精度来评估,而不是以辐射风险来评估,其值取决于许多个体因素(例如,年龄、性别、个体遗传特性)。特别是在低风险水平情况下,有关这些风险的知识非常有限,而且具有较高的不确定性。有效剂量的计算方法是对两种性别的器官当量剂量进行平均,并使用从流行病学数据中获得的权重因子的平均值。因此,有效剂量不应用于评估个体风险。

太空中的情况截然不同。航天员在太空中暴露于空间环境辐射是难以完全避免的,也无法通过屏蔽措施实现完全防护。然而,优化辐射防护是一项重要任务,特别是因为在长期任务中,航天员的剂量可能超过100 mSv,通常不能排除确定性效应的发生。此外,关于宇宙辐射,特别是重离子的辐射生物学效应的知识非常有限,所涉及的个体数量很少,因此个体风险评估更为重要,则人体器官和组织中的平均吸收剂量起着重要作用。因为在定义器官或组织中的有效剂量或等效剂量时,在地球上使用的辐射权重因子不适用于空间辐射场。此外,多年来,许多航天机构都倾向于使用器官剂量当量,而不是“器官或组织中的当量剂量”。

空间飞行器中主要辐射场由各种高能带电粒子组成,从质子到重离子,比如^{56}Fe或更高的 Z 值,以及光子、电子、中子和初级粒子与航天器材料相互作用产生的其他辐射成分。个体剂量高于地球上通常的照射情况,因此,特定器官(例如,眼睛的晶状体)的确定性效应不能被忽视。这种特定情况的后果是,必须重新考虑地球上辐射防护所用数量的一些概念,以便在空间辐射防护中使用。例如,贯穿辐射区域监测的操作实用量是基于 ICRU 球10 mm深度的剂量当量,它是根据光子和中子数据设计的,用于控制有效剂量,并且其应用局限于在组织中大约10 mm深度处可实现次级带电粒子平衡。空间辐射中高能粒子的情况并非如此,对于这种情况,除了测量之外,辐射照射情况的计算机建模和模拟变得非常重要。

由于特定的空间辐射环境,特别是重离子的重要贡献,不允许简单地应用为地球辐射防护所定义的剂量体系。对所有能量的重离子定义为 20 的辐射权重因子,对空间辐射是不合适的。此外,在地球上外部照射情况下,剂量的概念也不适用于空间情况,因为涉及非常高能量的粒子。ICRU 和 ICRP 引入了外照射操作实用量的概念,主要关注地球上外照射涉及的能量达几十 MeV 的电子、光子和中子辐射,但没有考虑空间中的辐射场。

图 13.6 为在航天飞机 STS-48 飞行期间,来自银河宇宙辐射的次级质子和氘的粒子能量分布计算值和测量值的比较。

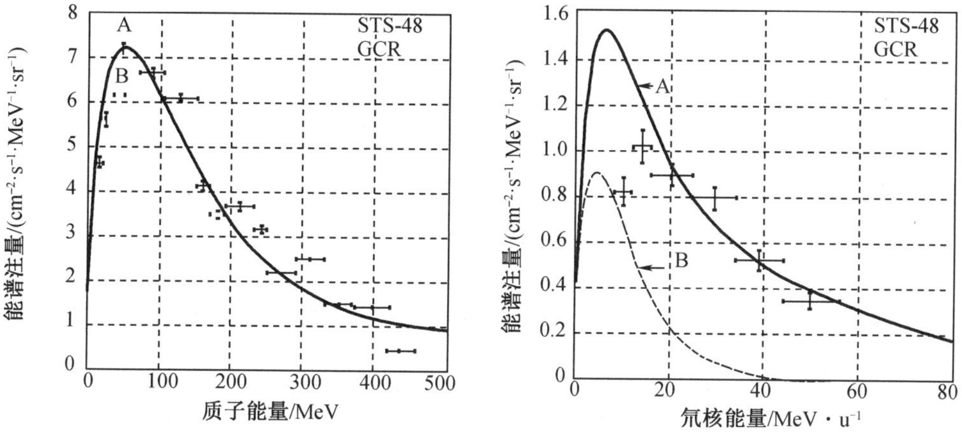

(a)次级质子　　(b)氘

图 13.6　在航天飞机 STS-48 飞行期间,来自银河宇宙辐射的次级质子和氘的粒子能量分布计算值和测量值的比较。计算出的质子和氘辐射:(A)包括质子和中子诱导反应中打出的粒子;(B)不包括这些贡献(资料来源:Badhwar et al. ,1995)

航天器内部的辐射场取决于入射到航天器上的外部辐射,以及与航天器内外的舱壁和设备相互作用产生的次级辐射。由于外部辐射的变化,以及设备的具体布置以及不同舱壁和航天器部件的屏蔽特性,航天器内部辐射场会随时间变化。重要的影响是初级辐射的吸收、散射和降级,以及产生的次级辐射。因此,除了主要辐射场的辐射分量外,航天器内部以及航天器外部附近的区域的辐射场还包括投射物和靶碎片、中子、光子、π 介子和 μ 介子。内部辐射场及其成分的评估,可以通过测量或使用环境模型和辐射输运代码进行模拟来进行。

2. 人体内的辐射场和剂量

由于辐射场与人体内的原子和原子核相互作用,航天员体内的辐射场与体外不同。分析辐射粒子在人体内的输运,对于估算航天员的剂量以及宇宙辐射照射造成的随机性和确定性效应的风险是不可或缺的。这种分析采用多种蒙特卡洛程序和计算模型,这些模拟代码代表人体或其部分的解剖结构。在辐射防护中,器官或组织中的平均吸收剂量 D_T 是人体剂量指标的基本量。此外,需要对 D_T 应用适当的加权因子,以评估辐射照射造成的随机或确定性损害的风险。

通常,可通过计算或测量与计算相结合,采用两种不同的程序来评估人体内的剂量。航天器外部或内部的辐射场参数(例如,粒子辐射的能量分布、LET 分布)可以通过测量或计算来确定,使用粒子输运代码来计算人体器官和组织中的剂量。执行此任务有两种可能性,可以评估航天员附近的辐射场参数(例如,注量的能量和方向分布、D_L 分布等),将注量应用于评估器官剂量所涉及的所有类型粒子的剂量转换系数,或者使用航天器外的辐射场数据并结合航天器内和人体内辐射输运代码来计算人体内的器官剂量。

图 13.7 为在国际空间站轨道上,针对银河宇宙辐射、地磁捕获质子和太阳最小活动条件,计算出的组织剂量当量率与不同屏蔽材料屏蔽厚度的关系。

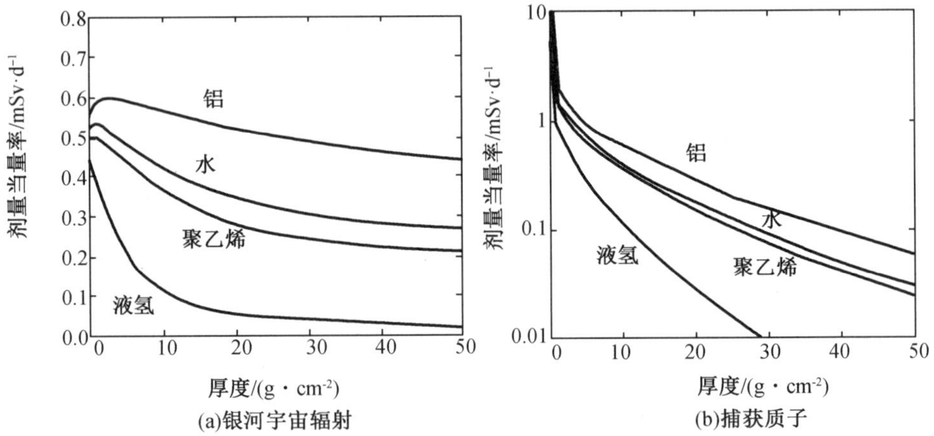

图 13.7　在国际空间站轨道上,针对银河宇宙辐射、地磁捕获质子和太阳最小活动条件,计算出的组织剂量当量率与不同屏蔽材料屏蔽厚度的关系

此外,还可以在有关的人体附近测量吸收剂量或剂量当量,这些值与人体内的剂量直接相关。这是在地球上实施个体剂量测定的常规程序,其中个体剂量仪对强穿透辐射的读数被视为有效剂量的足够精确的值,以达到常规辐射防护的目的。然而,在太空中,这种方法实施很困难,因为辐射场非常复杂,它也显示出航天器内随时间和位置的变化。还没有一种装置能够圆满完成这项任务,评估器官或组织中的剂量当量或有效剂量当量,可能需要一组不同的探测器。由于航天器屏蔽分布的各向异性,航天器内人员的位置和方向可能会导致器官剂量的变化,这对太阳质子和捕获辐射很重要。因此,在任何情况下,都需要使用蒙特卡洛粒子输运计算来测试测量和剂量评估系统是否适合预期任务。

3. 人体模型

为了比较精确地计算航天员剂量,有关团队开发了"断层扫描"或"体素"(Voxel)模型。体素模型是基于计算机断层扫描、磁共振或从单个个体的高分辨率扫描获得的图像解剖模型,它们由大量体积元素(体素)组成,是目前人体解剖学最详细的表示,因此提供了更真实的人体解剖重建。2009 年 ICRP 发布了第 110 号出版物,定义成年参考男性和参考女性的参考体素模型,这些模型是基于真人的医学图像数据构建的,ICRP 使用这些模型建立了辐射防护剂量转换系数。2010 年 ICRP 发布的第 116 号出版物中公布的所有数据均为使用位于真空中的男性和女性参考模型进行计算所得。模型的一个限制是它们的分辨率不足以再现位于人体表面处或附近的组织或器官的薄层结构(例如,皮肤和晶状体),这会导致这些组织和器官中被俘获的质子和电子等低能粒子辐射的剂量过高和过低。为此,2020 年 ICRU 发布了第 95 号报告,对造成带电粒子辐射剂量过高或过低的外照射剂量转换系数进行了相应的修正。

4. 剂量计算与测量结果比较

为了检验模拟计算方法的正确性,NASA 利用人体组织等效材料制成的包括关键器官分布的模拟人体躯干,并采用热释光个人剂量计(TLD)和粒子核径迹探测器(PNTD,CR-39 ©),在几次航天飞机任务中进行器官剂量当量实际测量。

HZETRN/QMSFRG 模型计算的数据与在 STS-91 航天飞机任务中测量的数据进行比较,STS-91 在 51.6°倾角近地轨道上飞行,其轨道与国际空间站(ISS)飞行轨道相似。比较结果表明,测量数据和计算数据之间的一致性非常好。在 STS-91 上进行的 NASA 模拟躯干实验于 2001 年在国际空间站(ISS)上再次实施,该实验包括位于躯干关键器官位置的几个小型有源硅探测器,这些探测器可提供随时间变化的剂量数据。时间相关的剂量数据与国际空间站轨迹的相关性,允许将地磁捕获质子和银河宇宙辐射对器官剂量的贡献区分开来。表 13.1 将 HZETRN/QMSFRG 计算结果与测量结果进行了比较,结果表明一致性良好。银河宇宙辐射与地磁捕获质子吸收剂量的比率约为 1.5。在不考虑组织屏蔽的条件下,银河宇宙辐射的平均品质因子(~3.5)是地磁捕获质子品质因子(~1.5)的 2 倍多。这些结果均支持国际空间站任务和许多航天飞机任务的器官剂量当量主要来自银河宇宙辐射的假设。

表 13.1 在国际空间站利用 NASA 模拟人体躯干测量的器官吸收剂量率与 HZETRN/QMSFRG 模型获得的预测值的比较

器官	捕获辐射吸收剂量率/(mGy·d^{-1})		银河宇宙辐射吸收剂量率/(mGy·d^{-1})		总吸收剂量率/(mGy·d^{-1})		偏差/%
	实测	模拟	实测	模拟	实测	模拟	
大脑	0.051	0.066	0.076	0.077	0.127	0.143	13.3
甲状腺	0.062	0.072	0.074	0.077	0.136	0.148	9.4
心脏	0.054	0.061	0.075	0.076	0.129	0.137	6.7
胃	0.050	0.057	0.076	0.077	0.126	0.133	5.5
结肠	0.055	0.056	0.073	0.076	0.128	0.131	2.5

除了在航天飞机上利用 NASA 人体模型进行直接测量外,还在国际空间站上安装了一种名为 MATROSHKA 的组织等效拟人模型,在模型中主要器官布置了数百个不同类型的剂量计,主要是 TLD 和 NTD。MATROSHKA 实验提供了暴露在国际空间站外部的人体模型(MTR-1 任务)和国际空间站内部两个不同的屏蔽位置(MTR-2A 和 MTR-2B 任务)的详细的深度剂量分布。图 13.8 展示了相应的测量结果。

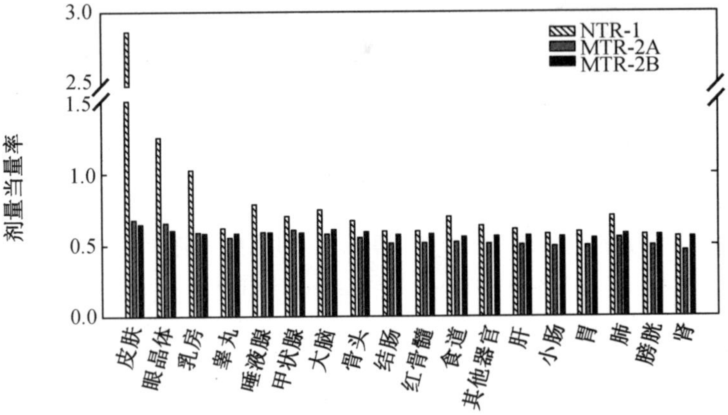

图 13.8　国际空间站不同空间任务期间，MATROSHKA 人体模型主要器官和组织的平均吸收剂量当量率，(使用热释光探测器和塑料核径迹蚀刻探测器测量)

5. 空间辐射防护实践

到目前为止，国际社会在空间辐射防护领域开展的工作主要是针对近地轨道飞行期间的空间辐射防护，参加国际空间站项目的几个国家和相关机构，采用了大致相同但略有区别的空间辐射防护标准。俄罗斯、加拿大以及欧空局对航天员的空间辐射防护，没有性别和年龄区分，一律规定航天员在其整个职业生涯中接受的累积有效剂量限值是 1 000 mSv。美国采用以风险为基础的空间辐射防护标准——在 95%置信水平下，计划的空间电离辐射职业照射诱发的癌症死亡风险(REID)不超过 3%，以此来导出航天员在其整个职业生涯中接受的空间辐射累积有效剂量限值，美国国家航空航天局太空飞行辐射照射标准规定了航天员终身职业空间辐射有效剂量限值，根据性别和年龄不同而有所不同，比如 30 岁女航天员为 180 mSv，60 岁男航天员为 700 mSv。日本的做法与美国类似，但日本的标准是在 50%置信水平下，计划的空间电离辐射职业照射诱发的癌症死亡风险不超过 3%，由此导出的有效剂量限值是，27 ~ 30 岁女航天员以 500 mSv 作为下限，46 岁男航天员以 1 000 mSv 作为上限。

总体来讲，各国规定的航天员终身剂量限值大致是：造血器官有效剂量为 1 000 mSv，眼晶体剂量为 4 000 mSv，皮肤剂量为 6 000 mSv。

13.2.3　深空探索空间辐射防护

不同来源的所有这些辐射及其通过各种机制的相互作用决定了在日光层内任何给定时间和位置的电离辐射的实际场。它的复杂性是地球经验所知的任何东西都无法比拟的。由于高能粒子与航天器屏蔽材料和航天员身体组织的相互作用，航天器内部的辐射场更加复杂。

在深空任务中，地球磁场产生的辐射带将在几分钟内被穿过，因此它们对航天员辐射照射的影响很小。然而，随后地球磁场的保护作用就失去了，只剩下任务计划(Missio Plan，即通过合理的飞行，任务计划减少辐射照射)和屏蔽措施作为减少照射的手段。以下章节描述了空间中辐射场以及带电粒子与磁场和屏蔽材料的相互作用。给出了近地轨道和行星际飞行中辐射照射的一些数据。

与自由空间中的银河宇宙辐射相比,有两种效应强烈地影响行星或月球表面的辐射环境。由于地面的屏蔽,宇宙辐射仅以 2π 几何形式入射到表面。此外,反照率辐射来自火星或地球的月球表面。中子产生的光子、中子或二次带电粒子将会出现,并取决于土壤和大气(火星上)的原子组成,包括 CO_2 或水霜的存在,以及来自月球或火星表层的较高中子注量率。中子可以分为银河宇宙辐射与大气相互作用产生的正向分量和火星等行星表面的反照率分量。反照中子可能在土壤深处 1 米处产生,其注量将受到土壤成分和温度季节变化的影响。火星上的大型沙尘暴可能导致中子和带电粒子的额外散射。

美国根据其国家太空战略和 NASA 阿尔忒弥斯计划(Artemis Plan),将在 21 世纪 20 年代后期计划在月球南极建立大本营,实现人类在月球长期驻留;在 30 年代期间,首次实现人类登陆火星。

为了有效管理登陆月球和火星的航天员职业健康,确保男女航天员被选为登陆月球和火星人选的机会均等,NASA 认为需要更新现有的空间辐射防护标准,计划将原来以风险为基础的空间辐射防护标准修改为以剂量为基础的标准,有关风险分析也做相应的修正:“在 50%置信水平下,计划的空间电离辐射职业照射诱发的癌症死亡风险不超过 3%”。根据新的可接受的风险值,以 35 岁女性航天员为基准,确定航天员有效剂量限值,并规定对所有性别和年龄的航天员均适用。据此导出的航天员空间辐射有效剂量限值大致为 600 mSv,最终标准可能有正负 10%浮动。经过修改之后,35 岁女性航天员空间辐射终身有效剂量限值将提高约 3 倍,55 岁男性航天员的终身有效剂量限值将提高约 1.5 倍。

对于火星飞行,国家主管当局将根据具体任务情况,对航天员采用定制化的剂量限值。表 13.2 为月球和火星探索任务航天员的预计辐射风险和致命风险。

表 13.2 月球和火星探索任务航天员的预计辐射风险和致命风险,% (95%置信区间)

	吸收剂量/Gy	有效剂量/Sv	男(40 岁)	女(40 岁)
月球风险任务 (180 天)	0.06	0.17	0.68% (0.20~2.4)	0.82% (0.24~3.0)
火星轨道飞行 (600 天)	0.37	1.03	4.0% (1.0~13.5)	4.9% (1.4~16.2)
火星探索 (1 000 天)	0.42	1.07	4.2% (1.3~13.6)	5.1% (1.6~16.4)

13.3 辐射防护动态

多年来,在国内外辐射防护界同仁的共同努力下,辐射防护的理念、辐射防护的范围、辐射防护相关的量(特别是辐射防护实用量)以及辐射防护体系等,都在不断地演变。

实事求是地讲,有些变化和演变起到了积极和促进的作用,有利于促进辐射防护工作的开展,有利于实现辐射防护目标;而也有一些变化和演变则不够成熟、过于烦琐,不利于辐射防护实际工作的顺利开展,需要进一步改进和完善。

ICRP 第 103 号出版物自 2007 年 3 月发布以来,IAEA 与欧洲委员会(EC)、联合国粮食及农业组织(FAO)、国际劳工组织(ILO)、经济合作与发展组织/核能署(OECD/NEA)、泛美卫生组织(PAHO)、联合国环境规划署(UNEP)以及世界卫生组织(WHO)等八个国际组织合作,参照 ICRP 第 103 号出版物,于 2014 年 7 月联合发布了《国际辐射防护和辐射源安全基本安全标准》(一般安全要求第三部分,GSR Part 3)。但迄今为止,包括中国和美国在内的许多具有成熟核计划的国家,仍然没有完全认可并等效采用 ICRP 第 103 号出版物和 IAEA《国际辐射防护和辐射源安全基本安全标准》,不少国家的辐射防护体系仍然主要参考或等效采用 ICRP 第 60 号出版物(1990 年 11 月)。为此,多个国家的专家和 ICRP 当前一届主委员会(Main Commission)认为需要修订 ICRP 第 103 号出版物中的辐射防护体系。

需要特别指出的是,辐射防护包括的技术领域相当广泛,辐射防护体系始终处在不断发展和演变的过程中,这是符合科技发展规律的。希望广大辐射防护工作者和高校(院所)学生(研究生),对辐射防护技术发展和相关要求一直保持开放态度,需要树立终身学习的理念,不能认为求学期间所用教科书上的内容永远正确。即使是新出版的教科书,其中有些内容过几年就有可能不再适用。对于辐射防护教科书来讲,尤其如此。

参 考 文 献

[1] ICRP. ICRP Publication 123: Assessment of radiation exposure of astronauts in space[J]. Ann. ICRP ,2013,42(4).

[2] COMMITTEE ON ASSESSMENT OF STRATEGIES FOR MANAGING CANCER RISKS, ASSOCIATED WITH RADIATION EXPOSURE DURING CREWED SPACE MISSIONS, BOARD ON HEALTH SCIENCES POLICY, et al. Space radiation and astronaut health: Managing and communicating cancer risks [M]. Washington, DC: The National Academies Press, 2021.

[3] SPACE NUCLEAR PROPULSION TECHNOLOGIES COMMITTEE, AERONAUTICS AND SPACE ENGINEERING BOARD, DIVISION ON ENGINEERING AND PHYSICAL SCIENCES. Space Nuclear Propulsion for Human Mars Exploration [M]. Washington, DC: The National Academies Press, 2021.

附录 A　ICRU 第 95 号报告几种注量与个人和眼晶体剂量转换系数

表 A.1　单能光子不同几何入射条件下光子注量到个人剂量的转换系数

$H_p(\varphi)/(\mathrm{pSv\cdot cm^2})$（ICRU 95，2020）

E_p/MeV	0°	avg（±15°）	avg（±30°）	avg（±45°）	avg（±60°）	avg（±75°）	avg（±90°）	180°	ROT	ISO	SS-ISO	IS-ISO
5.0E-03	1.34E-02	1.41E-02	1.39E-02	1.30E-02	1.16E-02	9.37E-03	6.87E-03	1.33E-02	1.15E-02	1.04E-02	1.05E-02	1.02E-02
6.0E-03	1.66E-02	1.79E-02	1.81E-02	1.71E-02	1.51E-02	1.19E-02	8.28E-03	1.59E-02	1.41E-02	1.28E-02	1.31E-02	1.25E-02
7.0E-03	2.25E-02	2.43E-02	2.42E-02	2.25E-02	1.97E-02	1.51E-02	9.88E-03	1.78E-02	1.74E-02	1.58E-02	1.61E-02	1.53E-02
8.0E-03	3.35E-02	3.48E-02	3.36E-02	3.03E-02	2.57E-02	1.93E-02	1.20E-02	1.87E-02	2.16E-02	1.94E-02	2.00E-02	1.87E-02
9.0E-03	4.90E-02	4.97E-02	4.62E-02	4.05E-02	3.35E-02	2.45E-02	1.48E-02	1.86E-02	2.73E-02	2.36E-02	2.45E-02	2.26E-02
1.0E-02	6.85E-02	6.71E-02	6.13E-02	5.26E-02	4.25E-02	3.06E-02	1.86E-02	1.84E-02	3.37E-02	2.88E-02	3.01E-02	2.75E-02
1.2E-02	1.05E-01	1.03E-01	9.38E-02	7.94E-02	6.14E-02	4.42E-02	2.67E-02	1.62E-02	4.70E-02	3.95E-02	4.06E-02	3.75E-02
1.3E-02	1.22E-01	1.20E-01	1.09E-01	9.30E-02	7.26E-02	5.09E-02	3.10E-02	1.56E-02	5.32E-02	4.49E-02	4.58E-02	4.26E-02
1.5E-02	1.56E-01	1.50E-01	1.39E-01	1.19E-01	9.28E-02	6.30E-02	4.03E-02	1.55E-02	6.55E-02	5.60E-02	5.77E-02	5.43E-02
1.7E-02	1.81E-01	1.79E-01	1.66E-01	1.44E-01	1.13E-01	7.72E-02	4.78E-02	1.75E-02	7.83E-02	6.40E-02	6.44E-02	6.22E-02
2.0E-02	2.25E-01	2.19E-01	2.05E-01	1.78E-01	1.42E-01	9.77E-02	6.14E-02	2.61E-02	9.88E-02	8.13E-02	8.22E-02	8.02E-02
2.5E-02	2.75E-01	2.71E-01	2.55E-01	2.26E-01	1.83E-01	1.29E-01	7.87E-02	5.64E-02	1.30E-01	1.04E-01	1.05E-01	1.01E-01
3.0E-02	3.12E-01	3.07E-01	2.89E-01	2.55E-01	2.09E-01	1.52E-01	9.88E-02	9.46E-02	1.59E-01	1.27E-01	1.29E-01	1.25E-01
4.0E-02	3.50E-01	3.40E-01	3.24E-01	2.90E-01	2.42E-01	1.84E-01	1.26E-01	1.63E-01	1.99E-01	1.58E-01	1.62E-01	1.54E-01
5.0E-02	3.69E-01	3.59E-01	3.44E-01	3.07E-01	2.64E-01	2.00E-01	1.45E-01	2.09E-01	2.26E-01	1.80E-01	1.84E-01	1.76E-01
6.0E-02	3.89E-01	3.82E-01	3.64E-01	3.26E-01	2.81E-01	2.19E-01	1.62E-01	2.43E-01	2.48E-01	1.98E-01	2.04E-01	1.94E-01
7.0E-02	4.11E-01	4.06E-01	3.87E-01	3.48E-01	3.00E-01	2.38E-01	1.78E-01	2.73E-01	2.73E-01	2.18E-01	2.23E-01	2.09E-01
8.0E-02	4.43E-01	4.36E-01	4.18E-01	3.75E-01	3.30E-01	2.63E-01	1.97E-01	3.02E-01	2.97E-01	2.38E-01	2.46E-01	2.32E-01
1.0E-01	5.18E-01	5.12E-01	4.85E-01	4.50E-01	3.95E-01	3.18E-01	2.40E-01	3.63E-01	3.56E-01	2.86E-01	2.95E-01	2.79E-01
1.5E-01	7.47E-01	7.45E-01	7.10E-01	6.45E-01	5.84E-01	4.87E-01	3.69E-01	5.43E-01	5.29E-01	4.29E-01	4.45E-01	4.13E-01

表 A.1(续 1)

E_p/MeV	0°	avg (±15°)	avg (±30°)	avg (±45°)	avg (±60°)	avg (±75°)	avg (±90°)	180°	ROT	ISO	SS-ISO	IS-ISO
2.0E-01	1.00E+00	9.95E-01	9.54E-01	8.88E-01	8.01E-01	6.73E-01	5.18E-01	7.45E-01	7.22E-01	5.89E-01	6.10E-01	5.68E-01
3.0E-01	1.51E+00	1.50E+00	1.45E+00	1.36E+00	1.24E+00	1.07E+00	8.39E-01	1.16E+00	1.12E+00	9.32E-01	9.64E-01	9.00E-01
4.0E-01	2.00E+00	1.98E+00	1.94E+00	1.82E+00	1.68E+00	1.45E+00	1.18E+00	1.58E+00	1.53E+00	1.28E+00	1.32E+00	1.24E+00
5.0E-01	2.47E+00	2.44E+00	2.39E+00	2.27E+00	2.12E+00	1.84E+00	1.51E+00	1.99E+00	1.92E+ 00	1.63E+00	1.67E+00	1.59E+00
6.0E-01	2.91E+00	2.89E+00	2.85E+00	2.69E+00	2.52E+00	2.21E+00	1.84E+00	2.39E+00	2.31E+00	1.97E+00	2.02E+00	1.92E+00
8.0E-01	3.73E+00	3.73E+00	3.65E+00	3.52E+00	3.30E+00	2.93E+00	2.49E+00	3.14E+00	3.04E+00	2.62E+00	2.70E+00	2.54E+00
1.0E+00	4.49E+00	4.50E+00	4.41E+00	4.26E+00	4.03E+00	3.57E+00	3.12E+00	3.84E+00	3.73E+00	3.25E+00	3.32E+00	3.18E+00
1.5E+00	6.12E+00	6.11E+00	6.04E+00	5.86E+00	5.60E+00	5.16E+00	4.55E+00	5.41E+00	5.24E+00	4.67E+00	4.74E+00	4.58E+00
2.0E+00	7.48E+00	7.49E+00	7.41E+00	7.20E+00	6.93E+00	6.38E+00	5.81E+00	6.77E+00	6.46E+00	5.91E+00	6.03E+00	5.77E+00
3.0E+00	9.75E+00	9.81E+00	9.65E+00	9.53E+00	9.33E+00	8.69E+00	8.03E+00	9.13E+00	8.85E+00	8.08E+00	8.22E+00	7.94E+00
4.0E+00	1.17E+01	1.17E+01	1.16E+01	1.15E+01	1.13E+01	1.06E+01	1.00E+01	1.12E+01	1.09E+01	1.00E+01	1.02E+01	9.80E+00
5.0E+00	1.34E+01	1.34E+01	1.33E+01	1.32E+01	1.32E+01	1.25E+01	1.18E+01	1.32E+01	1.27E+01	1.18E+01	1.20E+01	1.16E+01
6.0E+00	1.50E+01	1.51E+01	1.49E+01	1.49E+01	1.48E+01	1.42E+01	1.35E+01	1.50E+01	1.44E+01	1.35E+01	1.37E+01	1.33E+01
8.0E+00	1.78E+01	1.80E+01	1.79E+01	1.79E+01	1.80E+01	1.73E+01	1.68E+01	1.86E+01	1.76E+01	1.66E+01	1.69E+01	1.63E+01
1.0E+01	2.05E+01	2.06E+01	2.05E+01	2.06E+01	2.09E+01	2.04E+01	1.99E+01	2.21E+01	2.07E+01	1.97E+01	1.99E+01	1.93E+01
1.5E+01	2.61E+01	2.64E+01	2.64E+01	2.67E+01	2.73E+01	2.72E+01	2.72E+01	3.04E+01	2.77E+01	2.68E+01	2.68E+01	2.62E+01
2.0E+01	3.08E+01	3.10E+01	3.13E+01	3.19E+01	3.29E+01	3.37E+01	3.44E+01	3.82E+01	3.44E+01	3.38E+01	3.39E+01	3.37E+01
3.0E+01	3.79E+01	3.82E+01	3.87E+01	4.03E+01	4.26E+01	4.49E+01	4.77E+01	5.13E+01	4.60E+01	4.61E+01	4.61E+01	4.61E+01
4.0E+01	4.32E+01	4.31E+01	4.46E+01	4.68E+01	5.08E+01	5.54E+01	6.01E+01	6.18E+01	5.60E+01	5.69E+01	5.66E+01	5.72E+01
5.0E+01	4.71E+01	4.70E+01	4.86E+01	5.21E+01	5.71E+01	6.27E+01	7.10E+01	7.01E+01	6.33E+01	6.51E+01	6.48E+01	6.56E+01
6.0E+01	5.01E+01	5.13E+01	5.35E+01	5.75E+01	6.28E+01	7.23E+01	8.04E+01	7.65E+01	7.11E+01	7.41E+01	7.35E+01	7.47E+01

表 A.1(续 2)

E_p/MeV	0°	avg (±15°)	avg (±30°)	avg (±45°)	avg (±60°)	avg (±75°)	avg (±90°)	180°	ROT	ISO	SS-ISO	IS-ISO
8.0E+01	5.45E+01	5.57E+01	5.84E+01	6.23E+01	7.16E+01	8.28E+01	9.55E+01	8.62E+01	8.18E+01	8.71E+01	8.55E+01	8.89E+01
1.0E+02	5.78E+01	5.93E+01	6.10E+01	6.77E+01	7.72E+01	9.03E+01	1.07E+02	9.27E+01	8.95E+01	9.75E+01	9.61E+01	9.89E+01
1.5E+02	6.22E+01	6.36E+01	6.75E+01	7.52E+01	8.67E+01	1.03E+02	1.26E+02	1.03E+02	1.02E+02	1.16E+02	1.15E+02	1.18E+02
2.0E+02	6.72E+01	6.82E+01	7.17E+01	7.97E+01	9.31E+01	1.11E+02	1.39E+02	1.10E+02	1.10E+02	1.29E+02	1.25E+02	1.35E+02
3.0E+02	7.23E+01	7.40E+01	7.69E+01	8.64E+01	1.01E+02	1.21E+02	1.55E+02	1.18E+02	1.21E+02	1.47E+02	1.40E+02	1.54E+02
4.0E+02	7.54E+01	7.81E+01	8.13E+01	9.11E+01	1.07E+02	1.29E+02	1.66E+02	1.23E+02	1.28E+02	1.59E+02	1.50E+02	1.68E+02
5.0E+02	7.74E+01	7.86E+01	8.27E+01	9.26E+01	1.10E+02	1.33E+02	1.74E+02	1.27E+02	1.32E+02	1.67E+02	1.58E+02	1.78E+02
6.0E+02	7.87E+01	8.01E+01	8.41E+01	9.44E+01	1.12E+02	1.37E+02	1.79E+02	1.30E+02	1.36E+02	1.74E+02	1.65E+02	1.83E+02
8.0E+02	8.04E+01	8.22E+01	8.62E+01	9.70E+01	1.16E+02	1.42E+02	1.87E+02	1.34E+02	1.41E+02	1.85E+02	1.74E+02	1.96E+02
1.0E+03	8.16E+01	8.35E+01	8.79E+01	9.95E+01	1.18E+02	1.46E+02	1.93E+02	1.37E+02	1.45E+02	1.93E+02	1.80E+02	2.06E+02

表 A.2　单能光子不同几何入射条件下光子空气比释动能到个人剂量的转换系数

$H_p(\varphi)/(Sv \cdot Gy^{-1})$（ICRU 95，2020）

E_p/MeV	0°	avg (±15°)	avg (±30°)	avg (±45°)	avg (±60°)	avg (±75°)	avg (±90°)	180°	ROT	ISO	SS-ISO	IS-ISO
5.0E-03	4.36E-04	4.58E-04	4.55E-04	4.23E-04	3.77E-04	3.06E-04	2.24E-04	4.35E-04	3.74E-04	3.39E-04	3.42E-04	3.33E-04
6.0E-03	7.80E-04	8.41E-04	8.51E-04	8.04E-04	7.12E-04	5.60E-04	3.90E-04	7.47E-04	6.52E-04	6.05E-04	6.15E-04	5.90E-04
7.0E-03	1.45E-03	1.57E-03	1.56E-03	1.45E-03	1.27E-03	9.74E-04	6.27E-04	1.15E-03	1.12E-03	1.02E-03	1.04E-03	9.89E-04
8.0E-03	2.84E-03	2.96E-03	2.85E-03	2.57E-03	2.18E-03	1.64E-03	1.02E-03	1.59E-03	1.84E-03	1.64E-03	1.69E-03	1.58E-03
9.0E-03	5.31E-03	5.39E-03	5.01E-03	4.39E-03	3.63E-03	2.66E-03	1.60E-03	2.02E-03	2.96E-03	2.56E-03	2.66E-03	2.45E-03
1.0E-02	9.26E-03	9.07E-03	8.28E-03	7.10E-03	5.74E-03	4.13E-03	2.51E-03	2.49E-03	4.55E-03	3.89E-03	4.07E-03	3.72E-03
1.2E-02	2.09E-02	2.05E-02	1.87E-02	1.58E-02	1.24E-02	8.80E-03	5.31E-03	3.23E-03	9.36E-03	7.87E-03	8.09E-03	7.47E-03
1.3E-02	2.87E-02	2.83E-02	2.58E-02	2.19E-02	1.71E-02	1.20E-02	7.32E-03	3.67E-03	1.26E-02	1.06E-02	1.08E-02	1.01E-02
1.5E-02	4.99E-02	4.81E-02	4.44E-02	3.80E-02	2.97E-02	2.05E-02	1.29E-02	4.96E-03	2.13E-02	1.79E-02	1.85E-02	1.74E-02
1.7E-02	7.56E-02	7.49E-02	6.97E-02	6.02E-02	4.74E-02	3.23E-02	2.00E-02	7.31E-03	3.28E-02	2.72E-02	2.74E-02	2.64E-02
2.0E-02	1.34E-01	1.30E-01	1.22E-01	1.06E-01	8.45E-02	5.80E-02	3.64E-02	1.55E-02	5.87E-02	4.83E-02	4.88E-02	4.76E-02
2.5E-02	2.60E-01	2.56E-01	2.41E-01	2.14E-01	1.73E-01	1.22E-01	7.45E-02	5.34E-02	1.23E-01	9.81E-02	9.92E-02	9.57E-02
3.0E-02	4.32E-01	4.25E-01	4.01E-01	3.54E-01	2.89E-01	2.10E-01	1.37E-01	1.31E-01	2.20E-01	1.76E-01	1.79E-01	1.73E-01
4.0E-02	8.16E-01	7.92E-01	7.55E-01	6.75E-01	5.65E-01	4.28E-01	2.93E-01	3.80E-01	4.64E-01	3.68E-01	3.78E-01	3.59E-01
5.0E-02	1.14E+00	1.11E+00	1.07E+00	9.50E-01	8.18E-01	6.18E-01	4.49E-01	6.37E-01	7.00E-01	5.57E-01	5.70E-01	5.45E-01
6.0E-02	1.35E+00	1.32E+00	1.26E+00	1.13E+00	9.72E-01	7.59E-01	5.59E-01	8.41E-01	8.58E-01	6.85E-01	7.06E-01	6.72E-01
7.0E-02	1.43E+00	1.41E+00	1.34E+00	1.21E+00	1.04E+00	8.27E-01	6.18E-01	9.49E-01	9.49E-01	7.57E-01	7.74E-01	7.27E-01
8.0E-02	1.44E+00	1.42E+00	1.36E+00	1.22E+00	1.07E+00	8.56E-01	6.32E-01	9.85E-01	9.68E-01	7.76E-01	8.02E-01	7.56E-01
1.0E-01	1.39E+00	1.38E+00	1.30E+00	1.21E+00	1.06E+00	8.57E-01	6.35E-01	9.77E-01	9.59E-01	7.70E-01	7.94E-01	7.51E-01
1.5E-01	1.25E+00	1.24E+00	1.18E+00	1.09E+00	9.75E-01	8.13E-01	6.15E-01	9.06E-01	8.83E-01	7.16E-01	7.42E-01	6.89E-01

表 A. 2(续)

E_p/MeV	0°	avg (±15°)	avg (±30°)	avg (±45°)	avg (±60°)	avg (±75°)	avg (±90°)	180°	ROT	ISO	SS-ISO	IS-ISO
2. 0E-01	1. 17E+00	1. 16E+00	1. 11E+00	1. 04E+00	9. 35E-01	7. 86E-01	6. 04E-01	8. 70E-01	8. 43E-01	6. 88E-01	7. 12E-01	6. 53E-01
3. 0E-01	1. 09E+00	1. 09E+00	1. 05E+00	9. 87E-01	8. 96E-01	7. 71E-01	6. 06E-01	8. 39E-01	8. 10E-01	6. 74E-01	6. 97E-01	6. 41E-01
4. 0E-01	1. 06E+00	1. 05E+00	1. 02E+00	9. 62E-01	8. 87E-01	7. 65E-01	6. 11E-01	8. 35E-01	8. 09E-01	6. 77E-01	6. 98E-01	6. 45E-01
5. 0E-01	1. 04E+00	1. 03E+00	1. 01E+00	9. 53E-01	8. 90E-01	7. 74E-01	6. 25E-01	8. 36E-01	8. 07E-01	6. 85E-01	7. 02E-01	6. 58E-01
6. 0E-01	1. 02E+00	1. 02E+00	1. 00E+00	9. 47E-01	8. 86E-01	7. 77E-01	6. 37E-01	8. 40E-01	8. 12E-01	6. 93E-01	7. 10E-01	6. 75E-01
8. 0E-01	1. 01E+00	1. 01E+00	9. 85E-01	9. 51E-01	8. 92E-01	7. 91E-01	6. 71E-01	8. 48E-01	8. 21E-01	7. 08E-01	7. 29E-01	6. 86E-01
1. 0E+00	1. 00E+00	1. 00E+00	9. 84E-01	9. 50E-01	8. 98E-01	7. 97E-01	6. 95E-01	8. 57E-01	8. 32E-01	7. 25E-01	7. 41E-01	7. 10E-01
1. 5E+00	9. 96E-01	9. 94E-01	9. 82E-01	9. 53E-01	9. 11E-01	8. 40E-01	7. 39E-01	8. 80E-01	8. 52E-01	7. 60E-01	7. 71E-01	7. 46E-01
2. 0E+00	9. 90E-01	9. 91E-01	9. 80E-01	9. 53E-01	9. 17E-01	8. 57E-01	7. 69E-01	8. 96E-01	8. 68E-01	7. 82E-01	7. 98E-01	7. 64E-01
3. 0E+00	9. 77E-01	9. 83E-01	9. 67E-01	9. 55E-01	9. 35E-01	8. 71E-01	8. 05E-01	9. 15E-01	8. 87E-01	8. 10E-01	8. 24E-01	7. 96E-01
4. 0E+00	9. 64E-01	9. 64E-01	9. 55E-01	9. 51E-01	9. 31E-01	8. 76E-01	8. 25E-01	9. 23E-01	8. 98E-01	8. 24E-01	8. 40E-01	8. 07E-01
5. 0E+00	9. 45E-01	9. 43E-01	9. 40E-01	9. 34E-01	9. 32E-01	8. 80E-01	8. 32E-01	9. 31E-01	8. 96E-01	8. 32E-01	8. 46E-01	8. 18E-01
6. 0E+00	9. 28E-01	9. 32E-01	9. 22E-01	9. 18E-01	9. 16E-01	8. 75E-01	8. 35E-01	9. 28E-01	8. 91E-01	8. 35E-01	8. 47E-01	8. 23E-01
8. 0E+00	8. 84E-01	8. 92E-01	8. 90E-01	8. 90E-01	8. 93E-01	8. 61E-01	8. 32E-01	9. 24E-01	8. 74E-01	8. 25E-01	8. 40E-01	8. 10E-01
1. 0E+01	8. 50E-01	8. 54E-01	8. 51E-01	8. 54E-01	8. 65E-01	8. 46E-01	8. 23E-01	9. 16E-01	8. 58E-01	8. 16E-01	8. 25E-01	8. 00E-01
1. 5E+01	7. 57E-01	7. 66E-01	7. 65E-01	7. 74E-01	7. 92E-01	7. 90E-01	7. 89E-01	8. 82E-01	8. 04E-01	7. 78E-01	7. 77E-01	7. 59E-01
2. 0E+01	6. 79E-01	6. 83E-01	6. 90E-01	7. 04E-01	7. 26E-01	7. 44E-01	7. 57E-01	8. 42E-01	7. 58E-01	7. 45E-01	7. 47E-01	7. 43E-01
3. 0E+01	5. 53E-01	5. 57E-01	5. 64E-01	5. 88E-01	6. 10E-01	6. 44E-01	6. 95E-01	7. 48E-01	6. 71E-01	6. 72E-01	6. 72E-01	6. 72E-01
4. 0E+01	4. 63E-01	4. 62E-01	4. 78E-01	5. 02E-01	5. 45E-01	5. 94E-01	6. 34E-01	6. 52E-01	6. 00E-01	6. 10E-01	6. 07E-01	6. 13E-01
5. 0E+01	3. 95E-01	3. 95E-01	4. 08E-01	4. 37E-01	4. 79E-01	5. 35E-01	5. 96E-01	5. 88E-01	5. 39E-01	5. 55E-01	5. 52E-01	5. 59E-01

表 A.3　单能电子不同几何入射条件下电子注量到个人剂量的转换系数

$H_p(\varphi)/(\mathrm{pSv\cdot cm^2})$（ICRU 95，2020）

E_p/MeV	0°	avg (±15°)	avg (±30°)	avg (±45°)	avg (±60°)	avg (±75°)	avg (±90°)	180°	ROT	ISO	SS-ISO	IS-ISO
1.0E-02	2.69E-02	2.60E-02	2.44E-02	2.20E-02	1.98E-02	1.67E-02	1.35E-02	2.68E-02	2.13E-02	1.88E-02	1.89E-02	1.87E-02
1.5E-02	4.04E-02	3.88E-02	3.64E-02	3.28E-02	2.94E-02	2.49E-02	2.02E-02	4.02E-02	3.17E-02	2.83E-02	2.84E-02	2.82E-02
2.0E-02	5.39E-02	5.17E-02	4.85E-02	4.37E-02	3.92E-02	3.32E-02	2.70E-02	5.35E-02	4.22E-02	3.77E-02	3.78E-02	3.76E-02
3.0E-02	8.10E-02	7.76E-02	7.29E-02	6.47E-02	5.88E-02	4.99E-02	4.05E-02	8.01E-02	6.24E-02	5.67E-02	5.70E-02	5.64E-02
4.0E-02	1.08E-01	1.04E-01	9.75E-02	8.80E-02	7.89E-02	6.58E-02	5.41E-02	1.07E-01	8.48E-02	7.58E-02	7.59E-02	7.57E-02
5.0E-02	1.35E-01	1.30E-01	1.22E-01	1.10E-01	9.87E-02	8.37E-02	6.76E-02	1.33E-01	1.06E-01	9.48E-02	9.50E-02	9.46E-02
6.0E-02	1.63E-01	1.56E-01	1.47E-01	1.33E-01	1.19E-01	1.01E-01	8.12E-02	1.60E-01	1.27E-01	1.14E-01	1.15E-01	1.13E-01
8.0E-02	2.18E-01	2.10E-01	1.98E-01	1.79E-01	1.60E-01	1.35E-01	1.09E-01	2.13E-01	1.70E-01	1.52E-01	1.54E-01	1.50E-01
1.0E-01	2.75E-01	2.63E-01	2.49E-01	2.25E-01	2.02E-01	1.70E-01	1.36E-01	2.67E-01	2.13E-01	1.91E-01	1.92E-01	1.90E-01
1.5E-01	4.18E-01	4.02E-01	3.85E-01	3.50E-01	3.12E-01	2.60E-01	2.06E-01	3.99E-01	3.23E-01	2.91E-01	2.94E-01	2.88E-01
2.0E-01	5.69E-01	5.48E-01	5.29E-01	4.85E-01	4.32E-01	3.56E-01	2.78E-01	5.30E-01	4.37E-01	3.93E-01	3.96E-01	3.90E-01
3.0E-01	8.89E-01	8.65E-01	8.50E-01	7.92E-01	6.99E-01	5.63E-01	4.26E-01	7.87E-01	6.73E-01	6.06E-01	6.16E-01	5.96E-01
4.0E-01	1.24E+00	1.22E+00	1.22E+00	1.15E+00	1.01E+00	7.98E-01	5.81E-01	1.04E+00	9.21E-01	8.32E-01	8.51E-01	8.13E-01
5.0E-01	1.63E+00	1.60E+00	1.65E+00	1.56E+00	1.36E+00	1.06E+00	7.48E-01	1.28E+00	1.19E+00	1.08E+00	1.09E+00	1.07E+00
6.0E-01	2.05E+00	2.06E+00	2.13E+00	2.03E+00	1.77E+00	1.35E+00	9.19E-01	1.50E+00	1.48E+00	1.35E+00	1.38E+00	1.32E+00
8.0E-01	4.04E+00	3.79E+00	3.70E+00	3.36E+00	2.82E+00	2.06E+00	1.33E+00	1.68E+00	2.23E+00	1.97E+00	2.03E+00	1.91E+00
1.0E+00	7.10E+00	6.45E+00	6.07E+00	5.25E+00	4.20E+00	2.94E+00	1.81E+00	1.68E+00	3.23E+00	2.76E+00	2.86E+00	2.66E+00
1.5E+00	1.50E+01	1.40E+01	1.26E+01	1.05E+01	8.16E+00	5.50E+00	3.16E+00	1.62E+00	5.93E+00	4.96E+00	5.10E+00	4.57E+00
2.0E+00	2.24E+01	2.13E+01	1.92E+01	1.60E+01	1.23E+01	8.27E+00	4.76E+00	1.62E+00	8.73E+00	7.24E+00	7.59E+00	6.89E+00
3.0E+00	3.61E+01	3.45E+01	3.12E+01	2.63E+01	2.06E+01	1.40E+01	8.44E+00	1.95E+00	1.42E+01	1.19E+01	1.25E+01	1.13E+01

表 A.3(续)

E_p/MeV	0°	avg (±15°)	avg (±30°)	avg (±45°)	avg (±60°)	avg (±75°)	avg (±90°)	180°	ROT	ISO	SS-ISO	IS-ISO
4.0E+00	4.82E+01	4.69E+01	4.27E+01	3.64E+01	2.85E+01	1.98E+01	1.23E+01	2.62E+00	1.96E+01	1.64E+01	1.72E+01	1.56E+01
5.0E+00	5.93E+01	5.82E+01	5.39E+01	4.65E+01	3.66E+01	2.54E+01	1.63E+01	3.63E+00	2.50E+01	2.10E+01	2.18E+01	2.02E+01
6.0E+00	7.06E+01	6.94E+01	6.44E+01	5.68E+01	4.50E+01	3.16E+01	2.03E+01	5.04E+00	3.07E+01	2.55E+01	2.62E+01	2.48E+01
8.0E+00	9.79E+01	9.70E+01	9.27E+01	8.14E+01	6.36E+01	4.50E+01	2.92E+01	9.46E+00	4.43E+01	3.55E+01	3.59E+01	3.51E+01
1.0E+01	1.25E+02	1.26E+02	1.21E+02	1.09E+02	8.71E+01	6.08E+01	3.96E+01	1.83E+01	5.87E+01	4.67E+01	4.74E+01	4.60E+01
1.5E+01	1.88E+02	1.87E+02	1.80E+02	1.65E+02	1.36E+02	9.95E+01	6.30E+01	5.31E+01	9.63E+01	7.69E+01	7.85E+01	7.18E+01
2.0E+01	2.36E+02	2.35E+02	2.25E+02	2.07E+02	1.76E+02	1.32E+02	8.62E+01	1.04E+02	1.34E+02	1.06E+02	1.10E+02	1.02E+02
3.0E+01	3.02E+02	3.05E+02	2.90E+02	2.72E+02	2.39E+02	1.89E+02	1.27E+02	2.20E+02	2.03E+02	1.64E+02	1.71E+02	1.57E+02
4.0E+01	3.29E+02	3.31E+02	3.25E+02	3.11E+02	2.87E+02	2.46E+02	1.78E+02	2.97E+02	2.56E+02	2.12E+02	2.21E+02	2.01E+02
5.0E+01	3.37E+02	3.40E+02	3.38E+02	3.33E+02	3.18E+02	2.90E+02	2.32E+02	3.31E+02	2.90E+02	2.49E+02	2.57E+02	2.41E+02
6.0E+01	3.41E+02	3.45E+02	3.42E+02	3.41E+02	3.33E+02	3.17E+02	2.71E+02	3.44E+02	3.12E+02	2.75E+02	2.82E+02	2.68E+02
8.0E+01	3.46E+02	3.49E+02	3.49E+02	3.50E+02	3.48E+02	3.45E+02	3.16E+02	3.58E+02	3.37E+02	3.09E+02	3.16E+02	3.02E+02
1.0E+02	3.49E+02	3.52E+02	3.53E+02	3.55E+02	3.55E+02	3.56E+02	3.40E+02	3.66E+02	3.51E+02	3.31E+02	3.37E+02	3.25E+02
1.5E+02	3.55E+02	3.58E+02	3.59E+02	3.63E+02	3.67E+02	3.75E+02	3.70E+02	3.79E+02	3.70E+02	3.63E+02	3.66E+02	3.60E+02
2.0E+02	3.59E+02	3.61E+02	3.62E+02	3.67E+02	3.76E+02	3.85E+02	3.92E+02	3.88E+02	3.84E+02	3.83E+02	3.84E+02	3.82E+02
3.0E+02	3.65E+02	3.67E+02	3.68E+02	3.75E+02	3.86E+02	4.01E+02	4.20E+02	3.99E+02	3.98E+02	4.10E+02	4.09E+02	4.11E+02
4.0E+02	3.69E+02	3.70E+02	3.73E+02	3.81E+02	3.92E+02	4.12E+02	4.37E+02	4.08E+02	4.08E+02	4.30E+02	4.25E+02	4.35E+02
5.0E+02	3.72E+02	3.73E+02	3.75E+02	3.85E+02	4.00E+02	4.19E+02	4.50E+02	4.14E+02	4.16E+02	4.45E+02	4.41E+02	4.49E+02
6.0E+02	3.75E+02	3.78E+02	3.79E+02	3.89E+02	4.06E+02	4.26E+02	4.60E+02	4.19E+02	4.24E+02	4.57E+02	4.50E+02	4.64E+02
8.0E+02	3.79E+02	3.79E+02	3.84E+02	3.94E+02	4.09E+02	4.37E+02	4.78E+02	4.28E+02	4.37E+02	4.78E+02	4.68E+02	4.88E+02
1.0E+03	3.82E+02	3.83E+02	3.86E+02	4.00E+02	4.18E+02	4.45E+02	4.94E+02	4.34E+02	4.47E+02	4.95E+02	4.82E+02	5.08E+02

表 A.4 单能正电子不同几何入射条件下正电子注量到个人剂量的转换系数

$H_p(\varphi)/(pSv \cdot cm^2)$ (ICRU 95, 2020)

E_p/MeV	0°	avg (±15°)	avg (±30°)	avg (±45°)	avg (±60°)	avg (±75°)	avg (±90°)	180°	ROT	ISO	SS-ISO	IS-ISO
1.0E-02	3.28E+00	3.11E+00	2.81E+00	2.37E+00	1.92E+00	1.43E+00	9.99E-01	1.62E+00	1.77E+00	1.39E+00	1.45E+00	1.33E+00
1.5E-02	3.29E+00	3.00E+00	2.70E+00	2.28E+00	1.85E+00	1.38E+00	9.68E-01	1.64E+00	1.71E+00	1.40E+00	1.47E+00	1.33E+00
2.0E-02	3.30E+00	2.98E+00	2.67E+00	2.24E+00	1.82E+00	1.36E+00	9.68E-01	1.65E+00	1.70E+00	1.41E+00	1.46E+00	1.36E+00
3.0E-02	3.33E+00	2.98E+00	2.66E+00	2.24E+00	1.81E+00	1.37E+00	9.71E-01	1.68E+00	1.70E+00	1.43E+00	1.49E+00	1.37E+00
4.0E-02	3.36E+00	3.06E+00	2.74E+00	2.32E+00	1.87E+00	1.42E+00	1.00E+00	1.71E+00	1.75E+00	1.45E+00	1.50E+00	1.40E+00
5.0E-02	3.39E+00	3.07E+00	2.77E+00	2.32E+00	1.87E+00	1.42E+00	1.01E+00	1.73E+00	1.77E+00	1.47E+00	1.52E+00	1.42E+00
6.0E-02	3.42E+00	3.09E+00	2.78E+00	2.34E+00	1.90E+00	1.44E+00	1.03E+00	1.76E+00	1.78E+00	1.49E+00	1.57E+00	1.41E+00
8.0E-02	3.47E+00	3.13E+00	2.81E+00	2.37E+00	1.93E+00	1.46E+00	1.05E+00	1.82E+00	1.82E+00	1.53E+00	1.60E+00	1.46E+00
1.0E-01	3.53E+00	3.18E+00	2.86E+00	2.40E+00	1.97E+00	1.50E+00	1.07E+00	1.87E+00	1.86E+00	1.57E+00	1.63E+00	1.51E+00
1.5E-01	3.67E+00	3.32E+00	2.99E+00	2.53E+00	2.07E+00	1.59E+00	1.14E+00	2.01E+00	1.97E+00	1.67E+00	1.72E+00	1.62E+00
2.0E-01	3.84E+00	3.46E+00	3.13E+00	2.66E+00	2.20E+00	1.68E+00	1.21E+00	2.14E+00	2.07E+00	1.77E+00	1.81E+00	1.73E+00
3.0E-01	4.16E+00	3.79E+00	3.47E+00	2.98E+00	2.47E+00	1.89E+00	1.35E+00	2.40E+00	2.32E+00	1.98E+00	2.05E+00	1.91E+00
4.0E-01	4.52E+00	4.13E+00	3.84E+00	3.37E+00	2.79E+00	2.13E+00	1.50E+00	2.65E+00	2.57E+00	2.21E+00	2.28E+00	2.14E+00
5.0E-01	4.90E+00	4.54E+00	4.29E+00	3.79E+00	3.15E+00	2.39E+00	1.66E+00	2.90E+00	2.84E+00	2.45E+00	2.54E+00	2.36E+00
6.0E-01	5.36E+00	5.00E+00	4.77E+00	4.28E+00	3.57E+00	2.69E+00	1.84E+00	3.12E+00	3.13E+00	2.72E+00	2.82E+00	2.62E+00
8.0E-01	7.41E+00	6.80E+00	6.31E+00	5.65E+00	4.66E+00	3.41E+00	2.24E+00	3.32E+00	3.90E+00	3.38E+00	3.51E+00	3.25E+00
1.0E+00	1.05E+01	9.61E+00	8.83E+00	7.58E+00	6.07E+00	4.33E+00	2.73E+00	3.37E+00	4.94E+00	4.20E+00	4.39E+00	4.01E+00
1.5E+00	1.83E+01	1.71E+01	1.54E+01	1.30E+01	1.01E+01	6.92E+00	4.15E+00	3.44E+00	7.66E+00	6.32E+00	6.40E+00	5.87E+00
2.0E+00	2.57E+01	2.42E+01	2.18E+01	1.83E+01	1.42E+01	9.75E+00	5.79E+00	3.59E+00	1.05E+01	8.70E+00	9.13E+00	8.27E+00
3.0E+00	3.91E+01	3.72E+01	3.37E+01	2.84E+01	2.22E+01	1.55E+01	9.45E+00	4.19E+00	1.59E+01	1.33E+01	1.39E+01	1.27E+01

表 A.4(续)

E_p/MeV	0°	avg (±15°)	avg (±30°)	avg (±45°)	avg (±60°)	avg (±75°)	avg (±90°)	180°	ROT	ISO	SS-ISO	IS-ISO
4. 0E+00	5. 10E+01	4. 92E+01	4. 50E+01	3. 83E+01	3. 01E+01	2. 12E+01	1. 33E+01	5. 11E+00	2. 13E+01	1. 80E+01	1. 88E+01	1. 72E+01
5. 0E+00	6. 17E+01	6. 01E+01	5. 57E+01	4. 79E+01	3. 80E+01	2. 68E+01	1. 72E+01	6. 21E+00	2. 66E+01	2. 24E+01	2. 33E+01	2. 15E+01
6. 0E+00	7. 29E+01	7. 12E+01	6. 71E+01	5. 84E+01	4. 63E+01	3. 28E+01	2. 13E+01	8. 03E+00	3. 23E+01	2. 69E+01	2. 77E+01	2. 61E+01
8. 0E+00	9. 90E+01	9. 75E+01	9. 32E+01	8. 18E+01	6. 46E+01	4. 58E+01	3. 01E+01	1. 40E+01	4. 61E+01	3. 67E+01	3. 77E+01	3. 57E+01
1. 0E+01	1. 26E+02	1. 24E+02	1. 19E+02	1. 08E+02	8. 65E+01	6. 13E+01	3. 95E+01	2. 36E+01	5. 95E+01	4. 76E+01	4. 89E+01	4. 63E+01
1. 5E+01	1. 84E+02	1. 83E+02	1. 75E+02	1. 59E+02	1. 33E+02	9. 68E+01	6. 27E+01	5. 90E+01	9. 55E+01	7. 55E+01	7. 72E+01	7. 17E+01
2. 0E+01	2. 29E+02	2. 25E+02	2. 16E+02	1. 99E+02	1. 72E+02	1. 28E+02	8. 47E+01	1. 11E+02	1. 30E+02	1. 04E+02	1. 08E+02	1. 00E+02
3. 0E+01	2. 94E+02	2. 89E+02	2. 78E+02	2. 58E+02	2. 28E+02	1. 82E+02	1. 24E+02	2. 21E+02	1. 95E+02	1. 62E+02	1. 65E+02	1. 59E+02
4. 0E+01	3. 20E+02	3. 14E+02	3. 08E+02	2. 95E+02	2. 73E+02	2. 38E+02	1. 72E+02	2. 91E+02	2. 42E+02	2. 09E+02	2. 10E+02	2. 08E+02
5. 0E+01	3. 27E+02	3. 22E+02	3. 20E+02	3. 12E+02	3. 00E+02	2. 75E+02	2. 19E+02	3. 21E+02	2. 76E+02	2. 43E+02	2. 44E+02	2. 42E+02
6. 0E+01	3. 33E+02	3. 26E+02	3. 27E+02	3. 22E+02	3. 16E+02	3. 01E+02	2. 58E+02	3. 34E+02	2. 96E+02	2. 68E+02	2. 67E+02	2. 69E+02
8. 0E+01	3. 39E+02	3. 35E+02	3. 35E+02	3. 34E+02	3. 31E+02	3. 27E+02	2. 98E+02	3. 49E+02	3. 20E+02	3. 02E+02	3. 00E+02	3. 04E+02
1. 0E+02	3. 42E+02	3. 38E+02	3. 40E+02	3. 39E+02	3. 39E+02	3. 40E+02	3. 24E+02	3. 57E+02	3. 34E+02	3. 23E+02	3. 19E+02	3. 27E+02
1. 5E+02	3. 49E+02	3. 47E+02	3. 48E+02	3. 50E+02	3. 54E+02	3. 59E+02	3. 59E+02	3. 71E+02	3. 55E+02	3. 56E+02	3. 49E+02	3. 46E+02
2. 0E+02	3. 54E+02	3. 52E+02	3. 54E+02	3. 58E+02	3. 63E+02	3. 73E+02	3. 79E+02	3. 81E+02	3. 68E+02	3. 77E+02	3. 71E+02	3. 83E+02
3. 0E+02	3. 62E+02	3. 59E+02	3. 61E+02	3. 67E+02	3. 78E+02	3. 90E+02	4. 06E+02	3. 93E+02	3. 85E+02	4. 05E+02	3. 98E+02	4. 12E+02
4. 0E+02	3. 66E+02	3. 64E+02	3. 66E+02	3. 74E+02	3. 86E+02	4. 02E+02	4. 26E+02	4. 02E+02	3. 99E+02	4. 25E+02	4. 15E+02	4. 35E+02
5. 0E+02	3. 69E+02	3. 68E+02	3. 72E+02	3. 81E+02	3. 92E+02	4. 13E+02	4. 39E+02	4. 09E+02	4. 08E+02	4. 40E+02	4. 31E+02	4. 49E+02
6. 0E+02	3. 72E+02	3. 71E+02	3. 75E+02	3. 84E+02	3. 99E+02	4. 20E+02	4. 53E+02	4. 15E+02	4. 18E+02	4. 53E+02	4. 44E+02	4. 62E+02
8. 0E+02	3. 76E+02	3. 76E+02	3. 79E+02	3. 90E+02	4. 08E+02	4. 30E+02	4. 72E+02	4. 24E+02	4. 32E+02	4. 74E+02	4. 63E+02	4. 85E+02
1. 0E+03	3. 79E+02	3. 80E+02	3. 83E+02	3. 95E+02	4. 14E+02	4. 41E+02	4. 89E+02	4. 30E+02	4. 36E+02	4. 91E+02	4. 77E+02	5. 05E+02

表 A.5　单能质子不同几何入射条件下质子注量到个人剂量的转换系数

$H_p(\varphi)/(\mathrm{pSv\cdot cm^2})$（ICRU 95, 2020）

E_p/MeV	0°	avg (±15°)	avg (±30°)	avg (±45°)	avg (±60°)	avg (±75°)	avg (±90°)	180°	ROT	ISO	SS-ISO	IS-ISO
1.0E+00	5.46E+00	5.30E+00	5.01E+00	4.53E+00	4.07E+00	3.44E+00	2.81E+00	5.47E+00	4.50E+00	3.52E+00	3.44E+00	3.51E+00
1.5E+00	8.20E+00	7.94E+00	7.50E+00	6.78E+00	6.09E+00	5.15E+00	4.21E+00	8.21E+00	6.75E+00	5.28E+00	5.16E+00	5.26E+00
2.0E+00	1.09E+01	1.06E+01	9.97E+00	9.01E+00	8.10E+00	6.86E+00	5.62E+00	1.09E+01	8.98E+00	7.02E+00	6.86E+00	7.00E+00
3.0E+00	1.64E+01	1.58E+01	1.49E+01	1.34E+01	1.21E+01	1.02E+01	8.42E+00	1.64E+01	1.34E+01	1.05E+01	1.03E+01	1.05E+01
4.0E+00	2.19E+01	2.10E+01	1.97E+01	1.77E+01	1.60E+01	1.36E+01	1.12E+01	2.19E+01	1.78E+01	1.39E+01	1.36E+01	1.39E+01
5.0E+00	2.73E+01	2.61E+01	2.44E+01	2.19E+01	1.98E+01	1.69E+01	1.40E+01	2.73E+01	2.21E+01	1.73E+01	1.69E+01	1.72E+01
6.0E+00	3.28E+01	3.11E+01	2.90E+01	2.60E+01	2.34E+01	2.01E+01	1.68E+01	3.28E+01	2.63E+01	2.05E+01	2.01E+01	2.05E+01
8.0E+00	4.37E+01	4.09E+01	3.76E+01	3.36E+01	3.03E+01	2.63E+01	2.24E+01	4.37E+01	3.45E+01	2.68E+01	2.62E+01	2.67E+01
1.0E+01	5.49E+01	6.18E+01	6.75E+01	6.44E+01	5.78E+01	4.39E+01	2.81E+01	5.46E+01	5.01E+01	4.58E+01	4.66E+01	4.50E+01
1.5E+01	1.89E+02	1.85E+02	1.49E+02	1.30E+02	1.15E+02	8.59E+01	4.98E+01	5.61E+01	9.37E+01	8.01E+01	8.31E+01	7.71E+01
2.0E+01	4.28E+02	4.04E+02	3.52E+02	2.90E+02	2.06E+02	1.45E+02	8.08E+01	4.36E+01	1.65E+02	1.36E+02	1.45E+02	1.27E+02
3.0E+01	7.50E+02	7.26E+02	6.50E+02	5.59E+02	4.28E+02	2.92E+02	1.76E+02	3.61E+01	2.96E+02	2.49E+02	2.66E+02	2.32E+02
4.0E+01	1.02E+03	1.00E+03	9.19E+02	7.80E+02	6.19E+02	4.38E+02	2.84E+02	4.55E+01	4.22E+02	3.58E+02	3.81E+02	3.35E+02
5.0E+01	1.18E+03	1.18E+03	1.15E+03	1.04E+03	7.97E+02	5.50E+02	3.76E+02	7.15E+01	5.32E+02	4.51E+02	4.62E+02	4.40E+02
6.0E+01	1.48E+03	1.46E+03	1.41E+03	1.30E+03	1.05E+03	7.18E+02	4.74E+02	1.56E+02	6.87E+02	5.51E+02	5.47E+02	5.55E+02
8.0E+01	2.16E+03	2.14E+03	2.04E+03	1.86E+03	1.58E+03	1.19E+03	7.01E+02	5.60E+02	1.09E+03	8.37E+02	8.71E+02	8.03E+02
1.0E+02	2.51E+03	2.48E+03	2.36E+03	2.17E+03	1.90E+03	1.46E+03	9.06E+02	1.19E+03	1.44E+03	1.13E+03	1.18E+03	1.08E+03
1.5E+02	2.38E+03	2.40E+03	2.41E+03	2.44E+03	2.30E+03	2.10E+03	1.55E+03	2.82E+03	2.16E+03	1.79E+03	1.85E+03	1.73E+03
2.0E+02	1.77E+03	1.79E+03	1.81E+03	1.84E+03	1.91E+03	2.01E+03	2.17E+03	1.93E+03	1.96E+03	1.84E+03	1.90E+03	1.78E+03
3.0E+02	1.38E+03	1.39E+03	1.40E+03	1.41E+03	1.43E+03	1.44E+03	1.45E+03	1.45E+03	1.44E+03	1.42E+03	1.45E+03	1.39E+03

表 A. 5(续)

E_p/MeV	0°	avg (±15°)	avg (±30°)	avg (±45°)	avg (±60°)	avg (±75°)	avg (±90°)	180°	ROT	ISO	SS-ISO	IS-ISO
4. 0E+02	1. 23E+03	1. 25E+03	1. 25E+03	1. 26E+03	1. 28E+03	1. 28E+03	1. 28E+03	1. 30E+03	1. 28E+03	1. 25E+03	1. 28E+03	1. 22E+03
5. 0E+02	1. 15E+03	1. 19E+03	1. 19E+03	1. 21E+03	1. 22E+03	1. 22E+03	1. 21E+03	1. 24E+03	1. 22E+03	1. 18E+03	1. 21E+03	1. 15E+03
6. 0E+02	1. 16E+03	1. 16E+03	1. 17E+03	1. 18E+03	1. 20E+03	1. 20E+03	1. 20E+03	1. 23E+03	1. 22E+03	1. 17E+03	1. 21E+03	1. 13E+03
8. 0E+02	1. 11E+03	1. 13E+03	1. 14E+03	1. 15E+03	1. 17E+03	1. 17E+03	1. 20E+03	1. 23E+03	1. 20E+03	1. 17E+03	1. 18E+03	1. 16E+03
1. 0E+03	1. 09E+03	1. 11E+03	1. 12E+03	1. 14E+03	1. 15E+03	1. 16E+03	1. 19E+03	1. 23E+03	1. 19E+03	1. 15E+03	1. 18E+03	1. 12E+03

表 A.6　从左和右照射时，从光子注量到眼睛体中最大吸收剂量的转换系数

$D_{lens}(\varphi)/(pSv \cdot cm^2)$（ICRU 95, 2020）

E_p/MeV	0°	15°	30°	45°	60°	75°	90°	ROT
0.005	8.61E-06	1.63E-05	3.47E-05	3.29E-05	1.35E-05	1.66E-06	6.90E-08	8.85E-06
0.006	2.00E-03	2.44E-03	2.97E-03	2.85E-03	1.48E-03	4.08E-04	4.26E-05	8.75E-04
0.007	3.74E-02	3.56E-02	3.67E-02	3.38E-02	2.02E-02	7.75E-03	1.75E-03	1.24E-02
0.008	1.85E-01	1.72E-01	1.63E-01	1.50E-01	9.81E-02	4.70E-02	1.47E-02	5.81E-02
0.009	4.75E-01	4.41E-01	4.13E-01	3.77E-01	2.66E-01	1.50E-01	5.89E-02	1.50E-01
0.01	8.33E-01	7.78E-01	7.30E-01	6.72E-01	5.07E-01	3.20E-01	1.52E-01	2.74E-01
0.011	1.15E+00	1.10E+00	1.04E+00	9.66E-01	7.72E-01	5.35E-01	2.89E-01	3.98E-01
0.013	1.54E+00	1.52E+00	1.46E+00	1.35E+00	1.19E+00	9.32E-01	5.98E-01	5.80E-01
0.015	1.63E+00	1.63E+00	1.58E+00	1.49E+00	1.37E+00	1.16E+00	8.31E-01	6.47E-01
0.017	1.55E+00	1.57E+00	1.54E+00	1.46E+00	1.39E+00	1.23E+00	9.53E-01	6.56E-01
0.02	1.35E+00	1.37E+00	1.36E+00	1.30E+00	1.27E+00	1.16E+00	9.65E-01	6.19E-01
0.024	1.09E+00	1.11E+00	1.11E+00	1.07E+00	1.06E+00	9.98E-01	8.69E-01	5.35E-01
0.03	8.12E-01	8.35E-01	8.34E-01	8.13E-01	8.13E-01	7.80E-01	6.99E-01	4.34E-01
0.04	5.80E-01	5.93E-01	6.01E-01	5.89E-01	5.92E-01	5.69E-01	5.29E-01	3.36E-01
0.05	4.83E-01	4.94E-01	5.04E-01	4.96E-01	4.95E-01	4.76E-01	4.47E-01	2.95E-01
0.06	4.50E-01	4.59E-01	4.67E-01	4.64E-01	4.61E-01	4.50E-01	4.28E-01	2.85E-01
0.07	4.55E-01	4.63E-01	4.67E-01	4.63E-01	4.61E-01	4.53E-01	4.33E-01	2.94E-01
0.08	4.82E-01	4.83E-01	4.89E-01	4.85E-01	4.90E-01	4.79E-01	4.58E-01	3.15E-01
0.1	5.59E-01	5.62E-01	5.69E-01	5.71E-01	5.70E-01	5.57E-01	5.41E-01	3.76E-01
0.12	6.53E-01	6.56E-01	6.72E-01	6.73E-01	6.71E-01	6.53E-01	6.33E-01	4.52E-01
0.15	8.38E-01	8.40E-01	8.46E-01	8.45E-01	8.45E-01	8.36E-01	8.11E-01	5.80E-01

表 A.6(续1)

E_p/MeV	0°	15°	30°	45°	60°	75°	90°	ROT
0.2	1.13E+00	1.15E+00	1.16E+00	1.17E+00	1.15E+00	1.14E+00	1.13E+00	8.10E−01
0.24	1.38E+00	1.38E+00	1.41E+00	1.42E+00	1.39E+00	1.38E+00	1.37E+00	1.00E+00
0.3	1.74E+00	1.75E+00	1.77E+00	1.80E+00	1.75E+00	1.75E+00	1.73E+00	1.28E+00
0.4	2.29E+00	2.32E+00	2.34E+00	2.38E+00	2.35E+00	2.31E+00	2.32E+00	1.75E+00
0.5	2.83E+00	2.84E+00	2.89E+00	2.93E+00	2.90E+00	2.84E+00	2.83E+00	2.22E+00
0.511	2.88E+00	2.88E+00	2.97E+00	3.01E+00	2.98E+00	2.89E+00	2.89E+00	2.26E+00
0.6	3.34E+00	3.36E+00	3.40E+00	3.46E+00	3.41E+00	3.36E+00	3.35E+00	2.64E+00
0.662	3.63E+00	3.65E+00	3.66E+00	3.77E+00	3.70E+00	3.65E+00	3.64E+00	2.90E+00
0.8	4.26E+00	4.28E+00	4.33E+00	4.39E+00	4.37E+00	4.28E+00	4.27E+00	3.46E+00
1	5.06E+00	5.09E+00	5.14E+00	5.27E+00	5.21E+00	5.08E+00	5.12E+00	4.20E+00
1.117	5.50E+00	5.55E+00	5.56E+00	5.65E+00	5.64E+00	5.56E+00	5.57E+00	4.63E+00
1.2	5.83E+00	5.84E+00	5.86E+00	5.98E+00	5.95E+00	5.82E+00	5.92E+00	4.87E+00
1.3	6.07E+00	6.14E+00	6.16E+00	6.25E+00	6.20E+00	6.15E+00	6.10E+00	5.18E+00
1.33	6.16E+00	6.16E+00	6.16E+00	6.30E+00	6.35E+00	6.19E+00	6.19E+00	5.25E+00
1.5	6.49E+00	6.53E+00	6.71E+00	6.88E+00	6.91E+00	6.74E+00	6.83E+00	5.76E+00
1.7	6.92E+00	6.93E+00	7.08E+00	7.25E+00	7.40E+00	7.23E+00	7.37E+00	6.10E+00
2	7.04E+00	7.16E+00	7.29E+00	7.66E+00	7.92E+00	7.88E+00	8.05E+00	6.75E+00
2.4	6.84E+00	6.93E+00	7.24E+00	7.84E+00	8.47E+00	8.64E+00	8.74E+00	7.32E+00
3	6.25E+00	6.39E+00	6.92E+00	7.87E+00	8.99E+00	9.61E+00	9.32E+00	7.86E+00
4	5.62E+00	5.85E+00	6.33E+00	7.67E+00	9.64E+00	1.09E+01	1.10E+01	8.63E+00
5	5.13E+00	5.35E+00	6.08E+00	7.68E+00	1.01E+01	1.22E+01	1.26E+01	9.35E+00
6	4.82E+00	5.05E+00	5.87E+00	7.60E+00	1.07E+01	1.34E+01	1.40E+01	9.99E+00

表 A.6(续2)

E_p/MeV	0°	15°	30°	45°	60°	75°	90°	ROT
6.129	4.79E+00	5.06E+00	5.76E+00	7.62E+00	1.08E+01	1.34E+01	1.43E+01	1.01E+01
8	4.42E+00	4.67E+00	5.52E+00	7.47E+00	1.16E+01	1.56E+01	1.71E+01	1.14E+01
10	4.17E+00	4.38E+00	5.19E+00	7.16E+00	1.22E+01	1.76E+01	1.95E+01	1.27E+01
15	3.97E+00	4.16E+00	4.78E+00	6.48E+00	1.25E+01	2.08E+01	2.57E+01	1.58E+01
20	3.94E+00	4.08E+00	4.60E+00	6.15E+00	1.24E+01	2.29E+01	3.09E+01	1.89E+01
30	4.01E+00	4.12E+00	4.58E+00	5.84E+00	1.19E+01	2.46E+01	3.79E+01	2.45E+01
40	4.09E+00	4.18E+00	4.68E+00	5.69E+00	1.17E+01	2.55E+01	4.22E+01	2.95E+01
50	4.16E+00	4.32E+00	4.71E+00	5.70E+00	1.16E+01	2.64E+01	4.53E+01	3.36E+01

表 A.7　从左和右照射时，从中子注量到眼睛体中最大吸收剂量的转换系数

$D_{lens}(\varphi)/(pSv \cdot cm^2)$（ICRU 95，2020）

E_p/MeV	0°	15°	30°	45°	60°	75°	90°	180°	ROT
1.00E-09	2.31E+00	2.38E+00	2.49E+00	2.31E+00	2.04E+00	1.64E+00	1.17E+00	1.19E-01	4.73E-01
1.00E-08	2.75E+00	2.83E+00	2.89E+00	2.72E+00	2.49E+00	1.97E+00	1.47E+00	1.39E-01	5.67E-01
2.50E-08	2.73E+00	2.90E+00	3.02E+00	2.87E+00	2.57E+00	2.10E+00	1.57E+00	1.62E-01	6.06E-01
1.00E-07	2.79E+00	2.94E+00	3.07E+00	3.14E+00	2.76E+00	2.38E+00	1.86E+00	2.07E-01	6.70E-01
2.00E-07	2.76E+00	3.06E+00	3.22E+00	2.99E+00	2.80E+00	2.46E+00	1.95E+00	2.45E-01	6.99E-01
5.00E-07	2.78E+00	3.03E+00	3.06E+00	3.02E+00	2.83E+00	2.46E+00	2.07E+00	2.77E-01	7.09E-01
1.00E-06	2.80E+00	2.87E+00	3.14E+00	2.99E+00	2.78E+00	2.50E+00	2.04E+00	3.18E-01	7.22E-01
2.00E-06	2.73E+00	2.75E+00	2.88E+00	2.83E+00	2.76E+00	2.43E+00	2.06E+00	3.32E-01	7.39E-01
5.00E-06	2.62E+00	2.72E+00	2.87E+00	2.87E+00	2.66E+00	2.42E+00	2.01E+00	3.54E-01	7.22E-01
1.00E-05	2.57E+00	2.68E+00	2.67E+00	2.77E+00	2.57E+00	2.35E+00	1.94E+00	3.54E-01	6.98E-01
2.00E-05	2.39E+00	2.51E+00	2.67E+00	2.46E+00	2.48E+00	2.20E+00	1.84E+00	3.68E-01	6.90E-01
5.00E-05	2.20E+00	2.50E+00	2.40E+00	2.48E+00	2.26E+00	2.09E+00	1.82E+00	3.53E-01	6.51E-01
1.00E-04	2.20E+00	2.22E+00	2.29E+00	2.34E+00	2.18E+00	2.00E+00	1.75E+00	3.71E-01	6.31E-01
2.00E-04	2.02E+00	2.17E+00	2.28E+00	2.26E+00	2.09E+00	1.92E+00	1.66E+00	3.88E-01	6.07E-01
5.00E-04	1.93E+00	2.04E+00	2.14E+00	2.12E+00	2.00E+00	1.88E+00	1.59E+00	3.73E-01	5.97E-01
1.00E-03	1.97E+00	1.91E+00	2.00E+00	2.08E+00	1.94E+00	1.81E+00	1.60E+00	3.77E-01	5.76E-01
2.00E-03	1.91E+00	2.03E+00	2.09E+00	2.12E+00	1.85E+00	1.80E+00	1.58E+00	3.52E-01	5.81E-01
5.00E-03	1.99E+00	2.17E+00	2.25E+00	2.07E+00	2.12E+00	1.88E+00	1.62E+00	3.62E-01	6.12E-01
1.00E-02	2.39E+00	2.52E+00	2.47E+00	2.41E+00	2.35E+00	2.13E+00	1.87E+00	3.62E-01	6.85E-01
2.00E-02	3.04E+00	3.11E+00	3.05E+00	3.03E+00	2.93E+00	2.70E+00	2.33E+00	3.52E-01	8.07E-01
3.00E-02	3.69E+00	3.73E+00	3.71E+00	3.66E+00	3.54E+00	3.31E+00	2.80E+00	4.01E-01	9.62E-01

表 A.7(续 1)

E_p/MeV	0°	15°	30°	45°	60°	75°	90°	180°	ROT
5.00E-02	4.94E+00	4.88E+00	4.82E+00	4.60E+00	4.60E+00	4.32E+00	3.79E+00	3.86E-01	1.24E+00
7.00E-02	5.99E+00	5.93E+00	5.95E+00	5.64E+00	5.71E+00	5.37E+00	4.77E+00	4.05E-01	1.55E+00
1.00E-01	7.29E+00	7.42E+00	7.35E+00	7.02E+00	7.19E+00	6.55E+00	5.89E+00	4.23E-01	1.84E+00
1.50E-01	9.41E+00	9.43E+00	9.29E+00	9.05E+00	9.00E+00	8.60E+00	7.76E+00	4.45E-01	2.37E+00
2.00E-01	1.11E+01	1.12E+01	1.10E+01	1.08E+01	1.07E+01	1.03E+01	9.39E+00	4.45E-01	2.80E+00
3.00E-01	1.39E+01	1.43E+01	1.39E+01	1.36E+01	1.37E+01	1.33E+01	1.23E+01	4.88E-01	3.66E+00
5.00E-01	1.83E+01	1.89E+01	1.85E+01	1.78E+01	1.84E+01	1.78E+01	1.70E+01	5.63E-01	4.99E+00
7.00E-01	2.14E+01	2.19E+01	2.16E+01	2.08E+01	2.11E+01	2.09E+01	1.98E+01	6.59E-01	6.07E+00
9.00E-01	2.48E+01	2.53E+01	2.49E+01	2.42E+01	2.37E+01	2.42E+01	2.30E+01	8.41E-01	7.05E+00
1.00E+00	2.96E+01	3.01E+01	2.95E+01	3.01E+01	2.87E+01	2.82E+01	2.66E+01	6.38E-01	7.85E+00
1.20E+00	2.84E+01	2.89E+01	2.88E+01	2.69E+01	2.75E+01	2.77E+01	2.70E+01	1.09E+00	8.42E+00
1.50E+00	3.07E+01	3.11E+01	3.11E+01	2.95E+01	3.06E+01	2.98E+01	2.97E+01	1.64E+00	9.42E+00
2.00E+00	3.48E+01	3.44E+01	3.43E+01	3.54E+01	3.37E+01	3.35E+01	3.32E+01	2.76E+00	1.11E+01
3.00E+00	4.02E+01	4.01E+01	3.97E+01	4.08E+01	3.90E+01	3.91E+01	3.89E+01	5.53E+00	1.40E+01
4.00E+00	4.78E+01	4.70E+01	4.79E+01	4.86E+01	4.61E+01	4.59E+01	4.72E+01	7.34E+00	1.64E+01
5.00E+00	5.00E+01	4.93E+01	4.96E+01	5.07E+01	4.85E+01	4.72E+01	4.83E+01	1.09E+01	1.83E+01
6.00E+00	5.40E+01	5.38E+01	5.41E+01	5.42E+01	5.27E+01	5.17E+01	5.25E+01	1.29E+01	1.99E+01
7.00E+00	5.37E+01	5.32E+01	5.34E+01	5.38E+01	5.27E+01	5.18E+01	5.27E+01	1.65E+01	2.10E+01
8.00E+00	5.68E+01	5.61E+01	5.74E+01	5.62E+01	5.58E+01	5.51E+01	5.56E+01	1.79E+01	2.21E+01
9.00E+00	6.06E+01	5.95E+01	6.00E+01	6.02E+01	5.92E+01	5.82E+01	5.89E+01	1.94E+01	2.33E+01
1.00E+01	6.21E+01	6.21E+01	6.39E+01	6.34E+01	6.19E+01	6.14E+01	6.15E+01	2.15E+01	2.51E+01
1.20E+01	7.00E+01	6.89E+01	7.03E+01	7.01E+01	6.71E+01	6.72E+01	6.88E+01	2.42E+01	2.74E+01

表 **A.7**(续 2)

E_p/MeV	0°	15°	30°	45°	60°	75°	90°	180°	ROT
1.40E+01	7.09E+01	7.11E+01	7.18E+01	7.17E+01	6.83E+01	6.95E+01	7.04E+01	2.81E+01	2.88E+01
1.50E+01	7.46E+01	7.38E+01	7.54E+01	7.47E+01	7.22E+01	7.20E+01	7.36E+01	3.01E+01	3.00E+01
1.60E+01	7.44E+01	7.52E+01	7.50E+01	7.54E+01	7.29E+01	7.21E+01	7.33E+01	3.22E+01	3.06E+01
1.80E+01	7.45E+01	7.47E+01	7.37E+01	7.51E+01	7.26E+01	7.19E+01	7.51E+01	3.55E+01	3.16E+01
2.00E+01	7.56E+01	7.37E+01	7.74E+01	7.60E+01	7.29E+01	7.35E+01	7.61E+01	3.87E+01	3.24E+01
3.00E+01	7.01E+01	7.05E+01	7.44E+01	7.97E+01	6.71E+01	7.43E+01	7.91E+01	4.88E+01	3.43E+01
5.00E+01	5.57E+01	5.82E+01	6.19E+01	7.13E+01	7.09E+01	7.66E+01	7.97E+01	6.51E+01	3.50E+01

表 A.8　从左和右照射时，从电子注量到眼睛体中最大吸收剂量的转换系数

$D_{lens}(\varphi)/(pSv\cdot cm^2)$（ICRU 95，2020）

E_p/MeV	0°	15°	30°	45°	60°	75°	90°	ROT
0.01	6.40E−07	7.33E−07	6.36E−07	4.68E−07	3.82E−07	2.91E−07	1.67E−07	3.32E−07
0.015	1.55E−05	1.47E−05	1.37E−05	1.20E−05	1.10E−05	6.71E−06	3.99E−06	4.60E−06
0.02	5.26E−05	5.21E−05	4.29E−05	4.00E−05	3.07E−05	2.01E−05	1.56E−05	1.69E−05
0.03	1.62E−04	1.69E−04	1.52E−04	1.37E−04	9.59E−05	7.96E−05	4.59E−05	5.49E−05
0.04	3.16E−04	3.04E−04	3.07E−04	2.53E−04	1.99E−04	1.55E−04	8.87E−05	9.57E−05
0.05	4.90E−04	5.09E−04	4.76E−04	3.94E−04	3.45E−04	2.36E−04	1.44E−04	1.56E−04
0.06	6.17E−04	6.32E−04	6.12E−04	5.17E−04	4.43E−04	3.05E−04	1.93E−04	2.19E−04
0.08	1.03E−03	1.05E−03	9.82E−04	8.34E−04	7.25E−04	5.15E−04	3.28E−04	3.51E−04
0.1	1.43E−03	1.47E−03	1.34E−03	1.26E−03	1.01E−03	7.44E−04	4.96E−04	4.84E−04
0.15	2.60E−03	2.66E−03	2.48E−03	2.14E−03	1.79E−03	1.37E−03	9.10E−04	9.40E−04
0.2	3.87E−03	4.05E−03	3.76E−03	3.39E−03	2.81E−03	2.18E−03	1.43E−03	1.44E−03
0.3	7.36E−03	7.18E−03	6.86E−03	6.19E−03	5.15E−03	4.07E−03	2.84E−03	2.63E−03
0.4	1.14E−02	1.15E−02	1.08E−02	1.02E−02	8.49E−03	6.58E−03	4.73E−03	4.19E−03
0.5	1.65E−02	1.63E−02	1.56E−02	1.44E−02	1.22E−02	9.69E−03	6.87E−03	6.28E−03
0.6	4.71E−02	5.68E−02	6.98E−02	6.52E−02	4.51E−02	2.34E−02	1.16E−02	2.29E−02
0.7	1.46E+00	1.65E+00	1.88E+00	1.73E+00	1.17E+00	5.49E−01	1.73E−01	5.98E−01
0.8	1.00E+01	1.03E+01	1.04E+01	9.08E+00	6.18E+00	3.28E+00	1.18E+00	3.45E+00
1	6.95E+01	6.74E+01	6.02E+01	4.86E+01	3.36E+01	1.89E+01	7.80E+00	2.08E+01
1.25	1.92E+02	1.85E+02	1.64E+02	1.32E+02	9.15E+01	5.38E+01	2.43E+01	5.71E+01
1.5	3.08E+02	2.99E+02	2.69E+02	2.23E+02	1.61E+02	9.82E+01	4.72E+01	9.53E+01
1.75	3.85E+02	3.78E+02	3.50E+02	3.02E+02	2.28E+02	1.46E+02	7.39E+01	1.26E+02

表 A.8(续)

E_p/MeV	0°	15°	30°	45°	60°	75°	90°	ROT
2	4.16E+02	4.12E+02	3.95E+02	3.58E+02	2.83E+02	1.93E+02	1.03E+02	1.45E+02
2.5	4.08E+02	4.12E+02	4.13E+02	4.04E+02	3.52E+02	2.70E+02	1.62E+02	1.61E+02
3	3.78E+02	3.87E+02	3.99E+02	4.11E+02	3.82E+02	3.21E+02	2.11E+02	1.64E+02
3.5	3.54E+02	3.66E+02	3.82E+02	4.05E+02	3.91E+02	3.52E+02	2.54E+02	1.64E+02
4	3.39E+02	3.51E+02	3.69E+02	3.99E+02	3.87E+02	3.70E+02	2.86E+02	1.64E+02
5	3.23E+02	3.35E+02	3.54E+02	3.92E+02	3.68E+02	3.81E+02	3.33E+02	1.65E+02
6	3.15E+02	3.28E+02	3.49E+02	3.94E+02	3.49E+02	3.76E+02	3.61E+02	1.68E+02
7	3.10E+02	3.22E+02	3.46E+02	4.01E+02	3.37E+02	3.64E+02	3.75E+02	1.72E+02
8	3.07E+02	3.18E+02	3.41E+02	4.06E+02	3.28E+02	3.53E+02	3.76E+02	1.77E+02
10	3.04E+02	3.12E+02	3.30E+02	4.03E+02	3.44E+02	3.36E+02	3.61E+02	1.85E+02
15	3.01E+02	3.06E+02	3.09E+02	3.53E+02	4.15E+02	3.15E+02	3.25E+02	2.01E+02
20	3.01E+02	3.03E+02	3.05E+02	3.23E+02	4.03E+02	3.76E+02	3.12E+02	2.12E+02
30	3.03E+02	3.04E+02	3.06E+02	3.12E+02	3.67E+02	3.67E+02	3.09E+02	2.36E+02
40	3.03E+02	3.07E+02	3.03E+02	3.13E+02	3.47E+02	3.46E+02	3.13E+02	2.64E+02
50	3.00E+02	3.01E+02	3.06E+02	3.10E+02	3.41E+02	3.32E+02	3.13E+02	2.90E+02

表 A.9 单能中子不同几何入射条件下中子注量到个人剂量的转换系数

$H_p(\varphi)$/(pSv · cm^2) (ICRU 95, 2020)

E_p/MeV	$H_p(\varphi)$/(pSv · cm^2)											
	0°	avg(±15°)	avg(±30°)	avg(±45°)	avg(±60°)	avg(±75°)	avg(±90°)	180°	ROT	ISO	SS-ISO	IS-ISO
1.0E-09	3.09E+00	2.93E+00	2.67E+00	2.25E+00	1.86E+00	1.38E+00	9.67E-01	1.85E+00	1.70E+00	1.29E+00	1.35E+00	1.23E+00
1.0E-08	3.55E+00	3.48E+00	3.14E+00	2.67E+00	2.18E+00	1.60E+00	1.06E+00	2.11E+00	2.03E+00	1.56E+00	1.58E+00	1.54E+00
2.5E-08	4.00E+00	3.89E+00	3.48E+00	2.97E+00	2.41E+00	1.79E+00	1.22E+00	2.44E+00	2.31E+00	1.76E+00	1.76E+00	1.76E+00
1.0E-07	5.20E+00	5.06E+00	4.62E+00	3.93E+00	3.16E+00	2.35E+00	1.56E+00	3.25E+00	2.98E+00	2.26E+00	2.33E+00	2.19E+00
2.0E-07	5.87E+00	5.73E+00	5.20E+00	4.45E+00	3.58E+00	2.61E+00	1.79E+00	3.72E+00	3.36E+00	2.54E+00	2.61E+00	2.47E+00
5.0E-07	6.59E+00	6.65E+00	6.00E+00	5.14E+00	4.16E+00	3.05E+00	2.04E+00	4.33E+00	3.86E+00	2.92E+00	2.99E+00	2.85E+00
1.0E-06	7.03E+00	7.01E+00	6.34E+00	5.51E+00	4.34E+00	3.26E+00	2.21E+00	4.73E+00	4.17E+00	3.15E+00	3.25E+00	3.05E+00
2.0E-06	7.39E+00	7.37E+00	6.70E+00	5.69E+00	4.59E+00	3.41E+00	2.32E+00	5.02E+00	4.40E+00	3.32E+00	3.37E+00	3.27E+00
5.0E-06	7.71E+00	7.69E+00	6.95E+00	5.95E+00	4.83E+00	3.53E+00	2.43E+00	5.30E+00	4.59E+00	3.47E+00	3.56E+00	3.38E+00
1.0E-05	7.82E+00	7.81E+00	7.06E+00	6.02E+00	4.87E+00	3.65E+00	2.45E+00	5.44E+00	4.68E+00	3.52E+00	3.62E+00	3.42E+00
2.0E-05	7.84E+00	7.83E+00	7.09E+00	6.04E+00	4.87E+00	3.64E+00	2.47E+00	5.51E+00	4.72E+00	3.54E+00	3.60E+00	3.48E+00
5.0E-05	7.82E+00	7.81E+00	7.06E+00	6.09E+00	4.87E+00	3.61E+00	2.45E+00	5.55E+00	4.73E+00	3.55E+00	3.65E+00	3.45E+00
1.0E-04	7.79E+00	7.71E+00	7.06E+00	6.00E+00	4.90E+00	3.63E+00	2.44E+00	5.57E+00	4.72E+00	3.54E+00	3.64E+00	3.44E+00
2.0E-04	7.73E+00	7.75E+00	7.01E+00	6.04E+00	4.85E+00	3.63E+00	2.45E+00	5.59E+00	4.67E+00	3.52E+00	3.64E+00	3.40E+00
5.0E-04	7.54E+00	7.59E+00	7.00E+00	5.96E+00	4.78E+00	3.56E+00	2.42E+00	5.60E+00	4.60E+00	3.47E+00	3.67E+00	3.27E+00
1.0E-03	7.54E+00	7.56E+00	6.91E+00	5.89E+00	4.80E+00	3.51E+00	2.41E+00	5.60E+00	4.58E+00	3.46E+00	3.64E+00	3.28E+00
2.0E-03	7.61E+00	7.61E+00	6.94E+00	5.98E+00	4.76E+00	3.54E+00	2.40E+00	5.62E+00	4.61E+00	3.48E+00	3.64E+00	3.32E+00
5.0E-03	7.97E+00	8.03E+00	7.33E+00	6.23E+00	5.03E+00	3.76E+00	2.54E+00	5.95E+00	4.86E+00	3.66E+00	3.88E+00	3.44E+00
1.0E-02	9.11E+00	9.21E+00	8.41E+00	7.21E+00	5.83E+00	4.30E+00	2.90E+00	6.81E+00	5.57E+00	4.19E+00	4.38E+00	4.00E+00
2.0E-02	1.22E+01	1.23E+01	1.13E+01	9.68E+00	7.78E+00	5.78E+00	3.91E+00	8.93E+00	7.41E+00	5.61E+00	5.80E+00	5.42E+00

表 A.9(续 1)

E_p/MeV	$H_p(\varphi)/(pSv \cdot cm^2)$											
	0°	avg(±15°)	avg(±30°)	avg(±45°)	avg(±60°)	avg(±75°)	avg(±90°)	180°	ROT	ISO	SS-ISO	IS-ISO
3. 0E-02	1. 57E+01	1. 59E+01	1. 45E+01	1. 26E+01	1. 00E+01	7. 43E+00	5. 01E+00	1. 12E+01	9. 46E+00	7. 18E+00	7. 66E+00	6. 70E+00
5. 0E-02	2. 30E+01	2. 33E+01	2. 14E+01	1. 83E+01	1. 48E+01	1. 09E+01	7. 35E+00	1. 57E+01	1. 37E+01	1. 04E+01	1. 10E+01	9. 80E+00
7. 0E-02	3. 06E+01	3. 10E+01	2. &4E+01	2. 43E+01	1. 97E+01	1. 45E+01	9. 73E+00	2. 00E+01	1. 80E+01	1. 37E+01	1. 47E+01	1. 27E+01
1. 0E-01	4. 19E+01	4. 25E+01	3. 90E+01	3. 36E+01	2. 70E+01	1. 99E+01	1. 34E+01	2. 59E+01	2. 43E+01	1. 86E+01	1. 94E+01	1. 78E+01
1. 5E-01	6. 06E+01	6. 10E+01	5. 63E+01	4. 86E+01	3. 92E+01	2. 89E+01	1. 94E+01	3. 49E+01	3. 47E+01	2. 66E+01	2. 77E+01	2. 55E+01
2. 0E-01	7. 88E+01	7. 93E+01	7. 35E+01	6. 38E+01	5. 16E+01	3. 81E+01	2. 53E+01	4. 31E+01	4. 47E+01	3. 44E+01	3. 57E+01	3. 31E+01
3. 0E-01	1. 14E+02	1. 13E+02	1. 05E+02	9. 24E+01	7. 50E+01	5. 55E+01	3. 70E+01	5. 81E+01	6. 38E+01	4. 94E+01	5. 11E+01	4. 77E+01
5. 0E-01	1. 77E+02	1. 79E+02	1. 67E+02	1. 48E+02	1. 21E+02	8. 90E+01	5. 91E+01	8. 59E+01	9. 91E+01	7. 71E+01	7. 97E+01	7. 45E+01
7. 0E-01	2. 32E+02	2. 34E+02	2. 20E+02	1. 96E+02	1. 62E+02	1. 20E+02	7. 91E+01	1. 12E+02	1. 31E+02	1. 02E+02	1. 08E+02	9. 60E+01
9. 0E-01	2. 79E+02	2. 81E+02	2. 65E+02	2. 36E+02	1. 96E+02	1. 48E+02	9. 72E+01	1. 36E+02	1. 60E+02	1. 26E+02	1. 30E+02	1. 22E+02
1. 0E+00	3. 01E+02	2. 88E+02	2. 72E+02	2. 42E+02	1. 99E+02	1. 48E+02	1. 06E+02	1. 48E+02	1. 74E+02	1. 37E+02	1. 31E+02	1. 43E+02
1. 2E+00	3. 30E+02	3. 31E+02	3. 15E+02	2. 82E+02	2. 35E+02	1. 79E+02	1. 20E+02	1. 67E+02	1. 93E+02	1. 53E+02	1. 57E+02	1. 49E+02
1. 5E+00	3. 65E+02	3. 69E+02	3. 50E+02	3. 18E+02	2. 70E+02	2. 08E+02	1. 39E+02	1. 95E+02	2. 19E+02	1. 74E+02	1. 83E+02	1. 65E+02
2. 0E+00	4. 07E+02	4. 11E+02	3. 92E+02	3. 57E+02	3. 10E+02	2. 43E+02	1. 66E+02	2. 35E+02	2. 54E+02	2. 03E+02	2. 13E+02	1. 93E+02
3. 0E+00	4. 58E+02	4. 57E+02	4. 39E+02	4. 07E+02	3. 58E+02	2. 93E+02	2. 07E+02	2. 92E+02	3. 01E+02	2. 44E+02	2. 58E+02	2. 30E+02
4. 0E+00	4. 83E+02	4. 90E+02	4. 74E+02	4. 39E+02	3. 88E+02	3. 18E+02	2. 35E+02	3. 30E+02	3. 31E+02	2. 71E+02	2. 81E+02	2. 61E+02
5. 0E+00	4. 94E+02	4. 92E+02	4. 78E+02	4. 52E+02	4. 05E+02	3. 43E+02	2. 55E+02	3. 54E+02	3. 51E+02	2. 90E+02	3. 05E+02	2. 75E+02
6. 0E+00	4. 98E+02	4. 99E+02	4. 85E+02	4. 59E+02	4. 15E+02	3. 54E+02	2. 70E+02	3. 71E+02	3. 65E+02	3. 03E+02	3. 15E+02	2. 91E+02
7. 0E+00	4. 99E+02	4. 95E+02	4. 82E+02	4. 58E+02	4. 18E+02	3. 68E+02	2. 81E+02	3. 83E+02	3. 74E+02	3. 13E+02	3. 28E+02	2. 98E+02
8. 0E+00	4. 99E+02	4. 93E+02	4. 81E+02	4. 56E+02	4. 20E+02	3. 66E+02	2. 90E+02	3. 92E+02	3. 81E+02	3. 21E+02	3. 29E+02	3. 13E+02
9. 0E+00	5. 00E+02	4. 93E+02	4. 82E+02	4. 59E+02	4. 22E+02	3. 72E+02	2. 97E+02	3. 98E+02	3. 86E+02	3. 27E+02	3. 32E+02	3. 22E+02

表 A.9(续 2)

E_p/MeV	$H_p(\varphi)$/(pSv · cm^2)											
	0°	avg(±15°)	avg(±30°)	avg(±45°)	avg(±60°)	avg(±75°)	avg(±90°)	180°	ROT	ISO	SS-ISO	IS-ISO
1.0E+01	5.00E+02	5.04E+02	4.90E+02	4.68E+02	4.32E+02	3.81E+02	3.03E+02	4.04E+02	3.90E+02	3.32E+02	3.40E+02	3.24E+02
1.2E+01	4.99E+02	5.08E+02	4.95E+02	4.73E+02	4.37E+02	3.85E+02	3.13E+02	4.12E+02	3.95E+02	3.39E+02	3.49E+02	3.29E+02
1.4E+01	4.95E+02	4.95E+02	4.87E+02	4.68E+02	4.34E+02	3.93E+02	3.22E+02	4.17E+02	3.98E+02	3.44E+02	3.56E+02	3.32E+02
1.5E+01	4.93E+02	4.93E+02	4.84E+02	4.67E+02	4.36E+02	3.91E+02	3.25E+02	4.19E+02	3.98E+02	3.46E+02	3.59E+02	3.33E+02
1.6E+01	4.90E+02	4.87E+02	4.79E+02	4.62E+02	4.30E+02	3.92E+02	3.28E+02	4.20E+02	3.99E+02	3.47E+02	3.62E+02	3.32E+02
1.8E+01	4.84E+02	4.64E+02	4.62E+02	4.44E+02	4.18E+02	3.83E+02	3.33E+02	4.22E+02	3.99E+02	3.50E+02	3.65E+02	3.35E+02
2.0E+01	4.77E+02	4.62E+02	4.61E+02	4.45E+02	4.22E+02	3.84E+02	3.38E+02	4.23E+02	3.98E+02	3.52E+02	3.73E+02	3.31E+02
2.1E+01	4.74E+02	4.09E+02	4.04E+02	3.97E+02	3.85E+02	3.59E+02	3.39E+02	4.23E+02	3.98E+02	3.53E+02	3.35E+02	3.71E+02
3.0E+01	4.53E+02	4.27E+02	4.23E+02	4.19E+02	4.05E+02	3.88E+02	3.53E+02	4.22E+02	3.95E+02	3.58E+02	3.66E+02	3.50E+02
5.0E+01	4.33E+02	4.01E+02	4.00E+02	4.00E+02	3.92E+02	3.85E+02	3.75E+02	4.28E+02	3.95E+02	3.71E+02	3.46E+02	3.96E+02
7.5E+01	4.20E+02	4.11E+02	4.12E+02	4.09E+02	4.08E+02	4.04E+02	3.96E+02	4.39E+02	4.02E+02	3.87E+02	3.53E+02	4.21E+02
1.0E+02	4.02E+02	4.14E+02	4.18E+02	4.20E+02	4.25E+02	4.24E+02	4.07E+02	4.44E+02	4.06E+02	3.97E+02	3.73E+02	4.21E+02
1.3E+02	3.82E+02	4.23E+02	4.30E+02	4.39E+02	4.46E+02	4.49E+02	4.15E+02	4.46E+02	4.11E+02	4.07E+02	4.12E+02	4.02E+02
1.5E+02	3.73E+02	4.19E+02	4.23E+02	4.40E+02	4.47E+02	4.57E+02	4.19E+02	4.46E+02	4.14E+02	4.12E+02	4.09E+02	4.15E+02
1.8E+02	3.63E+02	4.05E+02	4.09E+02	4.31E+02	4.45E+02	4.59E+02	4.25E+02	4.47E+02	4.18E+02	4.21E+02	4.22E+02	4.20E+02
2.0E+02	3.59E+02	4.04E+02	4.09E+02	4.30E+02	4.49E+02	4.67E+02	4.28E+02	4.48E+02	4.22E+02	4.26E+02	4.33E+02	4.19E+02
3.0E+02	3.63E+02	3.80E+02	3.89E+02	4.06E+02	4.27E+02	4.47E+02	4.46E+02	4.64E+02	4.43E+02	4.55E+02	4.37E+02	4.73E+02
4.0E+02	3.89E+02	3.98E+02	4.07E+02	4.25E+02	4.41E+02	4.61E+02	4.78E+02	4.96E+02	4.72E+02	4.88E+02	4.61E+02	5.15E+02
5.0E+02	4.22E+02	4.38E+02	4.49E+02	4.65E+02	4.85E+02	5.08E+02	5.17E+02	5.33E+02	5.03E+02	5.21E+02	5.09E+02	5.33E+02
6.0E+02	4.57E+02	4.72E+02	4.83E+02	5.03E+02	5.24E+02	5.46E+02	5.55E+02	5.69E+02	5.32E+02	5.53E+02	5.66E+02	5.40E+02
7.0E+02	4.86E+02	4.94E+02	5.06E+02	5.23E+02	5.43E+02	5.69E+02	5.88E+02	5.99E+02	5.58E+02	5.80E+02	6.25E+02	5.35E+02

表 A.9(续3)

E_p/MeV	$H_p(\varphi)$/(pSv·cm^2)											
	0°	avg(±15°)	avg(±30°)	avg(±45°)	avg(±60°)	avg(±75°)	avg(±90°)	180°	ROT	ISO	SS-ISO	IS-ISO
8.0E+02	5.08E+02	5.10E+02	5.22E+02	5.42E+02	5.64E+02	5.90E+02	6.12E+02	6.23E+02	5.80E+02	6.04E+02	6.38E+02	5.70E+02
9.0E+02	5.24E+02	5.20E+02	5.33E+02	5.54E+02	5.75E+02	6.01E+02	6.30E+02	6.40E+02	5.98E+02	6.24E+02	6.45E+02	6.03E+02
1.0E+03	5.37E+02	5.28E+02	5.40E+02	5.63E+02	5.84E+02	6.12E+02	6.43E+02	6.54E+02	6.14E+02	6.42E+02	6.63E+02	6.21E+02